Zytologie, Histologie, Mikroskopische Anatomie

Sobotta Atlas Histologie

Herausgegeben von Ulrich Welsch　6. Auflage

実習 人体組織学図譜

第5版　原書第6版

訳　藤田尚男　大阪大学名誉教授・広島大学名誉教授
　　石村和敬　徳島大学教授

医学書院

Anschrift des Herausgebers:

Prof. Dr. med. Dr. rer. nat. Ulrich Welsch
Anatomische Anstalt, Lehrstuhl II
der Ludwig-Maximilians-Universität
Pettenkoferstr. 11, 80336 München

出典

図 116, 209, 210, 250, 258, 264, 265, 282, 284, 285, 291-293, 301-303, 305, 314, 321, 323, 330, 340, 341, 346, 377, 378, 387, 398, 399, 403, 405, 413, 454, 455, 462-465, 479-481, 484-488, 493, 509, 511, 516, 517：Johannes Sobotta, Atlas und Lehrbuch der Histologie und Mikroskopischen Anatomie.

図 152, 153, 158, 271, 272, 287, 336, 424, 425, 435：Josef Wallraff, Leitfaden der Histologie des Menschen, 8. Auflage, Urban & Schwarzenberg, München-Berlin-Wien 1972.

図 245, 413：Viktor Patzelt, Histologie, 3. Auflage, Urban & Schwarzenberg, Wien 1948.

図 23, 36, 42, 76, 159, 181-183, 204, 254, 255, 257, 286, 304, 322, 344, 353, 386, 434, 456, 470, 483, 494, 528：Michael Budowick, München.

図 99：Horst Ruß, München.

Authorized translation of the sixth original German language edition
Ulrich Welsch : Sobotta・Atlas Histologie ; Zytologie, Histologie, Mikroscopische Anatomie
Copyrighted © 2002 by Urban & Fischer Verlag, München・Jena
© Fifth Japanese edition 2005 by Igaku-Shoin Ltd., Tokyo

Illustrations : Printed in Germany. Text : Printed in Japan

Sobotta 実習 人体組織学図譜

発　行	1977 年 8 月 15 日　第 1 版第 1 刷
	1980 年 6 月 15 日　第 2 版第 1 刷
	1982 年 12 月 1 日　第 2 版第 2 刷
	1986 年 3 月 1 日　第 3 版第 1 刷
	1988 年 12 月 15 日　第 3 版第 2 刷
	1995 年 5 月 15 日　第 4 版第 1 刷
	2005 年 4 月 15 日　第 5 版第 1 刷
訳　者	藤田尚男・石村和敬
発行者	株式会社　医学書院
	代表取締役　金原　優
	〒113-91　東京都文京区本郷 5-24-3
	電話　03-3817-5600（社内案内）
印刷・製本	三美印刷

本書の複製権・翻訳権・上映権・譲渡権・公衆送信権（送信可能化権を含む）は㈱医学書院が保有します.

ISBN 4-260-10078-5　Y11000

JCLS 〈㈱日本著作出版権管理システム委託出版物〉
本書の無断複写は著作権法上での例外を除き，禁じられています.
複写される場合は，そのつど事前に㈱日本著作出版権管理システム（電話 03-3817-5670, FAX 03-3815-8199）の許諾を得てください.

日本語版第5版の序

　Sobotta/Hammersenの組織学図譜の第6版が出た．原書の序文によれば，第4版の準備中にHammersen教授が亡くなられたという．私達は初版からゆかりのある本書を一気に翻訳した．日本語版を使用するわが国の学生が内容をよく理解できることに最大の重点をおいたために，原文とは随分かけ離れた訳になっている．しかしながら訳文はよくこなれており，わかりにくい個所はまずないものと自負している．組織学用語は必ずしも定着しておらず，研究者によってはかなり自由に使う傾向があるので，初心者にも幅のある理解ができるように，いくつかの呼び名のあるものについてはそれらを並記した．たとえば，ミトコンドリア(糸粒体)，フィラメント（細糸），張原線維（張細線維）のごとくである．また，前版と同様ほとんどの引き出し線の説明に英語を付して読者の便宜に供した．

　本書の新しい著者Ulrich Welsch教授は，第4版の序文においてSobotta教授にはじまり本書に至るまでの由緒ある歴史を詳しく説明しておられるが(第4版の序参照)，このような歴史をもつ本書を版が新しくなるごとに翻訳できることを私達は大変嬉しく思っている．私達は縁あってSobotta/Hammersenの初版から本書の翻訳にあたったが，改版ごとに増す図の美しさ，内容の素晴らしさに感銘を強くし，また古き良きものを生かし，かつ，情報量に富んだ新しい優れた図を精力的に集められる著者の改版への熱意に深い敬意を払うとともに，本書に優る図譜はないことを強調したい．

　Welsch教授は本書の成立について多くの人々の名をあげて謝意を表しておられるが，私達もこの翻訳を快諾して下さった同教授と，出版について細かい心づかいをしていただいた医学書院の中村秀穂氏，山崎清徳氏など多くの方々の労苦に厚く御礼を申し上げる．

　学生の皆さんは，まず実物を自分の眼でよく観察してから本書を参考にするように心がけていただきたい．標本を十分に見ずに書物だけにたよって理解しようとする態度は，観察力や創造性を練るためには妨げにしかならない．まず好奇心をもって標本を見てほしい．

2005年2月

訳　者

原書第6版の序文

　形態学には肉眼解剖学，顕微鏡解剖学，細胞学，発生学，神経学など非常に多くの領域があり，そのどれもが互いに関連しあいながら，さらに周辺のさまざまな学問領域とも密接に結びついている．近年，分子生物学の進展が著しく，この領域から多くの知見が形態学に加わった．

　医学を学ぶ者にとって，身体各器官の正常機能と病的状態における変化を知るためには，細胞学および組織学の確かな知識をもっておくことは当然の前提である．この図譜は，そのような基本的で重要な知識を提供するためにつくられた．

　この新版では，医学部および歯学部の学生諸君の実際の勉強に役立つように多くの改善を図った．

1）光学顕微鏡の図版を，できるだけプラスチック切片標本で撮影したものに取り替えた．一般に，プラスチック切片のほうがパラフィン切片より薄く，詳細が分かりやすいからである．これによって組織構造の理解が容易になったと思う．

2）あまり一般的でない染色標本を，一般的なものに取り替えた．

3）細胞や組織の動的な状態を示す新しい免疫組織化学の写真を加えた．例えば，細胞の増殖やアポトーシスを示すもの，また，表皮のランゲルハンス細胞のように，通常の標本では分かりにくいが，免疫組織化学染色を用いると明瞭に示しうるものなどである．

4）電子顕微鏡写真についても，できるだけヒトの試料に取り替えた．これらの電子顕微鏡写真によって，細胞や組織の機能状態がよりよく理解できると思う．

　ヒトの組織を得るに当たって協力してくれた外科の同僚に心からの謝意を表したい．

5）学生諸君の提案によって，コンピュータで作製した図も加えた．これらの新しい図が組織構造理解の一助になれば幸いである．

　この新版を作製するに当たって実に多くの人達の助けをいただいた．特に，F.W. Schildberg 教授（ミュンヘンの Grosshadern 外科クリニックのディレクター），ドイツ霊長類センター（ゲッティンゲン）の F.J. Kaup 教授，K. Mätz-Rensing 博士，E. Fuchs 教授らの協力に謝意を表したい．

　また，当講座の A. Asikoglu さん，S. Herzmann さん，B. Riedelsheimer 氏，S. Tost

さん，P. Unterberger さんの助力に感謝する。

　Urban & Fischer 出版社の D. Hennessen 博士には，この図譜の継続に尽力いただいた。A. Gattnarzik 氏と D. Pusch 博士からは有益な助言をいただいた。図の入れ替えなどでは M. Budowick 氏の手を煩わせた。最後に，この図譜の製作の初めから完成まで共に働いてくれ，さまざまな問題を解決してくれた P. Sutterlitte 氏に特に深甚なる謝意を表したい。

　この図譜に対してご批評をいただければ幸いである。

ミュンヘンにて，2001年秋

Ulrich Welsch

目次

組織学技術の基礎

固定 …………………………………………… 1	薄切と染色 …………………………………………… 4
包埋 …………………………………………… 1	組織標本を観察するのに必要な基本知識 ………… 4

細胞学

染色 ……………………………………………………… 8	ミトコンドリア（糸粒体）：電子顕微鏡像 ………… 24
免疫組織化学 …………………………………………… 10	水解小体（ライソゾーム）：電子顕微鏡像の模式図 … 26
人工産物 ………………………………………………… 11	ペルオキシゾーム，水解小体（ライソゾーム）と多胞
種々の細胞の形：光学顕微鏡 ………………………… 12	体：電子顕微鏡像 ………………………………… 27
細胞の微細構造：電子顕微鏡像の模式図 …………… 13	中心子：電子顕微鏡像 ……………………………… 28
細胞内小器官：電子顕微鏡像 ………………………… 14	微細管とフィラメント（細糸）：電子顕微鏡像 …… 29
細胞膜 …………………………………………………… 15	副形質：光学顕微鏡像 ……………………………… 32
細胞膜とその分化：電子顕微鏡像 …………………… 16	メラノゾーム：電子顕微鏡像 ……………………… 34
細胞小器官	脂肪滴とグリコーゲン：電子顕微鏡像 …………… 35
エルガストプラズムとゴルジ装置：光学顕微鏡像 … 18	接着装置：電子顕微鏡像 …………………………… 36
粗面小胞体とゴルジ装置：電子顕微鏡像 ………… 19	細胞核：光学顕微鏡像・電子顕微鏡像 …………… 38
粗面小胞体と滑面小胞体：電子顕微鏡像 ………… 20	核膜孔：電子顕微鏡像 ……………………………… 42
小胞体：電子顕微鏡像 ……………………………… 20	核の核膜付随染色質：電子顕微鏡像 ……………… 43
ゴルジ装置：電子顕微鏡像の模式図 ……………… 22	性染色質と有糸分裂：光学顕微鏡像 ……………… 44
ゴルジ装置：電子顕微鏡像 ………………………… 23	有糸分裂の経過：模式図 …………………………… 46
ミトコンドリア（糸粒体）と中心子：光学顕微鏡像 … 24	有糸分裂：電子顕微鏡像 …………………………… 47

組織学（総論）

上皮組織

上皮と結合組織の関係：模式図 ……………………… 49	上皮の表面の分化：光学顕微鏡像 ………………… 53
被蓋上皮	上皮：電子顕微鏡像 ………………………………… 55
単層上皮 ……………………………………………… 50	線毛：電子顕微鏡像 ………………………………… 57
重層上皮 ……………………………………………… 51	腺上皮
多列上皮 ……………………………………………… 52	分類と上皮内腺 …………………………………… 58
	終末部の形態となりたち ………………………… 59

目次

結合組織と支持組織

単細胞腺と多細胞腺：電子顕微鏡像 ……… 61

胎生結合組織と細網組織 ……… 62
   線維の種類 ……… 63
   細胞の種類 ……… 64
   脂肪組織 ……… 65
   膠原線維：電子顕微鏡像 ……… 66
   疎性結合組織：電子顕微鏡像 ……… 67
   結合組織細胞：電子顕微鏡像 ……… 68
腱と弾性靱帯 ……… 72
軟骨 ……… 73
骨
   骨の発生と関節の構造 ……… 75
   関節と層板骨 ……… 79

筋組織

3種類の筋組織の比較 ……… 80
   筋細胞：模式図 ……… 85
   平滑筋：電子顕微鏡像 ……… 87
   心筋：電子顕微鏡像 ……… 88
   骨格筋：電子顕微鏡像 ……… 92
筋細胞の興奮の伝達機構：電子顕微鏡像 ……… 94

神経組織

神経細胞 ……… 96
神経線維 ……… 97
末梢神経 ……… 99
神経細胞：電子顕微鏡像 ……… 100
有髄神経線維：電子顕微鏡像 ……… 104
無髄神経線維：電子顕微鏡像 ……… 106
神経膠（グリア）細胞 ……… 108

組織学（各論）

血液

血球 ……… 112
赤血球と白血球：電子顕微鏡像 ……… 114
血小板：電子顕微鏡像 ……… 117
赤色骨髄 ……… 118

リンパ器官

扁桃 ……… 120
脾臓 ……… 122
リンパ節 ……… 123
胸腺 ……… 125

血管系

弾性型の動脈 ……… 126
下大静脈 ……… 127
筋型動脈と伴行静脈 ……… 128
細動脈とリンパ管 ……… 129
微小血管：電子顕微鏡像 ……… 130
リンパ管：電子顕微鏡像 ……… 133

消化器系

口腔
   口唇 ……… 134
   歯の発生 ……… 135
   歯 ……… 137
   舌 ……… 138
   口蓋垂 ……… 140
   唾液腺 ……… 141
消化管壁の一般構造：模式図 ……… 144
食道 ……… 145
胃 ……… 147
小腸 ……… 148
種々の粘膜 ……… 150
胆嚢と虫垂 ……… 151
肝臓 ……… 152
   模式図 ……… 152
   光学顕微鏡像 ……… 153
   電子顕微鏡像 ……… 156
膵臓 ……… 158

目次

呼吸器系
- 鼻腔 …………………………………………………… 159
- 喉頭蓋，喉頭 ………………………………………… 160
- 気管，気管支，細気管支 …………………………… 162
- 肺 ……………………………………………………… 164
  - 終末細気管支：電子顕微鏡像 …………………… 165
  - 肺胞壁の構造：模式図 …………………………… 166
  - 肺胞中隔：電子顕微鏡像 ………………………… 167

泌尿器系
- 腎臓 …………………………………………………… 168
  - 腎単位（ネフロン）と血管系：模式図 ………… 168
  - 腎皮質-血管系 …………………………………… 169
  - 腎臓の概観 ………………………………………… 170
  - 腎単位（ネフロン） ……………………………… 171
  - 尿細管系 …………………………………………… 172
  - 腎小体と尿細管 …………………………………… 173
  - 腎小体：電子顕微鏡像 …………………………… 174
  - 尿細管と集合管：電子顕微鏡像 ………………… 174
- 尿管と膀胱 …………………………………………… 176
- 尿道 …………………………………………………… 178

男性生殖器
- 精巣
  - 精細管上皮：模式図 ……………………………… 179
  - 成熟した精巣 ……………………………………… 180
  - 精子形成 …………………………………………… 181
- 精路
  - 精巣網と精巣上体 ………………………………… 182
  - 精索と精管 ………………………………………… 183
  - 精管膨大部と精嚢 ………………………………… 184
- 精嚢と前立腺 ………………………………………… 185
- 陰茎 …………………………………………………… 186

女性生殖器
- 卵巣 …………………………………………………… 187
  - 一次卵胞，二次卵胞：電子顕微鏡像 …………… 188
- 卵管 …………………………………………………… 190
- 子宮 …………………………………………………… 191
  - 子宮内膜の周期的変化 …………………………… 192
- 胎盤 …………………………………………………… 193
- 腟，小陰唇，臍帯 …………………………………… 196

内分泌腺
- 各内分泌腺の関係 …………………………………… 197
- 下垂体 ………………………………………………… 198
- 松果体と甲状腺 ……………………………………… 200
- 上皮小体 ……………………………………………… 202
- 副腎 …………………………………………………… 203

皮膚
- 表皮 …………………………………………………… 205
  - 電子顕微鏡像 ……………………………………… 207
  - 種々の部位の皮膚 ………………………………… 208
- 毛 ……………………………………………………… 209
- 爪 ……………………………………………………… 211
- 汗腺，脂腺 …………………………………………… 212
- 乳腺 …………………………………………………… 213

末梢神経の終末
- 求心性線維のさまざまな装置 ……………………… 214

感覚器
- 味蕾と嗅上皮 ………………………………………… 215
- 眼 ……………………………………………………… 216
  - 網膜 ………………………………………………… 217
  - 眼球の前方部 ……………………………………… 219
  - 視神経 ……………………………………………… 220
  - 眼瞼 ………………………………………………… 221
  - 涙腺 ………………………………………………… 222
- 耳
  - 中耳と外耳 ………………………………………… 223
  - コルチ器：模式図 ………………………………… 224
  - 内耳 ………………………………………………… 225

神経系
- 末梢神経系
  - 脊髄神経節 ………………………………………… 226

目次

    自律神経系 ……………………………………… 227
中枢神経系
    脊髄と延髄 ……………………………………… 228
    小脳 ……………………………………………… 231

    大脳皮質 ………………………………………… 232
    脈絡叢と髄膜 …………………………………… 235
    シナプス：模式図 ……………………………… 236

表・237
和文索引・253
欧文索引・262

組織学技術の基礎

組織や細胞は生（なま）のまま観察することが望ましい。しかし，なまのままの組織や細胞は無色でコントラストがないために位相差顕微鏡を用いて観察することが多いが，それでも細かい構造はよく分からない。そこで細胞に固定，薄切，染色などの処理を加えて永久標本を作製し，目的物にコントラストをつけて顕微鏡で観察しやすくするのが一般である。組織学や病理学を学ぶものにとっての第一歩は，永久標本がどのようにしてつくられたものであるか，どのような心構えをもって観察すべきであるかをよく確認することである。その概略を以下に記したい。

固定 (fixation)

最も普通に用いられる固定とは組織を特定の化学物質（固定液）に浸漬したり，血管の中に固定液を注入することによって組織の蛋白質を変性させたり，一定の硬さを与えて変形をおさえるなど，組織の生物学的変化を止める操作である。固定を理想的に行うことは難しく，多くの問題点があるが，少なくとも次の条件を満たさなければならない。

組織をできるだけ自然に近い状態に保ち，かつ腐敗を防ぐこと，材料に一定の硬さを与え，薄切するのに適した状態にすること，細胞やウイルスのような病原性をもつものを殺すこと，がそれである。

古くより多くの固定液が考案され色々な固定法が試みられてきたが，目的によって最も適した固定液を選択することが大切である。

最もよく用いられるのは4〜5％のホルムアルデヒド (formaldehyde) 水溶液（約10〜12％のホルマリン液にあたる）である。そのほかに昇汞，ピクリン酸，アルコール，重クロム酸カリウムなどがよく用いられるが，これらを目的に応じて混合することが多い。考案者の名をとって Bouin 液，Müller 液，Zenker 液などと呼ばれる数多くの種類がある。

電子顕微鏡用の標本を作製する時の固定液には2〜3％のグルタールアルデヒド (glutaraldehyde) 水溶液 (pH 7.4) が賞用される。この場合にはまず血管内に固定液を流したのちに組織をとり出し，さらに固定液の中に漬けることが多い。ついで1〜2％オスミウム酸 (osmic acid) の水溶液 (pH 7.4) にひたす。

包埋 (embedding)

組織はなまのまま，あるいは固定してから凍結し，薄切することもあるが，一般には脱水 (dehydration) し，組織を特定の物質中に埋め（包埋し）てから薄切することが多い。光学顕微鏡標本は約5〜8 μm（マイクロメーター），電子顕微鏡標本は 50 nm（ナノメーター）ぐらいに薄切する必要があり，そのために均質で適当な硬さをもった包埋剤に埋め，ミクロトーム (microtome)（光学顕微鏡用切片作製），あるいは超ミクロトーム (ultramicrotome)（電子顕微鏡用切片作製）と呼ばれる器械にかけねばならない。

脱水にはアルコールやアセトンが用いられる。これらに漬けることによって組織の中に含まれる水分がぬけ，脱脂も起こる。このことは包埋剤を組織の中に十分に浸透させるために大切である。

光学顕微鏡標本のための包埋剤としてパラフィン (paraffin)，セロイジン (celloidin)，カーボワックス (carbowax) などがあげられるが，パラフィンが最もよく用いられる。固定脱水した組織を，約50〜60℃に熱してよく溶けたパラフィンに入れ，組織の内部に十分浸透させたのちに冷やして硬化させるのである。

電子顕微鏡標本のためにはエポキシ樹脂〔例えばエポン (epon)，ヴェストパール (vestpal)，アラールダ

光学顕微鏡標本の作製手順

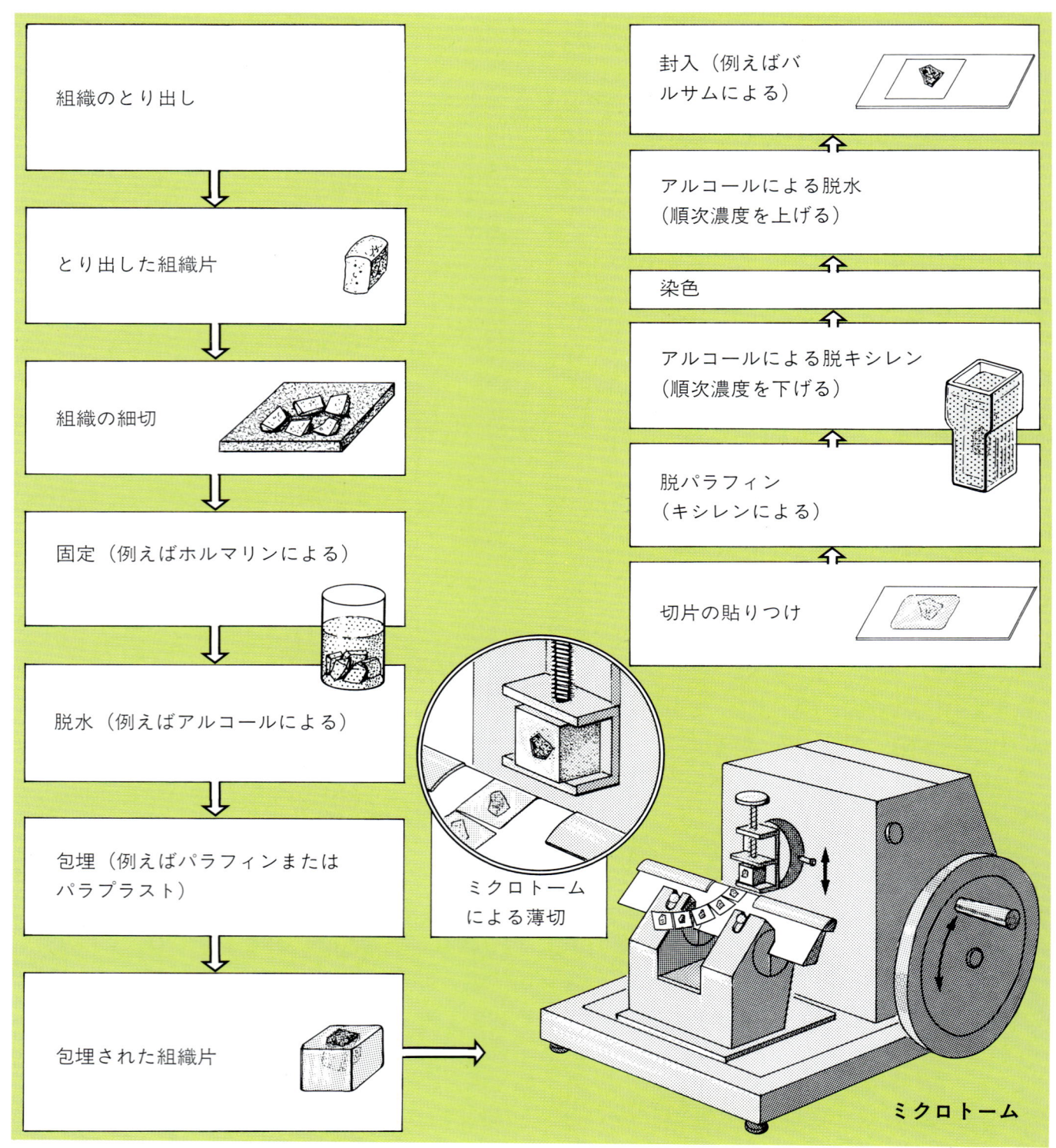

図1 光学顕微鏡用の組織切片の作製法のあらまし。切片の厚さは10μm前後であり、種々の染色が施される。

電子顕微鏡標本の作製手順

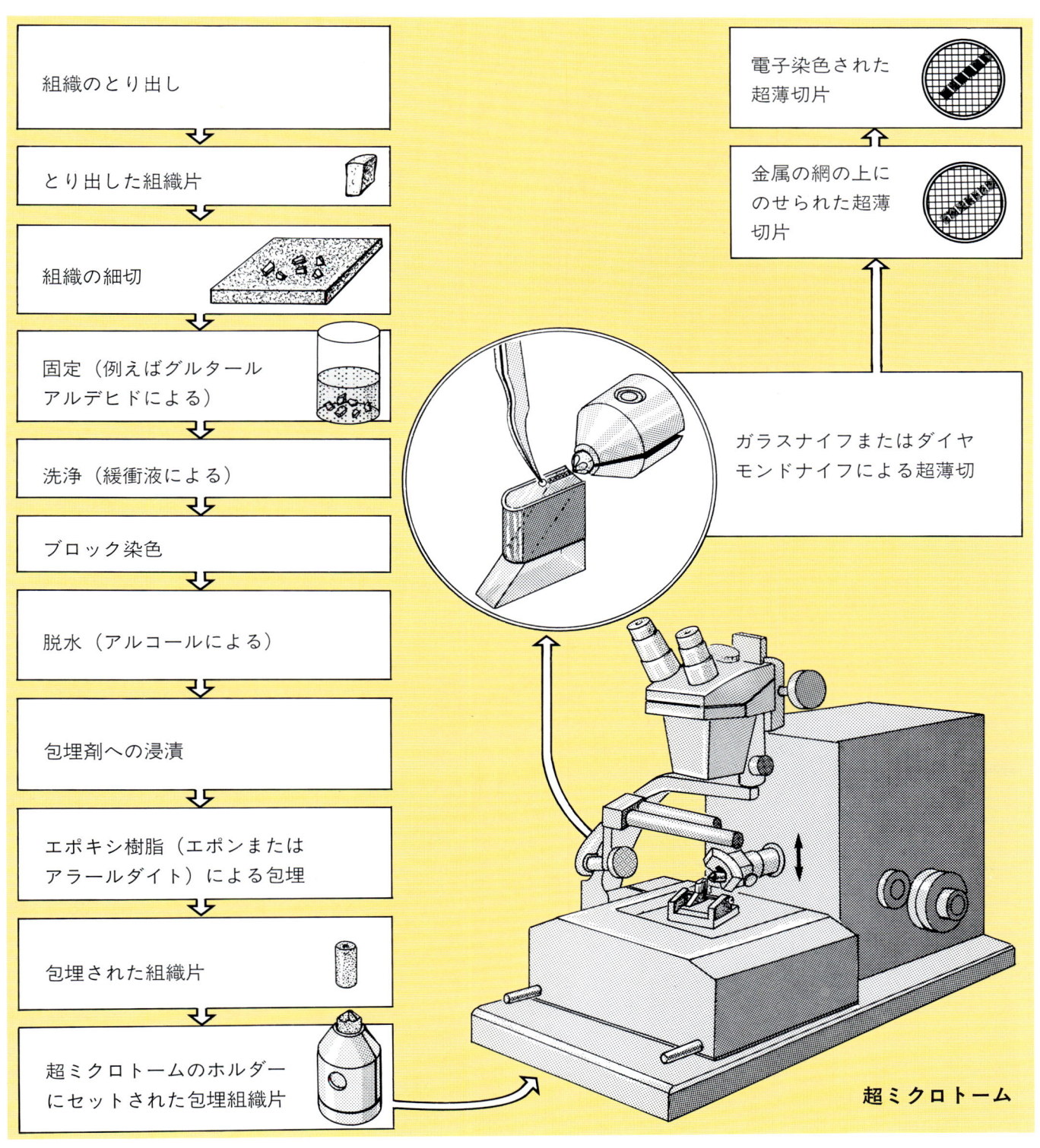

図2 電子顕微鏡用の超薄切片の作製法のあらまし。切片の厚さは約 50 nm であり，主に酢酸ウラニルや鉛によって染色が施される。

組織学技術の基礎

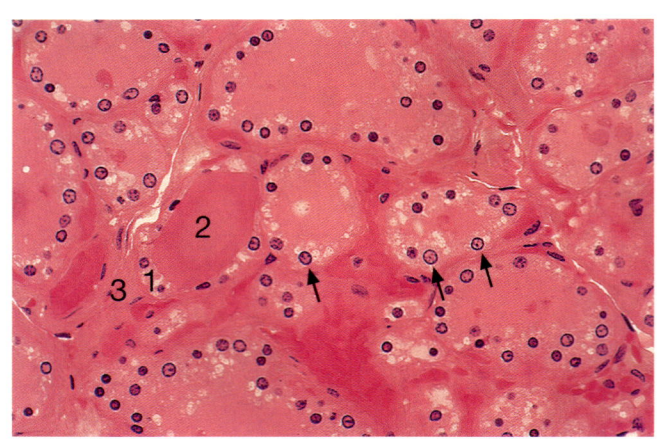

図3a ヒト甲状腺のヘマトキシリン・エオジン染色標本。青紫色に染まった核（➡）に注意。核以外の組織はエオジンによって種々の濃さの赤色に染まっている。1：濾胞上皮細胞（follicle epithelial cell）。2：コロイド（colloid）。3：結合組織。450倍。

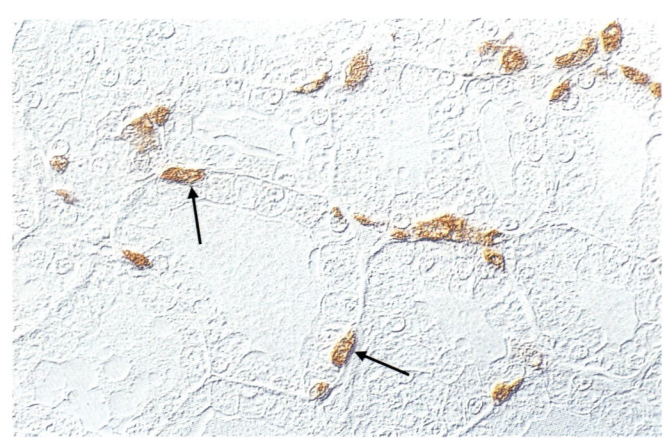

図3b ラット甲状腺のカルシトニン（calcitonin）の免疫組織化学。褐色に染まっているところ（➡）が陽性の部位。ヘマトキシリン・エオジン染色では不明瞭な濾胞傍細胞（parafollicular cell）が明瞭に分かる。他の部分は染まっていない。（ミュンヘンのTh. Jeziorowski博士の標本。）500倍。

イト（araldite）〕が用いられる。固定，脱水した組織をこれらの液の中に漬け，温めて硬化させる。

　特別な目的（例えば酵素，脂質，水溶性物質などの局在を知る）のために，固定した，あるいは固定しない組織を凍らせ，特殊なミクロトームにかけて薄切することがある。これを凍結切片（frozen section）と呼ぶ。凍結切片では，例えば呼吸鎖に属する酵素の活性を組織化学的に検出することができるし，また，切片作製が短時間でできるので，手術中の迅速診断に有用である。

　脱水，包埋の際に組織が収縮，破壊すること，凍結切片作製の際に組織の中の水が凍ること，などが原因となって標本の中に人工産物（artifact）ができる可能性のあることを知っておかなければならない（図18参照）。

薄切と染色（cutting and staining）

　ミクロトームによって薄切された切片は染色によって目的物を染め，コントラストをつけてから顕微鏡で観察する。パラフィンに包埋した切片は一般に対物グラスに貼付したのちにキシロール（xylol）によってパラフィンをとり除き（脱パラフィンと呼ぶ），種々の色素を水その他の溶媒に溶かした染色液の中に漬けて染める。染色には，目的に応じて数多くの種類があるが，最もよく用いられるものはヘマトキシリン・エオジン染色（hematoxylin-eosin staining）である（**図3a**）。ヘマトキシリンは核のクロマチンや核小体，細胞質の中のRNAを含む部分を青紫に染めだし，エオジンは主に細胞質全体を赤く染める（表1参照）。アザン染色〔アゾカルミン（azocarmin），アニリン青（anilin blue），オレンジG（orange G）の色素の組み合わせ〕もよく用

いられる。核が赤く，膠原線維が青く染まる。渡銀染色は神経線維や細網線維などを銀によって染めるものである。また，種々の酵素，グリコーゲン，DNA，RNA，粘液多糖類，脂肪などを，それぞれに対応した化学反応を起こさせることによって検出することができる。このような方法を組織化学 (histochemistry) と呼ぶ。

免疫組織化学 (immunohistochemistry) は抗原抗体反応を利用して特定の物質，特に蛋白やペプチドなどの存在部位を知る方法である。この方法では，まず組織内での局在を知りたい蛋白やペプチドを抗原としてウサギなど異種の動物に投与して抗体をつくらせる。抗体を含む血清 (抗血清 antiserum と言う) を採取し，抗原物質を含む組織切片にかけて一定時間放置すると，抗原に抗体が結合する。この抗体を可視化すれば抗原の位置を知ることができる。可視化するには蛍光色素を用いる方法と，酵素反応(例えばペルオキシダーゼ)を用いる方法がある (図3b)。いずれの場合でも，抗原に付く抗体を標識する直接法と，抗体に対する抗体を別に用意してこれを標識しておく間接法とがある。

in situ ハイブリダイゼーション (*in situ* hybridization) 法は組織中のmRNAの局在を見る方法である。この方法ではmRNAに相補的な配列の短いDNA鎖を結合させる。この時あらかじめこのDNA鎖を同位元素や酵素などで標識しておいて，同位元素や酵素反応の位置を決めるとmRNAを発現している細胞を同定することができる。

電子顕微鏡に用いる切片は厚さ約50nmで超薄切片と呼ぶ。超薄切片を薄い銅製の網の上にのせ，酢酸ウラニル (uranyl acetate) や鉛で染色してコントラストをつける。これを電子染色と呼ぶ。こうして作製した超薄切片を電子顕微鏡にかけ電子線を当ててできた陰影を蛍光板に映して観察し，必要に応じて写真をとる。

光学顕微鏡と電子顕微鏡の最も大きな相違は，分解能 (resolving power) の差である。分解能とは2点を2点として見分けられる最短距離のことである。光学顕微鏡の分解能が200 nmであるのに対し電子顕微鏡の分解能は近年では2Å(オングストローム)に達している。

光学顕微鏡および電子顕微鏡標本作製の最も一般的な順序を図1, 2に示す。

組織標本を観察するのに必要な基本知識

組織標本を観察するには少なくとも次のことがらをよくわきまえておかねばならない。

標本は生きものを固定したときの瞬間の像であるということを理解していただきたい。したがって標本の中には時間的な動きがない。

標本は大きい組織の中の極めて小さい部分であるということを念頭に置いてほしい。病理組織標本を見るときには特にこのことが大切である。

薄切片は三次元の世界を二次元で切ったものであることを知らねばならない。立体構造をもつ組織の断面を平面像として見ているにすぎない。連続切片をつくり構造を組みたてる方法もあるが，所詮一枚の切片は二次元の世界である。

円筒，球，楕円体，円錐体の横断面はすべて円形を呈する。曲がりくねった長い構造物を切ると1個のものが数個に見えることがある。例えば曲がった核は1個でも2個以上に見えることがあるし，細長いものでも丸く見えることがある。要するに標本に現れた断面像から実物のとる立体構造のあらゆる可能性を推測できるようにしておかねばならない。図4は立体構造と断面との関係を模式図に示したものである。**a**は曲がった管状構造物の断面像，**b**は管の縦断像，**c**は中に核をもった楕円体 (例えば卵) を各方向に切ったとき

組織標本を観察するのに必要な基本知識

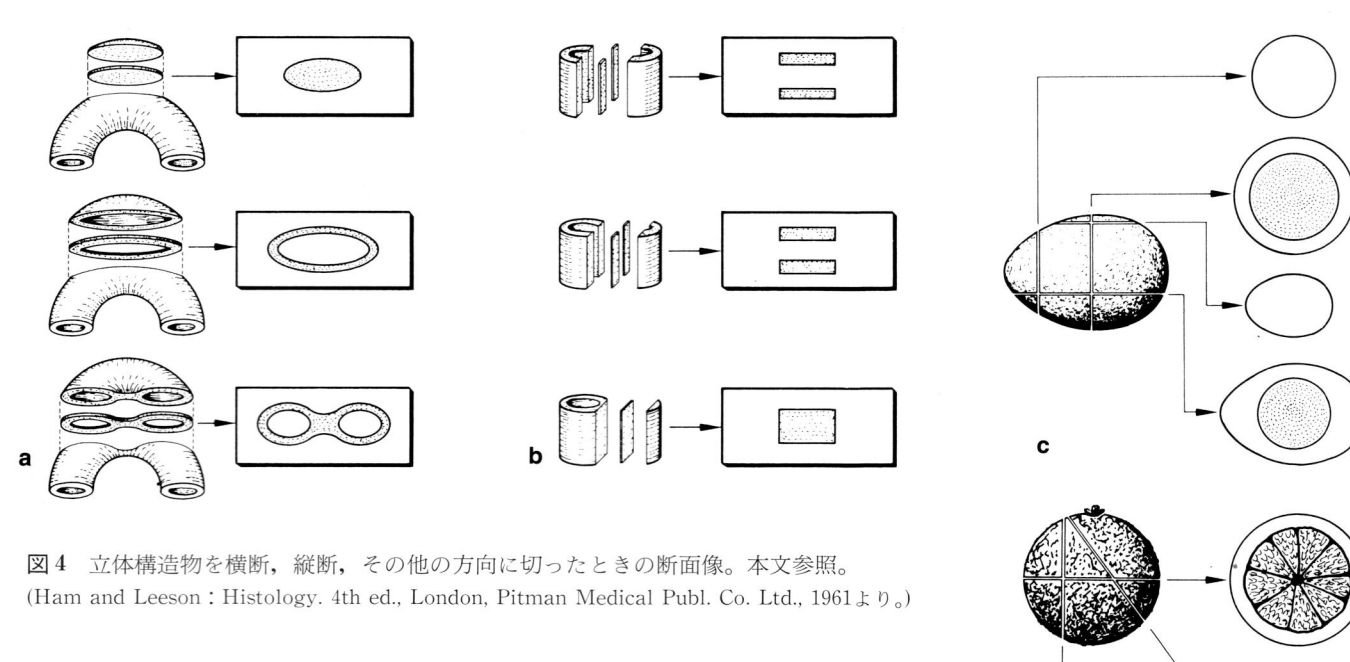

図4 立体構造物を横断，縦断，その他の方向に切ったときの断面像。本文参照。
(Ham and Leeson : Histology. 4th ed., London, Pitman Medical Publ. Co. Ltd., 1961より。)

の断面像，dは中にミカンのような構造をもった球形物を各方向に切った断面像であり，腺の終末部の構造がこれに相当する。

　標本をつくるに先立ち組織を生体から切り出すときによくオリエンテーションをつけることも大切である。例えば下垂体は正中断にしなければ前葉，後葉の関係は分かりにくいし(図435参照)，副腎は横断面を見なければ各層の構造は分かりにくい(図447参照)。そのためには包埋，薄切のときからよく方向性を頭に入れておく必要がある。

　組織標本はまず肉眼で観察して充分にオリエンテーションをつけることが大切である。いきなり顕微鏡にかけてはいけない。肉眼で見るだけで，どこの組織であるか診断がつく場合が多い。ついで虫眼鏡，低倍率の顕微鏡を用いて組織や構造のオリエンテーションをつけ，ついで特に微細な部分を見るときに初めて顕微鏡を高倍率にして観察するということをよく知っておいていただきたい。まず「オリエンテーションをつけてから拡大を上げる」ことが大切である。

　標本を低倍率の顕微鏡にかけると，まず上皮(epithelium)があるか否か，あればどのような形態をしているかを見ていただきたい。上皮細胞の形が扁平か，立方状か，円柱状か，上皮が単層か，多列か，重層か，これらのことを観察するだけでそれがどこのどのような臓器であるかの範囲がかなりしぼられてくる。ついで上皮にヒダがあるか，上皮細胞に線毛が生えているかというふうに細かく見ていけばよい。

　実質臓器を例にとろう。膵臓の外分泌腺，顎下腺，舌下腺，耳下腺はたしかによく似ている。しかし終末部に粘液細胞を混じているか，漿液細胞ばかりか，導管の中に介在部や線条部があるか，というふうに観察を進めればどのような臓器の，どのような組織の，どのような細胞であるかを診断することも決して難しくない。

細胞学

細胞学 − 染色

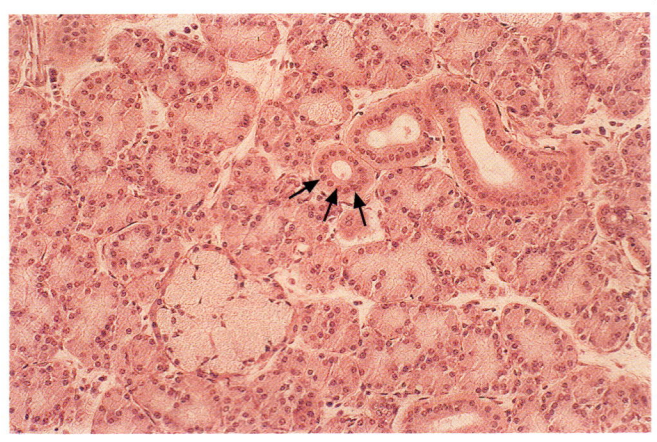

5

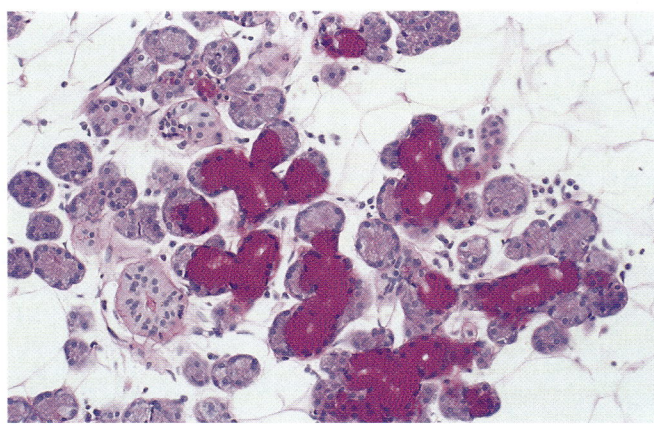

8

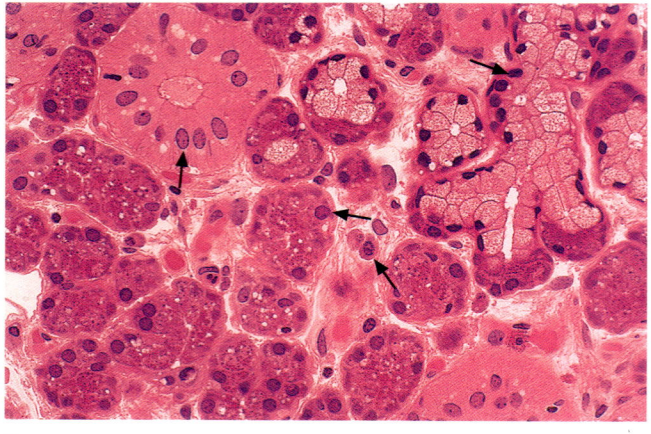

6

腺組織 Glandular tissue　　　　　　赤血球を容れた動脈
　　　　　　　　　　　　　　Artery with red blood cells

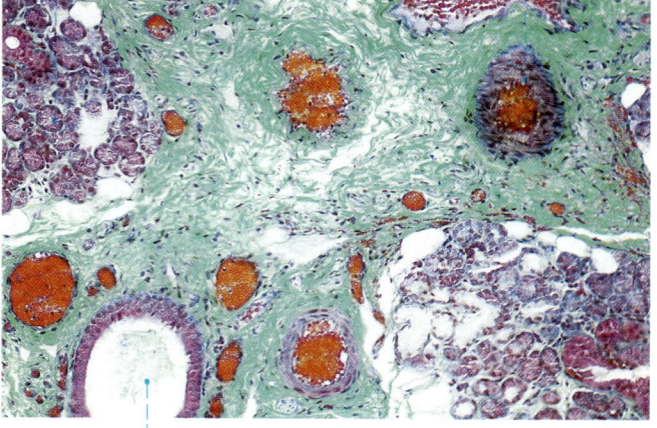

7　導管
　　Excretory duct

図5〜12はヒトの顎下腺，リンパ節，皮膚の切片に8種類のよく用いられる染色を施したもの（詳細は表1参照）。

図5　ヒトの顎下腺のヘマトキシリン・エオジン染色標本。もっとも代表的な染色である。ヘマトキシリンによって核（→）や細胞内外の酸性の分子をもった構成要素が青紫色に染まる。エオジンは細胞内外の多くの構造物を赤く染めている。パラフィン切片（厚さ約6μm）。250倍。

図6　ヒトの顎下腺の薄いプラスチック切片のヘマトキシリン・エオジン染色標本。プラスチックのような合成樹脂に包埋すると1〜2μm以下の厚さの切片をつくることができる。薄い切片では厚い切片よりも細部がよく分かる。→：核。250倍。

図7　マッソン（Masson）（マッソン・ゴールドナーの変法）によるトリクローム染色。膠原線維を緑に染めだし，赤紫色に染まる細胞成分との区別を可能にしている。100倍。

図8　PAS染色（過ヨウ素酸シッフ反応 periodic acid-Schiff reaction）。中性の糖蛋白，粘液，グリコーゲン，グリコサミノグリカンを赤紫色に染める。粘液細胞の粘液が濃く染まっているのに注意せよ。PASとヘム明礬との重染色。200倍。

細胞学 – 染色

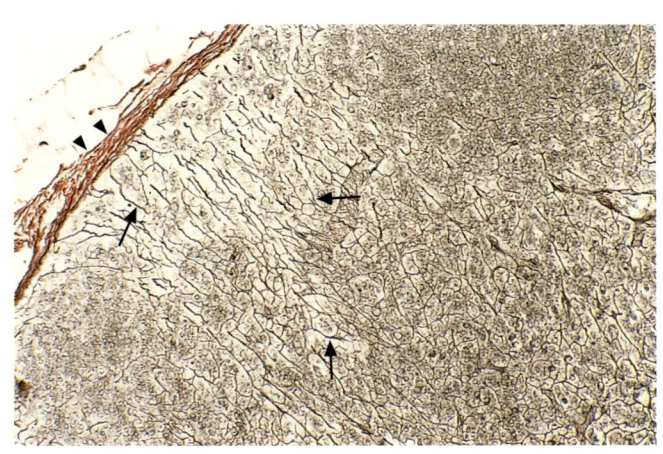

9

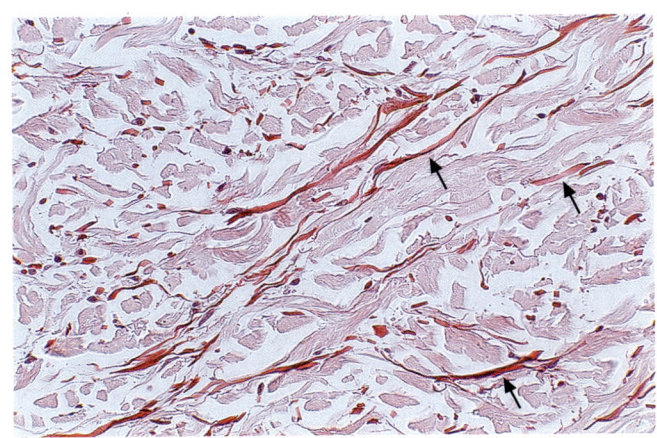

10

図9 ヒトのリンパ節のビールショウスキー（Bielschowsky）の渡銀染色。網目状に広がる細網線維（→）が黒く染色されている。細網線維はリンパ性組織の構造の骨組みをなす線維で、主としてⅣ型コラーゲンからなる。被膜の，Ⅰ型コラーゲンからなる太い膠原線維は褐色に染まっている（▶）。250倍。

図10 ヒト皮膚の真皮のレゾルシン・フクシン（resorcin-fuchsin）染色標本。この染色は弾性線維染色の一つで、弾性線維（→）を赤褐色に染める。250倍。

図11 アルシアン・ブルー（alcian blue）染色。多価の陰イオンを特異的に染める。ここでは結合組織中の硫酸基をもったプロテオグリカンが染まっている。Scott の critical-electrolyte 法。200倍。

図12 アザン（azan）染色（アゾカルミン，アニリン青，オレンジ G による染色）。膠原線維（細網線維も含む）は青く、核や細胞質は赤く染まっている。100倍。

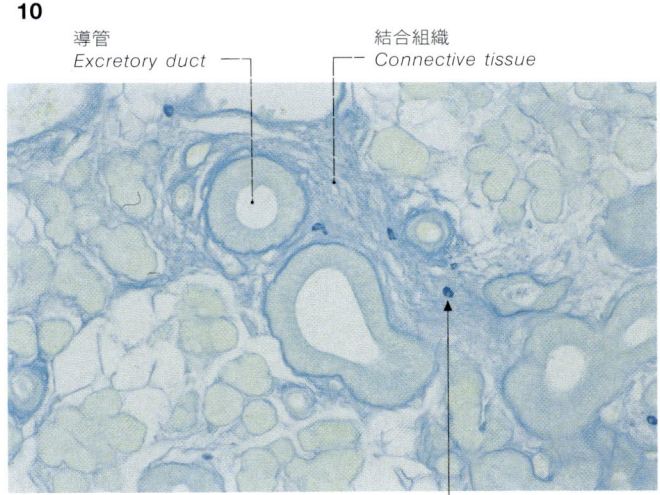

導管 Excretory duct　　結合組織 Connective tissue

11　　粘液細胞からなる終末部 Secretory unit　　肥満細胞 Mast cell　　導管 Excretory duct

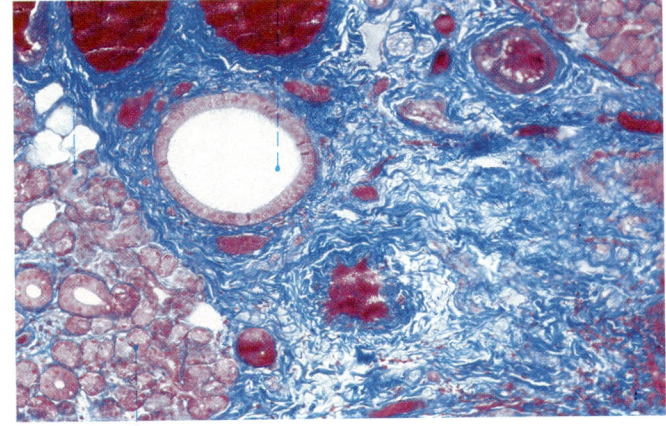

12　腺組織 Glandular tissue

細胞学 – 免疫組織化学

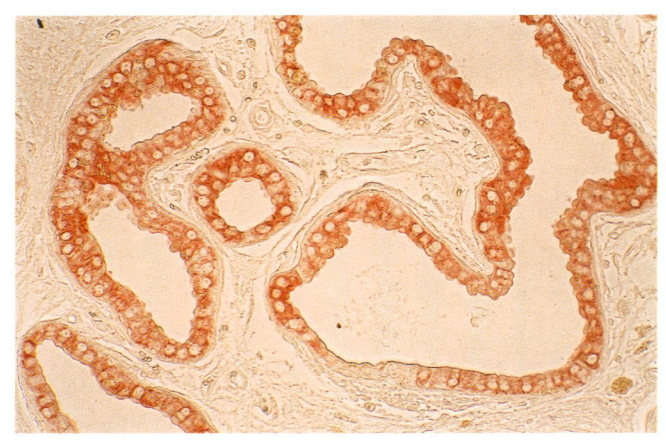

図13 ヒト腋窩腺のサイトケラチン19（CK 19）の免疫組織化学。CK 19の存在する所が褐色に染まっている（これを陽性を示していると表現する）。ケラチンは上皮細胞の中間径フィラメントの主成分である。細胞によってフィラメントの量に違いがあるのを反映して染色の濃さにも差があることに注意せよ。250倍。

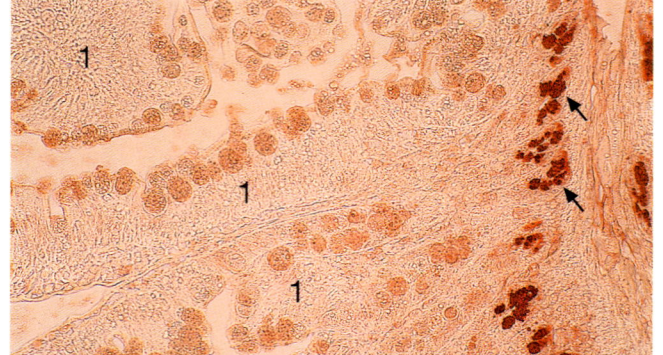

図14 ヒト小腸のH2デフェンシン（H 2-defensin）の免疫組織化学。小腸の陰窩底にあるパネート細胞（→）が褐色に染まっている（陽性を示している）。1：腸絨毛。杯細胞の粘液が淡褐色に染まっているが，これは非特異的な染色である。（H2デフェンシン抗体はミュンヘンのRobert Bals医学博士からの提供）250倍。

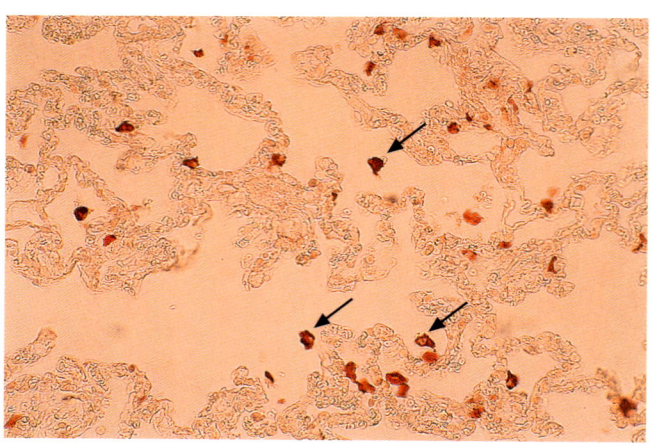

図15 アカゲザル肺のCD 68蛋白の免疫組織化学。肺胞マクロファージ（→）が陽性を示している。CD蛋白には白血球の種類とその発達段階に応じて100以上もの種類がある。250倍。

細胞学 – 人工産物

標本作製に際して，技術の未熟さのためにしばしば生ずる人工産物の比較。その多くは，急激な脱水からくる組織の空隙である（4頁参照）。

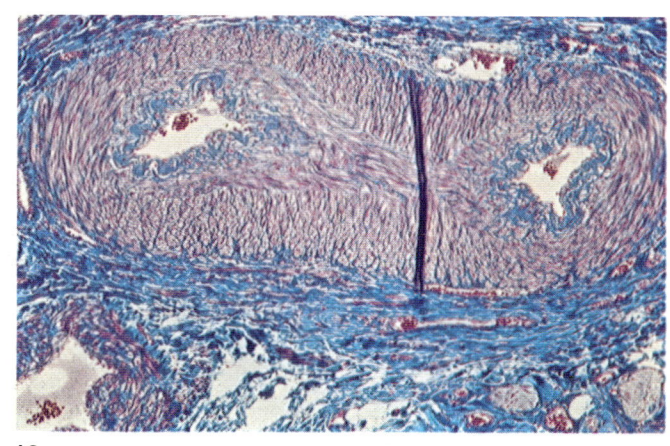

16

図16 スライドグラス上の切片の伸展が不十分なために，薄切の際に生じた皺が上下に走る太い濃い線条をなしている。皺の部分では常に染色が強い（精嚢被膜の大きい動脈，ヒト）。図の下方には，結合組織の収縮によって生じた空隙（白くぬけている）がはっきりと見える。アザン染色。75倍。

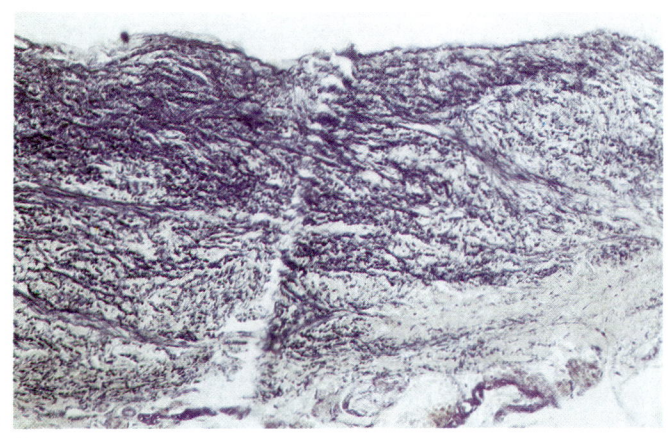

17

図17 ミクロトームのナイフの刃こぼれのために生じた組織の欠損。右上から左下に走る組織の裂け目に注意（大動脈弁，ヒト）。レゾルシン・フクシン染色。100倍。

組織の収縮によって生じた空隙　　絨毛
Artificial space caused by shrinkage　　*Villus*

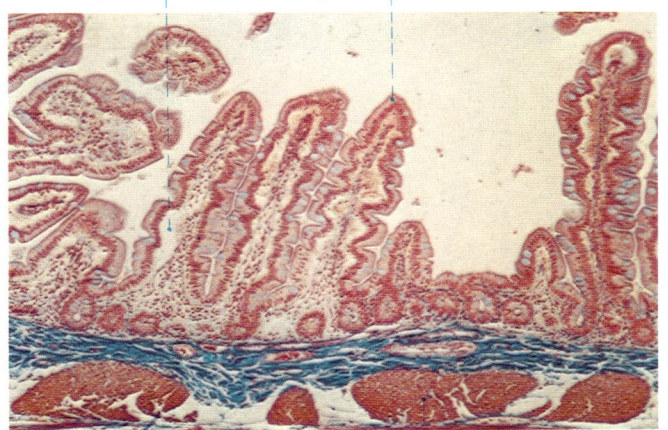

18　　　　　　　　　筋層 *Tunica muscularis*

図18 小腸絨毛の上皮細胞基底部と結合組織の収縮によって両者の間にできた広い空隙。グリュンハーゲン（Grünhagen）の腔と呼ばれる。筋層の筋束と結合組織との間にも同様の空隙が見られる（十二指腸，ヒト）。アザン染色。75倍。

細胞学 – 種々の細胞の形　｜　光学顕微鏡像

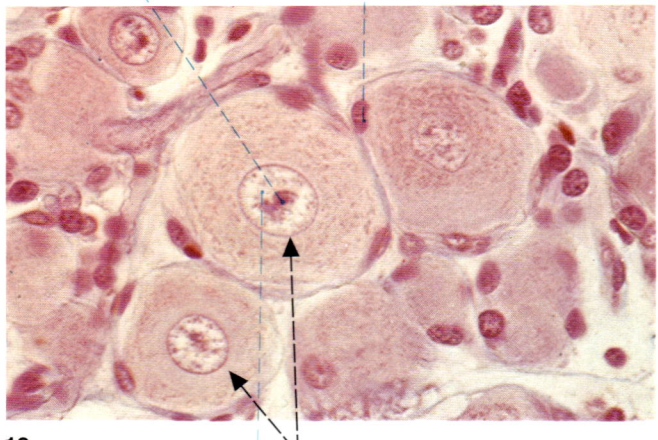

核小体 Nucleolus　　外套細胞の核 Nucleus of satellite cell

神経細胞の核 Nucleus of nerve cell

19

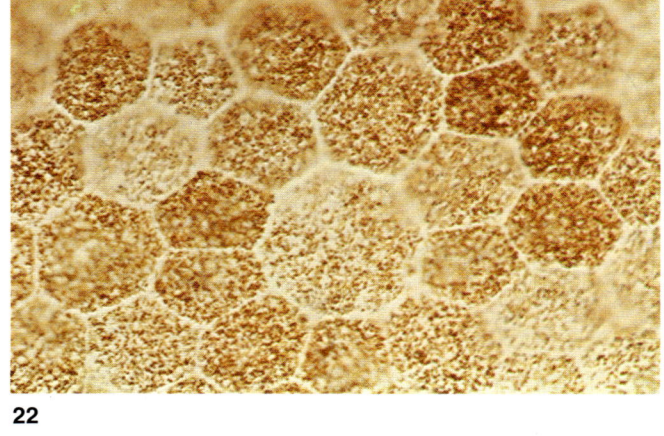

22

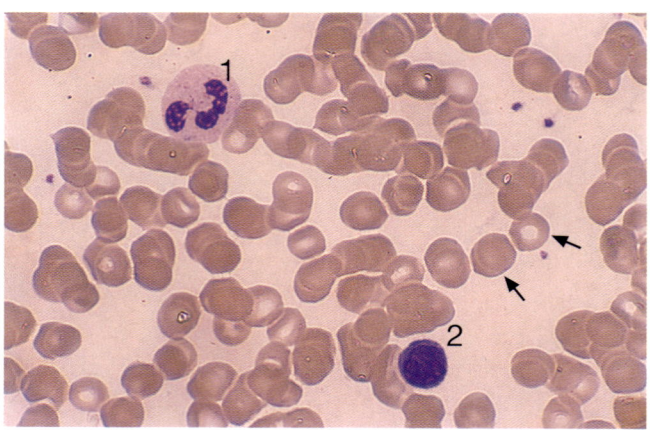

20

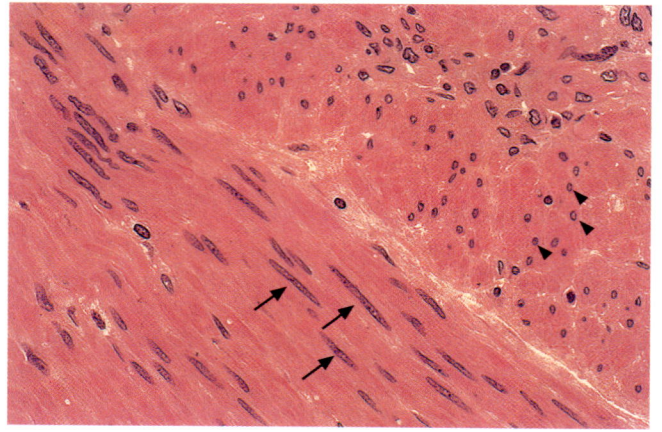

21

図 19　脊髄神経節細胞（spinal ganglion cells）。大きくて丸い特徴のある核と，目玉のような明瞭な核小体をもつ。神経節細胞の外側に接して存在する扁平な核は，末梢の神経膠細胞すなわち外套細胞のものである。神経節細胞の標本は，しばしば細胞の一般的な構造を示すために用いられる（同様の目的には卵巣の原始卵胞も使われる。この場合の卵巣は通常若い実験動物のものが用いられる）。アザン染色。600倍。

図 20　ヒトの血液の塗抹標本。好中球（1）の核は分葉していて不規則な形であるが，リンパ球（2）の核は丸い。この核の形の違いによって両者を明瞭に識別できる。成熟した赤血球（→）には核がない。パッペンハイム（Pappenheim）染色。1,100倍。

図 21　アカゲザルの子宮の平滑筋。平滑筋線維は細長い紡錘形の細胞で，図では縦断像から横断像までのいろいろな断面が出ている。→：核の縦断像，▶：核の横断像。ヘマトキシリン・エオジン染色。450倍。

図 22　ウマの目の色素上皮（pigment epithelium）。無染色。六角形の細胞の配列を示すために色素上皮を薄く剝離したもの（切片標本ではない）。均一に分布した微細果粒状の封入体（色素果粒）が色素を含んでいる。600倍。

細胞の微細構造 | 電子顕微鏡像の模式図

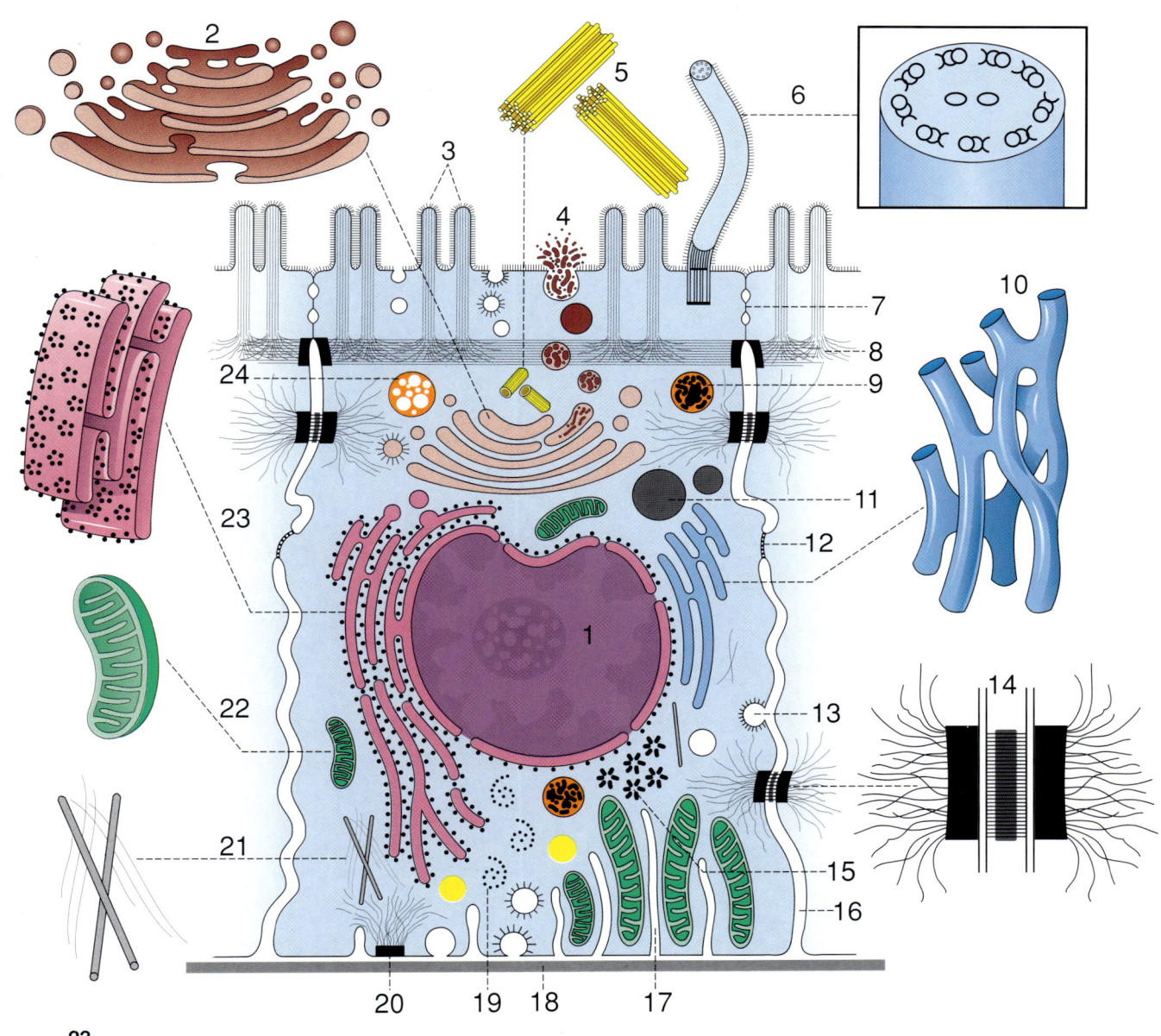

図 23 上皮細胞の模式図。主な細胞内小器官，構成要素と細胞表面の分化を示す。構成要素の一部のものについては理解しやすいように立体模型図を付してある。

1：核（nucleus）。核の中に正染色質（euchromatin，明るい部分），異染色質（heterochromatin，暗い部分），核小体（nucleolus）が見られる。2：ゴルジ装置（Golgi apparatus）。3：微絨毛（microvilli）。表面に糖衣（glycocalyx）が付いている。4：分泌果粒（secretory granule）の開口分泌（exocytosis）。5：中心子（centriole）。6：線毛（cilium）。7：密着帯（閉鎖帯）（zonula occludens, tight junction）。8：終末扇（terminal web）と接着帯（zonula adherens）。9：水解小体（ライソゾーム lysosome）。10：滑面小胞体（smooth endoplasmic reticulum）。11：ペルオキシゾーム（peroxisome）。12：ギャップ結合（gap junction）。13：被覆陥凹（coated pit）。14：接着斑（デスモゾーム desmosome）。15：グリコーゲン（glycogen）。16：細胞間隙（intercellular space）。17：基底陥入（basal infolding）。18：基底膜（basement membrane）の緻密層（lamina densa）。19：ポリゾーム（polysome）。20：半接着斑（ヘミデスモゾーム hemidesmosome）。21：微細管（microtubule）と張細糸（張フィラメント tonofilaments）。22：ミトコンドリア（糸粒体）（mitochondria）。23：粗面小胞体（rough endoplasmic reticulum）。24：多胞体（multivesicular body）。

細胞内小器官　電子顕微鏡像

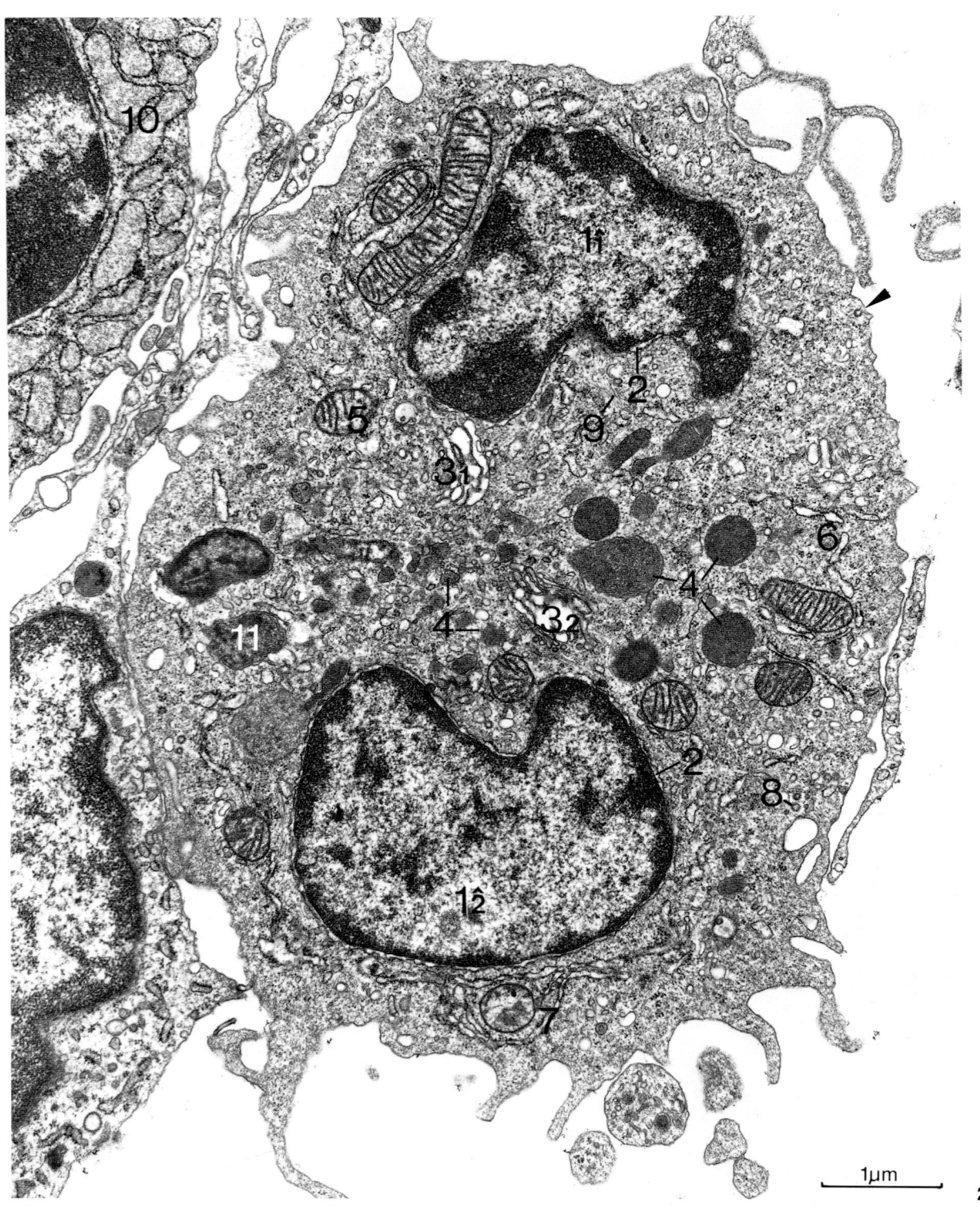

細胞膜 | 電子顕微鏡像

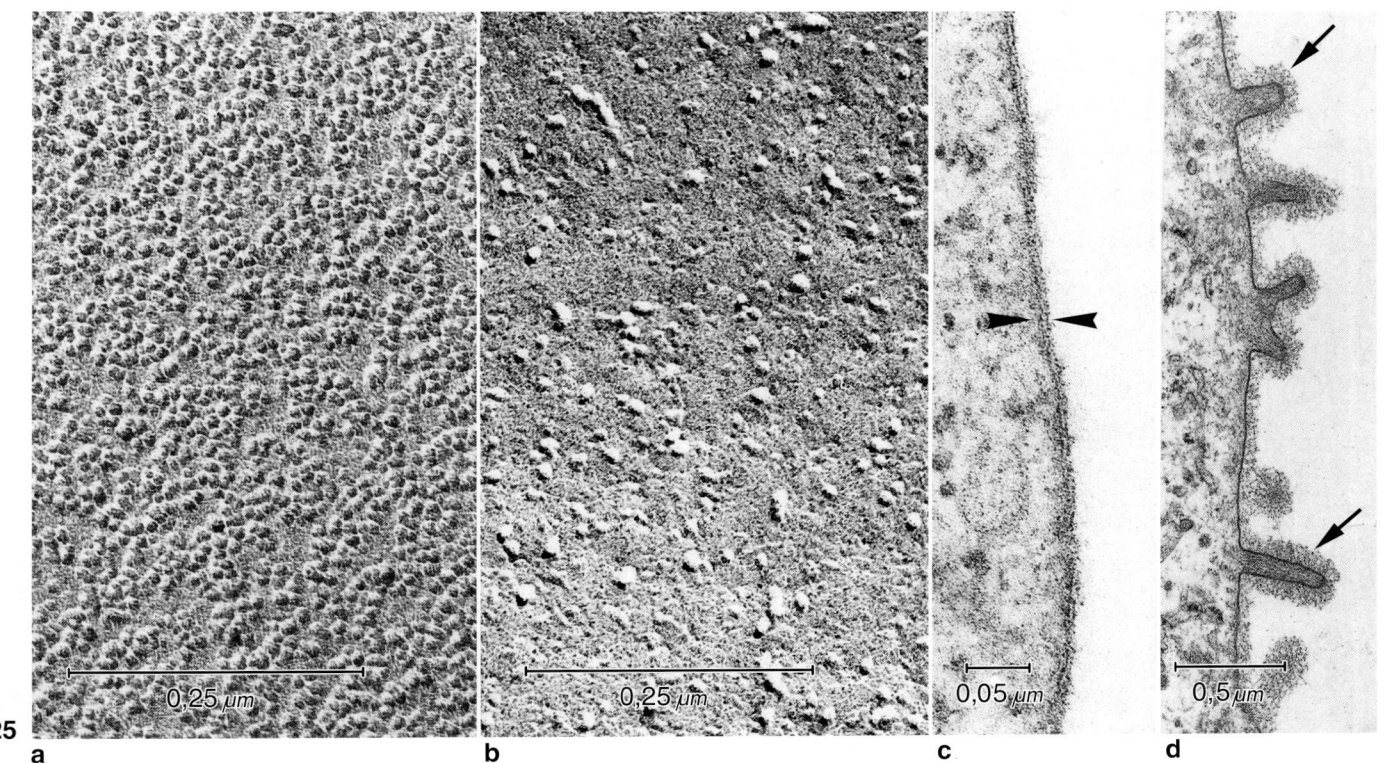

図25 細胞膜の凍結レプリカ像（**a, b**）と超薄切片像（**c, d**）。凍結レプリカ法では，細胞膜は中央の疎水性の部分で割断されて，膜の内部が露出される。細胞膜の細胞質側半分を外から見た面をP面，外側半分を細胞内から見た面をE面と呼ぶ。

a) ヒト赤血球膜のP面。膜に存在する蛋白が多数の膜内粒子として見えている。161,400倍。
b) ヒト赤血球膜のE面。通常，膜内粒子はP面に多く，E面では少ない。161,400倍。
c) ヒト陰茎海綿体の血管内皮細胞の細胞膜（◀の間）。超薄切片像では，細胞膜は暗-明-暗の3層構造を示す。168,170倍。
d) ヒト腎臓の集合管上皮細胞の頂部細胞膜。微絨毛を含む頂部細胞膜の表面を覆う厚い糖衣の層（→）に注意。27,170倍。

図24 結合組織の中の自由細胞（単球 monocyte）（マウス）。細胞の種々の構成要素を示す。$1_1, 1_2$：弯曲した核の断面。2：核膜腔（内外2葉の核膜の間の腔）。$3_1, 3_2$：ゴルジ装置。4：一次水解小体。5：ミトコンドリア（糸粒体）。6：滑面小胞体。7：粗面小胞体。8：被覆小胞（coated vesicles）。◀：細胞膜と連続した被覆小胞（あるいは被覆陥凹 coated pit）。9：フィラメント（細糸 microfilaments）。10：形質細胞（plasma cell）のよく発達した粗面小胞体。11：不均質な内容物を容れた二次水解小体。20,000倍。

細胞膜とその分化 | 電子顕微鏡像

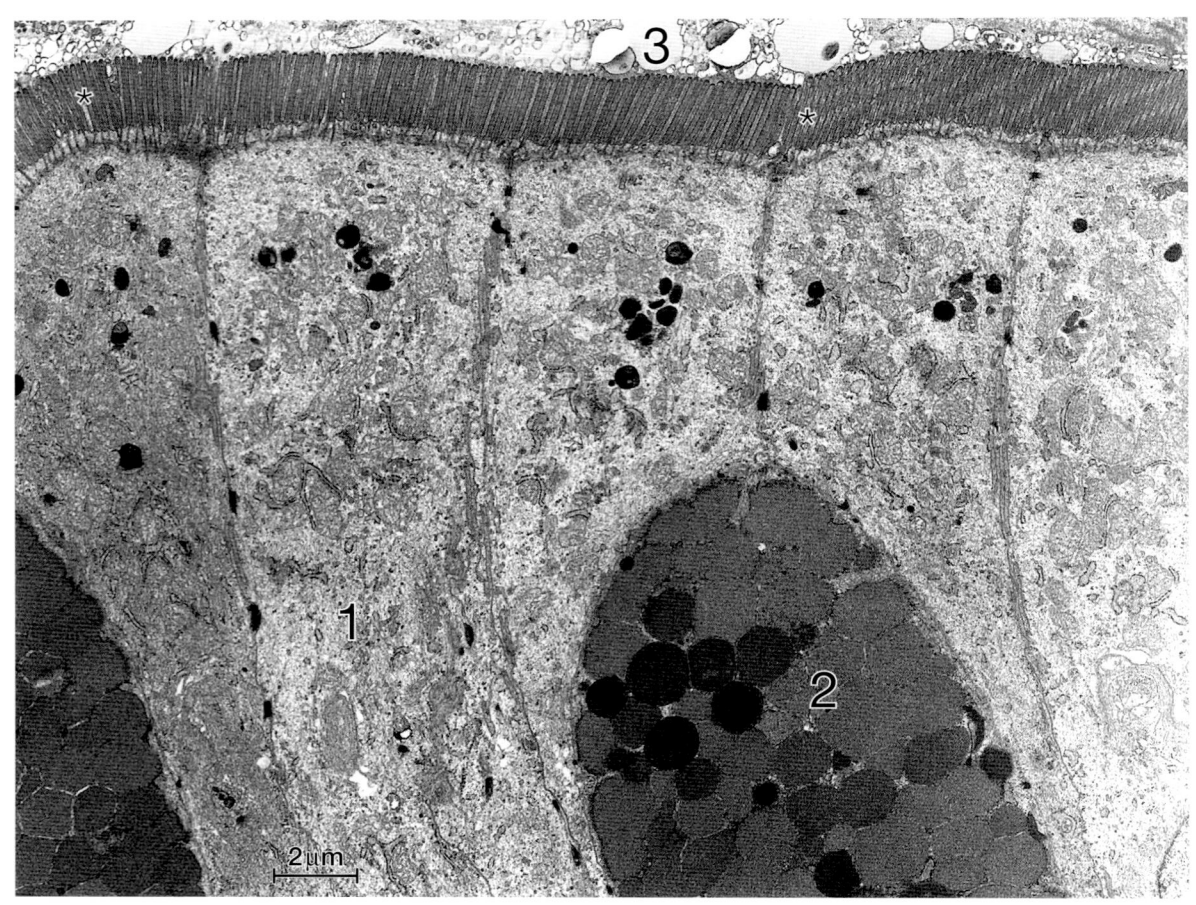

26

図26　ヒト空腸の絨毛上皮の電子顕微鏡像。吸収上皮細胞（1）の頂部表面にはサイズの揃った微絨毛（microvilli：★）が密集している。このように密集した微絨毛は腎臓の近位尿細管上皮細胞にも見られ，光学顕微鏡で刷子縁（brush border）と呼ばれる層をなす。2：杯細胞。3：空腸の内腔。5,100倍。

図27　ラット空腸上皮の微絨毛（microvilli）（**a**＝縦断像，**b**＝横断像）。微絨毛は直径約0.1μm，長さ0.9μmの指状の細胞質性突起で，かなり規則正しく密に生えている。光学顕微鏡で見ると全体として刷子のように見え，刷子縁（brush border）と呼ばれる（図91，315参照）。微絨毛の周囲は典型的な3層構造の細胞膜で限界されており，微絨毛の中をフィラメントの束が微絨毛の長軸と平行に走っている。微絨毛の中のフィラメントは微絨毛下の細胞質内で終末扇（terminal web）（1）の中に放散している。終末扇は細胞表面にほぼ平行に走るフィラメントの集まりである。a：78,000倍。b：72,000倍。

図28　ラット腎臓の近位曲尿細管（主部）の上皮細胞。よく発達した基底陥入（basal infoldings）を示す。基底陥入の部分では細胞膜が複雑に入り組んでおり，狭く仕切られた細胞質内に多数の細長いミトコンドリア（1）を容れている。基底膜（基底板とも言う）（basal membrane＝basal lamina）（2）に沿って上皮細胞の基底部が濃く染まっているのは半デスモゾーム（half desmosome）（▲）のためである（図62dも参照）。18,000倍。
［訳者註：図の構造は半デスモゾームとは言えない。］

細胞膜とその分化 | 電子顕微鏡像

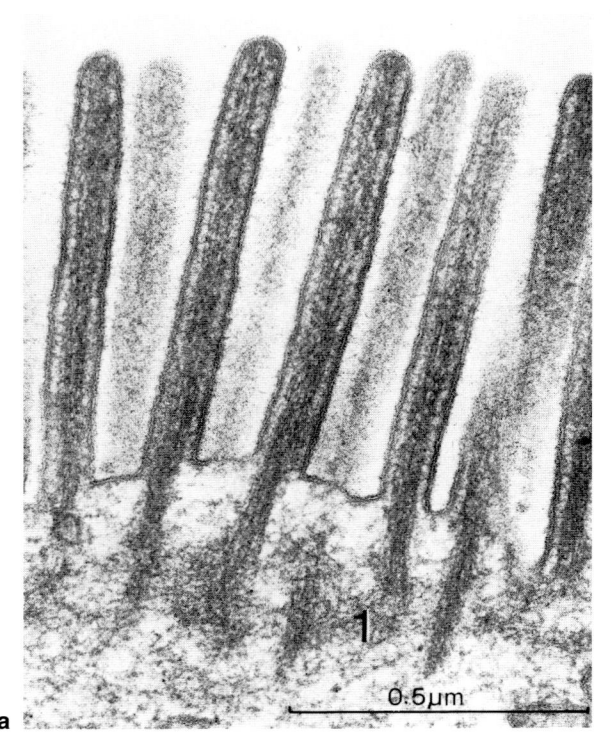

27a

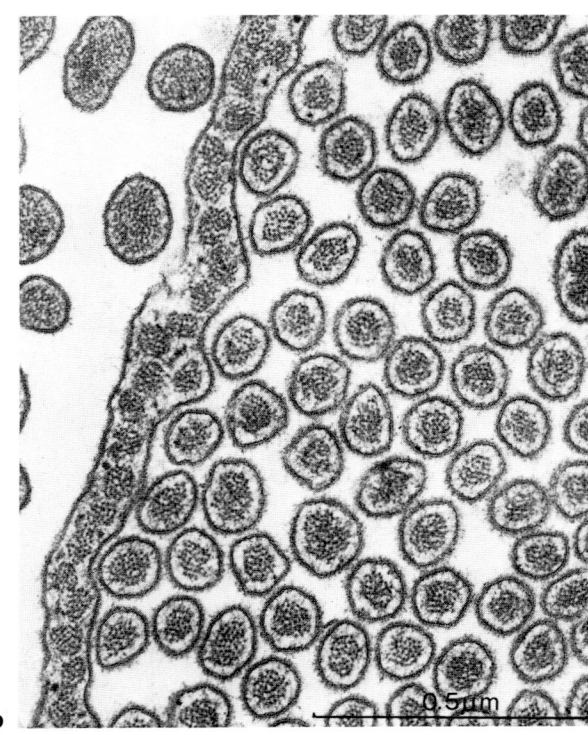

b

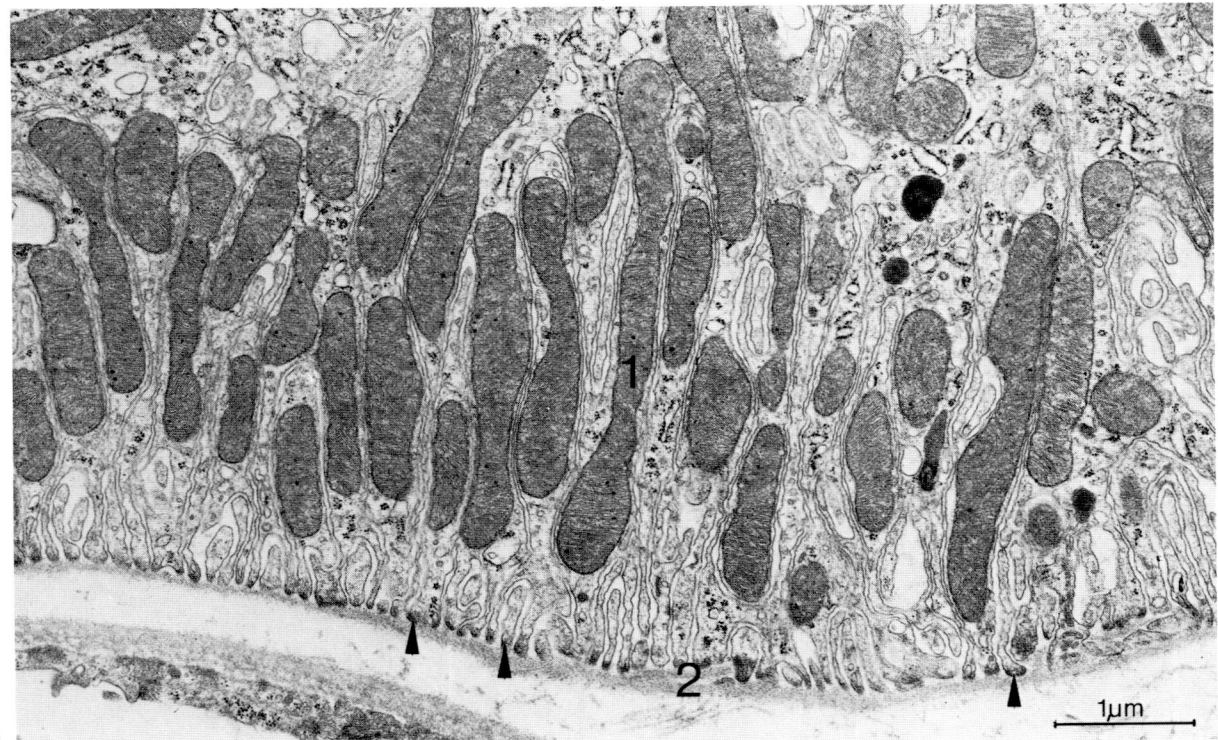

28

エルガストプラズム (ergastoplasm) と ゴルジ装置 (Golgi apparatus) | 光学顕微鏡像

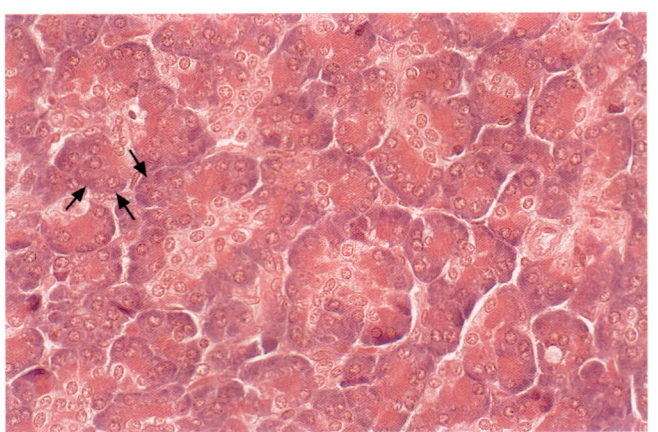

29

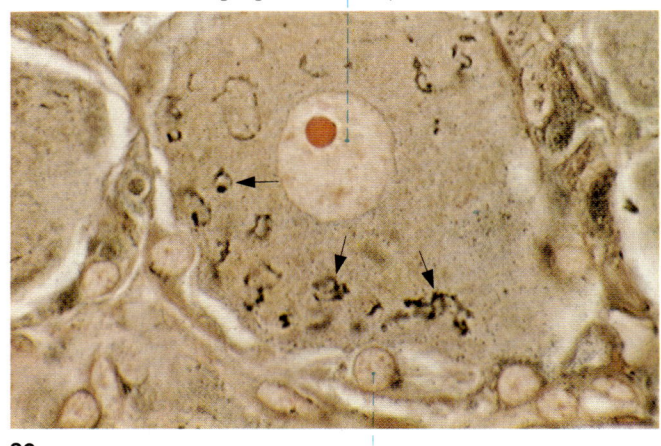

核小体の明瞭な神経節細胞の核
Nucleus of ganglion cell with prominent nucleolus

30

外套細胞の核
Nucleus of satellite cell

図29 ヒト膵臓の外分泌部。腺房細胞の基底部がヘマトキシリンに染まっている（➔）。これはこの部分によく発達した粗面小胞体があり，その表面のリボゾームが塩基性色素に染まるためである。光学顕微鏡的にこのような部分をエルガストプラズム（ergastoplasm）と呼ぶ（図31，35も参照）。腺房細胞は漿液性で，丸く明るい核をもち，細胞上部には赤く染まった分泌果粒が存在する。腺房の中に小さく明るい腺房中心細胞（centroacinar cell）が見えている。ヘマトキシリン・エオジン染色。450倍。

図30 ネコの脊髄神経節細胞。ゴルジ装置（Golgi apparatus）がオスミウム酸に染まってかぎ形など種々の形の黒色の構造物として見えている。Kolatschev によるオスミウム（osmium）法とサフラニン（safranin）を用いた核染色の併用。960倍

図31 ラット膵臓の外分泌部の腺細胞。1：粗面小胞体。この程度の倍率では，多数の平行に配列した膜の集積として見えるだけである。2：核。3：分泌果粒。12,500倍。

図32 ネコ顎下腺の導管（介在部）の上皮細胞。1：ゴルジ装置。図30ではこれがオスミウムに染まってリボンあるいはかぎ形の構造物として見えているわけである。2：核の一部。3：ミトコンドリア。4：細胞間隙。▶：デスモゾーム（desmosome）。32,000倍。

粗面小胞体 (rough endoplasmic reticulum) とゴルジ装置　｜電子顕微鏡像

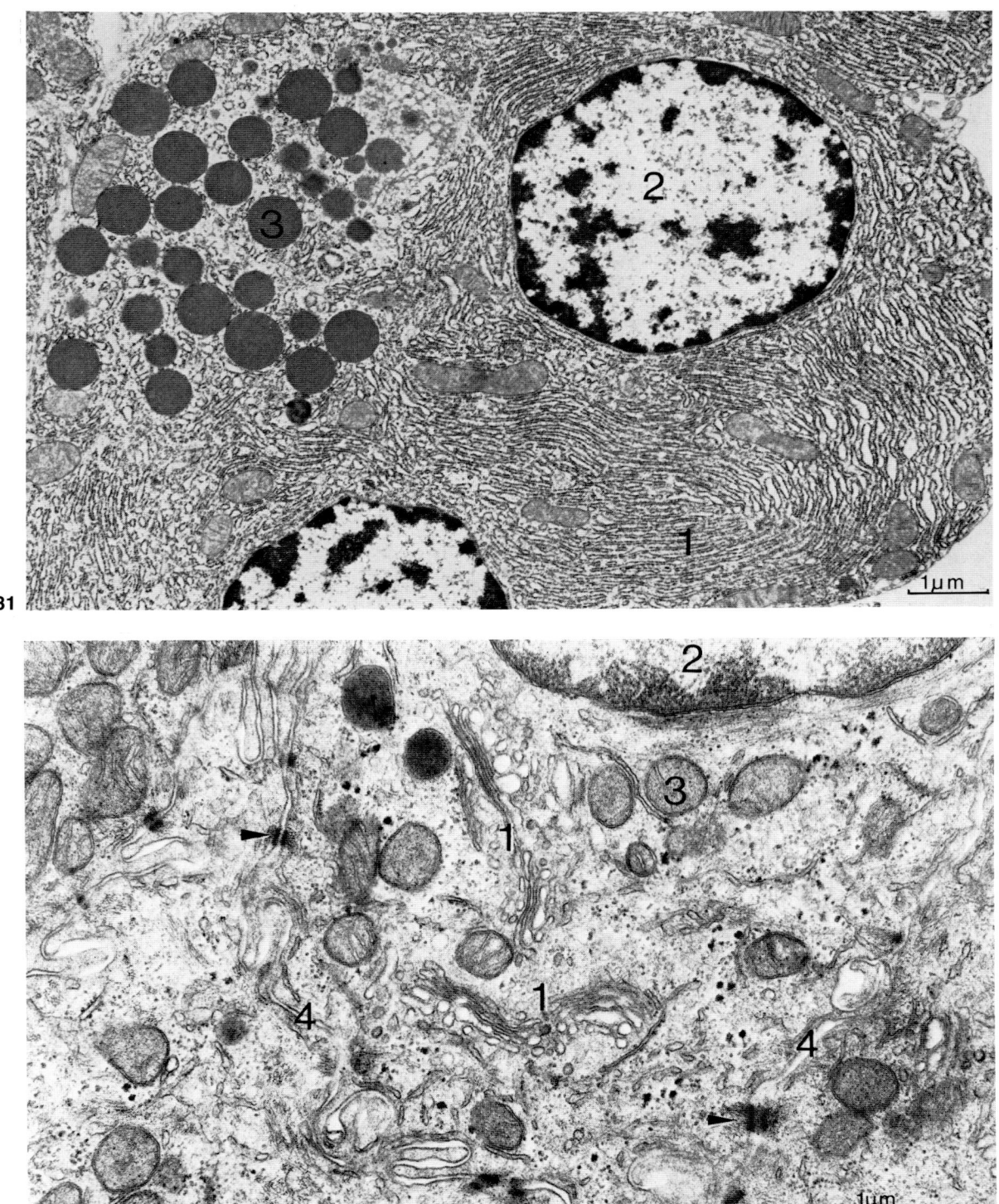

粗面小胞体（rough endoplasmic reticulum）と 滑面小胞体（smooth endoplasmic reticulum） | 電子顕微鏡像

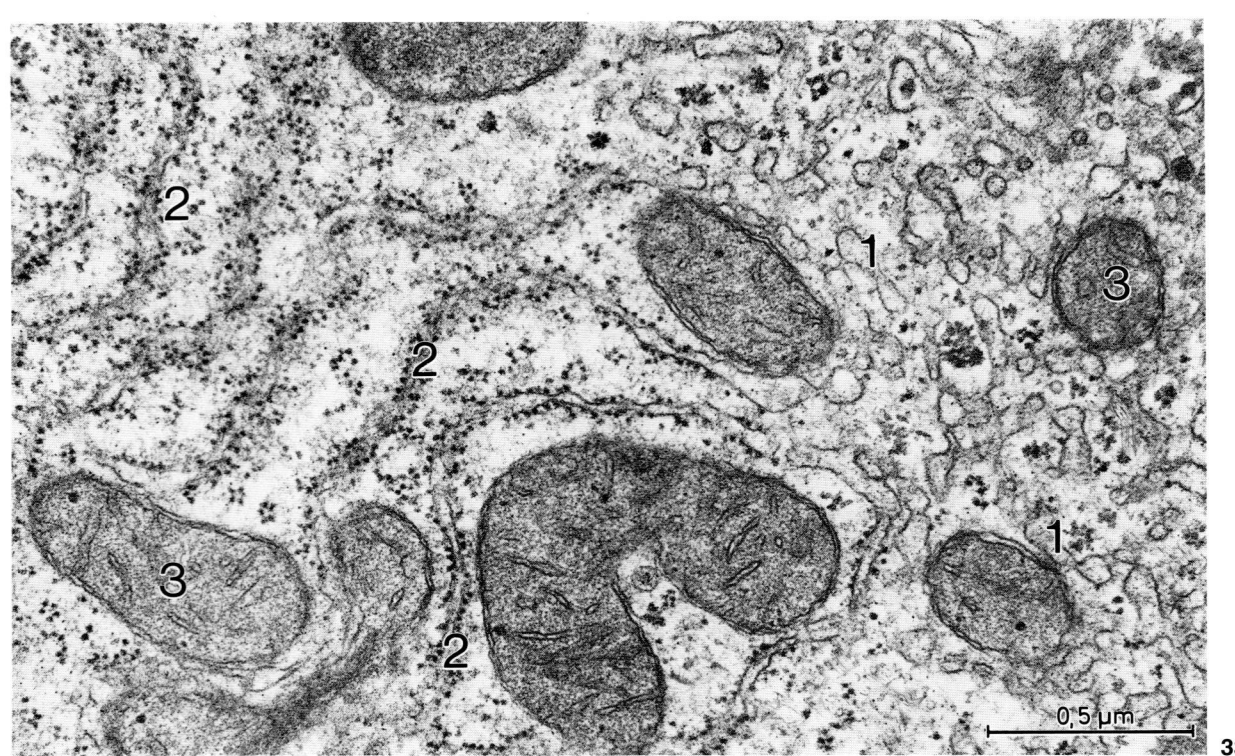

図33 ラットの肝細胞。図の左側に粗面小胞体（2），右側に滑面小胞体（1）が見られる。滑面小胞体はリボゾームをもたないのが特徴で，管状を呈している。3：ミトコンドリア。53,000倍。

図34 マウス気管の上皮細胞の頂部。よく発達した管状の滑面小胞体が見られる（→）。1：ミトコンドリア。2：ペルオキシゾーム（microperoxisome）。44,000倍。

図35 ラット膵臓外分泌細胞の粗面小胞体。リボゾームをもった膜がほぼ平行にぎっしりと並んでいる。小胞体腔は狭いが，端のほうでは所々ふくらんでいる（*）。よく発達した粗面小胞体の存在は蛋白の合成が盛んなことを意味する。1：核の一部。38,000倍。

小胞体 | 電子顕微鏡像

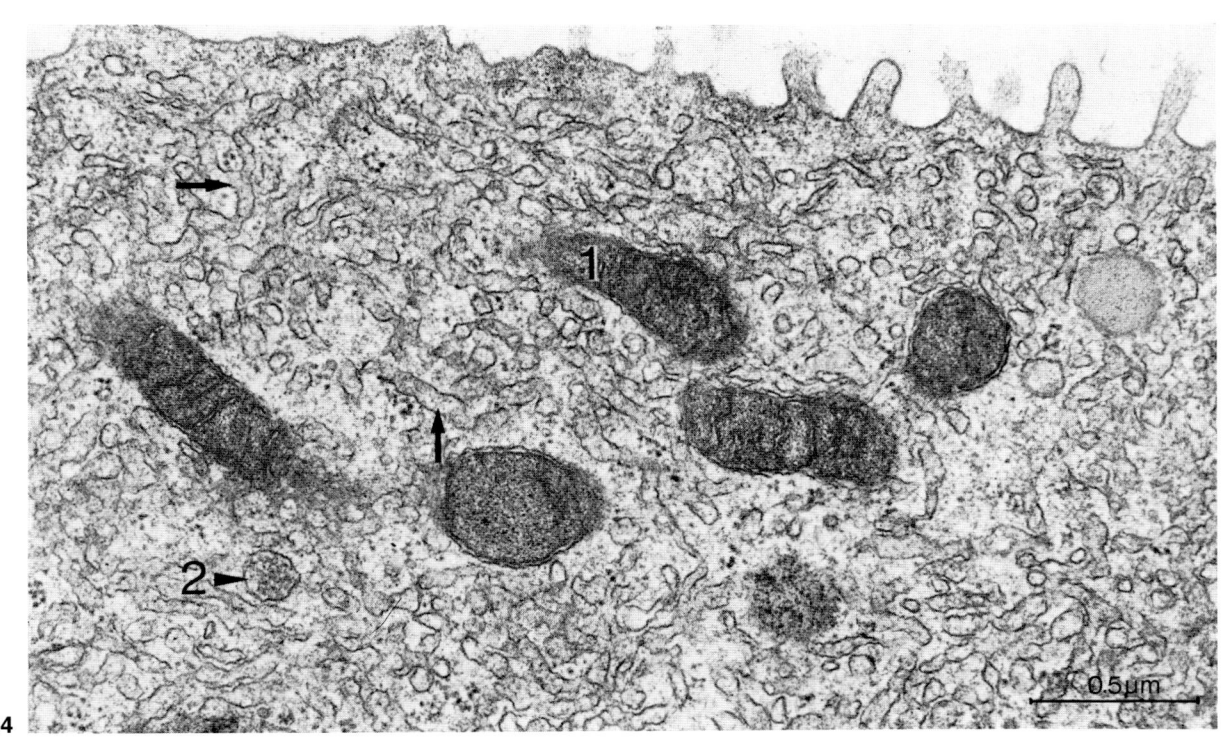

34

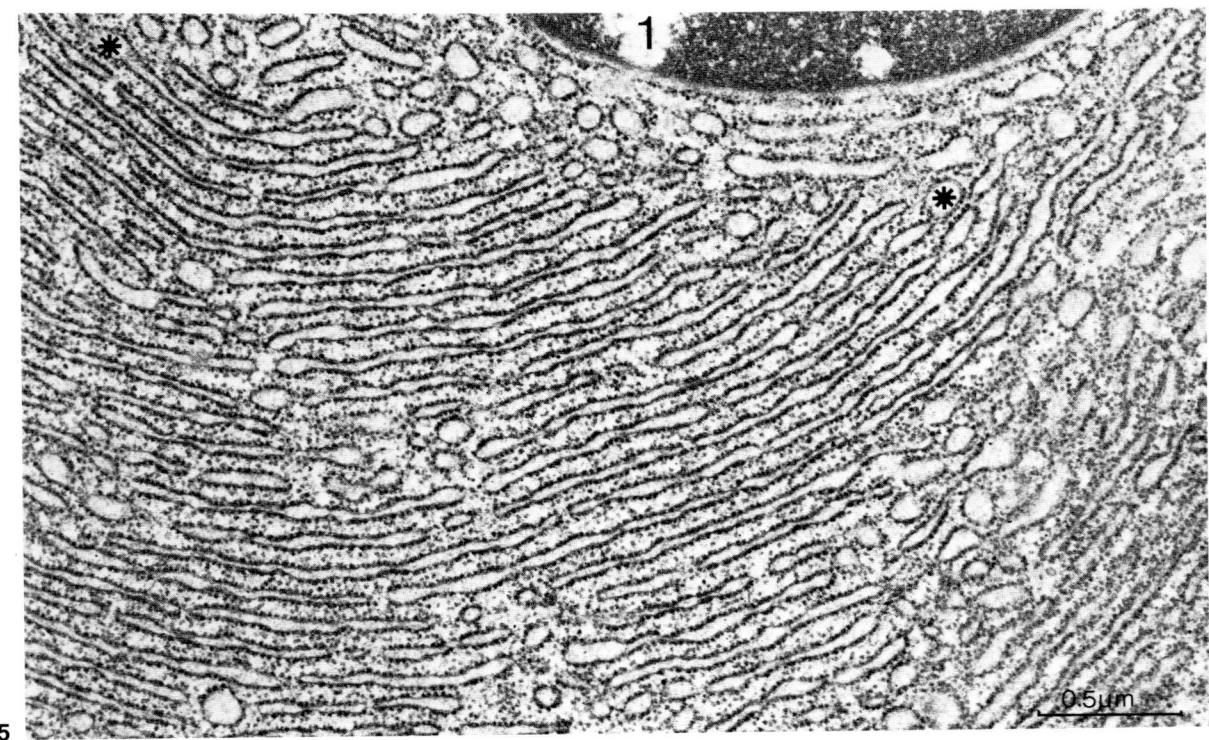

35

21

ゴルジ装置（Golgi apparatus） | 電子顕微鏡像の模式図

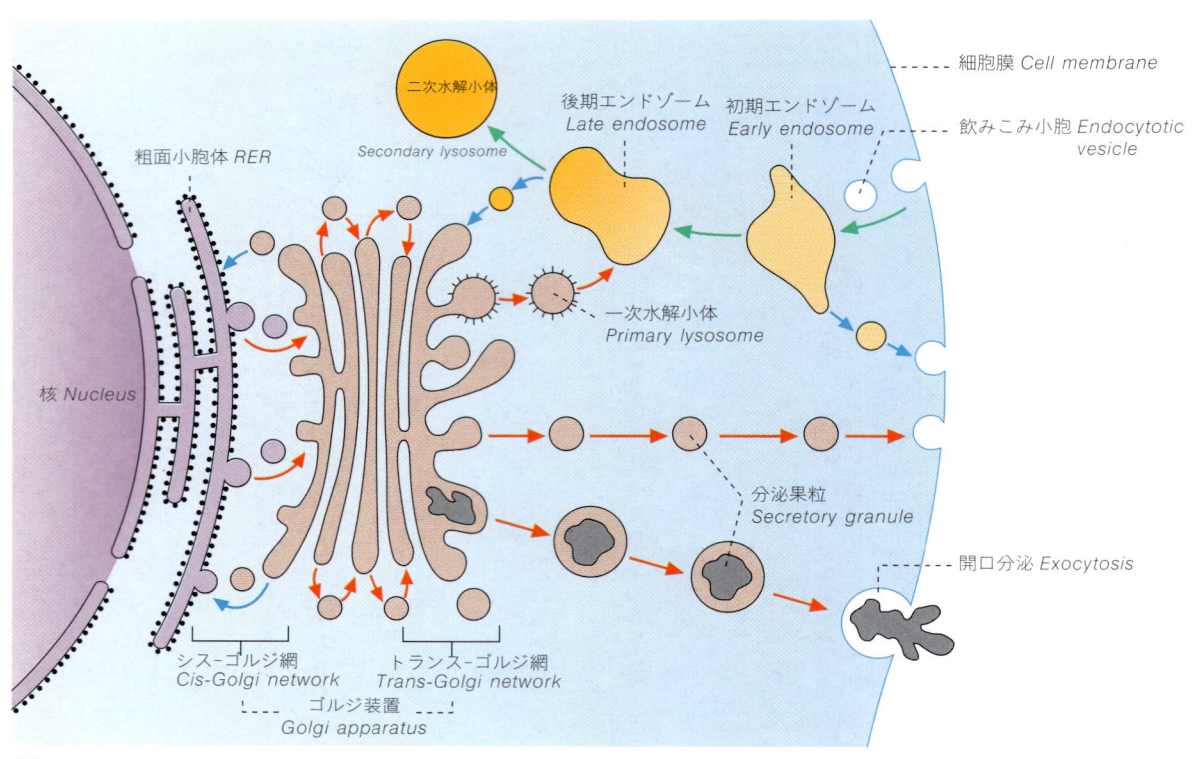

36

図36　分泌物の合成と放出，物質の取りこみの経路を示す模式図。分泌物の合成から放出に至る道筋を赤色の矢印で示す。すなわち，粗面小胞体（RER）（rough endoplasmic reticulum）で合成された分泌蛋白は輸送小胞によってゴルジ装置（Golgi apparatus）に送られ，ここで修飾を受けて分泌果粒となり，さらに細胞表面へ輸送されて開口分泌(exocytosis)によって放出される。水解酵素の場合は，粗面小胞体でつくられゴルジ装置で修飾を受けるところまでは同じであるが，細胞表面へは向かわず一次水解小体(primary lysosome)に入る。一方，エンドサイトーシス（endocytosis）によって小胞内に取りこまれた物質は初期エンドゾーム（early endosome）（pH 6～6.5）に移され，これが水解小体と融合して後期エンドゾーム（late endosome）（pH 5～6）となる。後期エンドゾームの中で，取りこまれた分子（リガンド ligand）とレセプターの結合がはずれる。ゴルジ装置からは粗面小胞体へ膜を戻す経路（青矢印）がある。この他，初期エンドゾームや後期エンドゾームからも，それぞれ細胞膜やゴルジ装置へと膜を戻す経路（青矢印）がある。一次水解小体は粗面小胞体-ゴルジ装置系でつくられたばかりの水解小体で，まだ何ものとも結合していないもの。二次水解小体（secondary lysosome）はエンドゾームや細胞内の不要物と結合した水解小体である。

図37　ネコ顎下腺の上皮細胞。ゴルジ装置を示す。ゴルジ装置は扁平嚢状のゴルジ層板（1）とゴルジ小胞，ゴルジ空胞（2）などからなる。3：核の一部。4：ミトコンドリア。5：水解小体。6：指状細胞間連結（細胞間のかみあい）(interdigitation)。38,000倍。

図38　ヒトの空腸のパネート細胞（Paneth cell）。1：ゴルジ装置（Golgi apparatus）。2：分泌果粒（secretory granule）。ゴルジ層板の所にあるのは形成中のもの。いずれも内容物が暗く見える。3：粗面小胞体（rough endoplasmic reticulum）。23,000倍。

ゴルジ装置 | 電子顕微鏡像

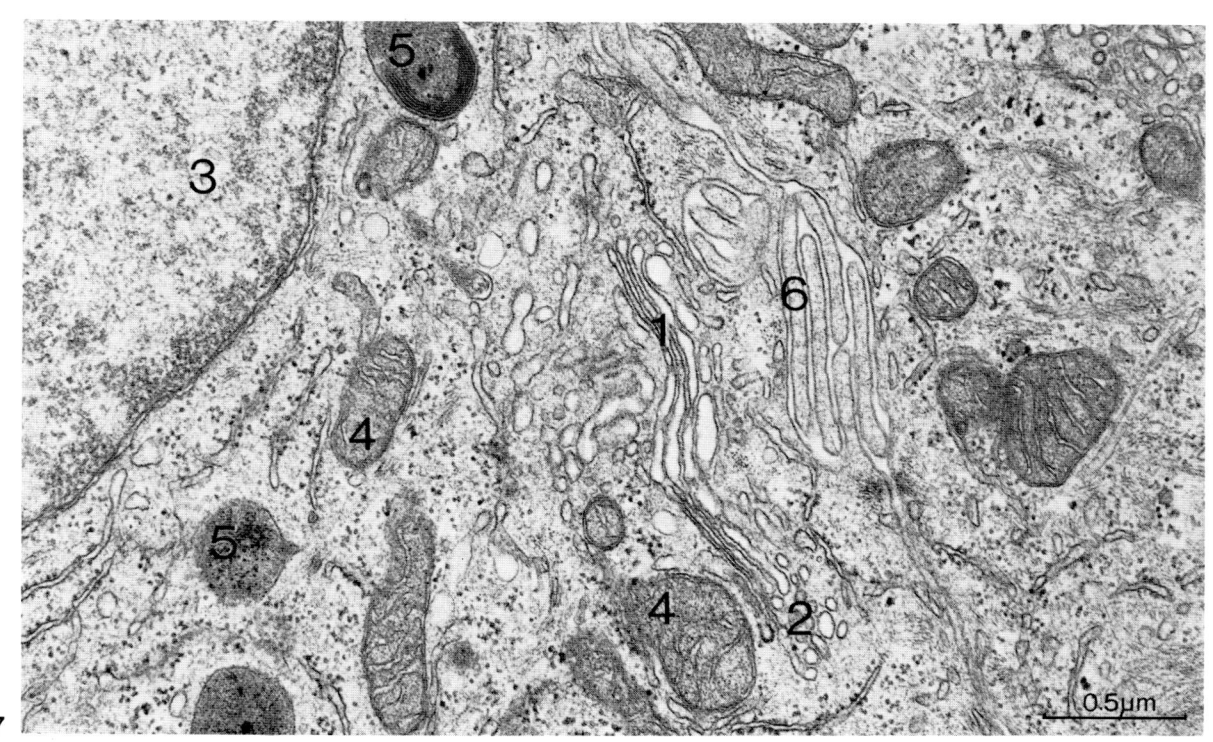
37

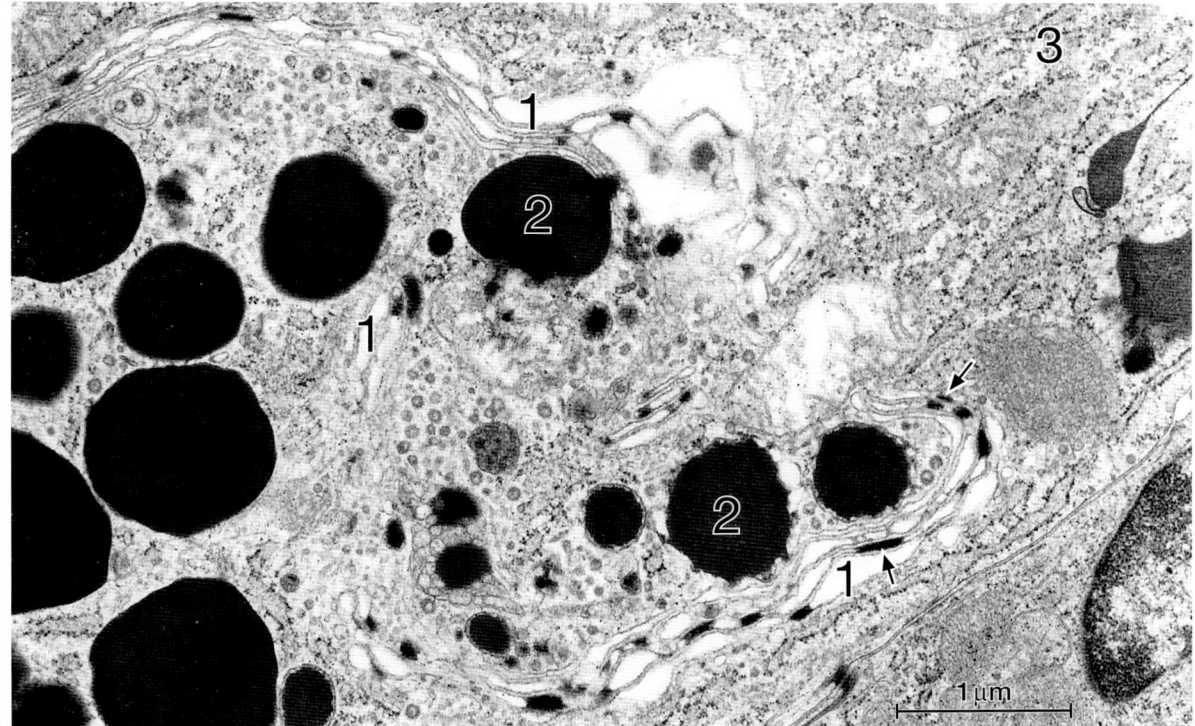
38

23

ミトコンドリア（糸粒体）(mitochondria) と中心子 (centrioles) ｜光学顕微鏡像

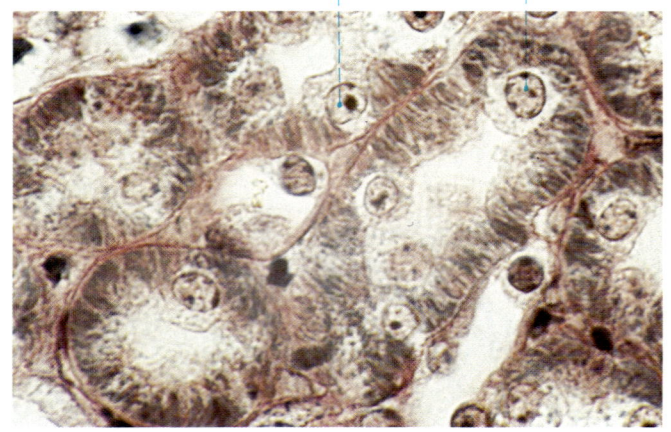

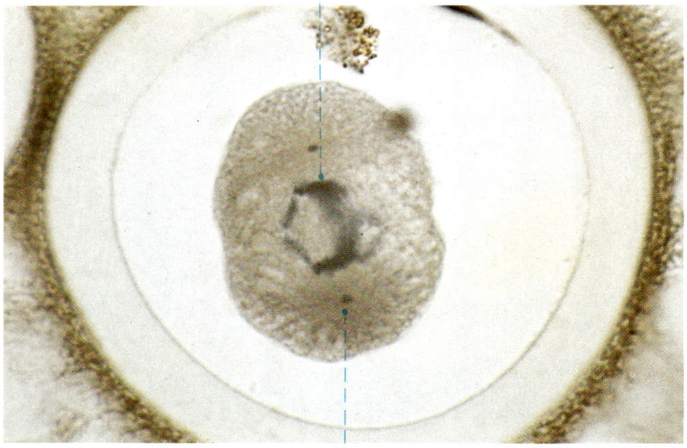

図39 腎臓の近位尿細管曲部の上皮のミトコンドリア（糸粒体）。フェルナンデス・ガリアーノ（Fernandez-Galiano）による特殊染色。ミトコンドリアはやや黒色のフィラメント様の形をなし，細胞の基底側に，縦に列をつくって並んでいる（図28の電子顕微鏡像と比較せよ）。960倍。

図40 減数分裂中の卵細胞の染色体と中心子（ウマの大腸に寄生する回虫の卵巣より）。鉄ヘマトキシリン染色。960倍。

図41 a）骨格筋線維（skeletal muscle）（ネコの舌筋）の筋形質（sarcoplasm）に見られたミトコンドリアの集積。さまざまな形と大きさのミトコンドリアが見られる。ミトコンドリアの膜は内外の2枚からなっており，そのうちの内膜のヒダがクリスタ（cristae）を形づくる。ミトコンドリア内果粒（糸粒体内果粒）(intramitochondrial granule) (▲) は常に内膜に囲まれた基質（matrix）中に存在する。34,000倍。

b）ミトコンドリアの高倍率写真（ヒトの培養した内皮細胞）。2枚の限界膜に包まれている。それぞれを外膜，内膜と呼ぶ。内膜の続きがミトコンドリアの櫛（クリスタ）(cristae mitochondriales) となって内膜から垂直に出て，平行な層板を形成する。矢尻（▼）は内膜とクリスタの膜の連絡している所である。したがってクリスタの内腔は，内膜と外膜の間の腔の続きである。それぞれのクリスタの間はミトコンドリアの基質と呼ばれる均質な物質が埋めている。58,000倍。

c）3個の長く伸びたミトコンドリア（ラットの肝細胞）。クリスタが長軸に平行に走っている。このような例はまれにしかない。54,000倍。

d）クリスタが小管状（tubular）になったミトコンドリア（ネコの副腎皮質細胞）。このように小管状ないし小管小胞状（tubulovesicular）のクリスタをもつミトコンドリアは主にステロイドホルモンを分泌する細胞（例えば副腎皮質，精巣，卵巣にある）に見られる。1：細胞核。2：脂質滴。↑：ミトコンドリアのクリスタ。38,000倍。

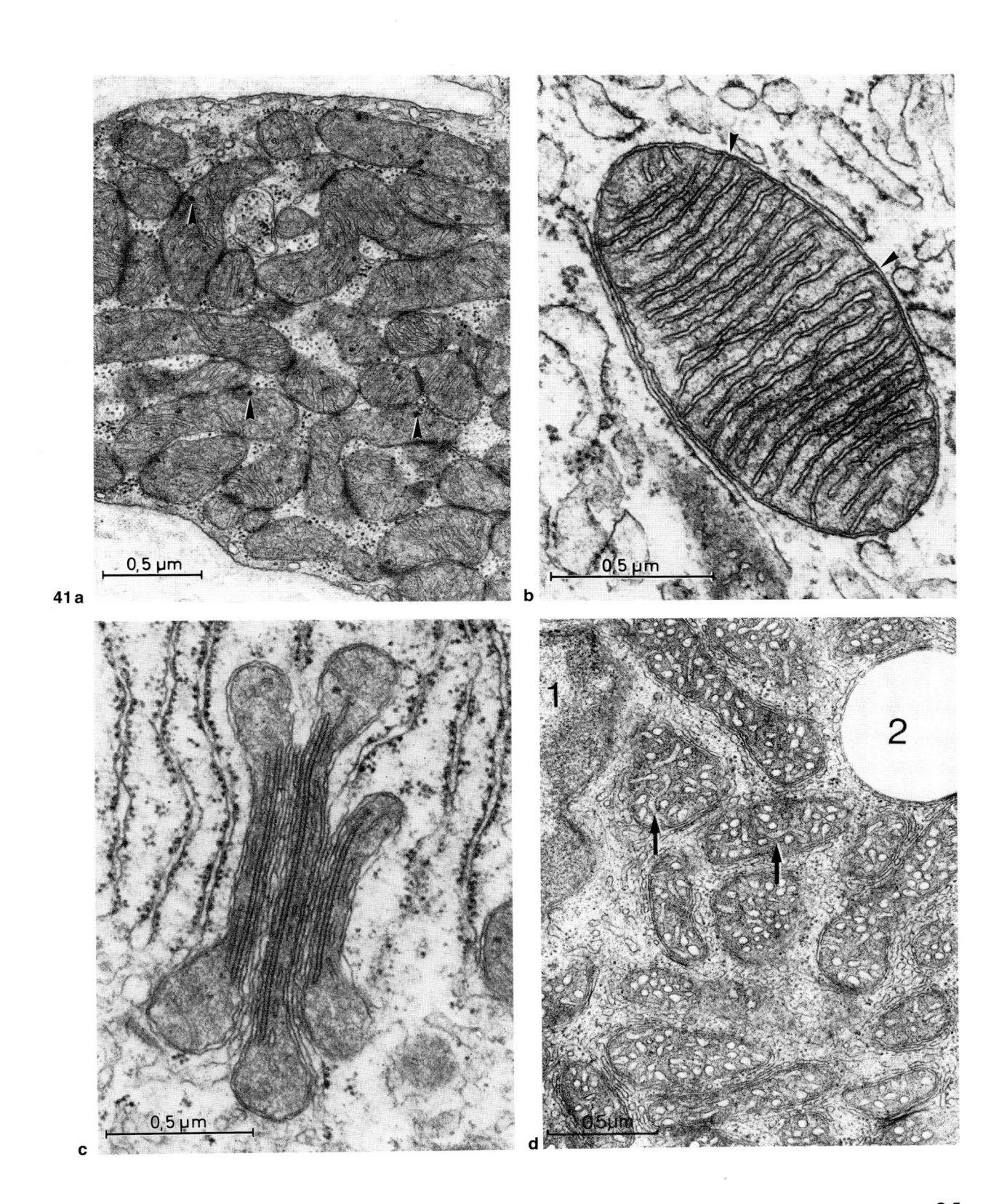

ミトコンドリア（糸粒体） | 電子顕微鏡像

41a

b

c

d

1

2

0.5 μm

水解小体（ライソゾーム） ｜ 電子顕微鏡像の模式図

水解小体（ライソゾーム）（lysosome）は，限界膜に包まれた直径 0.2〜1.0 μm の小体で，細胞外から取りこんだ異物や，細胞内の不要物を分解処理する働きをもつ．水解小体の中には，酸性の pH で働く加水分解酵素が豊富に含まれている．水解小体はその形成段階によって，一次水解小体（primary lysosomes）と二次水解小体（secondary lysosomes）に分けられる．

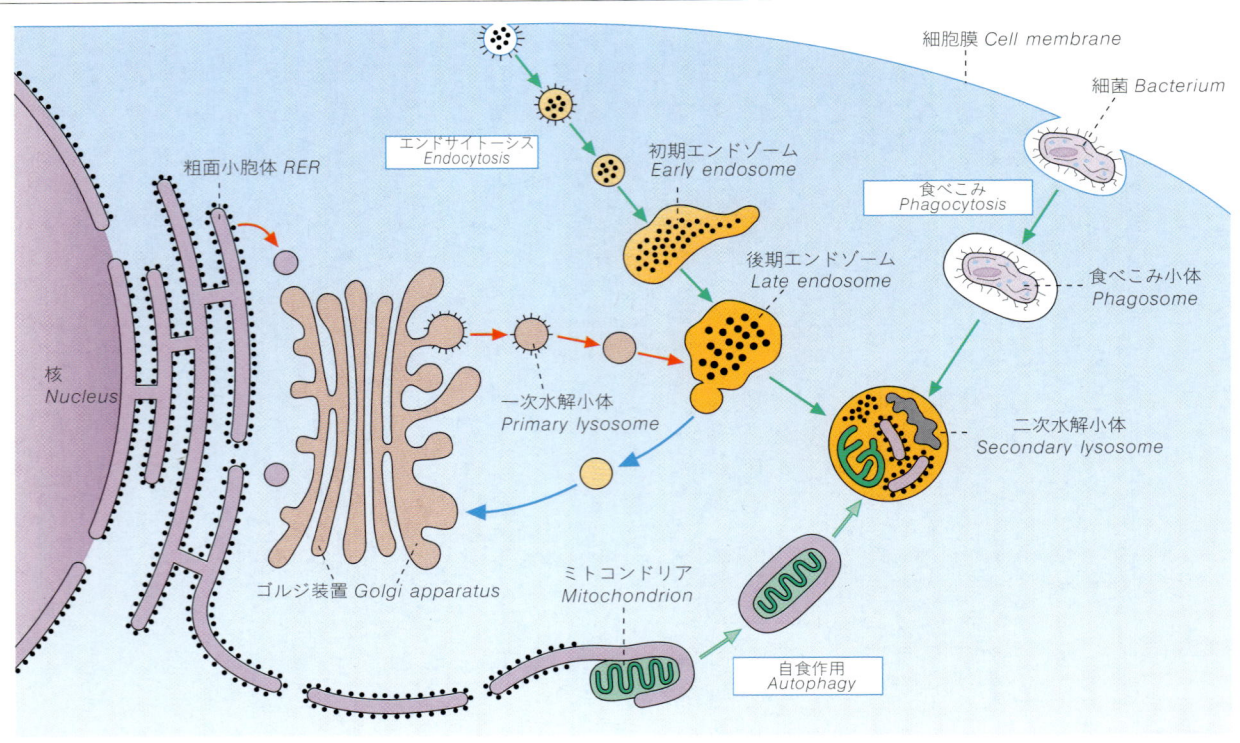

42

図42　水解小体のつくられる経路．一次水解小体は粗面小胞体-ゴルジ装置系でつくられる（図の左側）．一次水解小体の膜には，初めクラスリン（clathrin）による被覆があるが，これはやがて外れる．一方，細胞は2通りの形式で物を取りこむ．食べこみ（貪食）は大きな粒子状物質を取りこむもので，食べこみ小体を形成する．飲みこみ（pinocytosis, endocytosis）は小さい粒子または液状物質を取りこむもので，取りこまれた物質はエンドゾーム（endosome）に入る．エンドゾームに一次水解小体が融合して後期エンドゾーム（late endosome）（pH 5〜6）が形成され，取りこまれた物質の分解が行われる．また，後期エンドゾームは食べこみ小体とも結合して食べこみ融解小体（phagolysosome）を形成する．細胞内で廃棄される小器官は小胞体の膜によって包まれ，自食小体（autophagosome）となる．これに水解小体が結合すると自食融解小体（autolysosome）となる．食べこみ融解小体や自食融解小体を二次水解小体と総称する．

図43　ヒト肝細胞内のペルオキシゾーム（peroxisome：▲）．ヒトを含む霊長類のペルオキシゾームは微細果粒状の均質な内容を容れている．1：ミトコンドリア．2：グリコーゲン果粒．3：脂肪滴（白く見える部分）．27,200倍．

図44　多胞小体（multivesicular bodies）（1，2）（ヒヒの頸静脈の内皮細胞）．膜に包まれた小体で，その中に小胞（vesicles）が集まっている．小胞の多いもの（1）と少ないもの（2）とが見られる．多胞小体は酸性ホスファターゼ反応が陽性であり，水解小体の一種である．44,000倍．

図45　a）ラット肝細胞（hepatocyte）の自食小体（autophagosome）．中に滑面小胞体（1）とミトコンドリア（2）（まだほぼ正常の形をしている）が入っている．これに一次水解小体が融合して自家融解体（autolysosome）となり，内容物が処理される．48,000倍．
b）大きい二次水解小体．電子密度の高い球形の脂肪滴（1，1_1）が二次水解小体の内外に見られる．この二次水解小体は，おそらく，残渣小体（residual body）になりつつあるものである（ラット胸腺の細網細胞）．25,000倍．

ペルオキシゾーム（peroxisome），
水解小体（ライソゾーム）（lysosome）と
多胞体（multivesicular body）

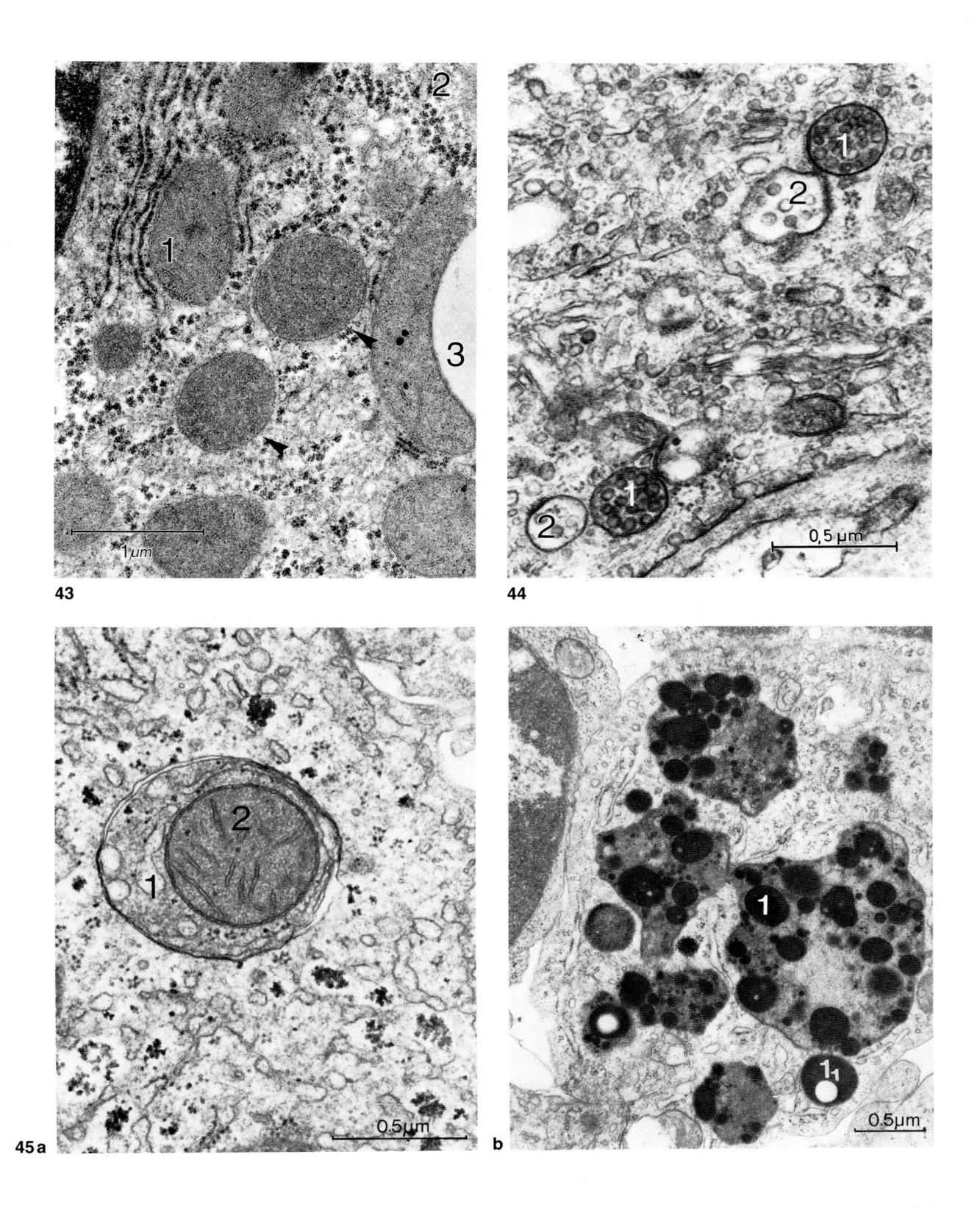

電子顕微鏡像

43

44

45a

b

27

中心子 (centriole) | 電子顕微鏡像

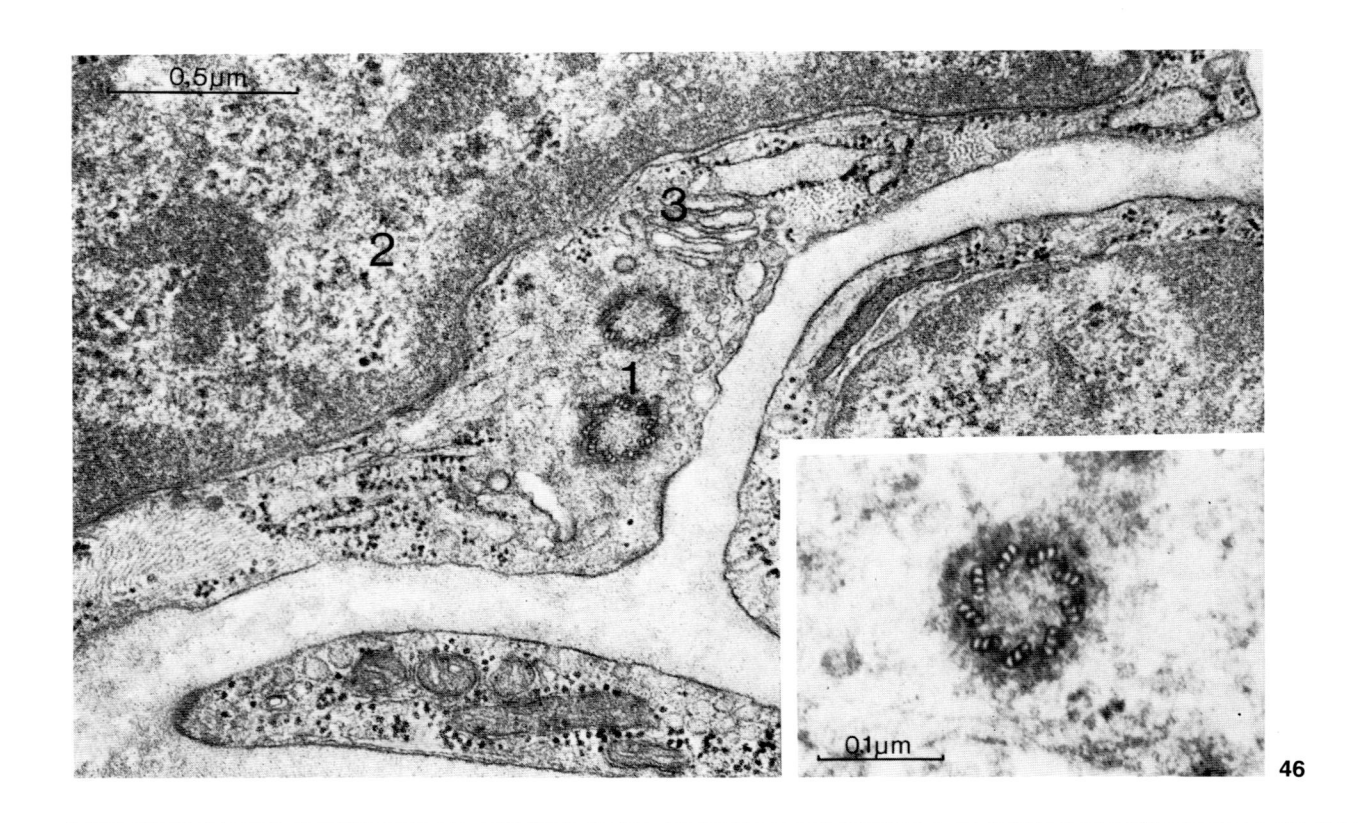

> 中心体（中心小体）(centrosome) は，たいていの動物細胞の核の近くに見られる小体で，2個の中心子 (centrioles) からできていることが多い。中心体は，細胞の微細管の配列の中心になっている。線毛や鞭毛は中心体に由来し，線毛，鞭毛の基底小体は中心子と同じ構造をしている。
>
> 細胞骨格 (cytoskeleton) というのは，細胞の形や細胞内の構造物を支える働きをする一群の線維で，微細管 (microtubules)，中間径フィラメント (intermediate filaments)，アクチンフィラメント (actin filaments) がその主なものである。

図46　ネコ舌筋の間質結合組織中の線維芽細胞 (fibroblast)。1：中心子。2個の中心子の縦断像もしくは横断像がうまく得られることはめったにない。2個の中心子の長軸が必ずしも直交していないことに注意せよ。2：核。3：ゴルジ装置。50,000 倍。
挿入図：中心子の横断像。中心子の壁が9組のトリプレット微細管 (microtubules) で構成されているのが分かる。160,000 倍。

図47　微細管（微小管）(microtubules)（↑）(ラットの胸腺細胞)。中心子(1)から出て長く走っているのをたどることができる。微細管の壁の内径は 6〜10 nm，外径は 20〜26 nm であり，単位膜構造をなさず，チュブリン (tubulin) と呼ばれる蛋白の鎖が重合してできたもので，微細管の断面を高倍率写真で見ると13本のサブユニットが配列しているのが分かる（この写真では不明）。69,000 倍。

図48　a）ほぼ平行に走る中間径フィラメント（中間径細糸）の束(1)（フィラメントの直径は 10 nm）（ラット小腸の上皮細胞）。56,000 倍。
b）表皮の細胞の張細線維（張原線維）(tonofibrils)(1)。張細線維はフィラメントが多数集まって太い束をなしているもので，光学顕微鏡でも見ることができる。2：核。3：メラニン果粒 (melanin granule)。32,000 倍。

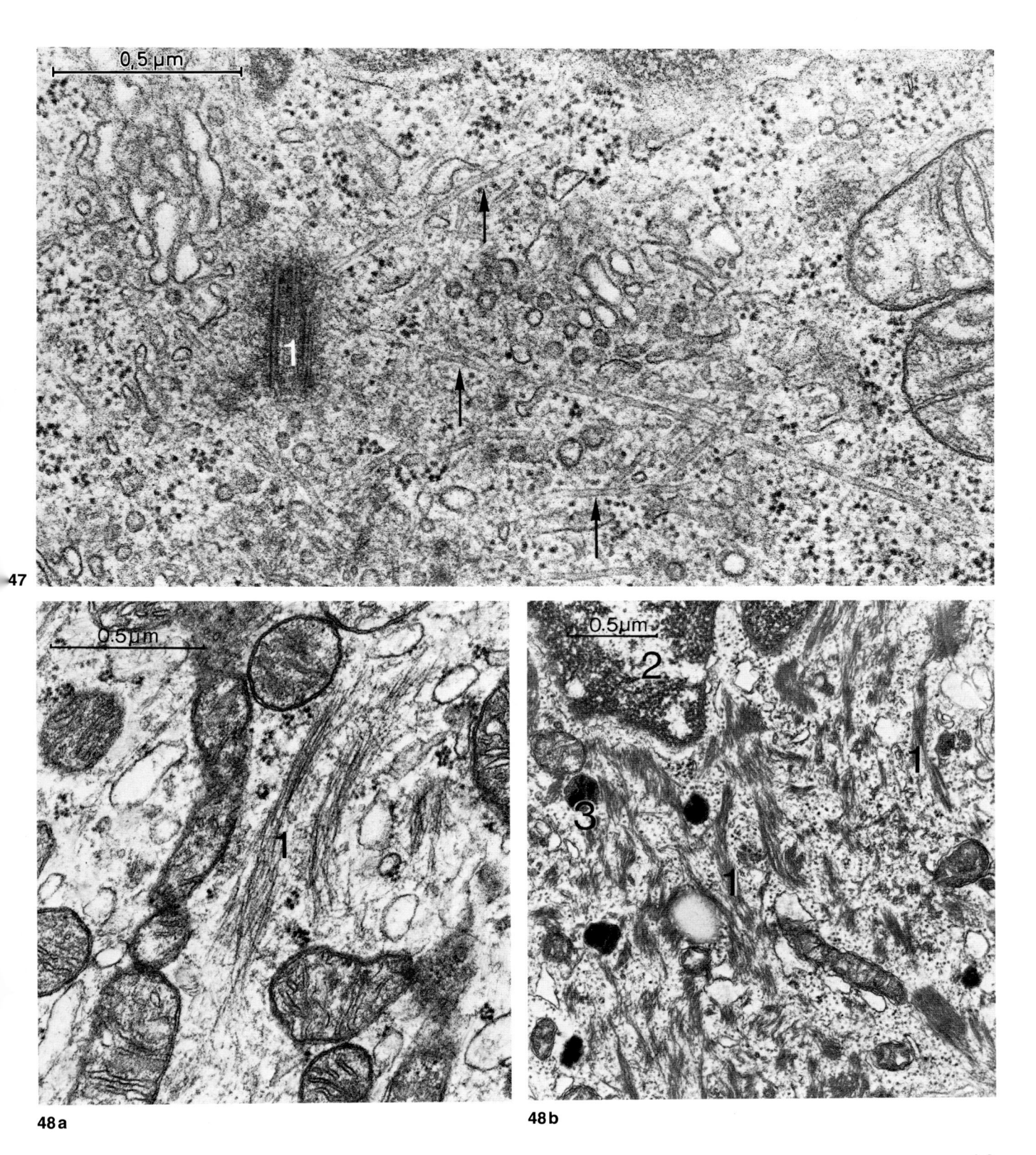

微細管 (microtubules) とフィラメント (細糸) (filaments) | 電子顕微鏡像

47

48a

48b

フィラメント（細糸） | 電子顕微鏡像

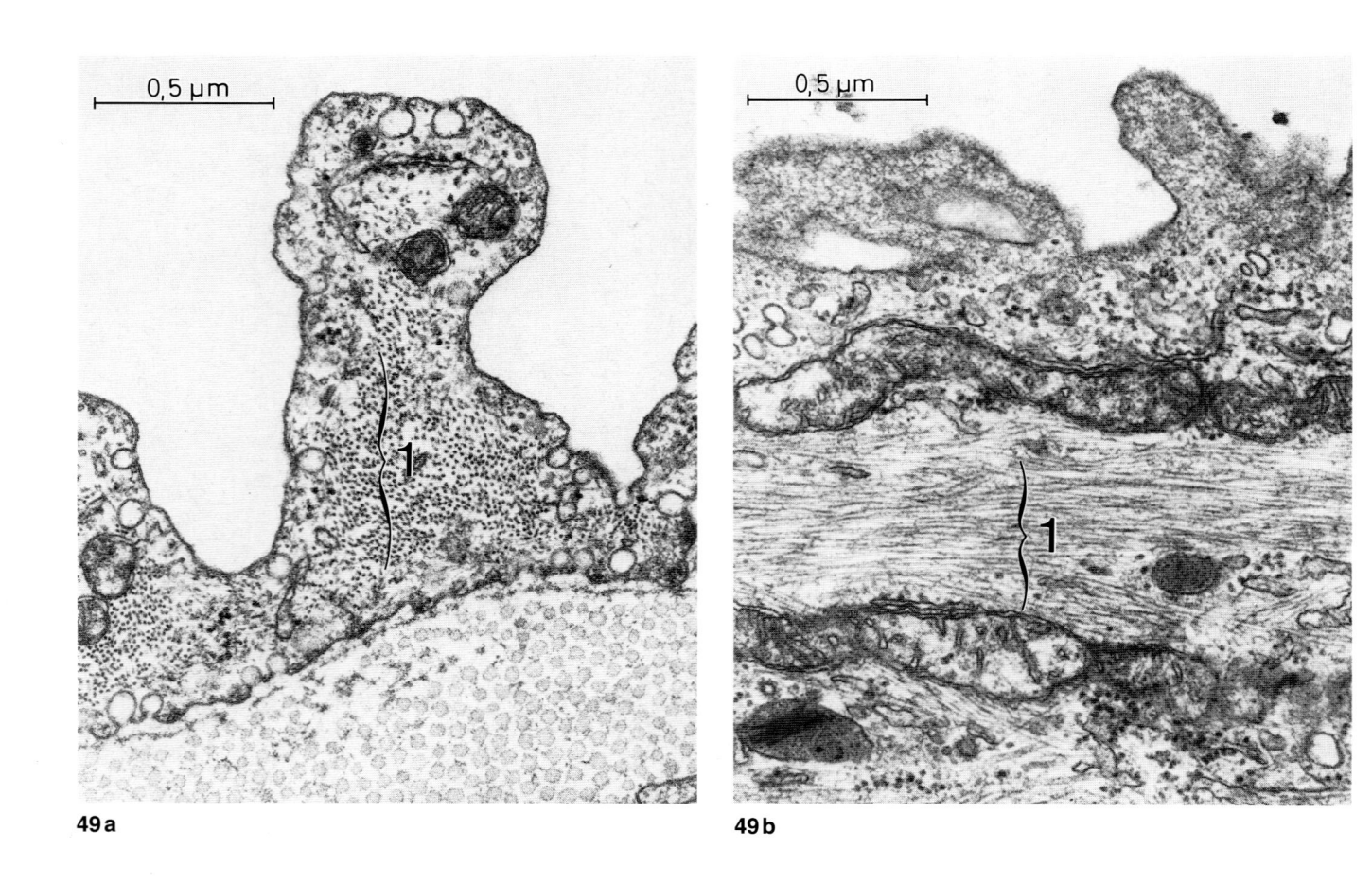

49a

49b

中間径フィラメント（intermediate filament）はほとんどの細胞に見られる。細胞によっていろいろな種類があるが、構成蛋白は互いに近縁の関係にある。上皮細胞の中間径フィラメントはケラチン（keratin），線維芽細胞のものはヴィメンチン（vimentin），筋細胞ではデスミン（desmin）からなる。神経細胞の中間径フィラメントはニューロフィラメント（neurofilament），神経膠細胞のものは神経膠フィラメント（gliofilament）と言う。

図49 中間径フィラメント（10 nm フィラメント）(1)。a)はウサギの静脈弁の内皮細胞で，フィラメント（細糸）の横断像が見られ，b)はヒヒの中硬膜動脈の内皮細胞で，フィラメントの縦断像が見られる。この種のフィラメントはデスミンやヴィメンチンと呼ばれる蛋白からなり，細胞骨格の機能を果たす。この場合，血流と平行の方向に走っている。a)，b)とも 49,000 倍。

図50 アクチンフィラメント（actin filaments）(1)とその中に点在するミオシンの斑（➤）。ヒヒの中硬膜動脈の内皮細胞の写真で，a)はフィラメント（細糸）の横断像，b)は縦断像を示している。このフィラメントはミオシンと共同して収縮を営む。内皮の下にある平滑筋細胞に見られるフィラメント束(2)，およびミオシンによる電子密度の高い部分（→）に注意せよ。L：血管腔。a)，b)とも 55,000 倍。
［訳者註：電子密度の高い部分がミオシンであると決めつけるのは難しい。］

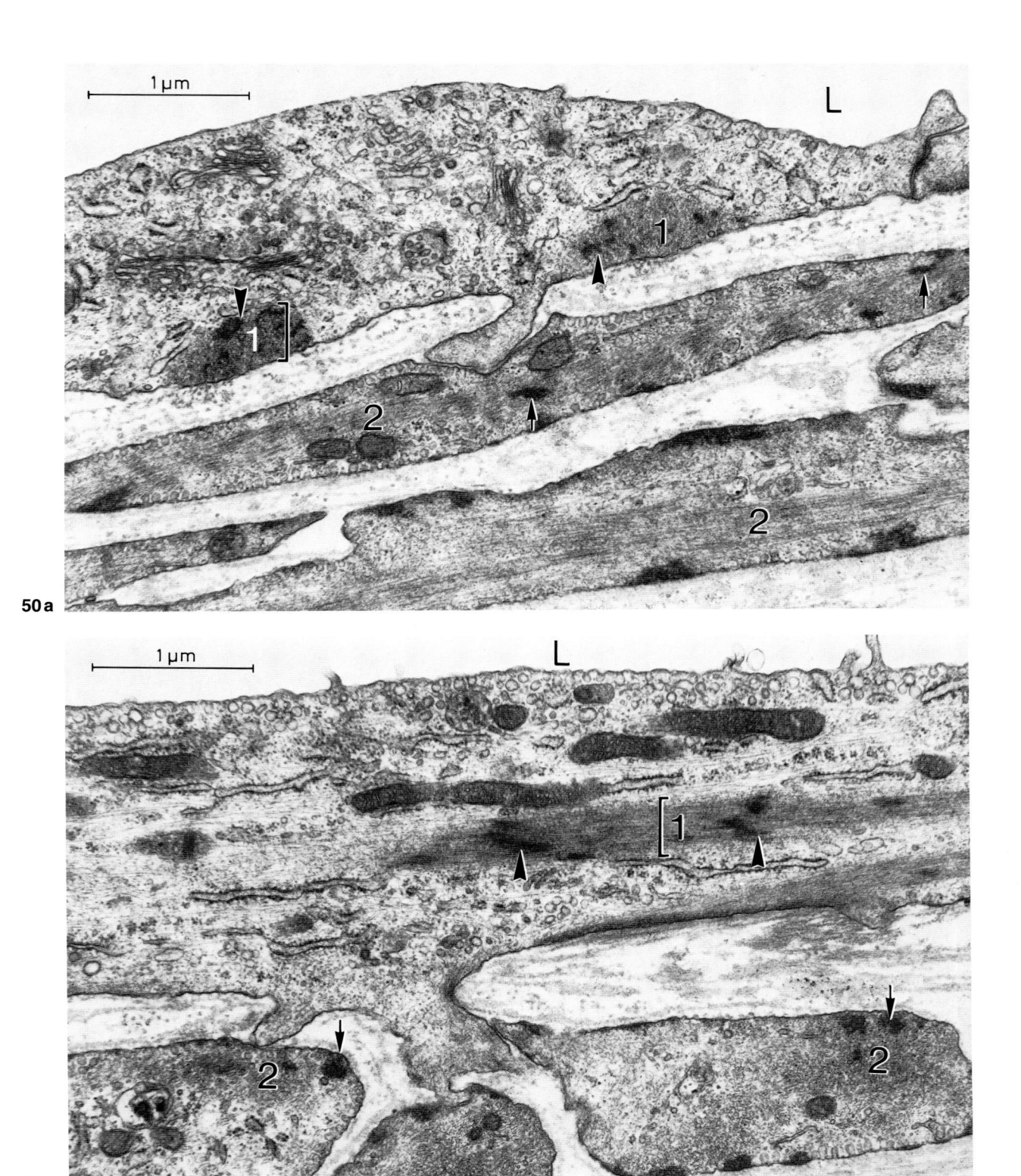

フィラメント（細糸） | 電子顕微鏡像

50a

50b

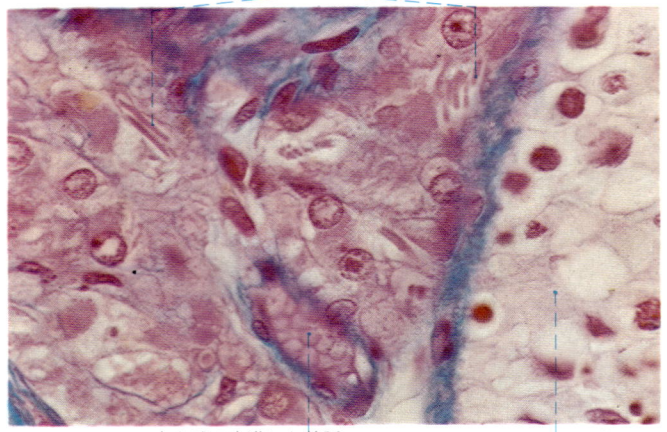

副形質（paraplasm） | 光学顕微鏡像

51 ライディッヒの間細胞内のラインケの結晶 / Crystals of Reinke in interstitial (Leydig) cells
赤血球の充満した静脈 / Venule filled with erythrocytes
曲精細管 / Seminiferous tubule

52 神経節細胞の核 / Nucleus of a ganglion cell
起始円錐 / Axon hillock
外套細胞の核 / Nucleus of a satellite cell

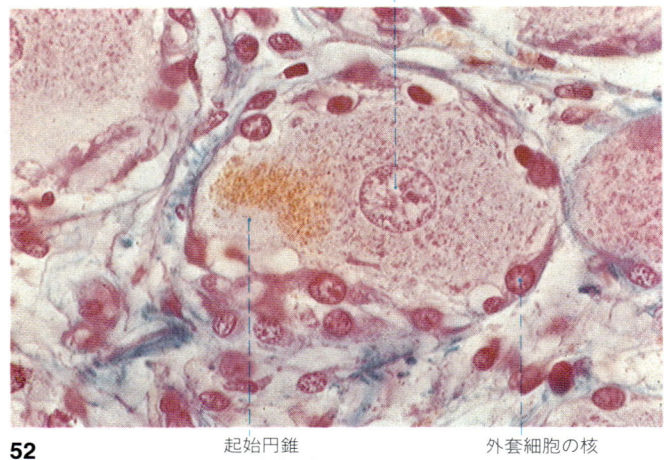

53 肝細胞の核 / Nucleus of hepatic cell
赤血球の詰まった中心静脈 / Central vein stuffed with erythrocytes

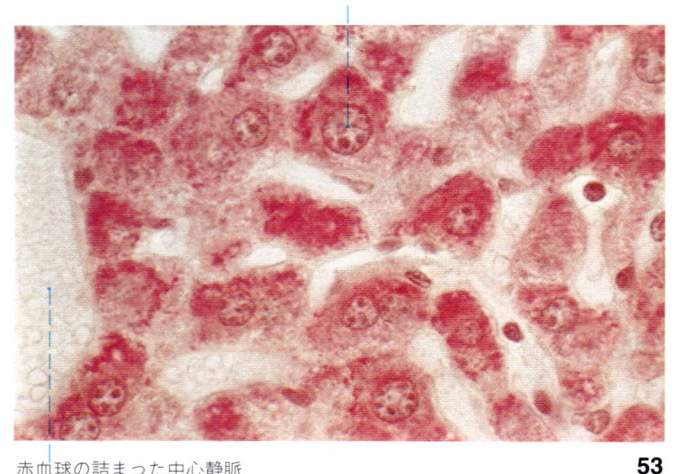

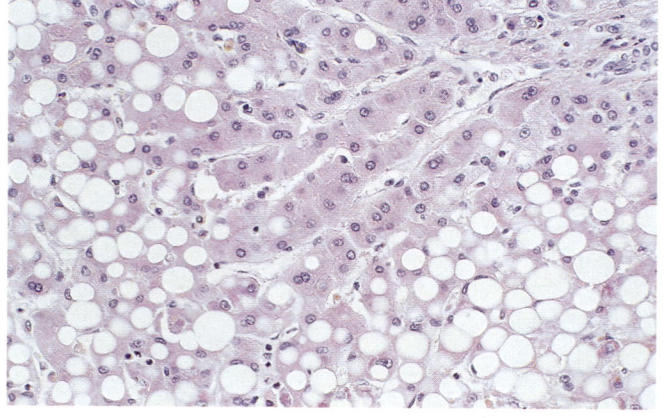

図51　精細管とライディッヒ（Leydig）の間細胞。ライディッヒ細胞の細胞質中には蛋白からなる針状の封入体，いわゆるラインケ（Reinke）の結晶が存在するのが特徴である。アザン染色。600倍。

図52　ヒトの脊髄神経節細胞。神経突起の基部の起始円錐（図204参照）が見えており，それに接してリポフスチン果粒の大きな集塊が存在している。リポフスチン果粒は，かつて消耗色素とも呼ばれたことがあるが，その本態は水解小体に他ならない。アザン染色。600倍。

図53　ラットの肝細胞。細胞内のグリコーゲン果粒が赤い点状ないしは塊状に染まっている。PAS-ヘム明礬染色。600倍。（ミュンヘンのH. J. Clemens教授の標本。）

図54　ヒトの脂肪性肝硬変症（fatty liver cirrhosis）の肝臓。肝細胞の中に異常に多くの脂肪滴が沈着している病的な状態。ヘマトキシリン・エオジン染色。200倍。

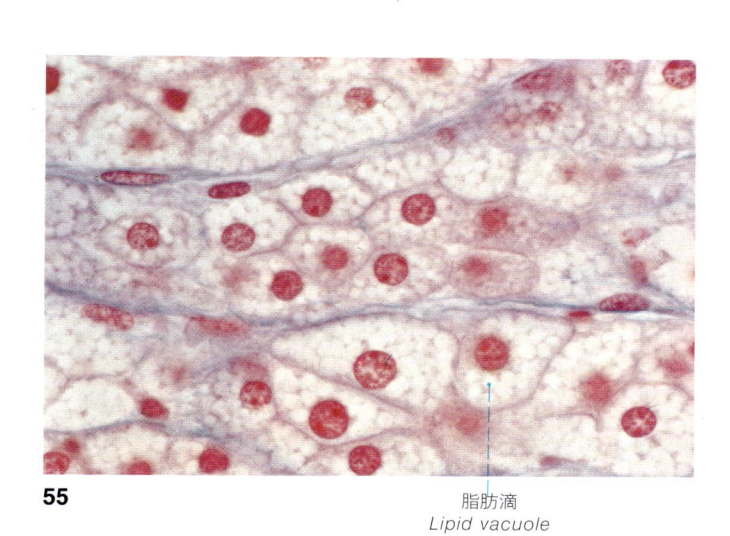

副形質 | 光学顕微鏡像

55 脂肪滴 Lipid vacuole

56 上皮細胞 Epithelial cells　結合組織 Connective tissue
汗腺の導管 Duct of a sweat gland

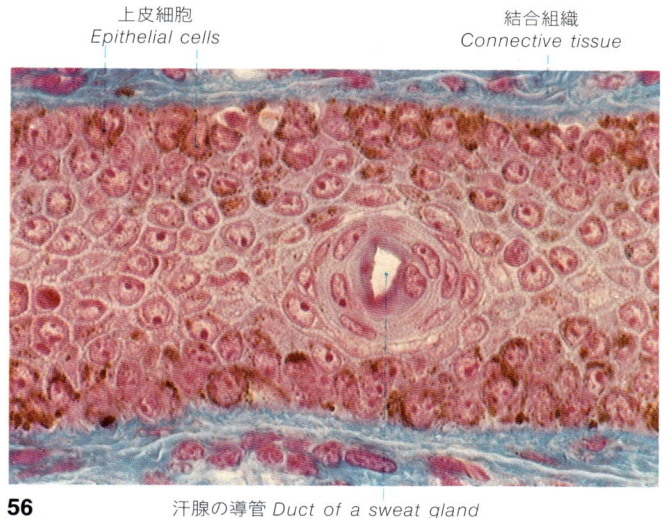

57 心臓弁膜症細胞 Heart failure cells
肺胞腔 Lumen of alveolus

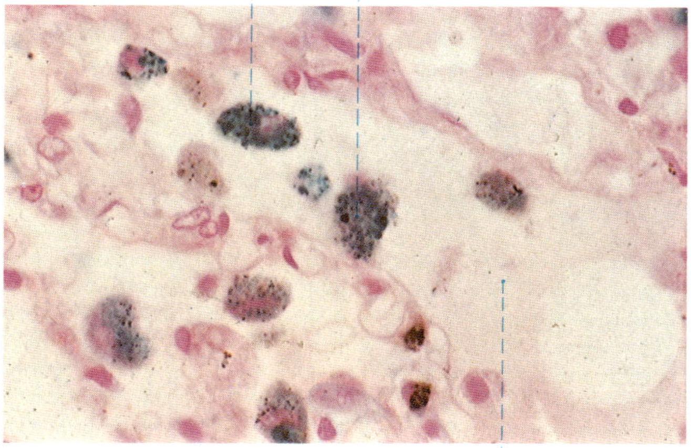

58 リンパ組織 Lymphatic tissue　毛細血管 Blood capillary

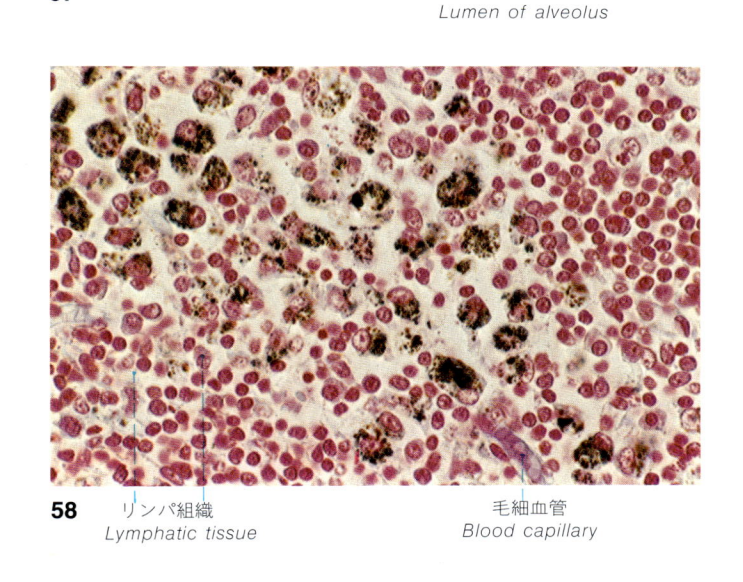

図55　ヒト副腎皮質（adrenal cortex）の束状帯（zona fasciculata）。細胞内の脂肪滴が溶失してぬけているため空胞状に見える（このため海綿細胞 spongiocyte とも呼ばれる）（1頁参照）。アザン染色。600倍。

図56　アカゲザルの皮膚の表皮と真皮の境界部を通る水平断。表皮の基底側の細胞内に黒褐色の色素果粒（メラニン果粒 melanin granules）が見える。毛の皮質の細胞（図463）と比較せよ。アザン染色。600倍。

図57　肺胞腔中の"いわゆる"心臓弁膜症細胞。この細胞は，肺循環に慢性的なうっ滞がある際に，肺の大食細胞が赤血球の色素に由来するヘモジデリン（hemosiderin）（鉄を含んでいる）を食べこんだものである。核ファスト赤染色。鉄の存在を示すためにターンブル青（turnbull blue）反応を併用してある（ターンブル青反応——病理学で重要な染色法）。600倍。

図58　ヒトの肺門のリンパ節の髄洞。炭粉を取りこんだ多数の大食細胞（macrophage）が見られる。これを炭粉症（anthracosis）という。アザン染色。380倍。

メラノゾーム（melanosome） | 電子顕微鏡像

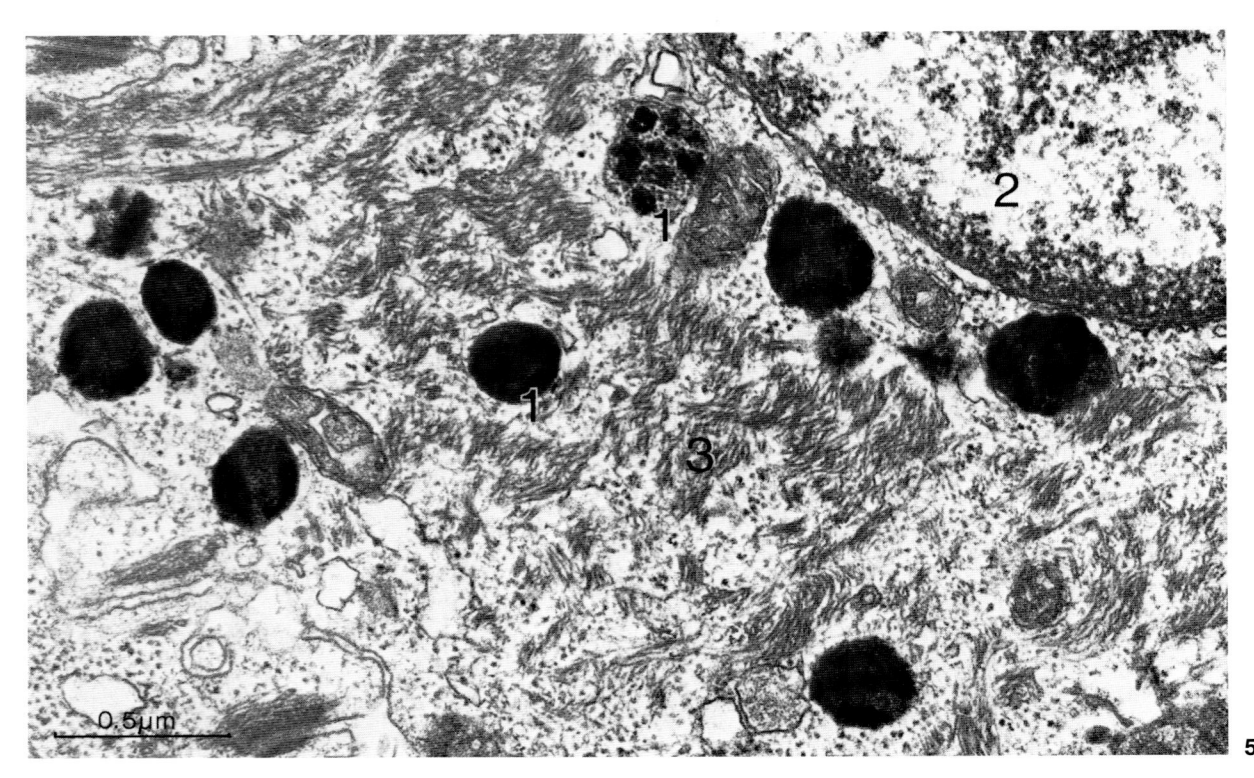

図59　1：ヒトの表皮の細胞のいろいろな成熟段階のメラニン果粒。2：核。3：フィラメントの束。45,500倍。

> メラノゾーム（melanosome）は，チロシナーゼ（tyrosinase）を含む果粒で，この中で暗褐色のメラニン色素が合成される。メラノゾームは，表皮や虹彩の色素細胞（melanocyte），網膜の色素上皮細胞，特殊な神経細胞など限られた種類の細胞でのみ発現する。表皮の角化細胞がもっているメラニン果粒は，色素細胞から受け渡されたものである。

図60　ヒトの瞼板腺（マイボーム腺 Meibomian gland）の細胞。1：多数の脂肪滴。2：核。2,840倍。

図61　ヒト気管の軟骨細胞のグリコーゲン果粒（1）。グリコーゲン果粒にはα果粒（α granule），β果粒（β granule），γ果粒（γ granule）の3種類がある。γ果粒が集まってβ果粒をつくり，β果粒がロゼット状に集まってα果粒をつくる。2：分泌果粒。3：膠原細線維。36,600倍。

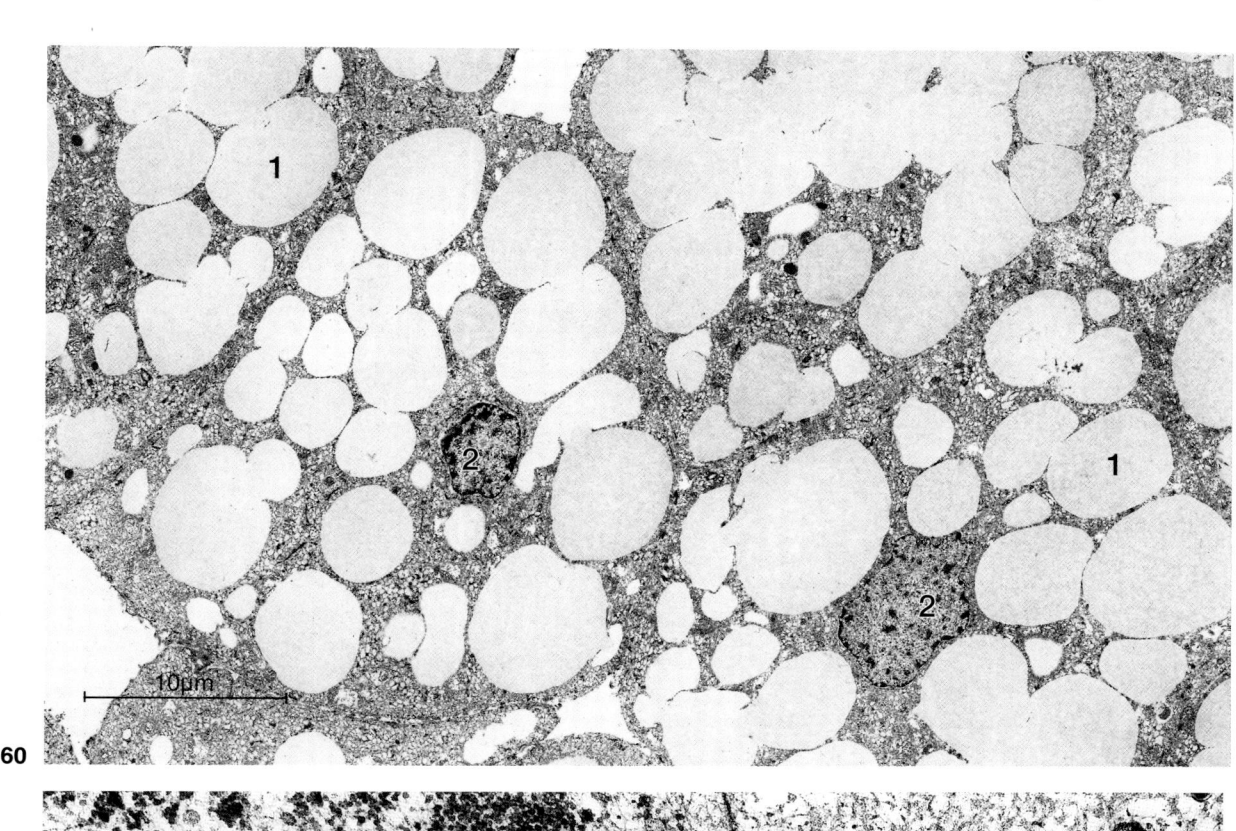

脂肪滴（fat droplet）と グリコーゲン（glycogen） | 電子顕微鏡像

60

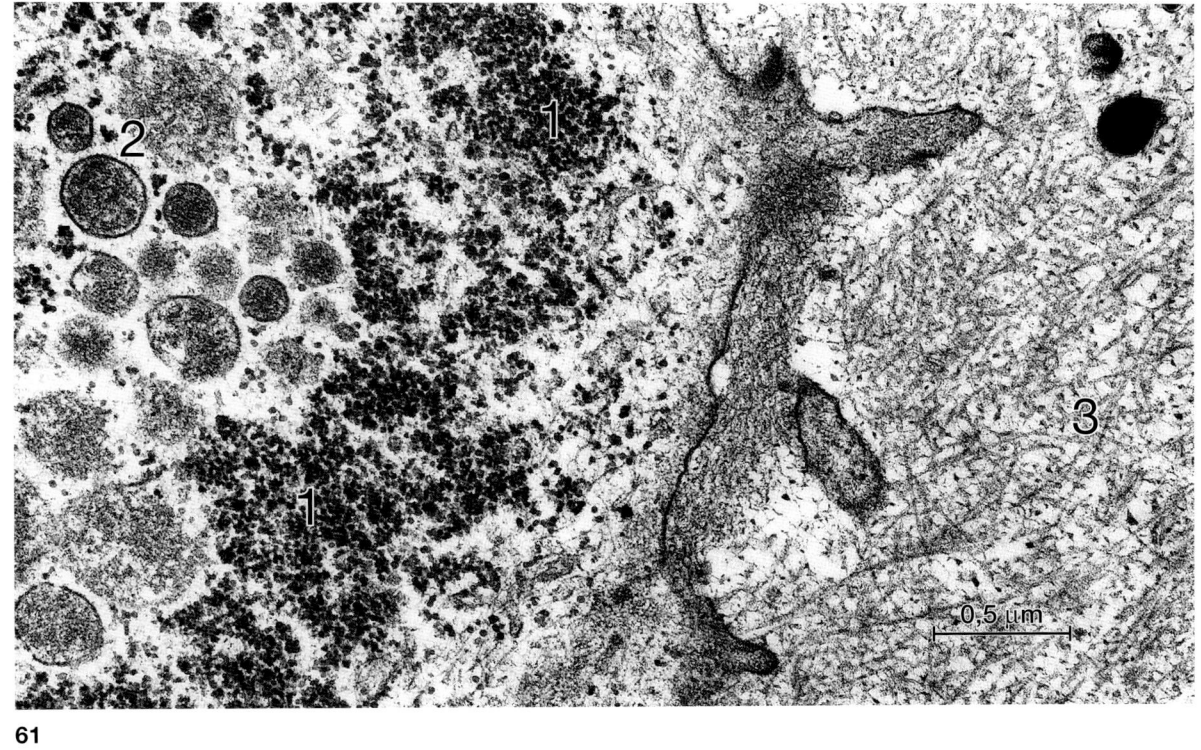

61

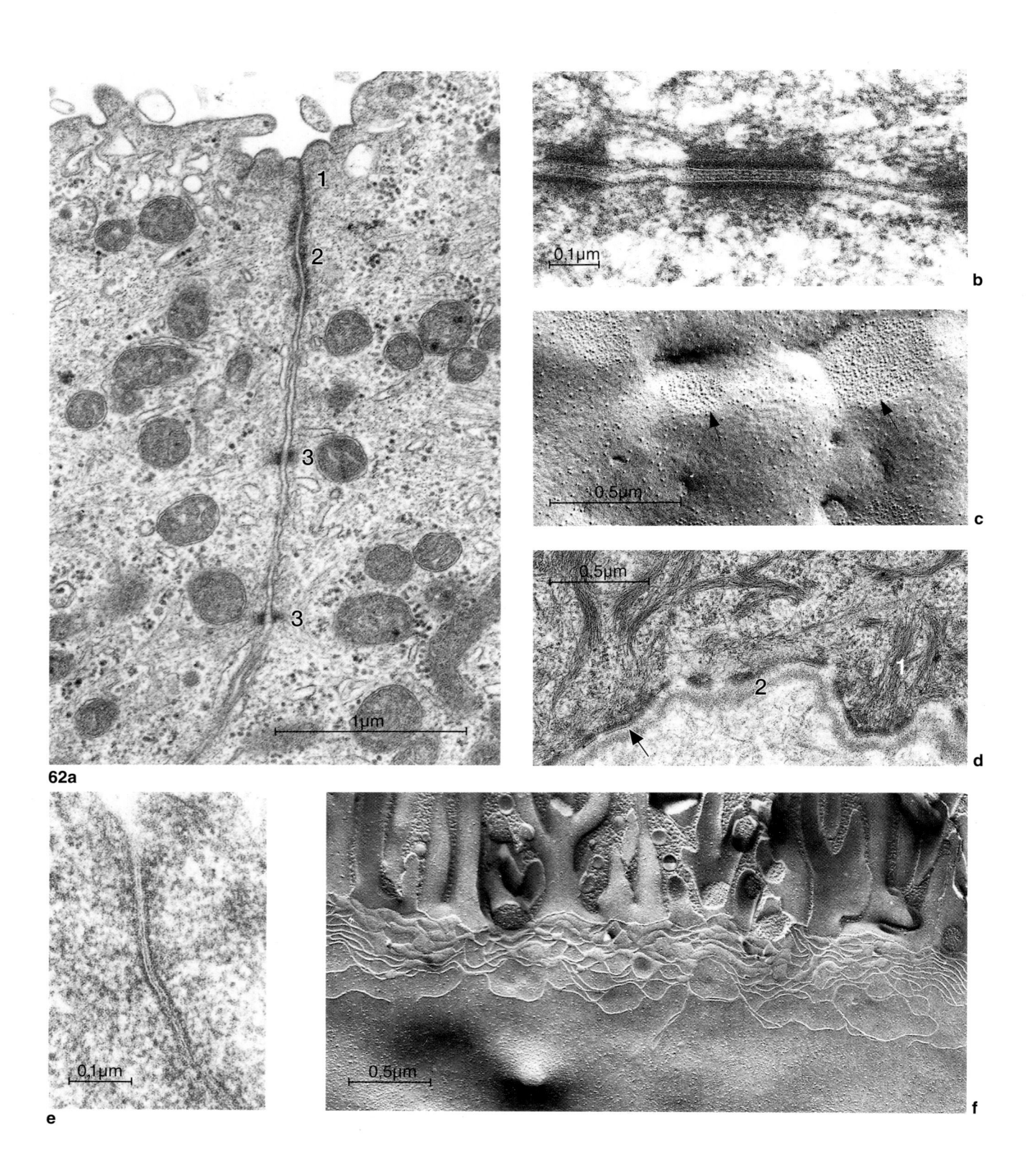

接着装置 (junctional complex) | 電子顕微鏡像

62a

b

c

d

e

f

36

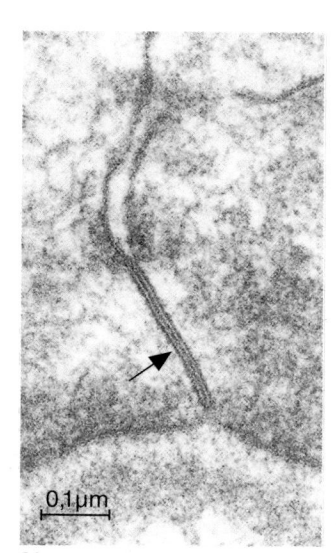

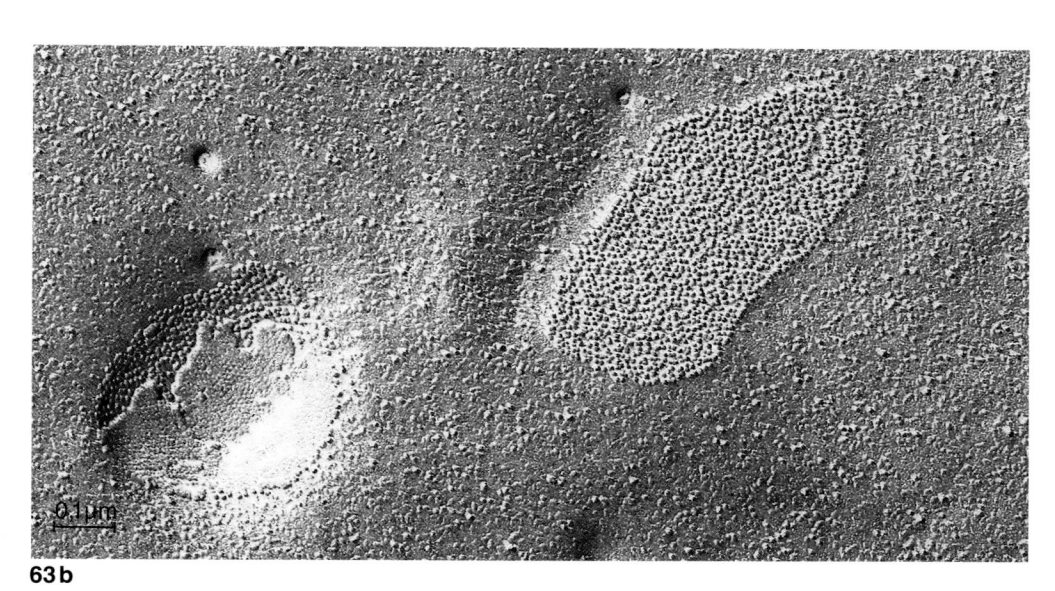

接着装置 | 電子顕微鏡像

図63 ギャップ結合（gap junctions）の超薄切片像（**a**）と凍結レプリカ像（**b**）。
a) 授乳中の乳腺（ヒト）の筋上皮細胞間のギャップ結合（→）。この部分では，細胞膜が約2nmの隙間（ギャップ）を隔てて接している。96,000倍。
b) 胎生16日目のラット心筋細胞に見られた2つのギャップ結合。凍結レプリカ像で見ると，ギャップ結合は，P面ではやや大きめの膜内粒子が密に集まった領域として認められる。この膜内粒子をコネクソン（connexon）といい，中央に径約1.5nmの小孔があって小さい分子やイオンの通路をなす。ギャップ結合は細胞間の情報伝達の場である。（図62, 63の凍結レプリカ像はミュンヘンのH. Bartels医学博士の好意による。）80,000倍。

図62 細胞間の接着装置の電子顕微鏡像（**a, b, d, e**は超薄切片像。**c, f**は凍結レプリカ像）。
a) 接着複合体（junctional complex）。ヒト尿管の移行上皮の被蓋細胞間に見られたもの。接着複合体は密着帯（zonula occludens）（1），接着帯（zonula adherens）（2），デスモゾーム（desmosome）（3）の3つからなる。密着帯は上皮細胞の最上端近く（腔の近く）に位置し，そのすぐ下に接着帯がある。デスモゾームはこれから少し下の方に離れて存在する。36,500倍。
b) デスモゾーム（接着斑 macula adherens）の強拡大像（ヒトの小腸の上皮）。細胞間隙に糖蛋白性の物質が存在するためやや暗調に見える。また，デスモゾームの向かい合う細胞膜の内側（細胞質側）には接着円板（desmosomal plaque）と呼ばれる密度の高い蛋白性の物質が存在する。張細糸（トノフィラメント）はこの接着円板の所に集まっている。92,000倍
c) デスモゾームの凍結レプリカ像（ヒトの羊膜上皮）。デスモゾームの部分（→）には大きい膜内粒子が集まっている。48,000倍。
d) ヒトの表皮の半接着斑（half desmosome，ヘミデスモゾーム hemidesmosome）。半接着斑は表皮の基底層の細胞などの基底膜に面する所に見られるもので，接着斑の片側だけのような構造をしている。すなわち，半接着斑の部分の細胞膜に沿って細胞質側に密度の高い物質があって，ここに張細糸（1）が進入している。基底膜の緻密層（2）と細胞膜の間には密度の高い物質の層（→）が存在する。36,600倍。
e) ヒト結腸上皮の密着帯の強拡大像。細胞膜の外層同士が癒合して1本の暗い線になっているように見える。実際はとびとびに癒合しているのであるが，超薄切片像では分かりにくい。密着帯は細胞間をシールして物質の通過を阻止する働きをもつ。115,000倍。
f) ヒト気管上皮の密着帯の凍結レプリカ像。凍結レプリカ像で見ると，密着帯はP面ではひも状の隆起，E面ではこれに対応した溝がつくり出す網目状の広がりをもっていることが分かる。超薄切片像で見える，細胞膜の外層同士のとびとびの癒合は，この隆起と溝の部分に相当する。この隆起（溝）の本数が多く，密で，連続しているほど物質の通過を阻止する働きが強いという。32,000倍。

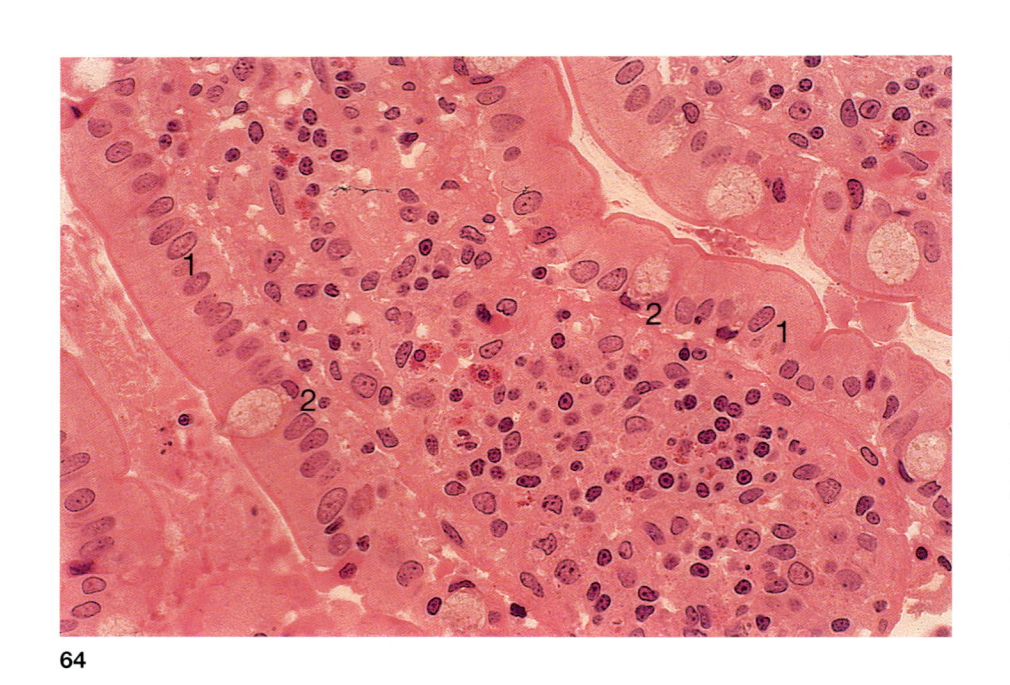

細胞核 (cell nucleus) | 光学顕微鏡像

図64 ヒト回腸の絨毛の断面。絨毛の上皮には卵球形の明るい核をもつ吸収上皮細胞（1）と，基底側に押しつけられたような暗い核をもつ杯細胞（2）の2種類の細胞がある。上皮下の固有層には大食細胞やリンパ球，好酸球，形質細胞などの8～9種類の細胞が見られる。プラスチック切片。ヘマトキシリン・エオジン染色。450倍。

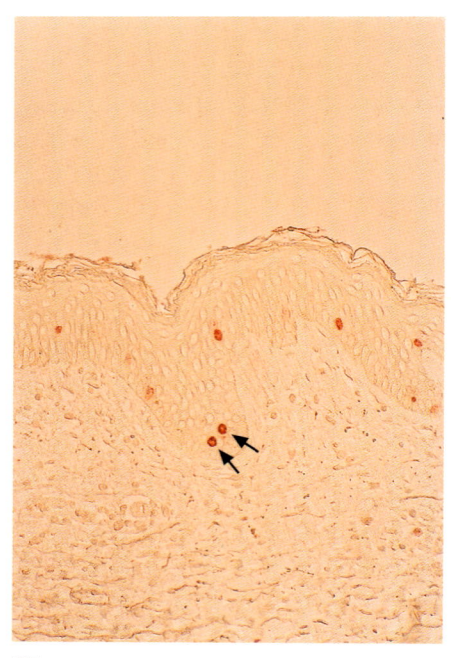

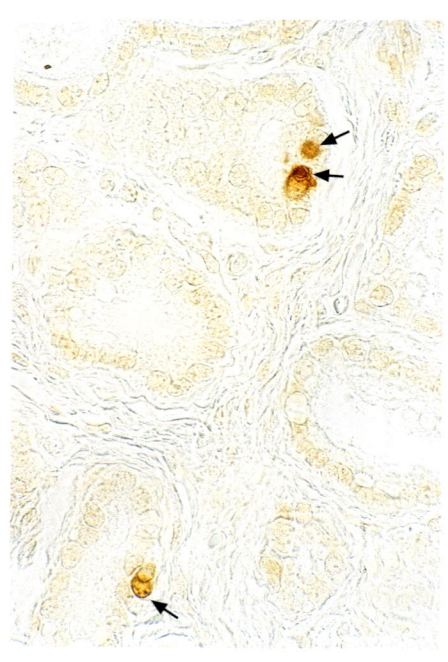

図65a ヒト表皮のKi-67蛋白の免疫組織化学。核が褐色に染まっている（→）のが陽性の細胞で，増殖能があることを示す。250倍。

図65b アフリカゾウの乳腺のTUNEL反応（terminal deoxynucleotidyl transferase-mediated dUTP-biotin nick end labeling）。TUNEL反応はDNAの断片化が起こっている細胞を検出する方法で，陽性の細胞（→）はアポトーシス（apoptosis）に陥っていることを示す。700倍。

細胞核 | 電子顕微鏡像

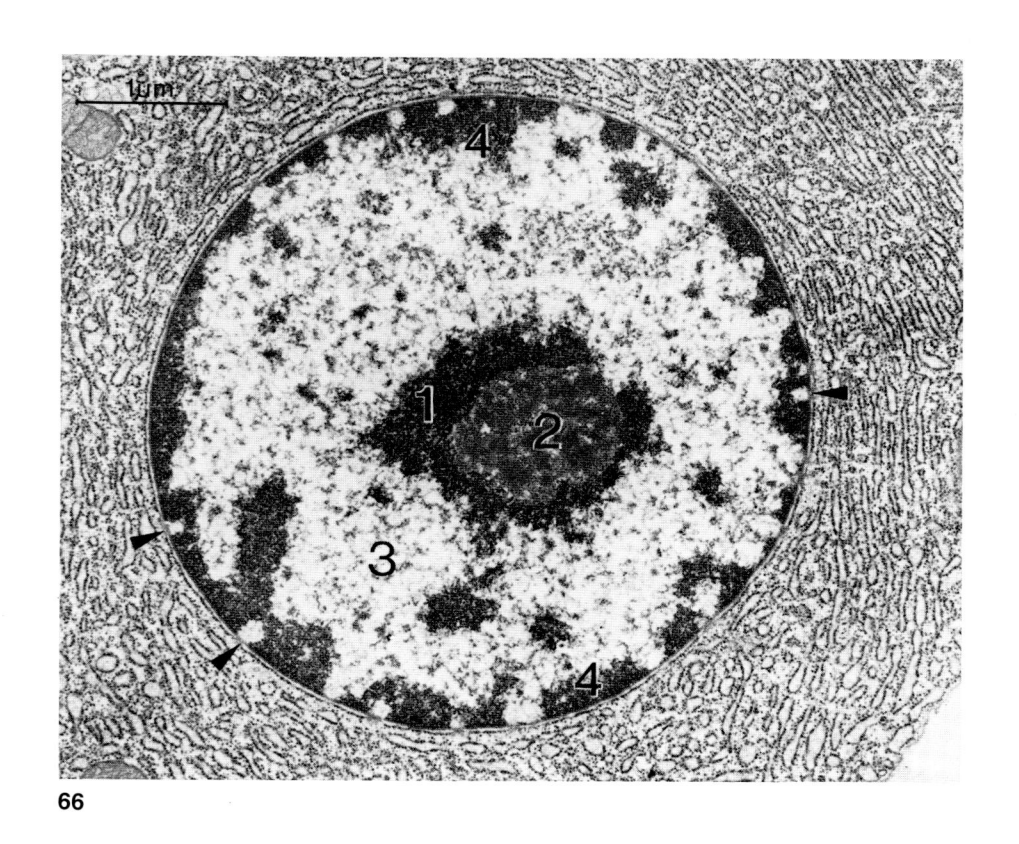

66

図66 ラット膵臓外分泌細胞の核。1：異染色質(heterochromatin)。2：核小体(nucleolus)。3：明るく見える正染色質(euchromatin)。4：核膜に接して存在する異染色質。核膜孔(►)の所ではこの染色質が途切れている。核膜の外葉はリボゾームが付着しているためによく分かるが、内葉はその内側に存在する染色質のためにかえって分かりにくくなっている（核膜の詳細については図70, 71を参照のこと）。19,000倍。

正常の組織では、細胞の増殖と死がそれぞれの状況に応じた比率で起こっている。この細胞の増殖と死は、成熟した個体ではつり合っており、上皮組織を見るとこのことがよく分かる。細胞の死の様式には壊死とアポトーシスの2通りがある。**壊死**(necrosis)は外部からの傷害によって引き起こされる不可逆的な死で、細胞は膨張し、核は濃縮するか、融解する。これに対して**アポトーシス**(apoptosis)は遺伝子によって制御された、より生理的な過程で、例えば、月経前の子宮粘膜や離乳期の乳腺などでよく見られる。アポトーシスでは核のクロマチンの凝集と断片化、細胞質の断片化が起こる（アポトーシス小体 apoptotic body）。

細胞核 | 電子顯微鏡像

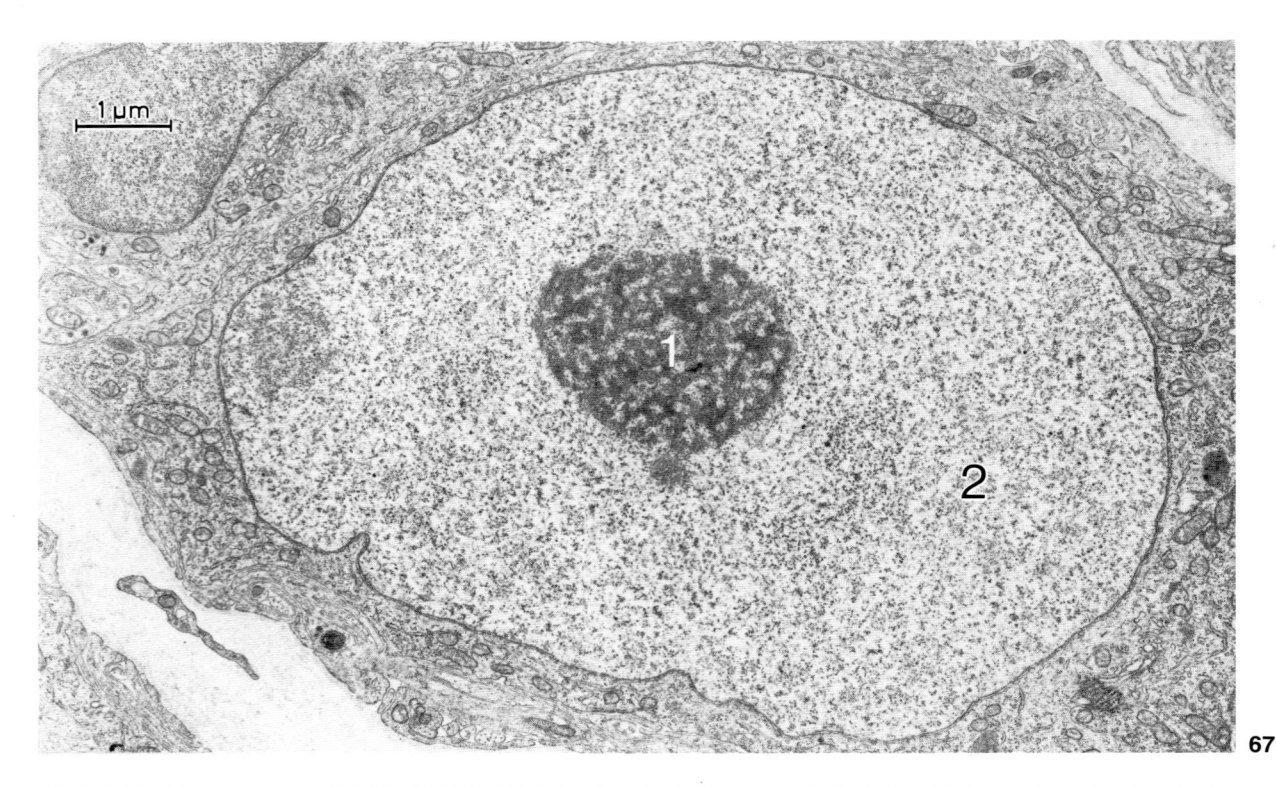

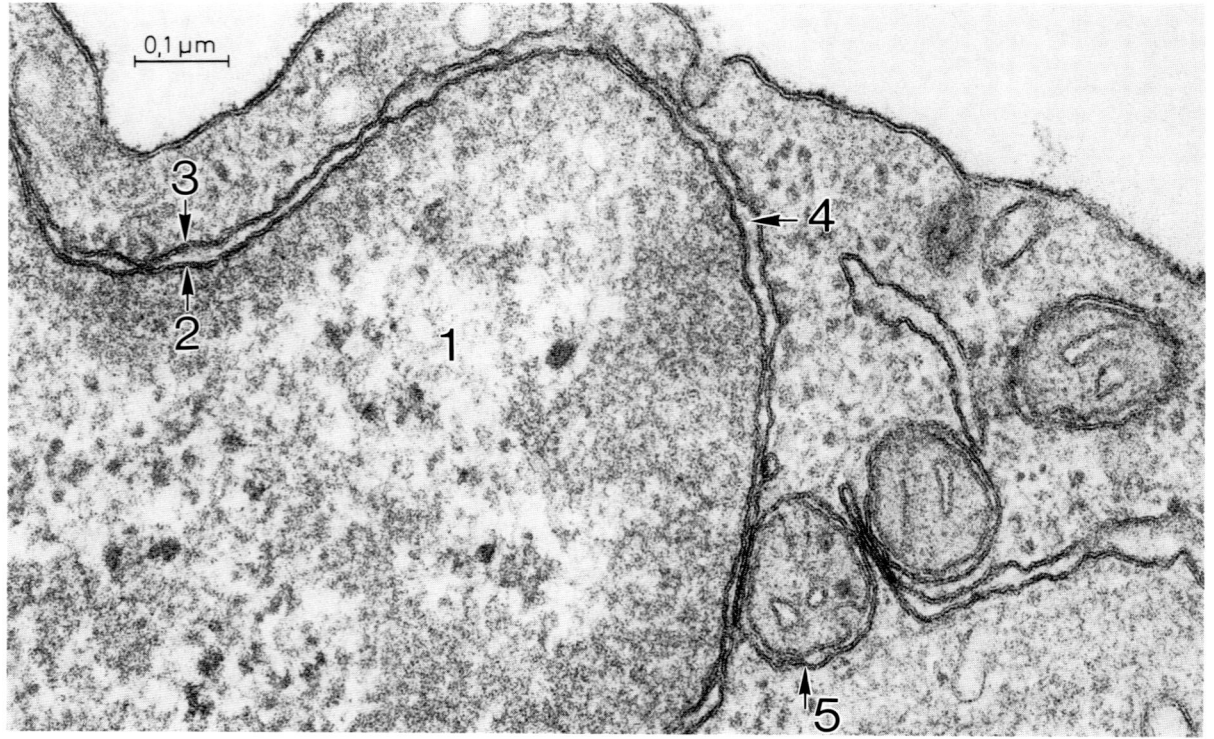

40

細胞核 | 電子顕微鏡像

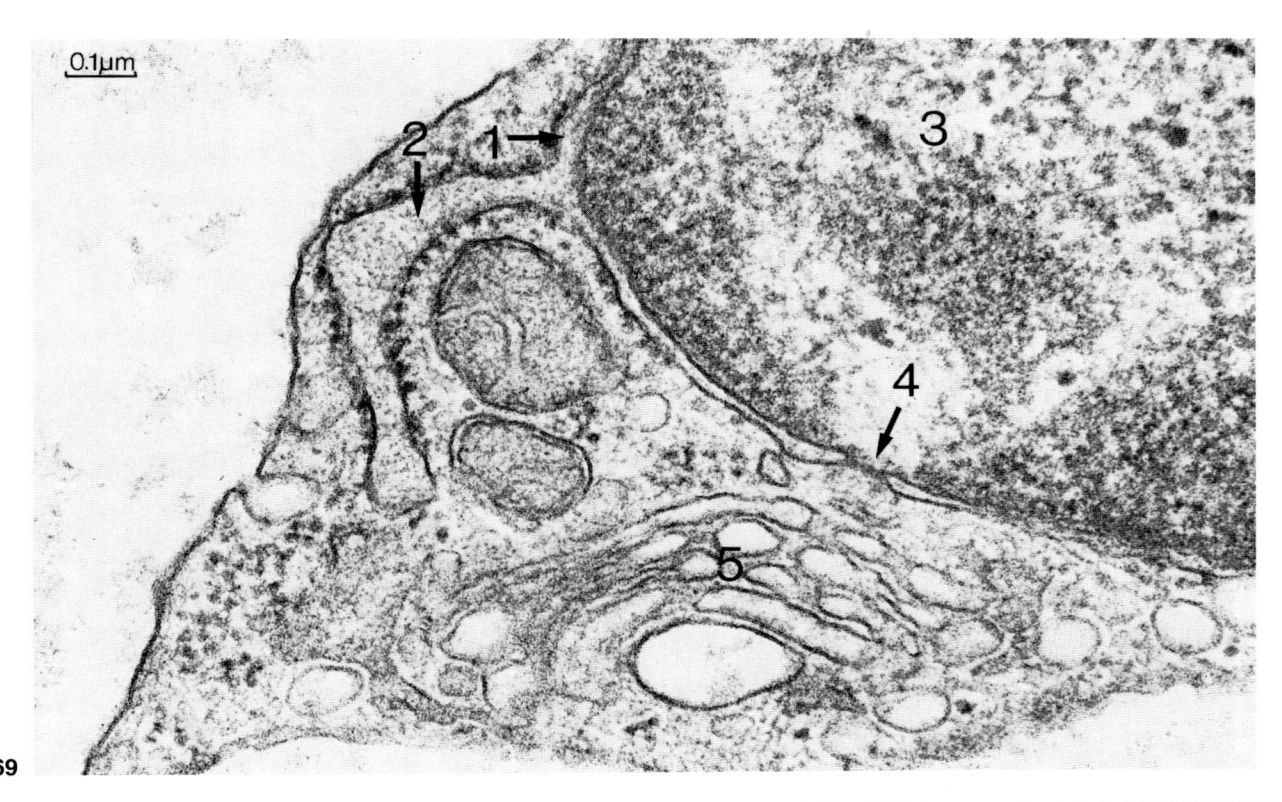

図69 線維芽細胞 (fibroblast)。1：核膜槽（核膜腔）(perinuclear space)。2：粗面小胞体の内腔 (cisternae)。1と2の連続が明瞭である。3：細胞核。4：核膜孔 (nuclear pore)。5：ゴルジ装置。90,000倍。

図67 ネコの膵臓の自律神経節の神経細胞と大きい核 (nucleus)。よく発達した核小体 (nucleolus)(1) とその中のコイル状の核小体糸 (nucleolonema) に注意せよ。核小体以外の部分は淡染性の正染色質 (euchromatin)(2) であり，濃染性の異染色質 (heterochromatin) はほとんどない。正染色質は活動しているDNAからなっている。染色質が濃染していない（異染色質がほとんどないため）ので，核膜が明瞭に認められる。12,000倍。

図68 1：内皮細胞の核。2：核膜の内葉。3：核膜の外葉。内外両葉ともその3層構造が明瞭である。4：内外の核膜に挟まれた腔，すなわち核膜槽（核膜腔）。5：ミトコンドリア。ミトコンドリアの内膜と外膜も，単位膜としての3層構造が明瞭である（ネコの心臓の毛細血管内皮細胞）。120,000倍。

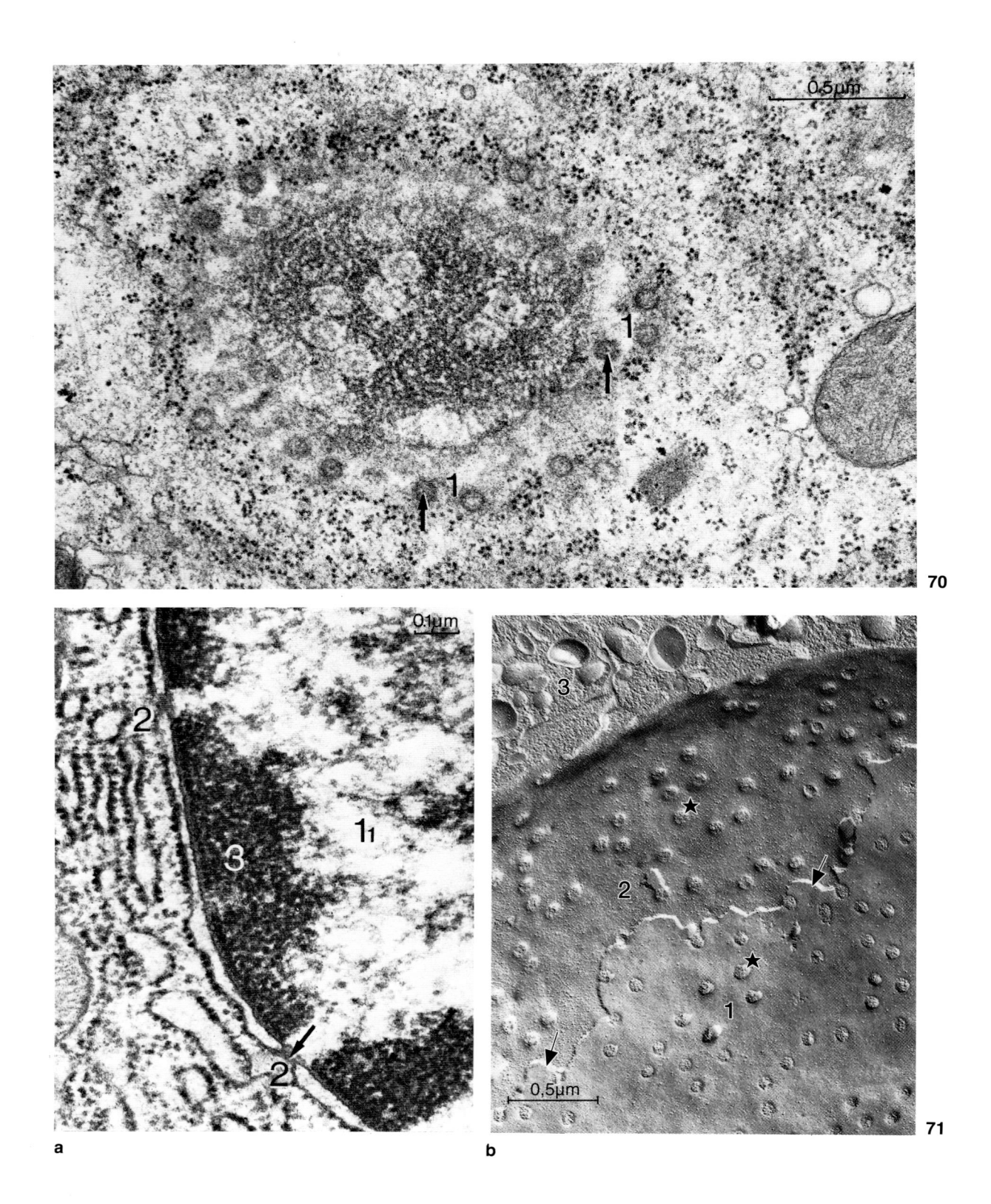

核膜孔 (nuclear pore) | 電子顕微鏡像

42

核の核膜付随染色質 | 電子顕微鏡像

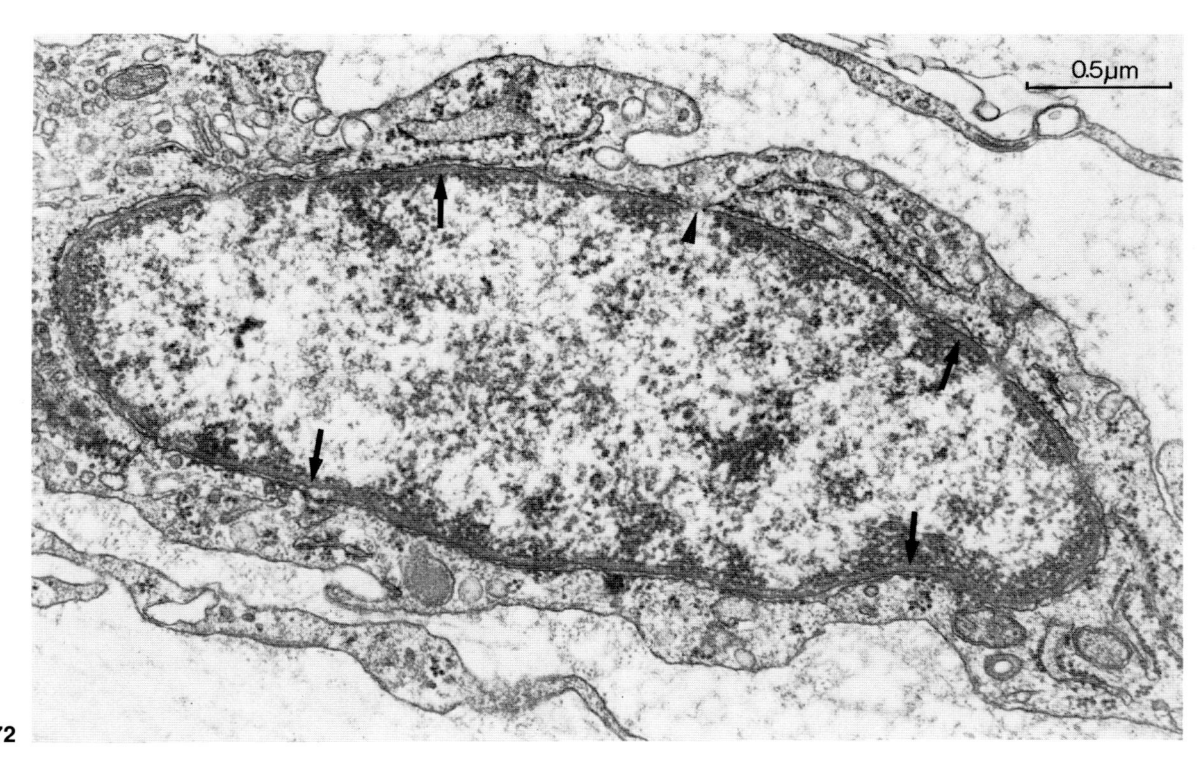

図72 線維芽細胞の核の核膜付随染色質（→）（ウサギの皮下組織）。核膜付随染色質は核膜の内葉に沿って存在する均質な，電子密度の比較的高い層である。ただし，核膜付随染色質は核膜孔（▶）の所では途切れている。38,000倍。

図70 接線方向に切れた核（ラットの肝細胞）。1：核膜孔。核膜孔はたいてい円形で（ここでは内径約35 nm），適当な位置で切れたものではその中央に点状の電子密度の高い部分が見られる（→）。核膜孔はその複雑な構造のために孔複合体（pore complex）とも呼ばれるが，その詳細はこの写真では分からない。核膜孔は核質と細胞質の間を連絡する通路の役割をもっている。48,000倍。

図71 a) ラット膵臓外分泌細胞の核（1_1）。2：核膜孔。核膜孔の所（縁）で核膜の内葉と外葉が互いに移行している。核膜孔には，しばしば膜様の構造物が観察され，隔膜（diaphragm）と呼ばれる（→）。3：核膜付随染色質。78,000倍
b) ラット副腎髄質細胞の核膜の凍結レプリカ像。1：核膜の内葉。2：核膜の外葉。内葉と外葉の間（→）が核膜腔にあたる。核膜孔（★）の形と分布がよく分かる。3：細胞質。（ミュンヘンのH. Bartels医学博士の標本。）32,000倍。

性染色質 (sex chromatin) と 有糸分裂 (mitosis) ｜ 光学顕微鏡像

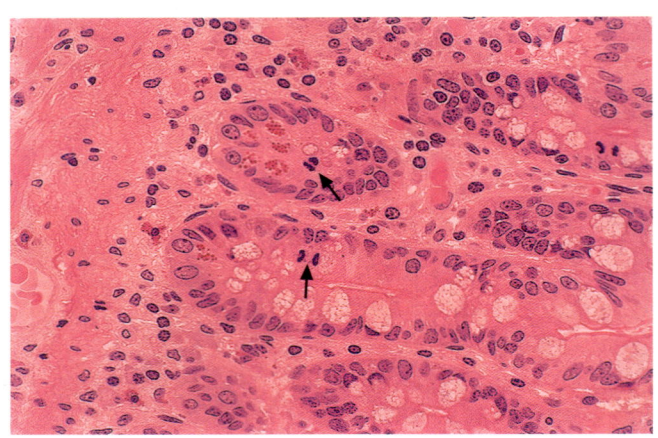

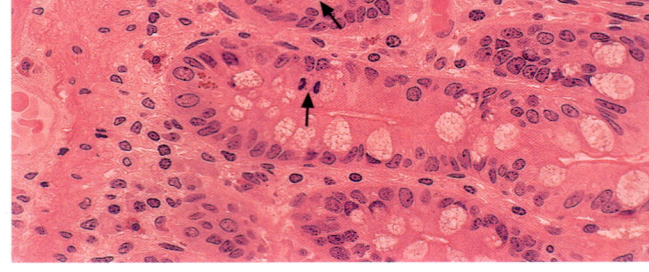

73a

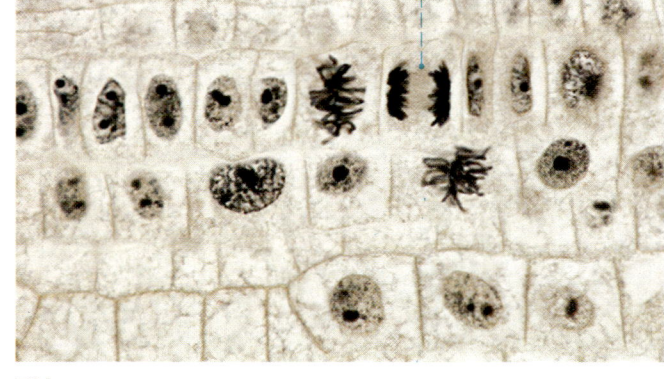

73b 分裂終期 Telophase

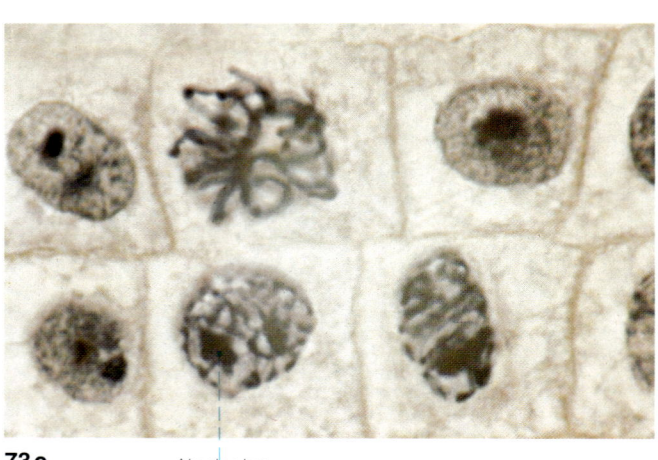

73c Nucleolus 核小体

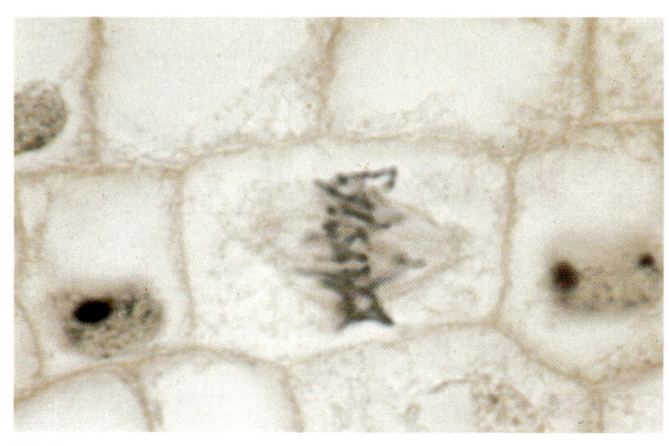

73d

図73　a) 腸陰窩上皮（ヒトの小腸）の細胞分裂像（→）。腸陰窩では絶えず細胞が増殖しているので，通常の組織標本でも容易に細胞分裂像を見つけることができる。プラスチック切片。ヘマトキシリン・エオジン染色。500倍。

b～h) は有糸分裂（間接分裂）における核分裂の種々相。有糸分裂を観察するための組織標本には，急速に増殖して分裂像を得やすい組織，例えば培養細胞，胚（例：イモリ幼生の鰓），あるいはこの場合のように植物胚などが用いられる。

b) 核分裂の種々の相（図c～hも参照）。ソラマメ（*Vicia faba*）の胚の根尖の細胞。上の細胞列の終期（telophase）の始まりの像（図h参照）の右側と，左（まん中）の中期（metaphase）（図e参照）の終わりの像の左側に他の細胞の半分の大きさの娘細胞が2つずつ見える。鉄ヘマトキシリン染色。500倍。

c) 図の下列の中央に並ぶ2つの核は分裂前期（prophase）の像で核小体が見られる。上列の左から2つ目は分裂中期（metaphase）を一方の極の側から見たもので，いわゆる単星（monoaster）の形となって見える。

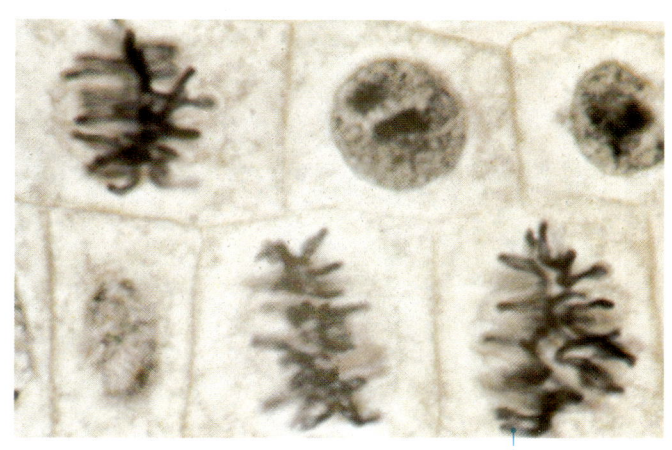

性染色質と有糸分裂 | 光学顕微鏡像

73e　分かれはじめのクロマチッド
Chromatids begin to separate

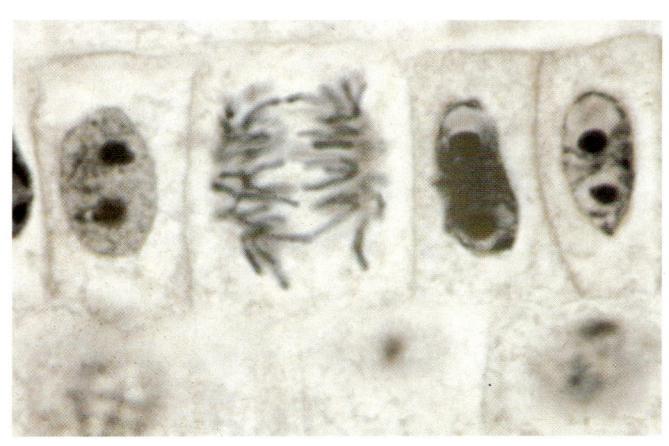

73f

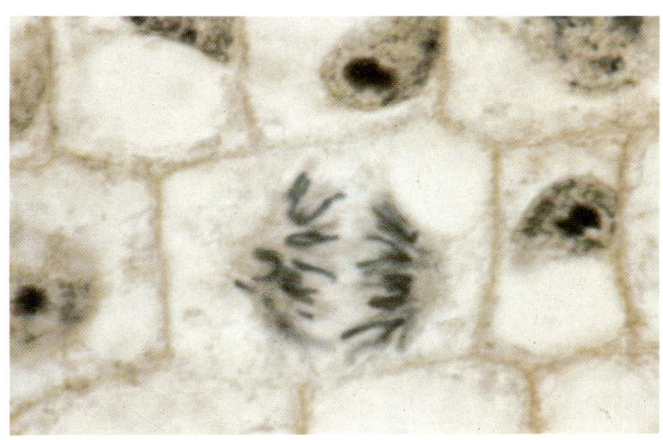

73g

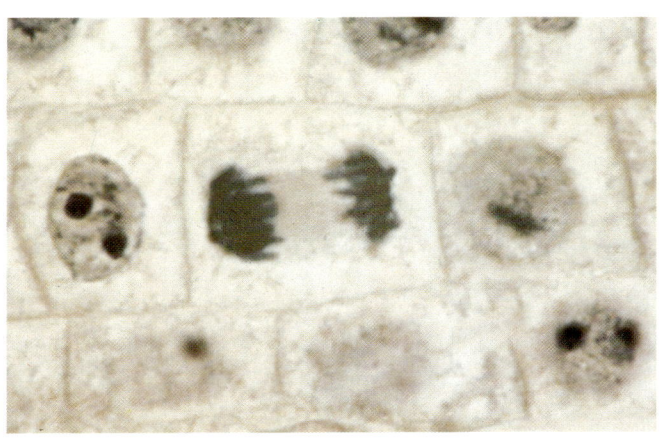

73h

d) 分裂中期。両極および赤道面（equatorial plate）に並ぶ染色体と紡錘糸（spindle）が見られる。紡錘糸は一端が染色体の動原体（kinetochore）に付き，他端がそれぞれの極（pole）に収斂する微細管（microtubules）の束である。

e) 分裂中期の終わり。やや斜めに切れているので染色体と両極の位置関係を正確に把握するのは難しい。右下の細胞では染色体が縦裂し染色分体（クロマチッド chromatid）になりはじめている。それぞれの染色分体は後に，娘細胞の染色体（chromosome）となる。

f) 分裂後期（anaphase）の始め。すべての染色体は縦裂し，染色分体（娘染色体）となってそれぞれの極に移動しつつある。

g) 分裂後期の終わり。それぞれの娘細胞の染色体は一塊となって両極に向かっている。

h) 分裂終期の始まり。染色体は塩基好性に濃染した均質な一塊となっている。中心紡錘はまだ明瞭に認められる。

　　c〜h：鉄ヘマトキシリン（iron-hematoxylin）染色。1,250倍。

有糸分裂の経過 ｜ 模式図

G1期の終わり End of G1-phase　　S期の終わり End of S-phase　　前期 Prophase

前中期 Prometaphase　　中期 Metaphase　　後期 Anaphase

終期 Telophase　　細胞質分裂 Cytokinesis

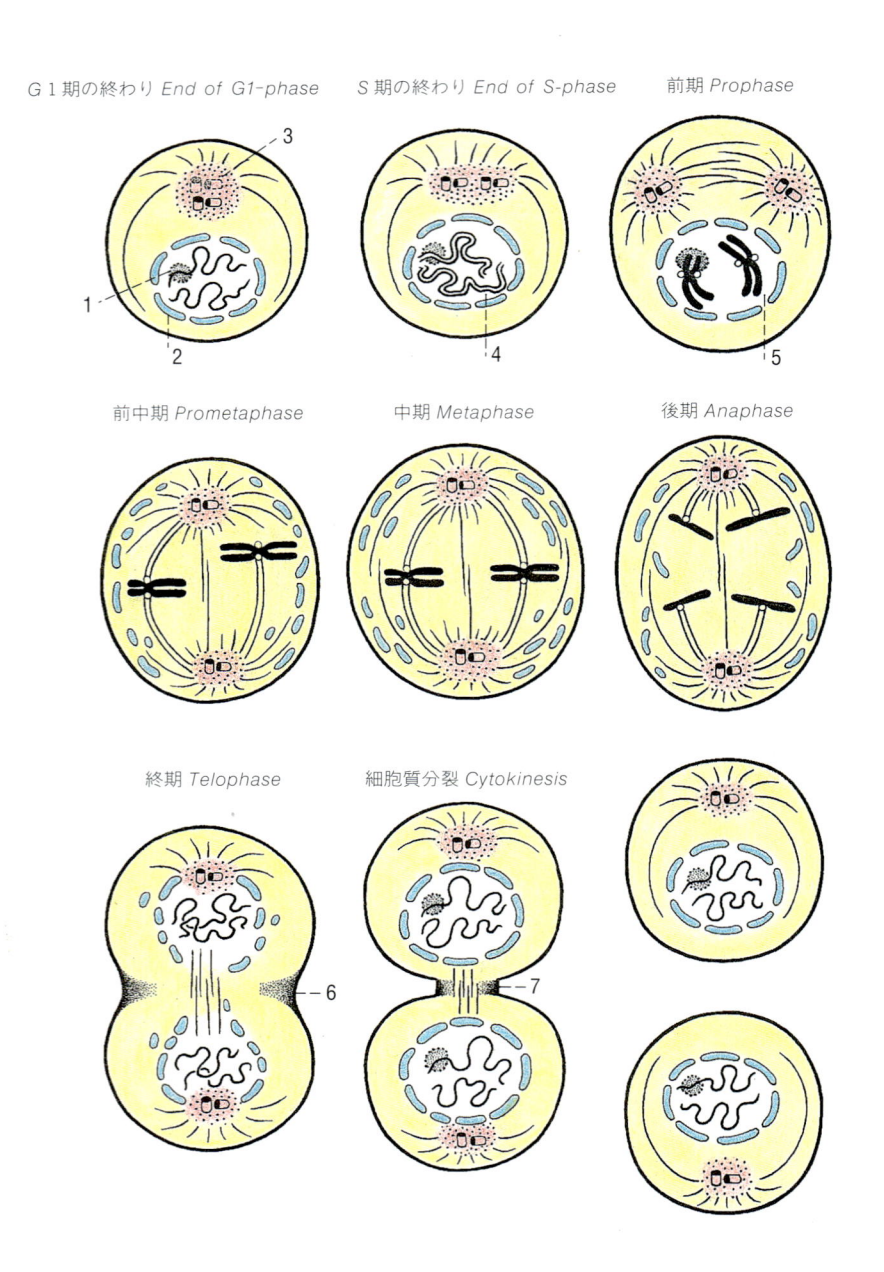

図74 細胞分裂の過程を示す模式図。体細胞分裂では複製されて2倍になった染色体の1セットずつが娘細胞に受け渡される。細胞周期は分裂間期と分裂期からなり，さらに分裂間期はG1期（DNA合成前期），S期（DNA合成期），G2期（DNA合成後期）からなる（Gはgap，Sはsynthesisの頭文字）。DNA合成はS期にのみ行われ，G1，G2期には行われない。1：染色体上の形成領域における核小体。2：核膜。3：2つに分かれた中心子の組から微細管が放射状に出ている。4：複製されたDNA。5：動原体（セントロメア centromere）で結合した娘染色体。6：収縮環。7：細胞質橋と中央体（midbody）。(Benninghoff 第15版より。)

有糸分裂 | 電子顕微鏡像

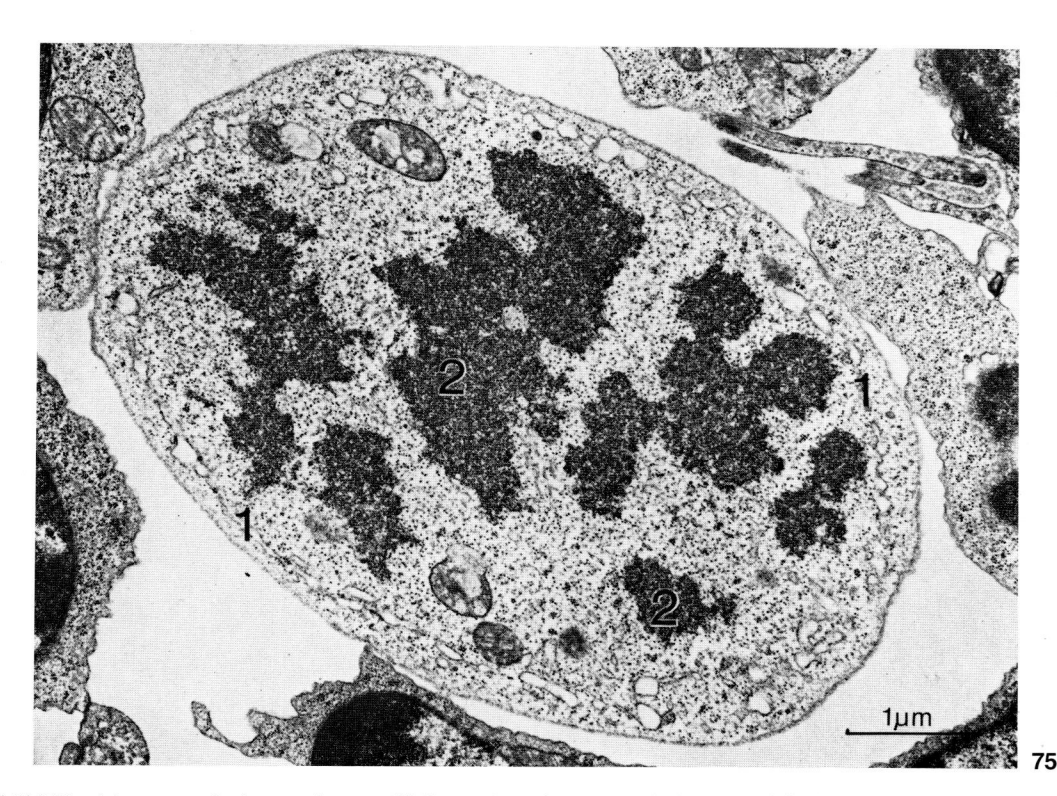

図75 分裂前期（prophase）の胸腺細胞（thymocyte）（ラット）。まだ核膜の一部が残っている（1）。2：染色体（chromosomes）。16,000倍。

ヒトの2倍体（diploid, 2n）の染色体数は46本で，このうち44本は常染色体，2本は性染色体である。ただし，体細胞のうちでも肝細胞や心筋細胞，骨髄巨核球，移行上皮細胞などでは，しばしば4倍体，8倍体といった多くの染色体をもつものが存在し，これを倍数性（polyploidy）と言う。これに対して精子や卵子などの生殖細胞の染色体は23本で，これを半数体（一倍体）（haploid）と言う。細胞分裂の中期の染色体を特殊染色で染めて分類し，核型分析をすることができる。染色体の分子構造は電子顕微鏡でも見えない。染色体はDNA（35％），塩基性蛋白のヒストン（40％）と非ヒストン蛋白からなる。複製後には染色体は4倍体になっており，これが2つの染色分体に分かれる。

組織学(総論)

上皮と結合組織の関係 | 模式図

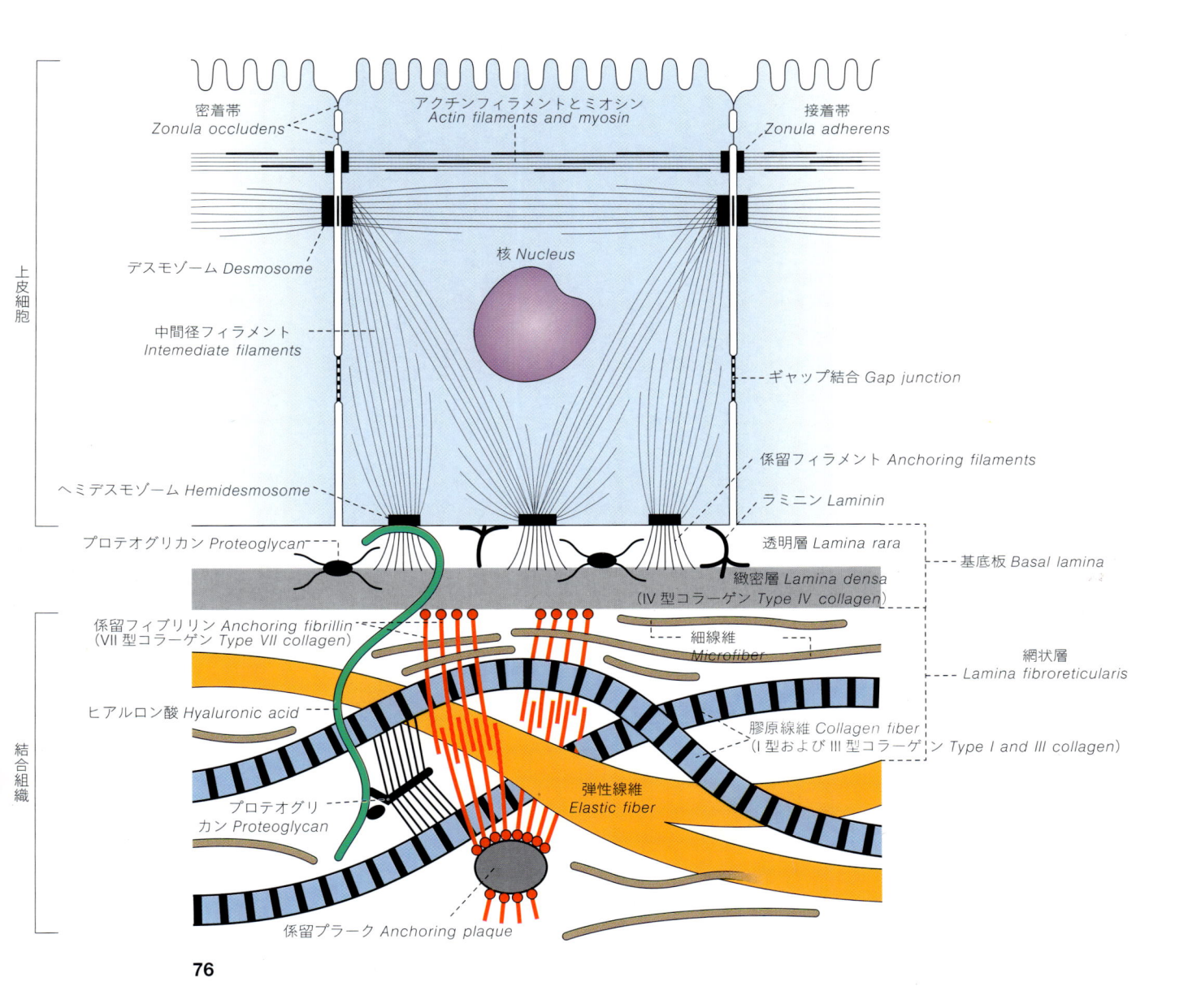

図76 上皮細胞と基底板（basal lamina）および結合組織との結合の関係を示した模式図。それぞれの結合に関係する分子も描いてある。基底板は透明層（lamina rara）と緻密層（lamina densa）からなる。基底板に近接する結合組織の薄い層を網状層（lamina fibroreticularis）と言い，これと基底板を合わせたものが光学顕微鏡でいう基底膜に相当する。［訳者注：基底板と基底膜（basement membrane）は同義で，このように区別して使うことはあまりない。］ 結合組織の線維はフィブリリン（fibrillin）（直径約10 nmの線維で糖蛋白からなる。ここでは網状層の要素として描いてある）か弾性線維の一部である（図130 a 参照）。

49

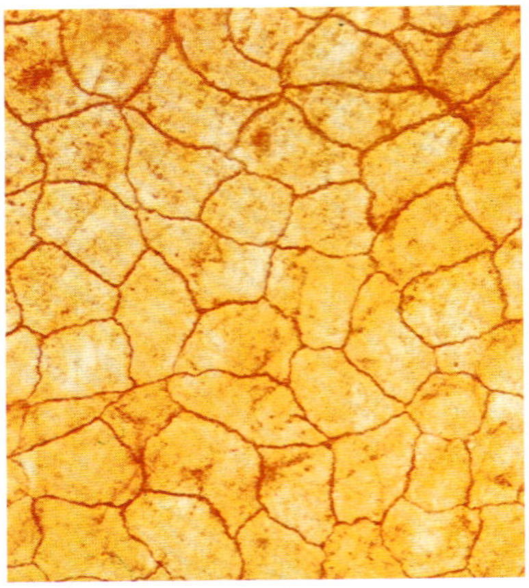

上皮 (epithelium) – 単層

77a

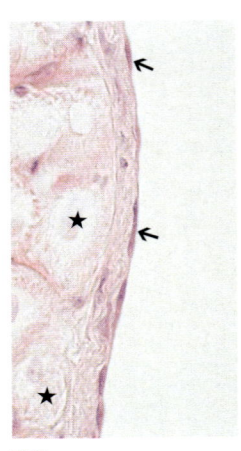

77b

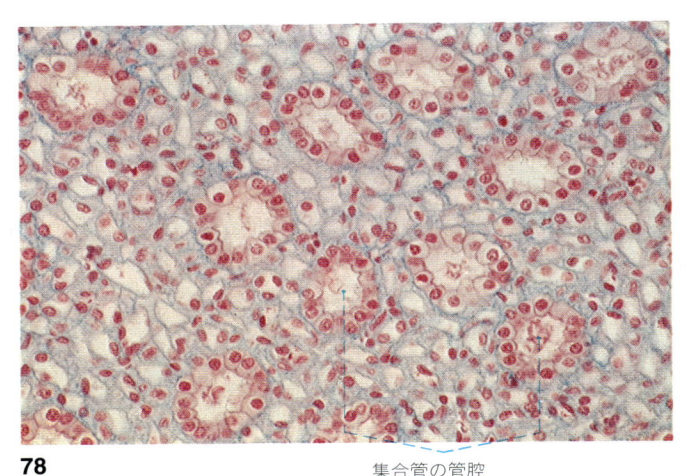

78 集合管の管腔
Lumina of collecting duct

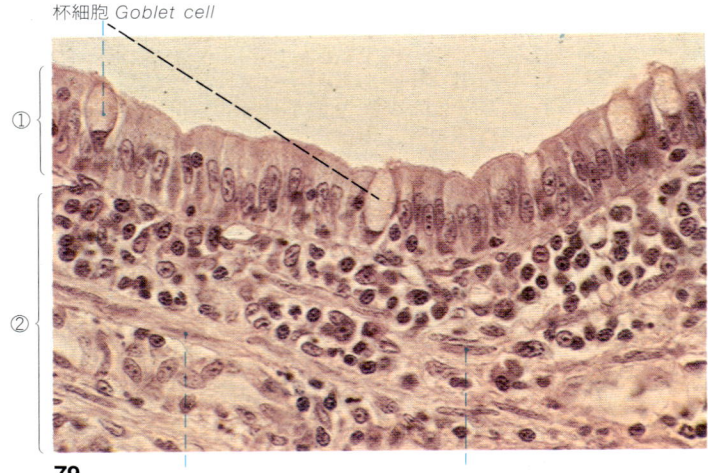

杯細胞 Goblet cell
①
②
79 粘膜固有層の平滑筋細胞
Smooth muscle cells in the lamina propria

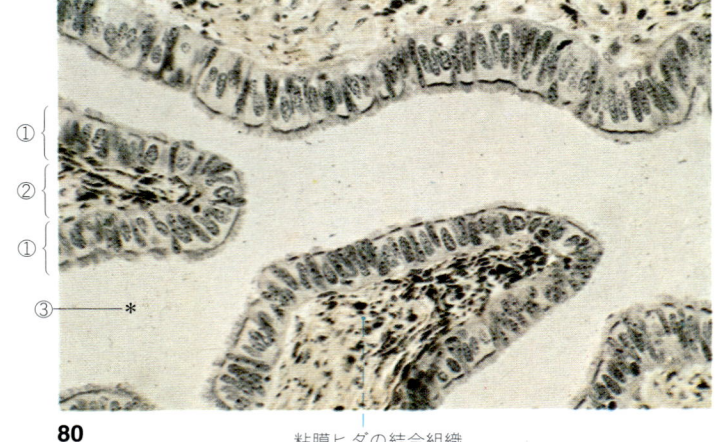

①
②
①
③ *
80 粘膜ヒダの結合組織
Connective tissue in fold of mucous membrane

図77　単層扁平上皮の伸展標本 (**a**) と切片像 (**b**)。
a) 腹膜の単層扁平上皮 (中皮 mesothelium とも言う) を表面から見たもの。細胞境界に銀粒子が沈着して, 黒褐色の網の目ができている。硝酸銀処理。240倍。
b) ヒトの心内膜の内皮 (endothelium)。図の右半分は心臓の内腔である。この内腔に面して単層の内皮が配列するが, 非常に薄いので, 扁平な核 (→) が並んでいることによってそれと分かるのみである。★プルキンエ線維。ヘマトキシリン・エオジン染色。100倍。

図78　腎臓 (kidney) の集合管の単層立方上皮 (イエウサギの腎髄質を通る横断)。単層立方上皮の例としてしばしば使用されるものに甲状腺の濾胞上皮 (図442参照) がある。表3を参照。アザン染色。240倍。

図79　ネコの空腸 (jejunum) の単層円柱上皮。上皮は吸収上皮細胞と杯細胞からなる。上皮の自由表面には刷子縁 (brush border) が認められる (図26, 91参照)。上皮の下は粘膜固有層で, 多くの結合組織細胞が見られる。①上皮。②結合組織。ヘマトキシリン・エオジン染色。380倍。

図80　卵管 (oviduct) の粘膜ヒダの単層円柱線毛上皮。線毛 (cilia) の基部で黒褐色に染まっているのは基底小体である (図92, 97参照)。①上皮。②結合組織。③卵管腔。ハイデンハイン (Heidenhain) の鉄ヘマトキシリン染色 (ヘマトキシリン・エオジン染色と混同しないこと)。240倍。

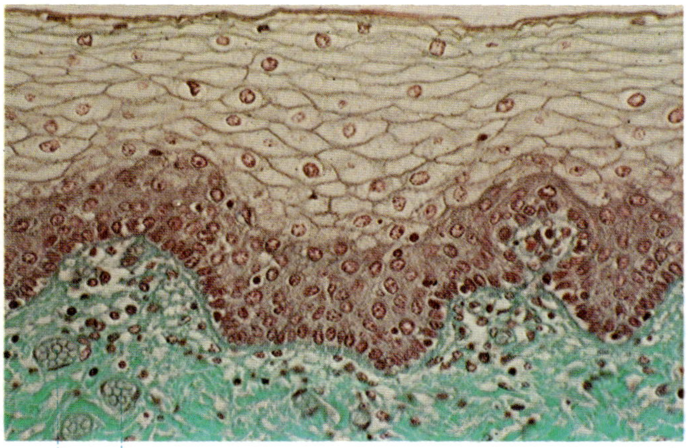

上皮 – 重層

重層扁平上皮

赤血球で満たされた静脈
Venules stuffed with erythrocytes

81

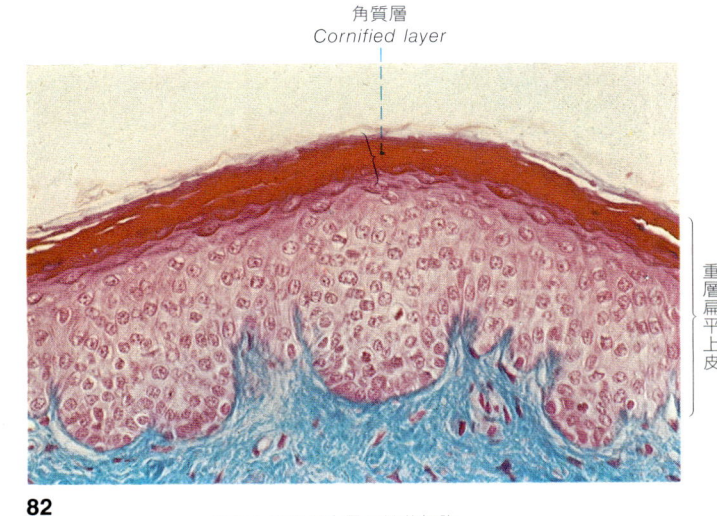

角質層
Cornified layer

重層扁平上皮

82

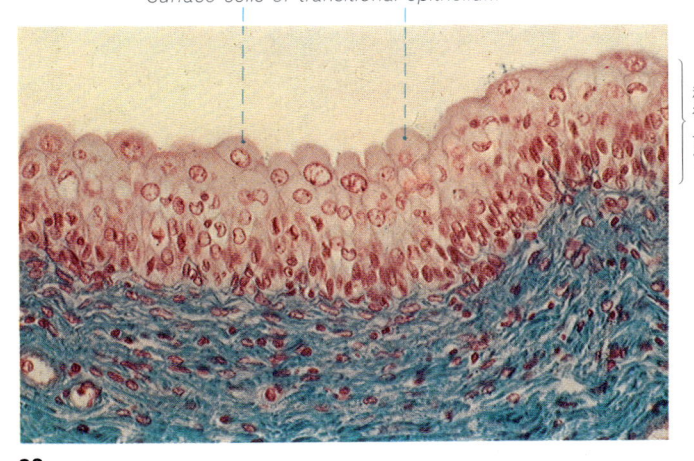

移行上皮の最表層の被蓋細胞
Surface cells of transitional epithelium

移行上皮

83

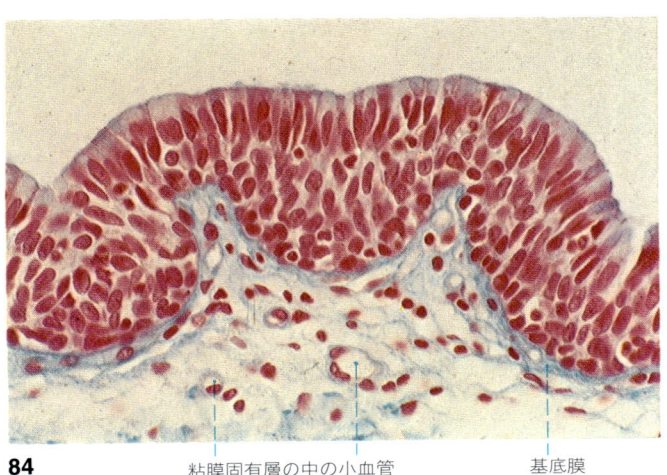

84

粘膜固有層の中の小血管　　　基底膜
Small blood vessels within lamina propria　Basement membrane

図81 ヒトの腟（vagina）の角化しない重層扁平上皮。上皮細胞はすべて核をもっており，表層のもののみが特徴的な扁平な形をしている。このように重層上皮の場合もその表層の細胞の形によって形態的分類がなされている。ゴールドナー（Goldner）の染色。240倍。

図82 ヒトの鼻翼外皮の強く角化した重層扁平上皮。表層の細胞は核を失って角質層（cornified layer）になっている。アザン染色。240倍。

図83 ヒトの膀胱（urinary bladder）の移行上皮（図380，381参照）。いわゆる移行上皮という名前は機能に応じて上皮の形態が移行するために付けられたものである。すなわち，膀胱などの上皮は内腔が空虚のときには厚い重層立方上皮のような形態を呈するが，内腔が拡大した時には2〜3層の扁平上皮のように見える。移行上皮が多列上皮の一種であることは電子顕微鏡による研究から明らかになっているが，普通の光学顕微鏡でこれを見分けるのは困難である。最表層の細胞を被蓋細胞と言い，時に2核を有し，表面近くの細胞質には，いわゆる小皮（crusta）が存在していて暗調に染まる（図90参照）。移行上皮は尿路系（腎杯，尿管，膀胱）に特徴的な上皮で臨床家は尿路上皮（urothelium）と呼ぶことがある。アザン染色。240倍。

図84 ヒトの女性尿道（urethra）の重層円柱上皮。重層円柱上皮の例は極めて少ない。ここでも特徴的な円柱状を呈しているのは最表層の細胞のみである。アザン染色。380倍。

51

上皮 – 多列

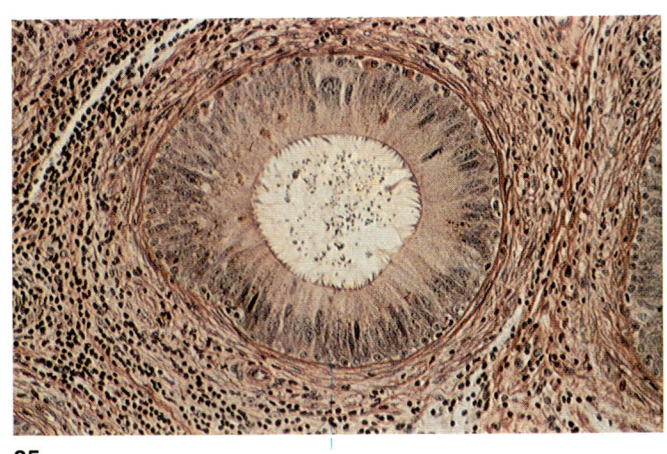

図85 ヒトの精巣上体管（ductus epididymidis）の多列円柱上皮。上皮細胞の自由表面に不動毛（stereocilia）が存在している。運動性の線毛（kinocilia）との違いは，基底小体を欠くこと，1個の細胞の不動毛が円錐状に寄り集まっていることなどである（図93も参照）。電子顕微鏡で見ると，不動毛は非常に長い，時に枝分かれのある微絨毛であることが分かる（図95参照）。鉄ヘマトキシリン・ベンツォリヒトボルドー染色。150倍。

基底膜 Basement membrane

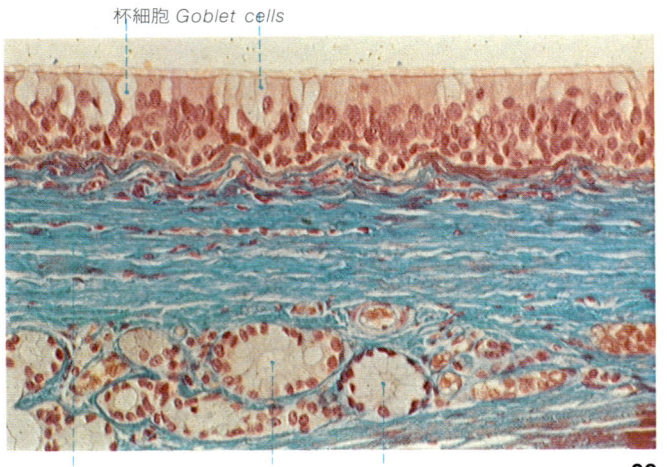

杯細胞 Goblet cells

粘膜固有層 Lamina propria　　腺（glands）の終末部

図86 ヒトの気管（trachea）の多列線毛上皮。杯細胞（goblet cell）も見える。この型の上皮は気道にのみ存在するもので，このためしばしば呼吸上皮とも呼ばれる。多列上皮では上皮細胞はすべて基底膜に接しているが，内腔に面している細胞と面していない細胞がある。ただし，図ではこの状態はよく分からない。かつて重層円柱線毛上皮と言われていたものは多列線毛上皮である。アザン染色。240倍。

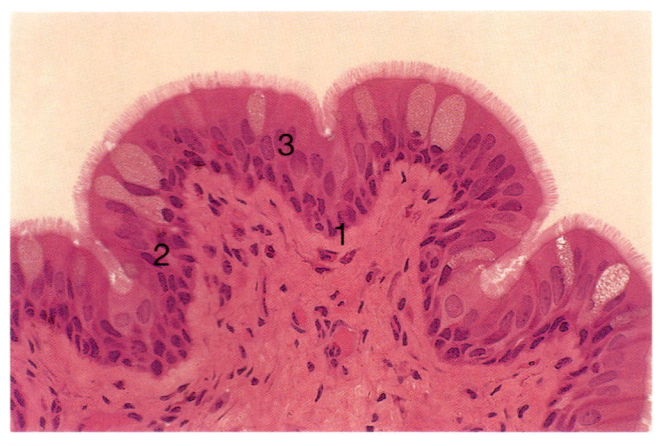

図87 サルの気管の多列線毛上皮。上皮細胞はすべて基底膜に足をつけているが丈の高いものと低いものがあるために，核の高さが異なり何層もあるように見える。もっとも丈の低い細胞は基底細胞（1）で，これが成長して中間の高さの細胞（2）になり，最終的に内腔まで達する円柱細胞（3）になる。円柱細胞には線毛細胞と杯細胞がある。中くらいの丈の細胞の核の位置はかなりまちまちで一列に揃っていない。プラスチック切片。ヘマトキシリン・エオジン染色。480倍。

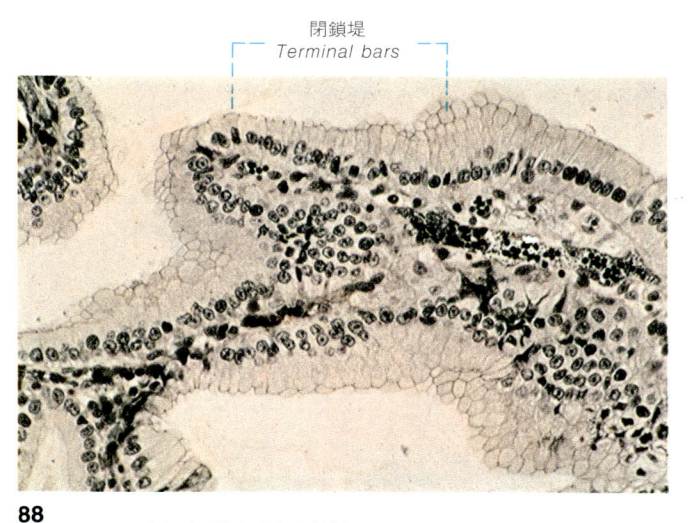

上皮の表面の分化 | 光学顕微鏡像

図88 ヒト胆嚢（gall bladder）の粘膜ヒダの，丈の高い円柱上皮。自由表面と平行に，表層の近くで切れた部分では閉鎖堤（terminal bar）が六角形の黒い網の目となって見える。閉鎖堤は電子顕微鏡で見える閉鎖帯と接着帯を合わせたものに相当する（図62a参照）。鉄ヘマトキシリン染色。240倍。

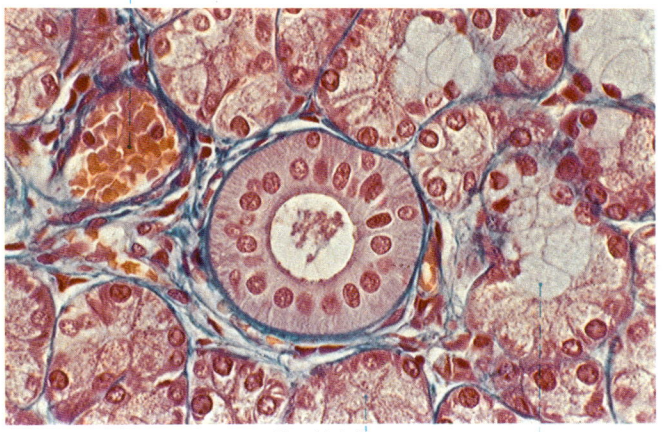

閉鎖堤
Terminal bars

88

赤血球で満たされた静脈
Vein filled with red blood cells

図89 ヒト顎下腺（submandibular gland）の導管の線条部の円柱上皮（中央）。上皮細胞の基底部には基底膜に対してほぼ垂直に走る多数の細い線条（基底線条）が認められる。基底線条は電子顕微鏡で見ると多数の細胞膜のヒダであり，基底陥入（basal infoldings）と呼ばれる（図28参照）。血管の中には赤血球が黄橙色に染まっている。アザン染色（非常によく染色されている）（図12参照）。380倍。

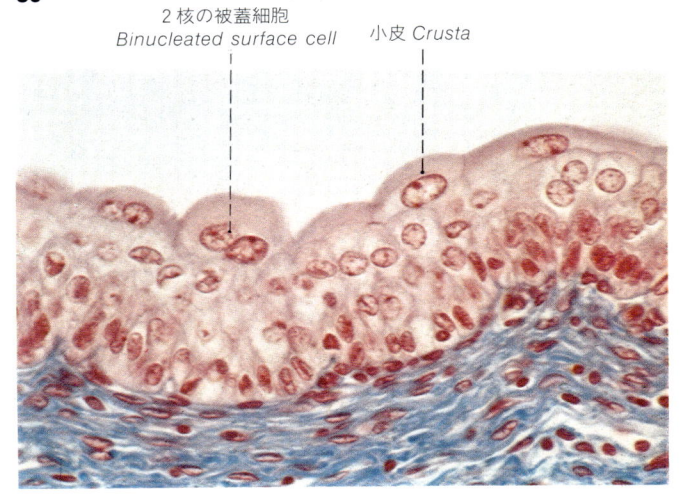

89　　腺の終末部 Serous and mucous alveolus

2核の被蓋細胞　小皮 Crusta
Binucleated surface cell

図90 ヒトの膀胱（urinary bladder）の移行上皮（transitional epithelium）。被蓋細胞の表面近くの細胞質にはいわゆる小皮（crusta）が存在し，他の細胞質部分より強く染まる。電子顕微鏡では，小皮の部分には多数のフィラメントと小胞が見られる。アザン染色。380倍。

90

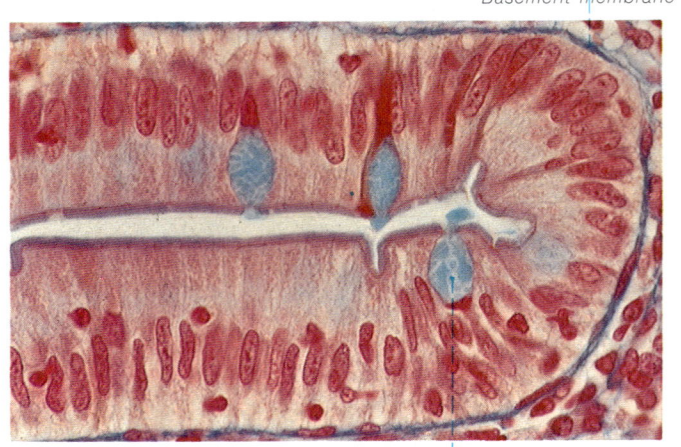

上皮の表面の分化 | 光学顕微鏡像

上皮の自由表面の細胞膜に見られる3つの典型的な分化。

基底膜（基底板）Basement membrane

杯細胞 Goblet cell

図91 小腸（small intestine）の吸収上皮の刷子縁（brush border）（ここでは淡い紫色に染まっている）。刷子縁を形成しているのは密な微絨毛（microvilli）である（図26，27，79，94，316参照）。アザン染色。600倍。

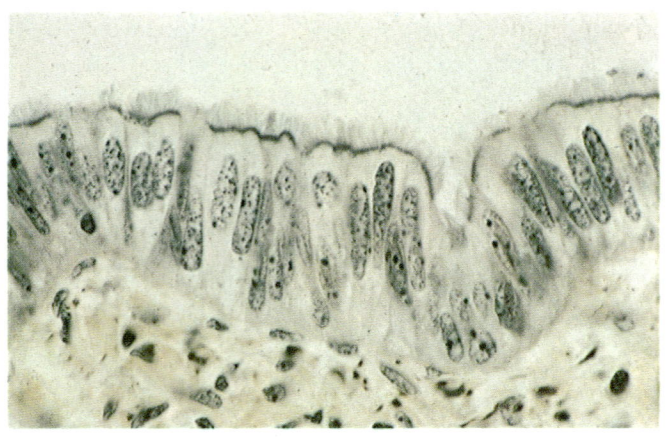

図92 ヒト卵管（tuba uterina）の単層円柱線毛上皮。線毛（cilia）の基部に沿って存在する緑黒色の線は，基底小体（basal body）が連なって見えているもので，これが刷子縁や不動毛（stereocilia）と異なる点である（図97参照）。線毛は染色性が低いために普通の標本では，しばしば見分けにくいが，顕微鏡の光量を絞って視野を暗くして見ると分かる。鉄ヘマトキシリン染色。600倍。

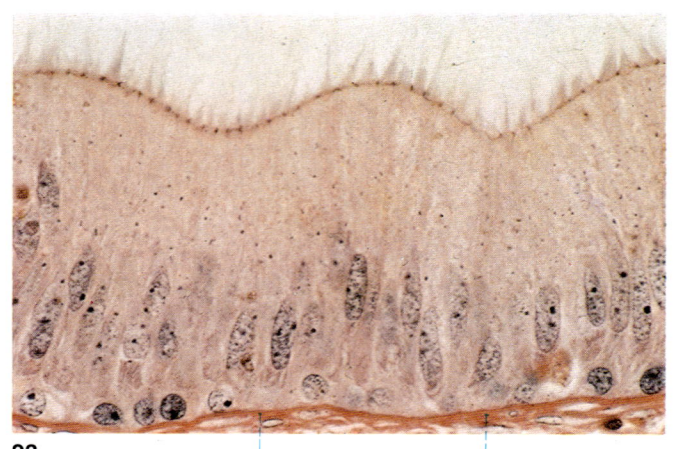

基底膜 Basement membrane

図93 精巣上体管（ductus epididymidis）の上皮の不動毛（stereocilia）。不動毛は刷子縁と同様に基底小体をもたない。また円錐状に寄り集まっている点が刷子縁とは異なっている。電子顕微鏡で見ると，不動毛は非常に長い，時に枝分かれのある微絨毛である。上皮の自由表面近くの黒褐色の点は閉鎖堤（図88も参照）である。ヘマトキシリン・ベンツォリヒトボルドー染色。600倍。

上皮　電子顕微鏡像

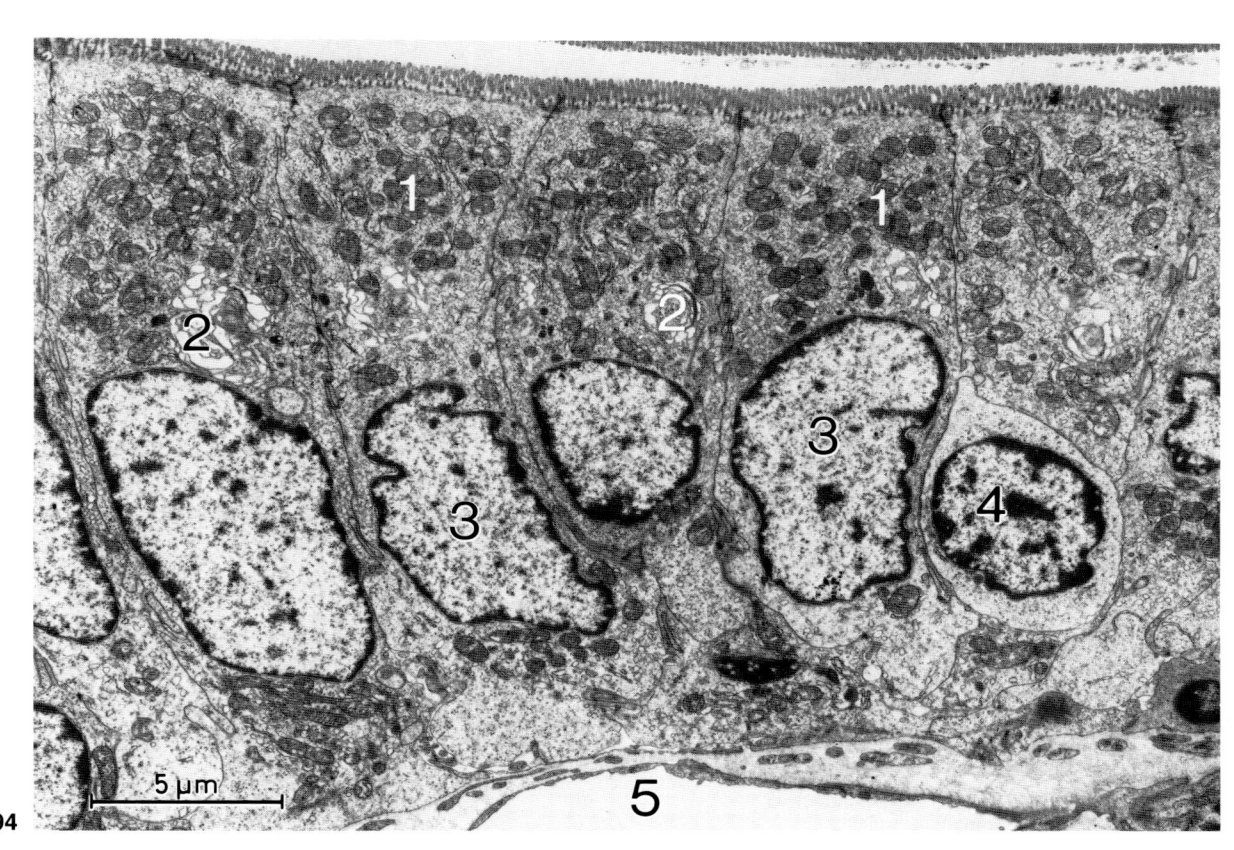

図94　ラットの十二指腸の単層円柱上皮。上皮細胞の表面には形も長さも揃った微絨毛（microvilli）が規則正しく生えている（図26，27参照）。核上部の細胞質には多数のミトコンドリア（1）やゴルジ装置（2）が存在する。3：上皮細胞の核。4：上皮細胞の間を通過しつつあるリンパ球の核。5：窓あき型の毛細血管の内腔。5,000倍。

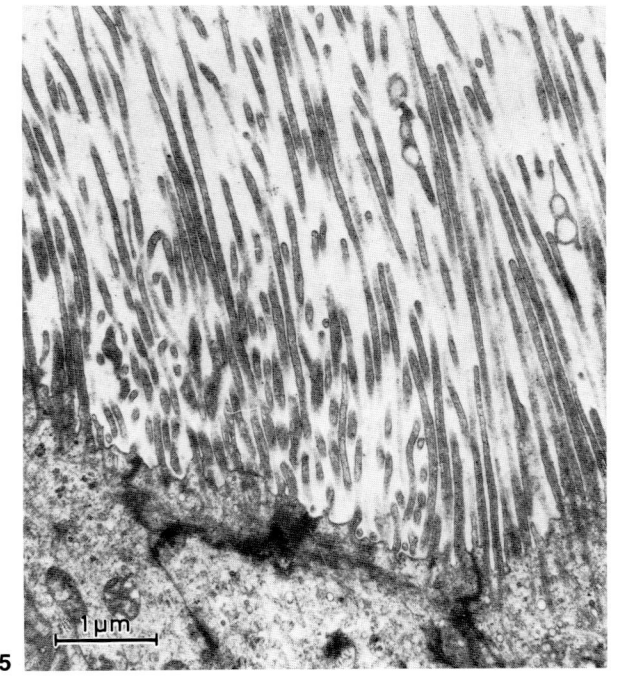

図95　ラットの精管の上皮の不動毛（stereocilia）。不動毛は非常に長い微絨毛（細胞質の突起）で，線毛のような運動性はない。13,000倍。

上皮 | 電子顕微鏡像

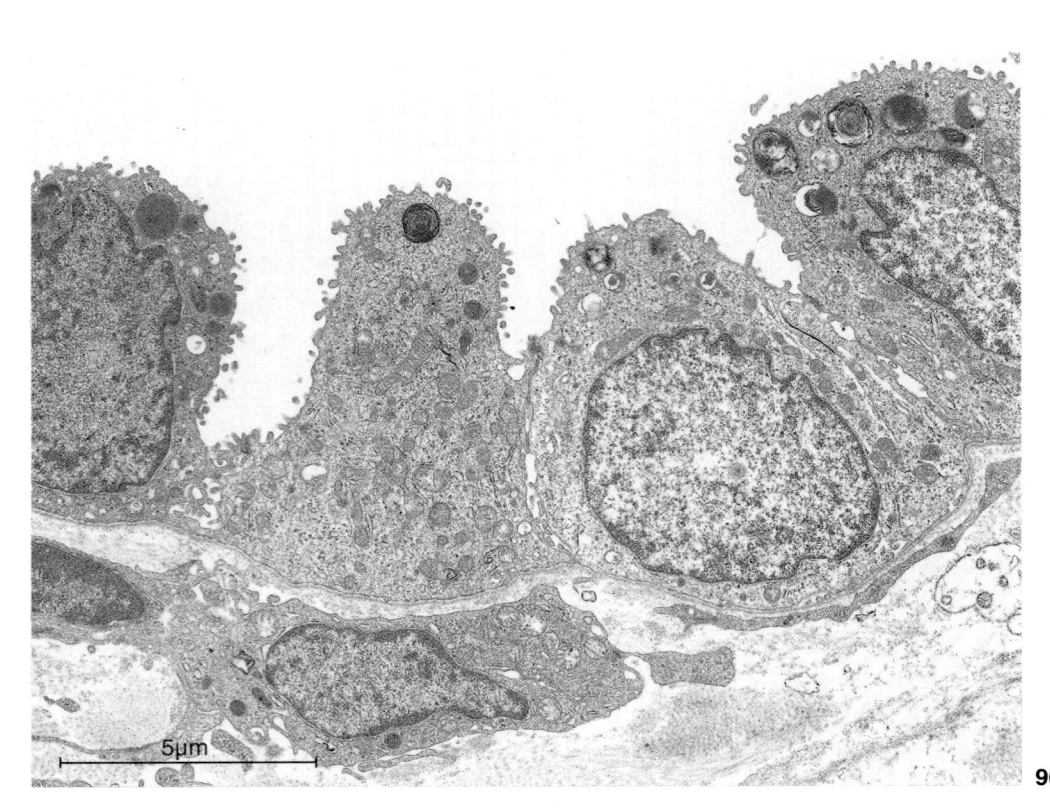

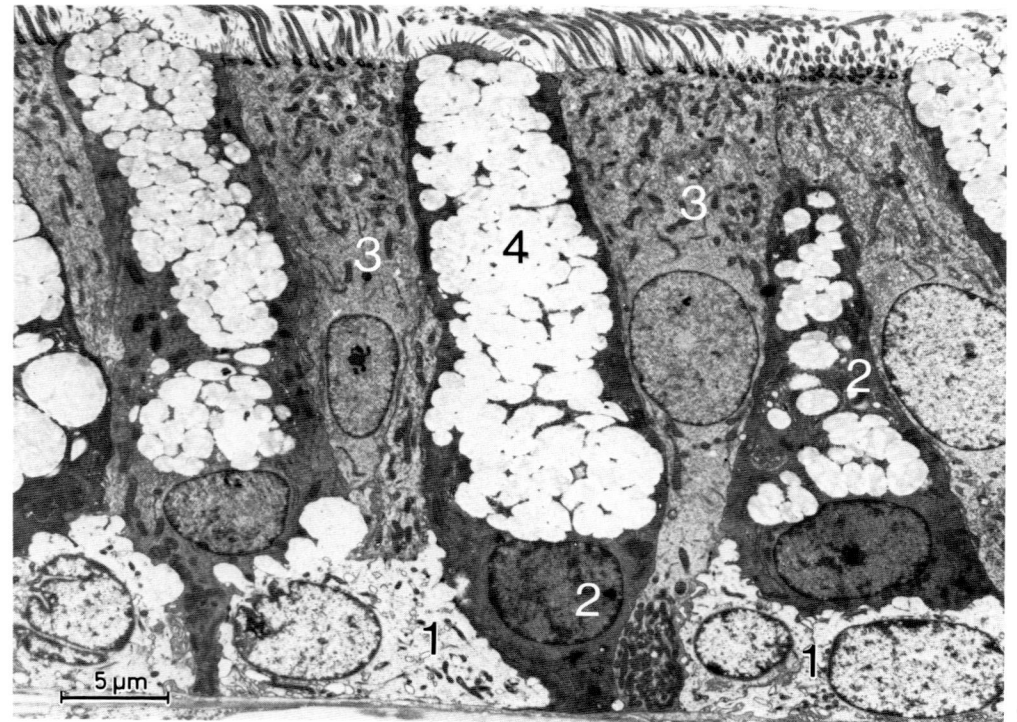

96

97

56

線毛（cilia） 電子顕微鏡像

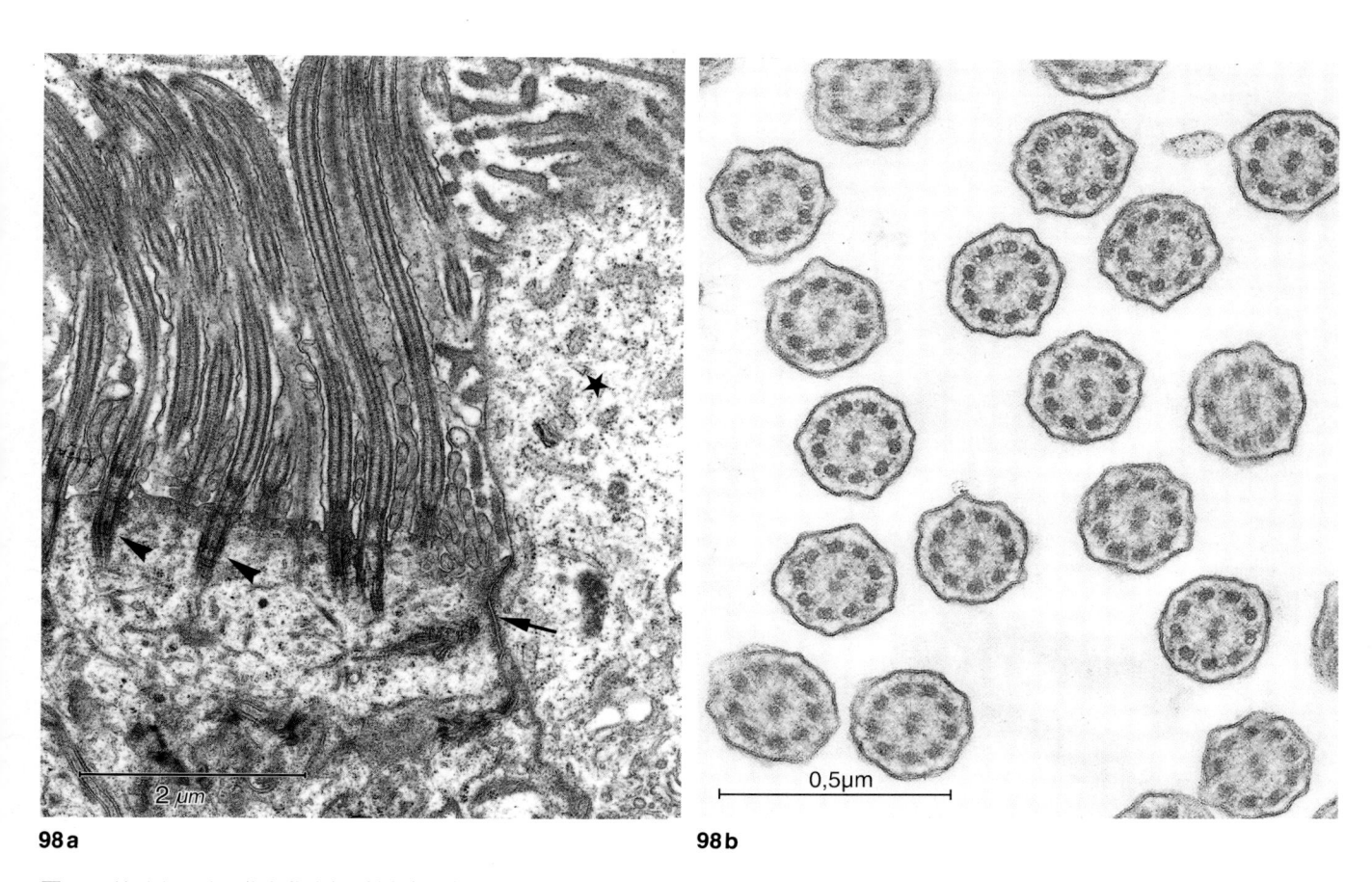

98a

98b

図98　線毛（cilia）の縦断像（**a**）と横断像（**b**）。

a）ヒトの卵管上皮細胞の線毛。基底小体（basal body：◀）から伸びる根小足（rootlet）は基底小体を固定する働きをもつ。右隣の無線毛細胞（★）の表面には微絨毛が見られる。→：細胞間の接着装置。15,300倍。

b）横断像で見ると線毛の内部構造がよく分かる。線毛の中心には2本の中心細管があり，そのまわりに9組の周辺細管が規則正しく配列している（9+2構造）。中心細管は1本1本が独立したシングレットの微細管（microvilli）であるが，周辺細管は2本の微細管が組になったダブレットの微細管である。線毛の中にあるこれらの微細管を軸糸（axoneme）と言う。写真では明瞭でないが，中心細管と周辺細管の間にはスポーク（spoke）と呼ばれる線維様の構造が存在する。また，周辺細管から隣の周辺細管に向かって腕突起（arm）が出ている。65,000倍。

図96　ヒトの終末細気管支の単層立方上皮。上皮細胞の上部が細気管支腔へ向かって膨隆している。4つの細胞のうち右端のものと左から2番目のものは層板小体（lamellar body）（黒色球形の小体）をもっており，II型の肺胞上皮細胞（大肺胞上皮細胞）である。残りの2つの細胞はクララ細胞（Clara cells）［訳者註：特色が充分に出ていない。］である。6,700倍。

図97　ウサギの鼻粘膜の多列線毛上皮。上皮細胞はすべて基底膜の上にのっている。1：基底細胞。2：杯細胞。3：線毛細胞。線毛の根元に基底小体が並んでいる。線毛の間には不規則に微絨毛が生えている（図98参照）。4：杯細胞の分泌果粒。2,700倍。

腺上皮（glandular epithelium）- 分類と上皮内腺

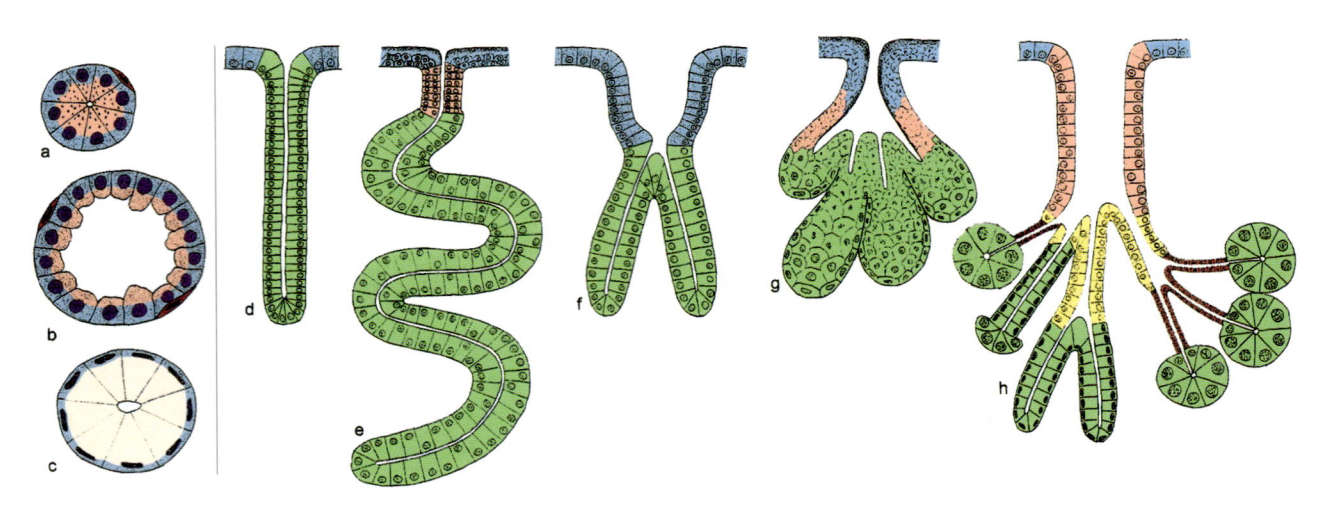

図99 外分泌腺の形態を示す模式図。
a〜c) は典型的な終末部の断面。終末部はさまざまな分泌細胞からなる（青色の部分は塩基性色素に染まった基底側細胞質，肌色の部分は頂部細胞質の分泌物，茶色の部分は筋上皮細胞を示す）。**a)** 漿液腺房（全体として球形。核は丸く，基底側細胞質には粗面小胞体が発達している。細胞上部には分泌果粒があり，腺腔は狭い）。**b)** アポクリン腺（乳腺。腺腔は広い）。**c)** 粘液性終末部（基底側に押しつけられた扁平な核。核上部には大量の粘液果粒〈図では明るい〉がたまっている）。**d〜h)** は外分泌腺の種類。分泌物は導管系を通過する間にさまざまな修飾を受ける（青色：表面上皮，肌色：太い導管，黄色：線条部，暗赤：介在部，緑：終末部）。**d)** 導管のない単一管状腺（例：結腸の陰窩）。**e)** 導管のある単一屈曲管状腺（例：エックリン汗腺）。**f)** 導管のない分枝管状腺（例：幽門腺）。**g)** 分枝胞状腺（例：皮脂腺）。腺細胞全体が分泌物になり，腺腔を満たしている。終末部は境界の不鮮明な導管に注ぐ。**h)** いろいろな形の終末部と導管系が組み合わさった場合。このように導管系に分枝があるものを複合腺と言う。図 h の中の左の3つは粘液性や漿液性，粘漿混合終末部を有する複合腺を示す。粘液性終末部は管状で，しばしばその先端に漿液性細胞が帽子のようにかぶさり，半月（demilune）を形成する（例：唾液腺）。図 h の右の3つは漿液性終末部のみからなる複合胞状腺の例を示す。

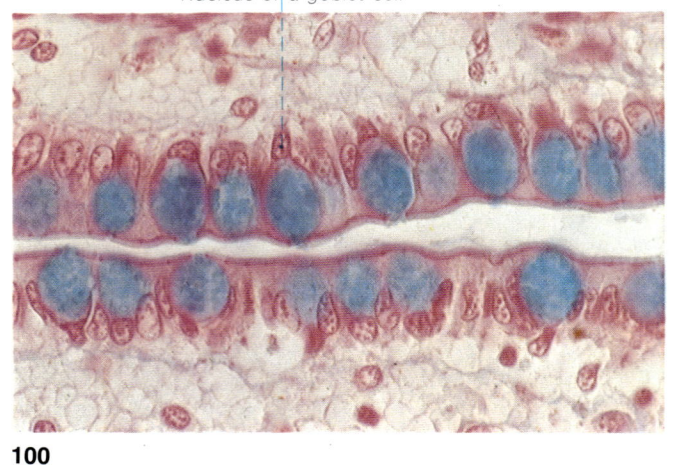

図100 回腸上皮の杯細胞（goblet cell）（上皮内腺の例）。粘液性の分泌物は図のようにすべて明るい青色に染まる。杯細胞の基底部に押しやられた楔形の核と上皮の刷子縁に注意。アザン染色。600倍。

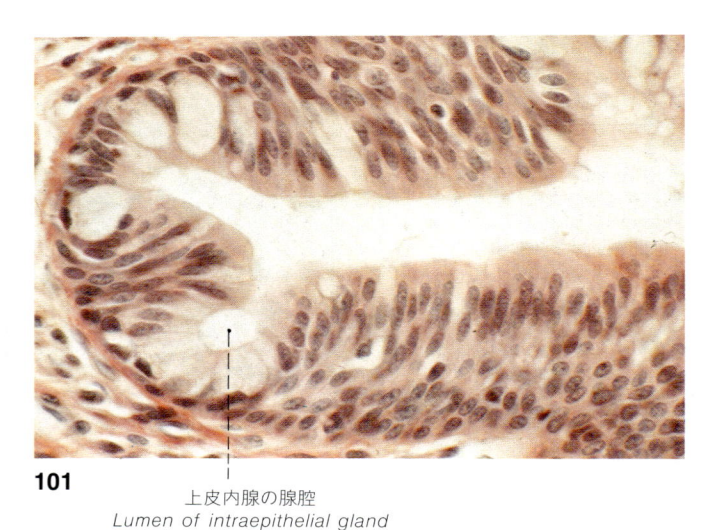

図101 粘膜の多列上皮内の上皮内腺（intraepithelial gland）（ヒトの鼻中隔）。鉄ヘマトキシリン・ベンツォプルプリン染色。380倍。

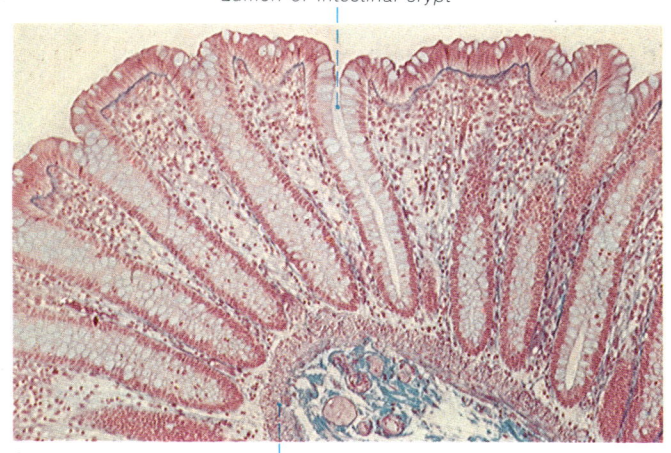

腺上皮 – 終末部（terminal portion）の形態となりたち

102
腸陰窩の管腔
Lumen of intestinal crypt
粘膜筋板
Muscularis mucosae

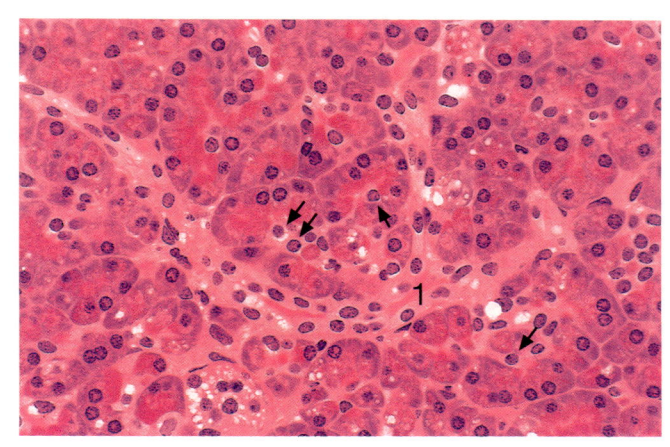

103

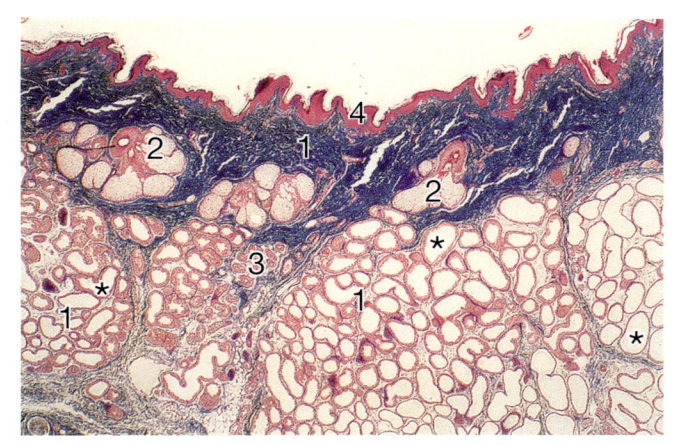

104

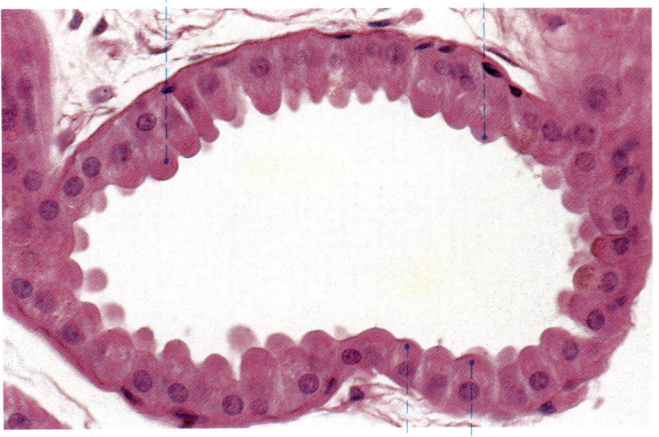

105
腺細胞の上部のもりあがり
Cytoplasmic domes with secretory product

腺細胞の上部のもりあがり
（分泌物が存在する）
Cytoplasmic domes with secretory product

図102 結腸の陰窩（不分枝単一管状腺の例）。陰窩は単純な管状の上皮の落ちこみで，これがほぼ平行に配列している。試験管のような形の陰窩の壁を構成するのは主として杯細胞である。陰窩は表面に対して垂直に位置するわけではないので，標本ではしばしば接線方向に切れていたり，あるいは断片的にしか見えないこともある。粘膜筋板の横断された平滑筋細胞に注意。アザン染色。95倍。

図103 ヒトの膵臓の外分泌部の腺房。腺房細胞の核は球形でやや基底側に位置する。基底側の細胞質が塩基好性に染まっているのはよく発達した粗面小胞体を反映したものである。核上部にはエオジンに染まった多数の分泌顆粒がたまっている。膵臓の腺房は分泌状態に応じてさまざまな大きさを示す。しばしば腺房の中に小さい明るい核が見られ（→），この細胞は腺房中心細胞（centroacinar cell）と呼ばれるが，これは介在部の細胞が腺房細胞の間に入りこんだものである。1：介在部の枝分かれ。ヘマトキシリン・エオジン染色。460倍。

図104 ヒトの腋窩腺（腋臭腺）（図の明るい部分にある：1）。終末部の腺腔（＊）の広さはさまざまである。腺細胞の丈は分泌機能によって異なり，活発に分泌しているときは高く，分泌していないときは低い。腋窩腺はアポクリン腺の一つである。2：皮脂腺。3：エックリン汗腺の終末部。4：表皮。青く染まった部分の(1)は真皮の密な膠原線維。アザン染色。30倍。

図105 アポクリン汗腺（apocrine sweat gland）（ヒトの腋窩腺 axillary gland）の終末部。腺細胞の上部がもりあがり，この部分がくびれ落ちて分泌物となる。ヘマトキシリン・エオジン染色。380倍。

腺上皮 – 終末部の形態となりたち

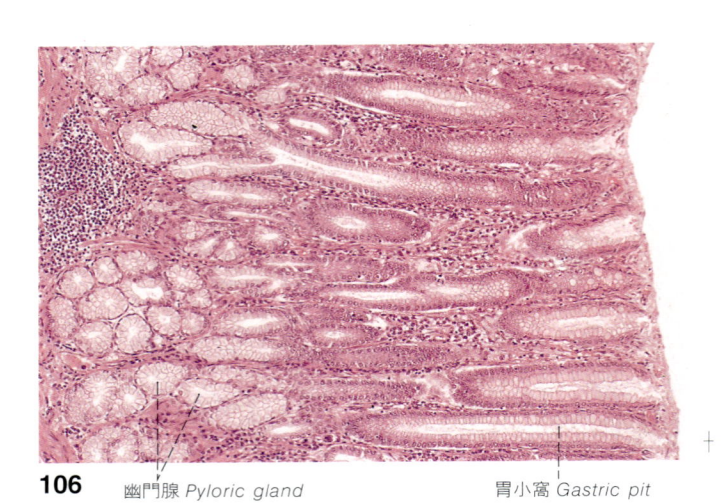

106 幽門腺 *Pyloric gland*　　胃小窩 *Gastric pit*

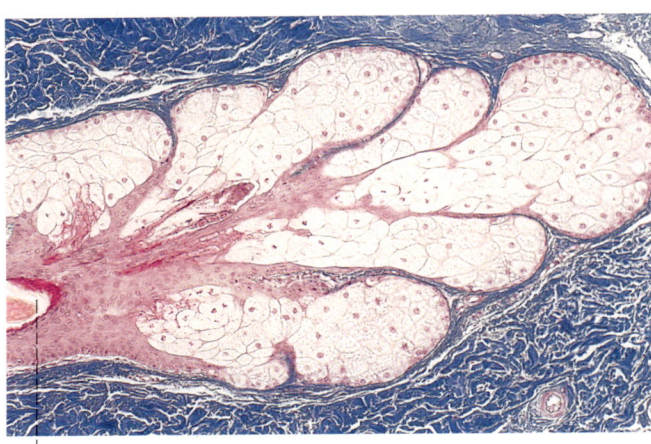

107 導管 *Secretory duct*

108 脂肪細胞 *Fat cell*　　漿液腺房 *Serous acinus*

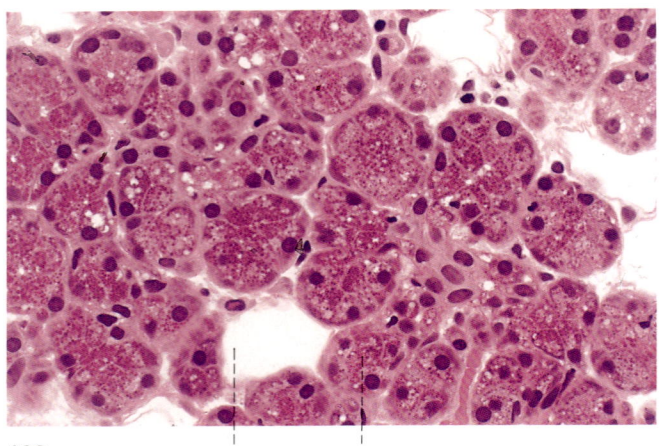

109 漿液腺房 *Serous acinus*　　線条部 *Striated portion*
　　粘液性終末部 *Mucous tubule*　　漿液半月 *Serous demilune*

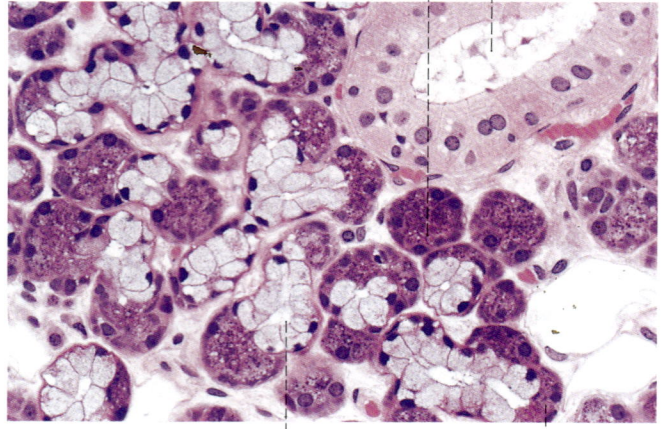

図106　ヒトの胃の幽門腺（pyloric gland）。幽門腺は胃小窩の下に続く分枝管状腺である。図では横断面や斜めに切れた面が出ている。胃小窩の内面および胃の内表面を覆う表層粘液細胞は酸に強い中性の粘液を産生する。ヘマトキシリン・エオジン染色。100倍。

図107　ヒトの腋窩の皮脂腺（sebaceous gland）。皮脂腺は分枝胞状腺に属する。皮脂腺の腺細胞では細胞質が次第に脂質性の分泌物（明るく見える）で満たされ、最終的に細胞全体が分泌物となって腺腔内に剝脱する。これを全分泌（holocrine secretion）と言う。腺の周辺から中心に向かって次第に腺細胞および核の形が変化していることに注意。マッソンのトリクローム染色。100倍。

図108　ヒトの顎下腺（submandibular gland）の漿液性終末部。終末部の腺腔は狭く、ほとんど見えない。終末部が全体として果実の房のように見えるので腺房（acinus）と呼ばれることも多い。プラスチック切片。ヘマトキシリン・エオジン染色。500倍。

図109　ヒトの顎下腺の混合性終末部。管状に配列した粘液性終末部（明るい）の先端に漿液細胞（暗い）が帽子をかぶせたように位置し、半月（demilune）と呼ばれる。粘液細胞の核は、細胞上部にたまった大量の粘液果粒によって基底側に押しつけられたようになっている。粘液果粒はヘマトキシリン・エオジン染色では染まりにくく明るい。ヘマトキシリン・エオジン染色。500倍。

単細胞腺（unicellular gland）と多細胞腺（multicellular gland） | 電子顕微鏡像

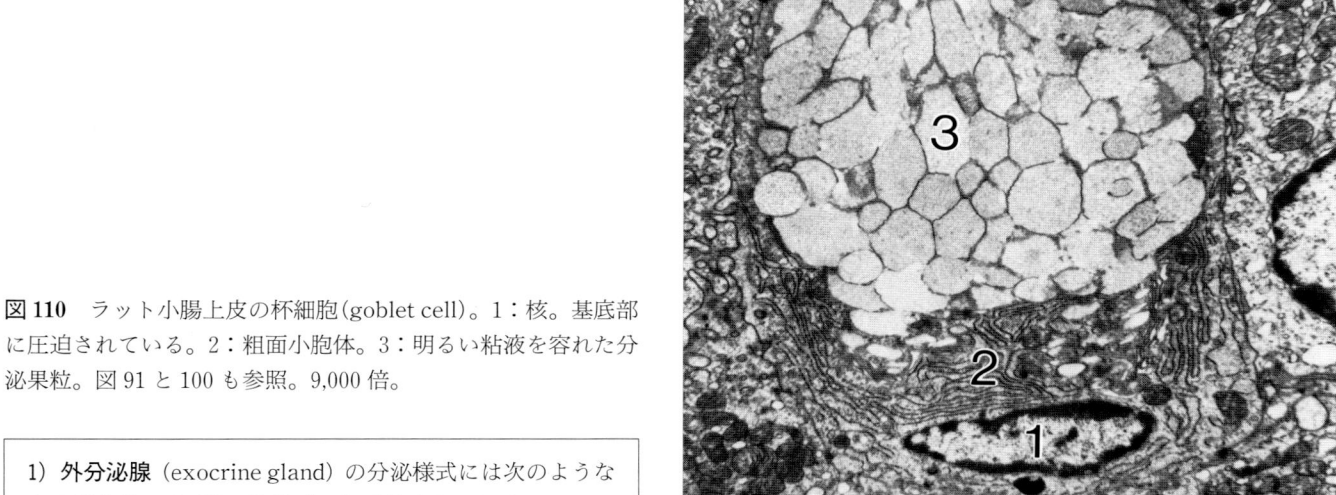

図110　ラット小腸上皮の杯細胞（goblet cell）。1：核。基底部に圧迫されている。2：粗面小胞体。3：明るい粘液を容れた分泌果粒。図91と100も参照。9,000倍。

1) **外分泌腺**（exocrine gland）の分泌様式には次のようなものがある。a) **開口分泌**（エクソサイトーシス exocytosis）：分泌物は限界膜で包まれ，分泌果粒の形で存在する。分泌果粒の限界膜が細胞膜と融合すると，融合点に穴があいてここから分泌物だけが細胞外に放出される。b) **アポクリン分泌**（apocrine secretion）：細胞の上部から分泌物を含む細胞質の突起が出て，その根本がくびれて突起全体が腺腔内にちぎれ落ちる。c) **全分泌**（holocrine secretion）：腺細胞内に分泌物が充満し，細胞全体が分泌物となって腺腔内に剝げ落ちる。

2) **漿液細胞と粘液細胞**。"漿液"（serous）は蛋白性（酵素のことが多い）の成分を多く含む分泌物に付けられた名称である。漿液を分泌する細胞では丸い核が細胞のやや基底側に位置し，基底側細胞質が塩基好性に染まり，核上部に分泌果粒がたまっている。このような特徴をもつ腺細胞を漿液細胞とも呼ぶ。"粘液"（mucous）は多糖を多く含む分泌物で，ヘマトキシリン・エオジン染色では染まりにくく明るい。粘液細胞では核は扁平で基底側に押しつけられたように存在し，核上部には粘液果粒がたまって泡沫状に見える。

図111　ラットの膵臓の漿液性腺房。腺房の中央に狭い腺腔が見える。腺細胞の核（1）は丸く，細胞のやや基底側に位置する。細胞上部には多数の分泌果粒（2）が存在する。3：ミトコンドリア。4：よく発達した粗面小胞体。5：窓あき型の毛細血管。腺房中心細胞は出ていない。2,700倍。

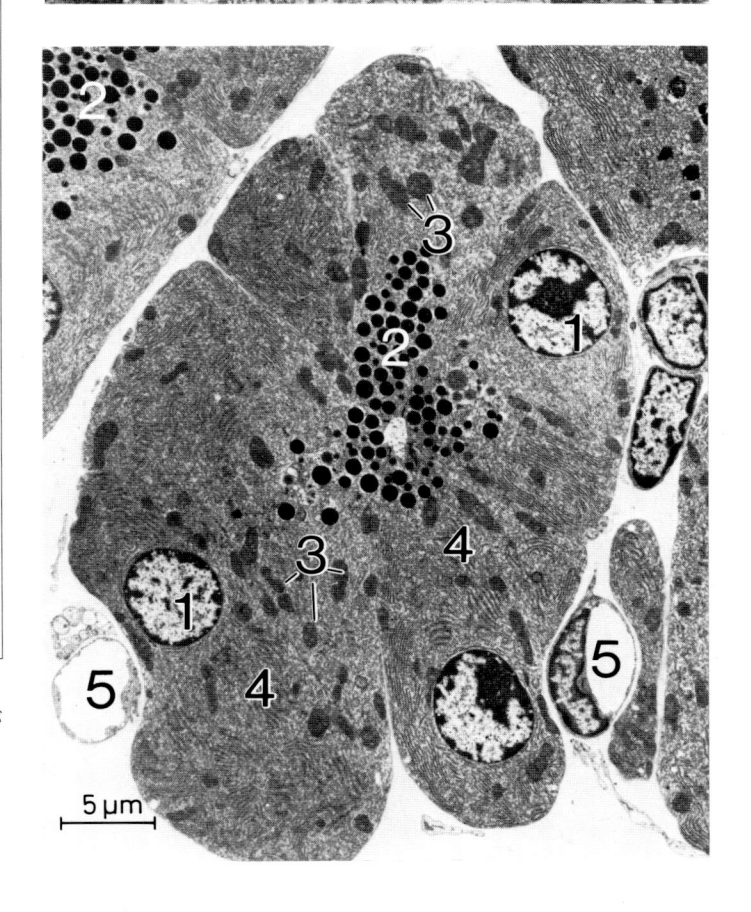

結合組織 (connective tissue) – 胎生結合組織と細網組織 (reticular tissue)

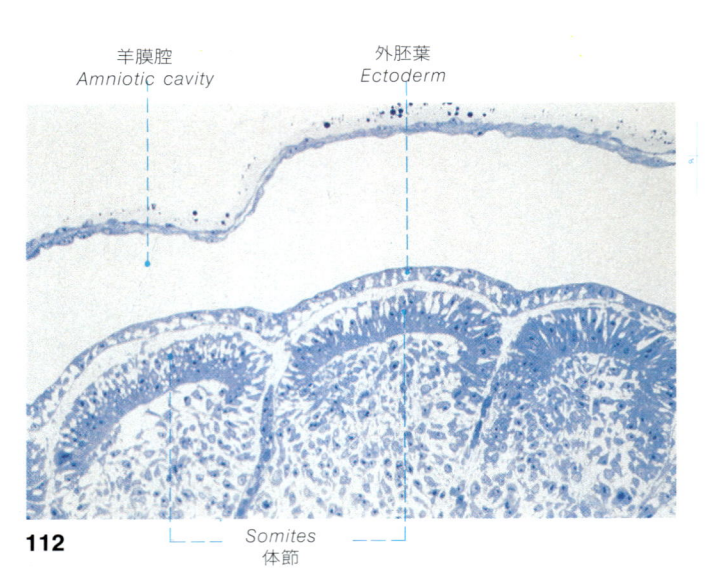

112
羊膜腔 Amniotic cavity
外胚葉 Ectoderm
Somites 体節

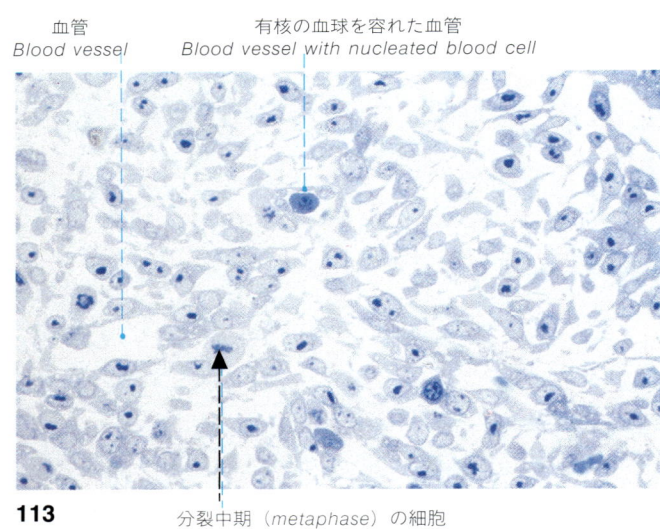

113
血管 Blood vessel
有核の血球を容れた血管 Blood vessel with nucleated blood cell
分裂中期 (metaphase) の細胞

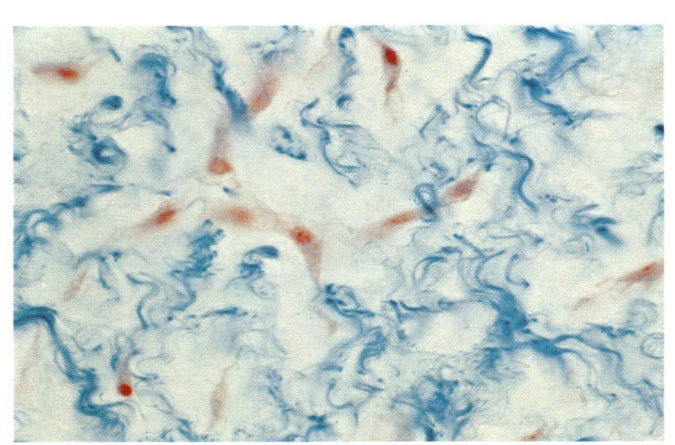

114

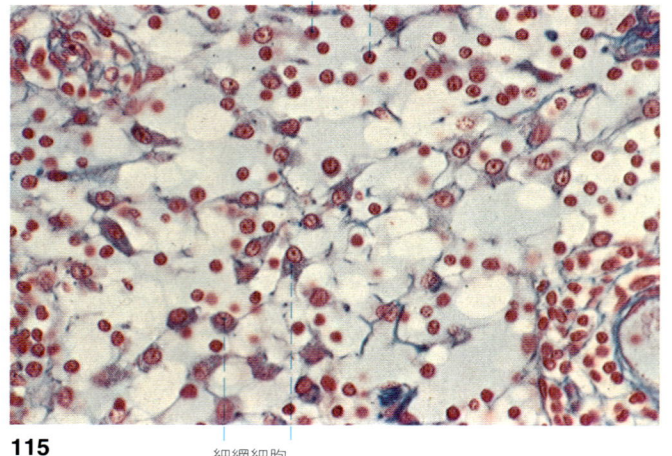

115
リンパ球 Lymphocytes
細網細胞 Reticular cells

図112　孵卵4日のニワトリ胚子のほぼ正中を通る縦断像。3つの体節が見える。体節から間葉性の細胞が遊走・移動して結合組織を形成する。メチレンブルー・アズールII染色。150倍。

図113　間葉の拡大像。間葉細胞は星形をしている。分裂中の細胞や新生された血管も見える。細胞の間は無定形の基質によって満たされている。メチレンブルー・アズールII染色。380倍。

図114　ヒト胎児の臍帯の膠様組織 (gelatinous tissue)（膠様結合組織，ワルトン膠様質 Wharton jelly とも呼ぶ）。細胞（線維芽細胞）が明瞭に見える。ここでは細胞間物質は無構造の基質と細い膠原線維からなっている。アザン染色。380倍。

図115　ネコのリンパ節の髄洞の細網組織。図の中央に間葉細胞を思わせる星形の細網細胞 (reticular cell) が見える（細網細胞 reticular cell と網状赤血球 reticulocyte を混同しないこと）。細網細胞の表面には濃青色に染まった細い細網線維（または格子線維）が密着している。丸く小さい核はリンパ球のものである。アザン染色。380倍。

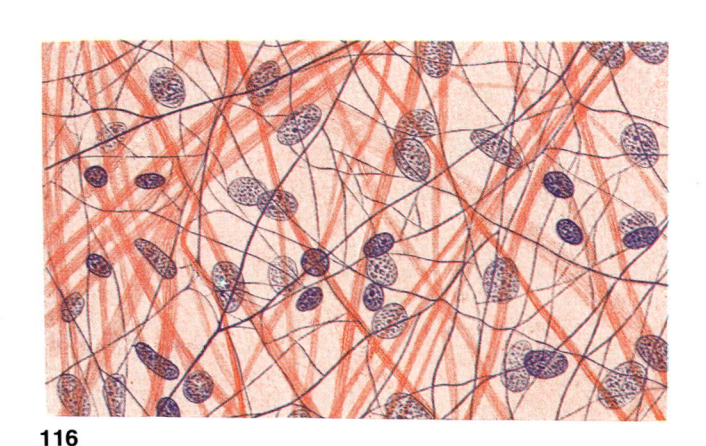

結合組織と支持組織 – 線維の種類

116

117 枝分かれのある弾性線維 Elastic fiber with branching sites　膠原線維 Collagen fiber　枝分かれする弾性線維 Branching elastic fiber

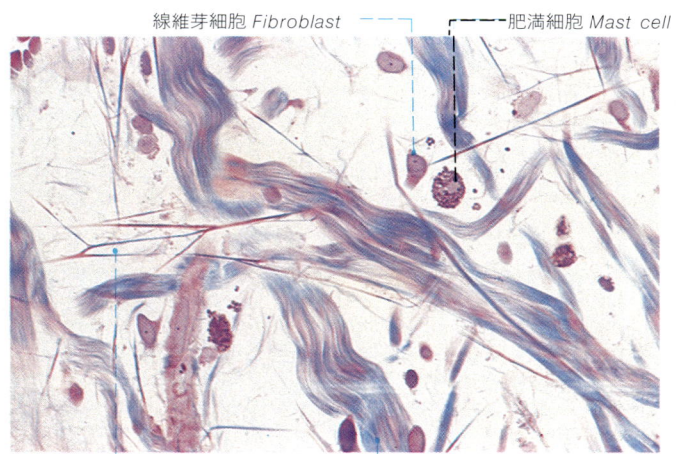

線維芽細胞 Fibroblast　肥満細胞 Mast cell

118 膠原線維の束 Bundle of collagenous fibers

119

図116　疎性結合組織（ラットの大網 omentum majus）の伸展標本のスケッチ。太い膠原線維が引き伸ばされてまっすぐになっている（図117と比較せよ）。膠原線維は分枝しないが互いに交ぜ織りの状態になっている。弾性線維は細く分枝して網目状の広がりを示す（表7参照）。裸核のように見えているのは，いろいろな結合組織細胞の核である。ヘマトキシリン・エオジン染色と弾性線維染色。400倍。

図117　ラットの腸間膜の準超薄切片。膠原線維は太い束をなし，波状の走行をとっている。弾性線維は膠原線維よりずっと細く，枝分かれがある。肥満細胞の細胞質は微細果粒状に見える。裸核状に見えているのはほとんど線維芽細胞のものである。サフラニン・メチレンブルー・アズールII染色。380倍。

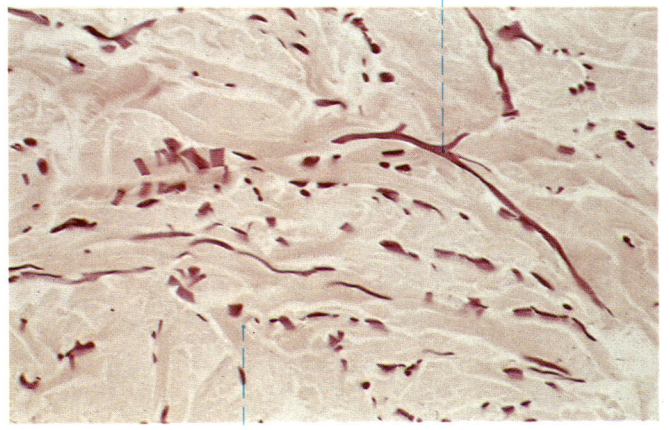

図118　ヒトの皮下組織の膠原線維（collagen fiber）と弾性線維（elastic fiber）。淡紫色に染まった太い膠原線維束と濃染した細い弾性線維が見える。核染色を施していないので，ここでは結合組織細胞は分からない（「線維」については表8を参照）。弾性線維（レゾルシン・フクシン）染色。240倍。

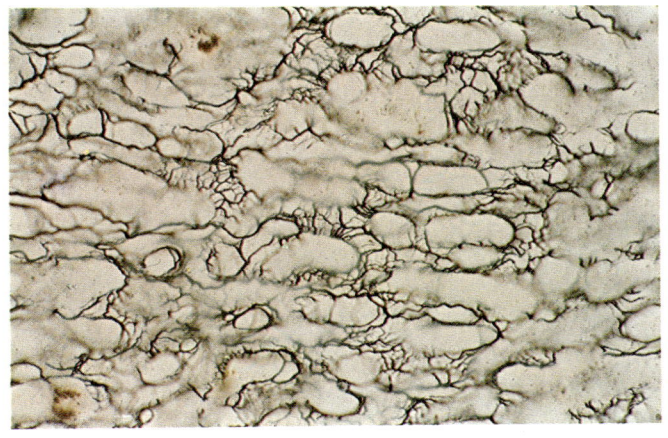

図119　肝臓の格子線維（細網線維 reticular fiber）。格子線維は渡銀法で染まり，このため好銀線維とも呼ばれる。また，この線維はある臓器の間質結合組織と実質細胞との境界面に沿って網目を形成し，ここでは網目の空隙の中に肝細胞索を入れている（図326参照）。ビールショウスキー（Bielschowsky）の渡銀法。240倍。

結合組織と支持組織 – 細胞の種類

120
小動脈
肥満細胞 Mast cell
小動脈
内皮細胞の核 Nucleus of endothelial cell
中膜の細胞の核 Nuclei of media cells

121
色素細胞の核 Nucleus of pigment cell

122
形質細胞 Plasma cell

123
組織球 Histiocytes

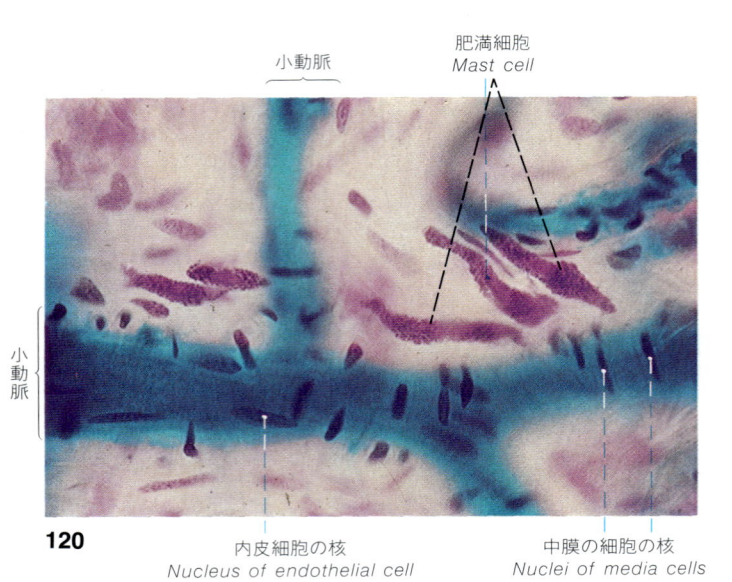

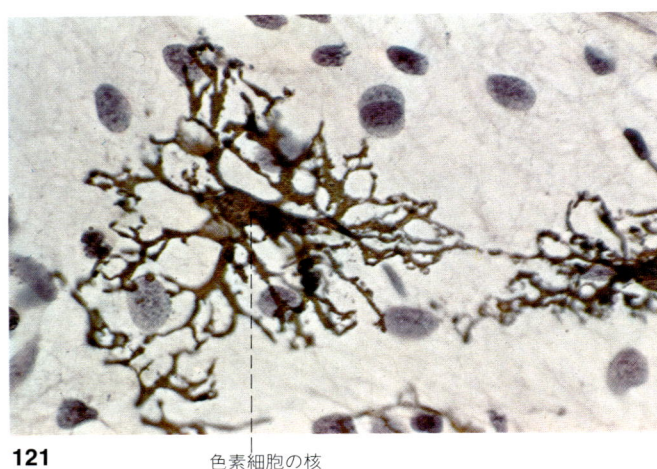

図120 小動脈に沿って存在する多数の肥満細胞（mast cells）（イヌの骨膜の伸展標本）。肥満細胞の分泌果粒内には多量のヘパリン（粘液多糖類の一種）が存在するため異調染色（metachromasia）を示すのが特徴である。血管内にはベルリン青－ゼラチンが注入してある。トルイジンブルー染色。600倍。

図121 結合組織内の色素細胞（pigment cell）（サンショウウオの幼生）。色素細胞は樹枝状の突起を出しており細胞内に多くのメラニン果粒（melanin granule）を含む。ヘマトキシリン染色。380倍。

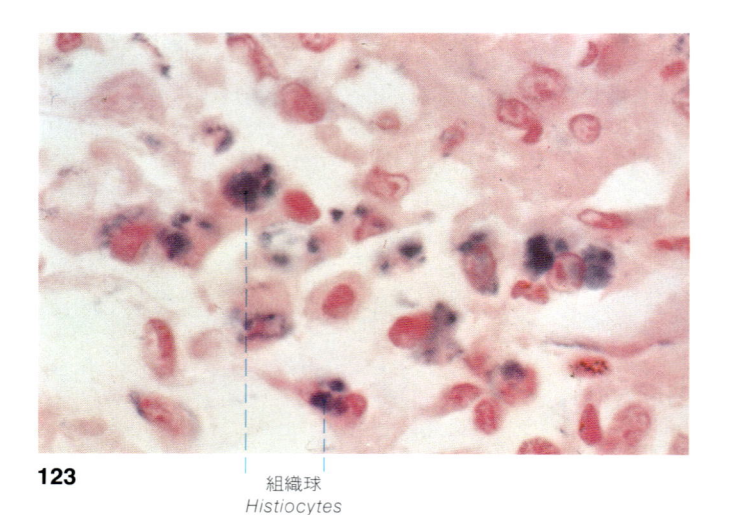

図122 ヒト結腸（colon）の粘膜固有層の形質細胞（plasma cells）。形質細胞では丸い核が偏在し，異染色質（heterochromatin）が放射状に配列して，いわゆる車輪核（cartwheel nucleus）の状態を呈するのが特徴である。細胞質にはよく発達した粗面小胞体があり，その豊富なリボゾームのために塩基好性に染まる。準超薄切片のトルイジンブルー染色。600倍。

図123 マウス皮下組織中の組織球（histiocyte）。組織球は細網組織球系に属する細胞で，アメーバ様運動によって移動することができ，旺盛な食べこみ能を有する（図15参照）。トリパンブルーによる生体染色と核ファスト赤染色を併用。960倍。

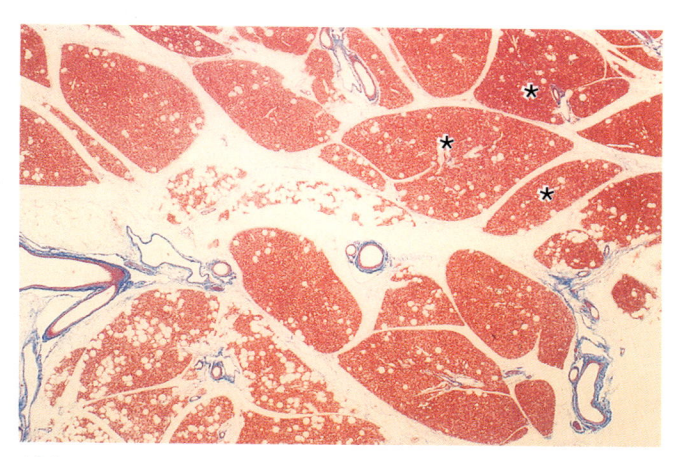

結合組織と支持組織 — 脂肪組織（adipose tissue）

図124 ハリネズミの肩甲部の褐色脂肪組織（brown adipose tissue）。褐色脂肪組織は小葉（＊）に分かれており，血管の分布が豊富である。褐色脂肪細胞は褐色の多数の脂肪滴を含み，交感神経の支配を受ける。褐色脂肪は熱の産生に役割をもち，ヒトでは特に周生期（出生の前後の時期）に見られる。冬眠動物は秋に大量の褐色脂肪を蓄える。アザン染色。30倍。

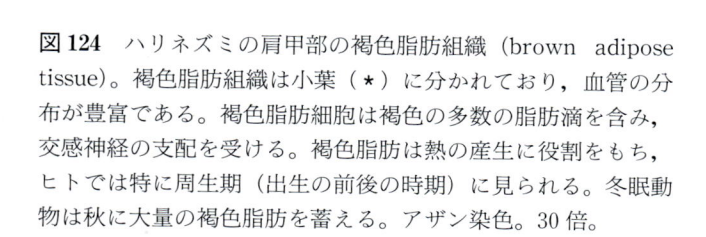

図125 アカゲザル頸部の褐色脂肪の強拡大像。褐色脂肪細胞は直径40〜50 μmで，丸い核（→）は正染色質に富み，しばしば細胞中央に位置する。脂肪滴は小さく数が多い。ミトコンドリアも豊富である（図134参照）。ゴールドナー（Goldner）のトリクローム染色。450倍。

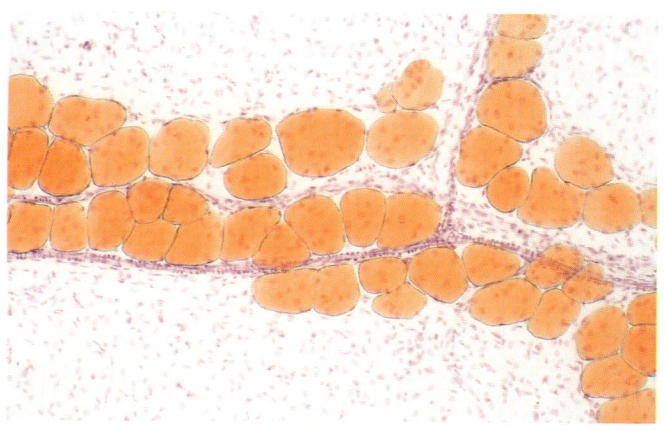

図126 ヒト腸間膜の脂肪組織（adipose tissue）。ズダンIII（Sudan III）染色によって脂肪滴が橙赤色に染まっている。ここに見られる脂肪細胞（adipose cells）は単胞性脂肪細胞で，細胞体はほとんど脂肪滴によって占められている。ヘム明礬とズダンIII染色。100倍。

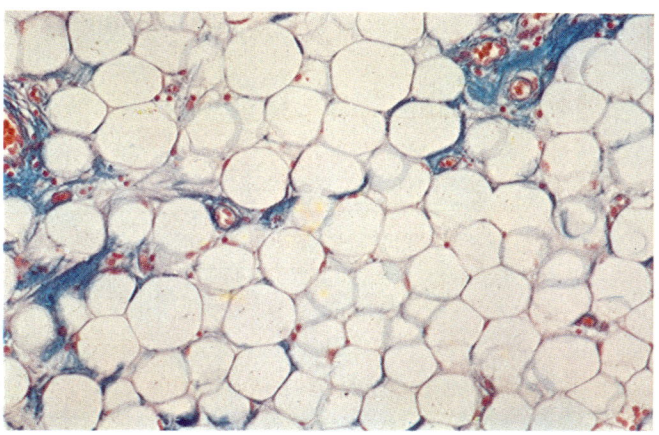

図127 ヒト涙腺の間質結合組織中の脂肪組織。パラフィンやセロイジン包埋の際には脱水のために脂溶性の溶剤（例えば，アルコール，エーテル，ベンゾールなど）を使用するので，脂肪細胞の脂肪は完全に溶け去ってしまう。このため脂肪細胞は普通の標本では白くぬけて見える。脂肪細胞の核は細胞質の隅に圧迫され扁平になっている。アザン染色。150倍。

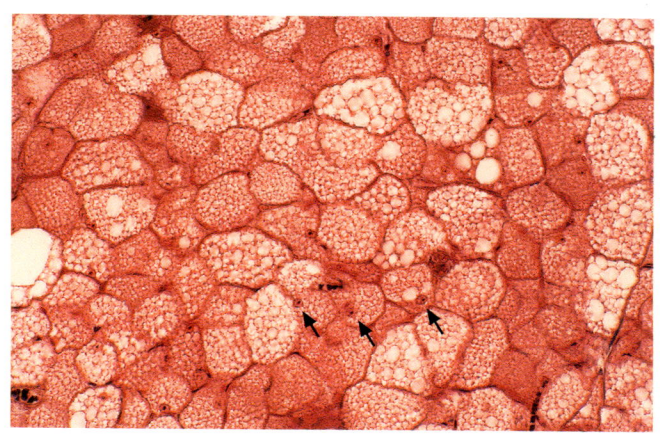

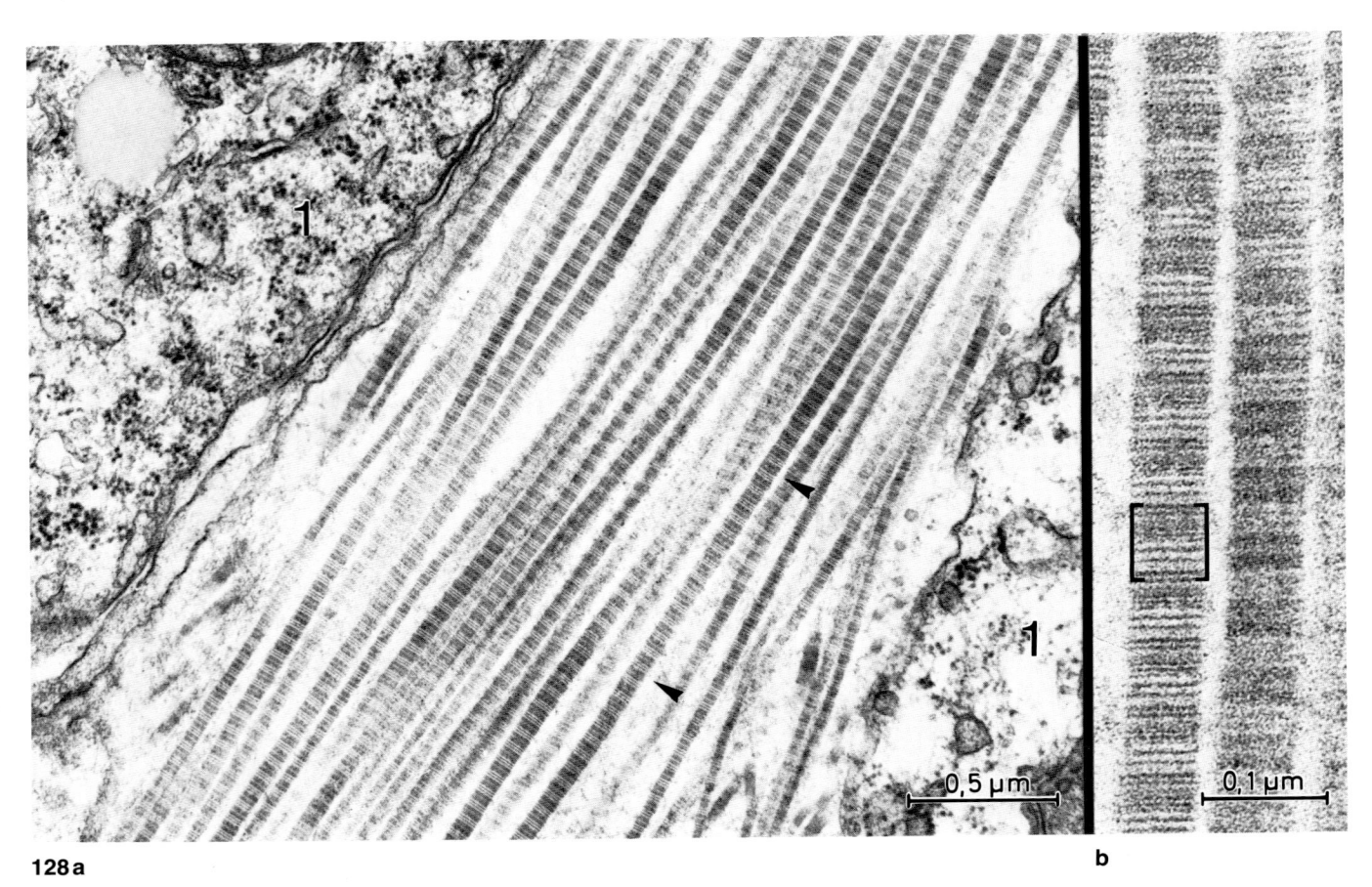

膠原線維（collagen fiber） ｜ 電子顕微鏡像

128a

図128 **a)** 線維芽細胞（fibroblasts）（1）の間を縦走する膠原線維の小さい束（ハムスターの皮下組織より）。67 nm の周期で繰り返す横紋（明暗の縞模様）に注意せよ（▶）。この横紋はさらに細かく分かれている（**b** 図）。39,000 倍。

b) 1本の膠原線維の横紋の強拡大。一つの周期（[ ]）の中に 6〜8 本のさらに細かい横縞があるのが分かる。160,000 倍。

図129 血管の豊富な疎性結合組織（loose connective tissue）（ネコ顎下腺の間質結合組織）。1：線維細胞（fibrocyte）の細長い突起。$2_1, 2_2$：線維細胞の細胞体と核。$3_1, 3_2$：毛細血管後小静脈の管腔。4：横断された膠原線維。8,000 倍。

図130 **a)** ネコ顎下腺の間質結合組織の線維細胞（fibrocyte）。大きい核とゴルジ装置，粗面小胞体，ミトコンドリアなどの小器官が見られる。3：無髄神経線維。[訳者註：線維細胞 fibrocyte と線維芽細胞 fibroblast は同じ意味に用いられることが多い。] 14,500 倍。

b) 弾性線維の微細構造（ヒトの気管支より）。やや密度の高い均質無構造の物質（1）と微細なフィラメント（→）とからなる。2：膠原線維。43,000 倍。

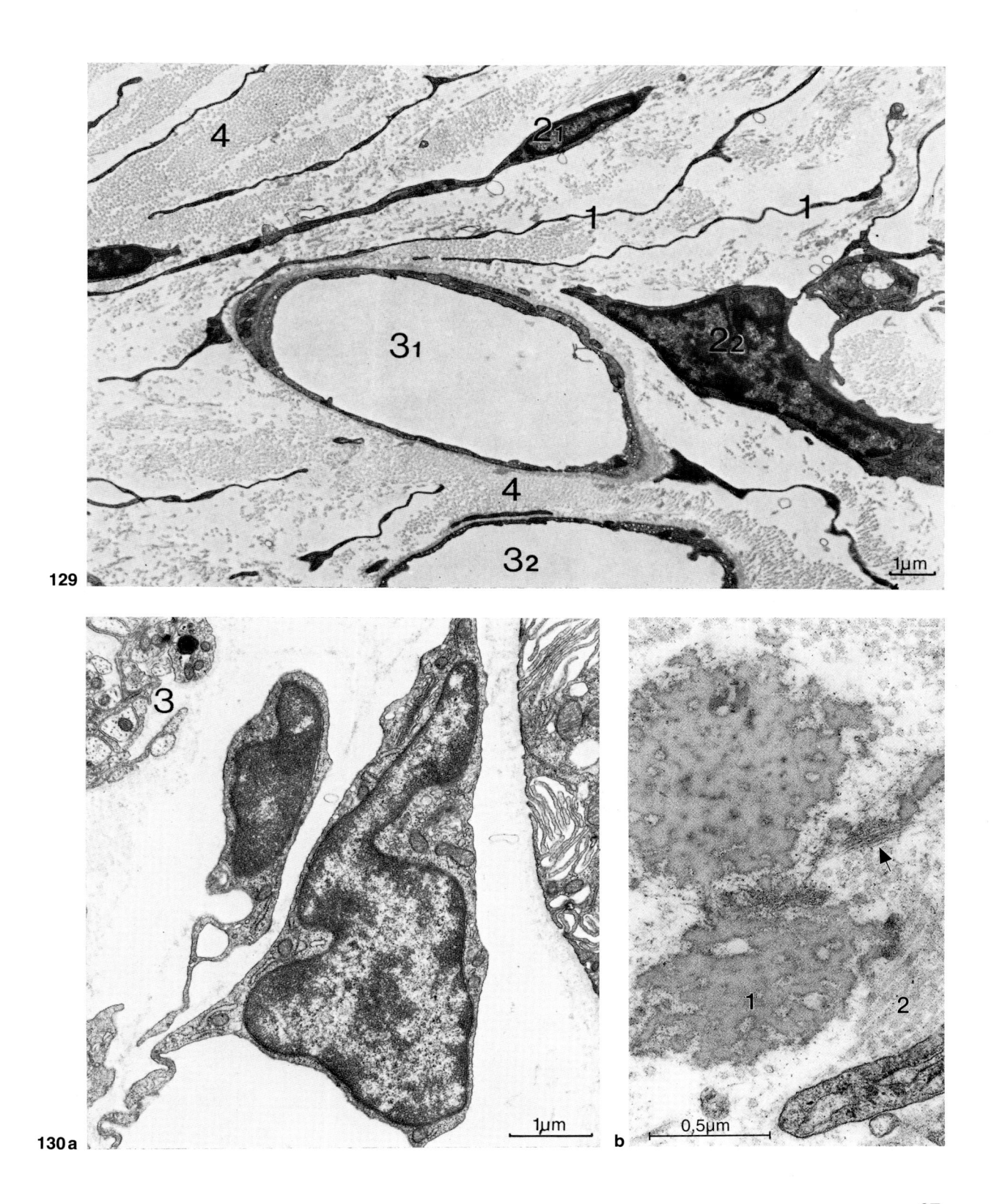

疎性結合組織 (loose connective tissue) | 電子顕微鏡像

129

130a b

67

結合組織細胞｜電子顕微鏡像

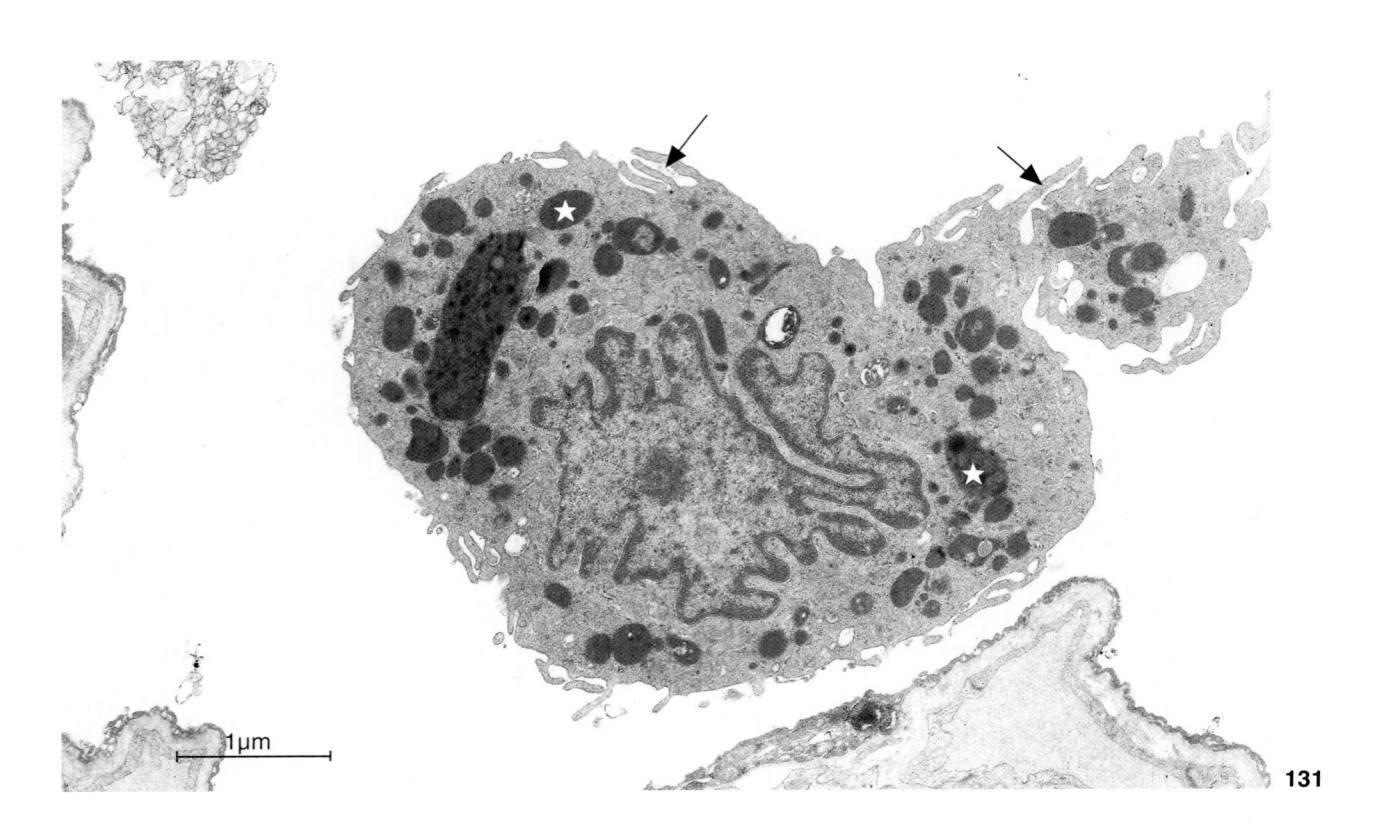

図131　ヒト肺胞の大食細胞（マクロファージ macrophage）。細胞表面からは偽足（pseudopodia）や微絨毛など，いろいろな形と大きさの突起（→）が出ている。細胞内には多くの水解小体（lysosomes）（☆）が見られる。20,700倍。

図132　a）ヒト尿管の結合組織の肥満細胞（mast cell）。細胞内に存在する多数の分泌果粒内にはヒスタミン（histamine）やプロテアーゼ（protease）が含まれている。細胞の表面からはいろいろな長さの微絨毛様の突起が出ている。肥満細胞の細胞膜にはIgEレセプターがあり，アレルギー反応に重要な役割を果たす。9,200倍。
b）ヒト肥満細胞の分泌果粒の強拡大像。果粒の内容は細かい粒子状，ミエリン様（指紋様）などいろいろな形態を示す。90,300倍。

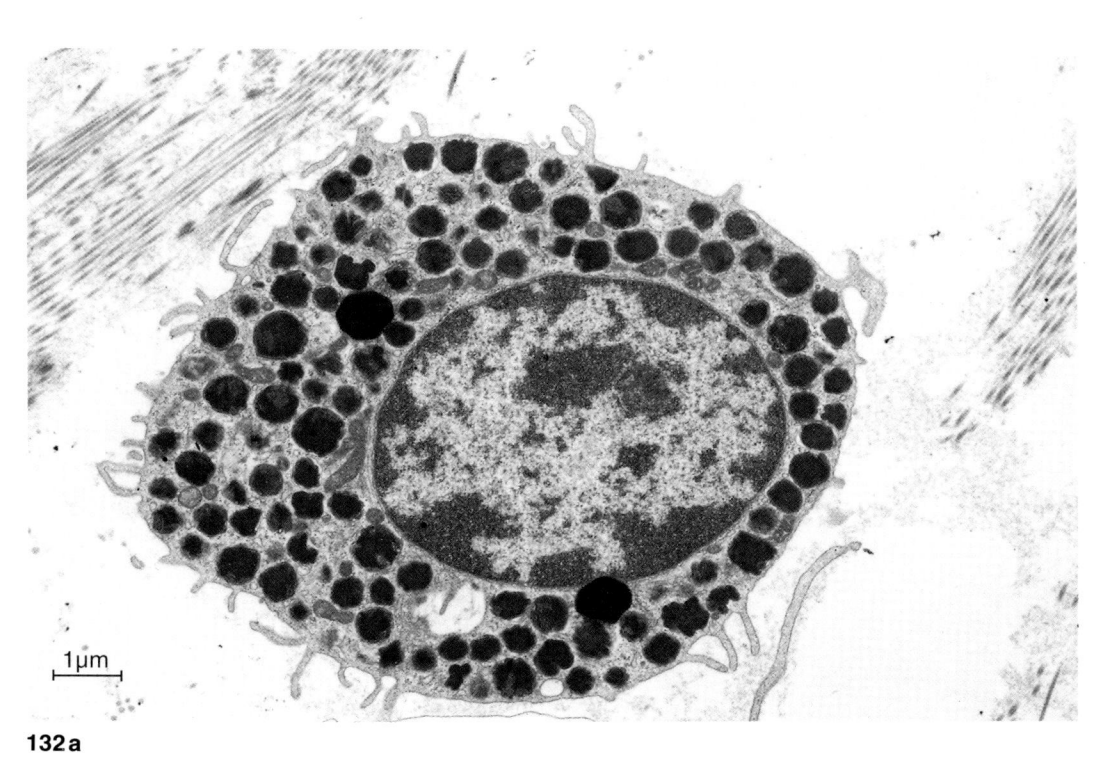

結合組織細胞 | 電子顕微鏡像

1μm

132 a

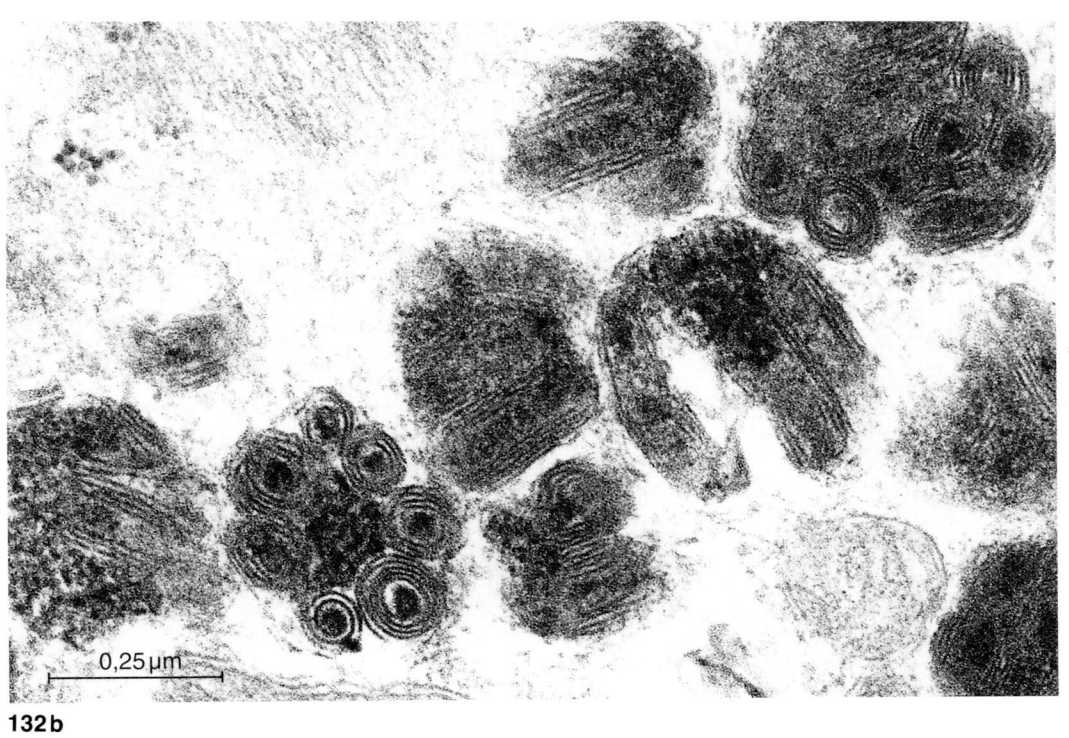

0,25 μm

132 b

69

結合組織細胞　｜電子顕微鏡像

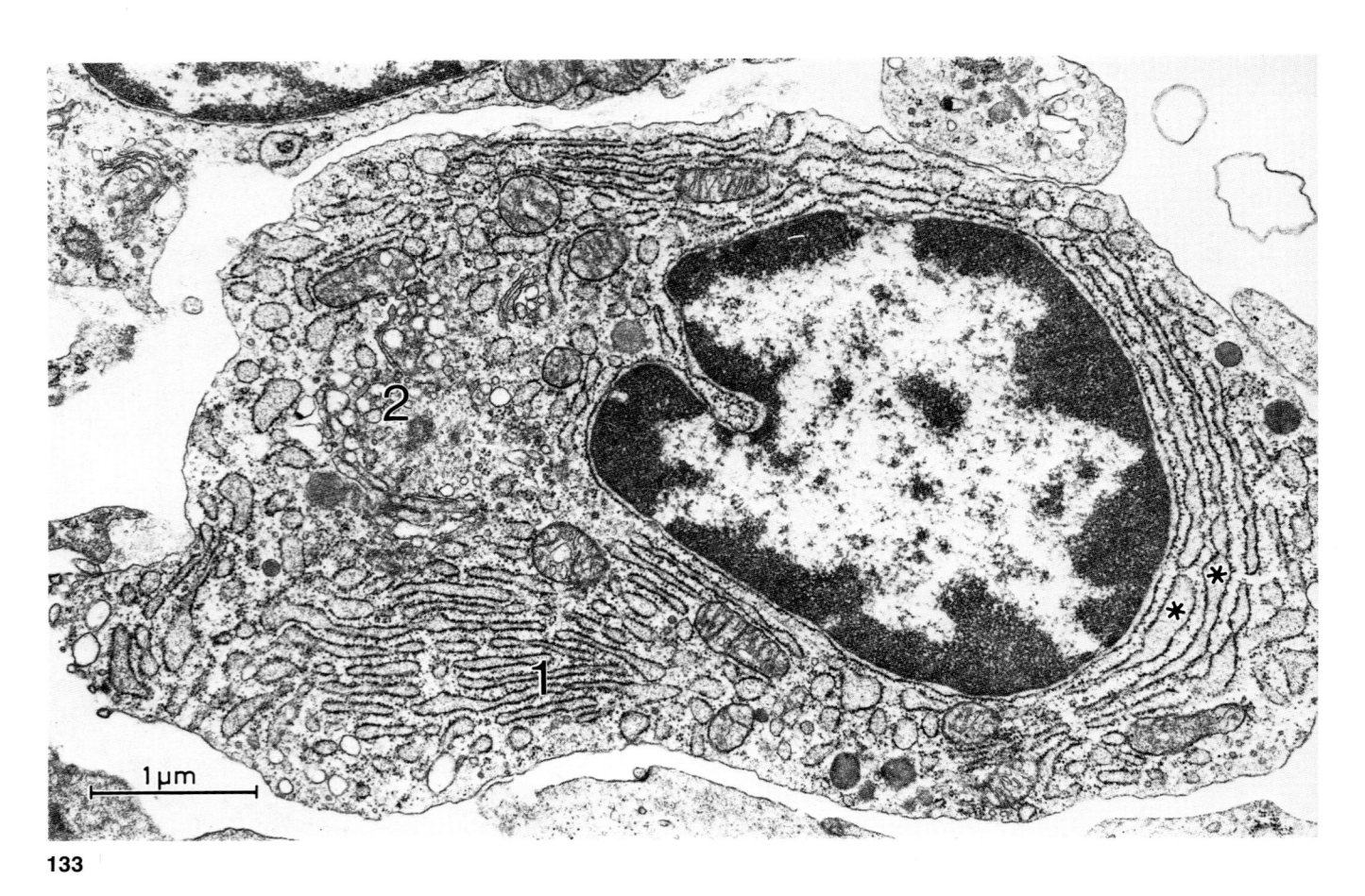

133

図133　形質細胞（plasma cell）（ラットの小腸の粘膜下組織より）。主に疎性結合組織に存在する細胞で，粗面小胞体（1）に富み，ここで免疫グロブリンが合成される。粗面小胞体の内腔は中等度に広がり（*），その中に合成された蛋白がたまっている。核はクロマチンに富み，図の左上にはゴルジ装置（2）が見られる。22,000倍。

図134　マウスの褐色脂肪組織（brown adipose tissue）の多胞性脂肪細胞。いろいろな大きさの脂肪滴（1）と細胞質を埋めつくすほど多数のミトコンドリア（2）に注意。3：核。4：毛細血管内の赤血球。12,800倍。

図135　ヒト気管支軟骨の軟骨細胞（chondrocyte）の電子顕微鏡像。気管支軟骨はガラス軟骨である。軟骨細胞の表面からは周囲の軟骨基質（1）に向かって多数の不規則な形の微絨毛（→）が出ている。細胞内には細胞小器官が豊富で，粗面小胞体がよく発達し，ゴルジ装置，中心小体，ミトコンドリアと並んで，グリコーゲン（★），脂肪滴などが存在する。軟骨基質の中にはII型コラーゲンからなる細い膠原線維，小さいカルシウム沈着巣，コンドロイチン硫酸を主体とするプロテオグリカンなどがある。軟骨細胞に密接して存在する微細な線維は特別なコラーゲンからなり，軟骨細胞を周囲の圧迫から保護する働きがある。7,830倍。

結合組織細胞 | 電子顕微鏡像

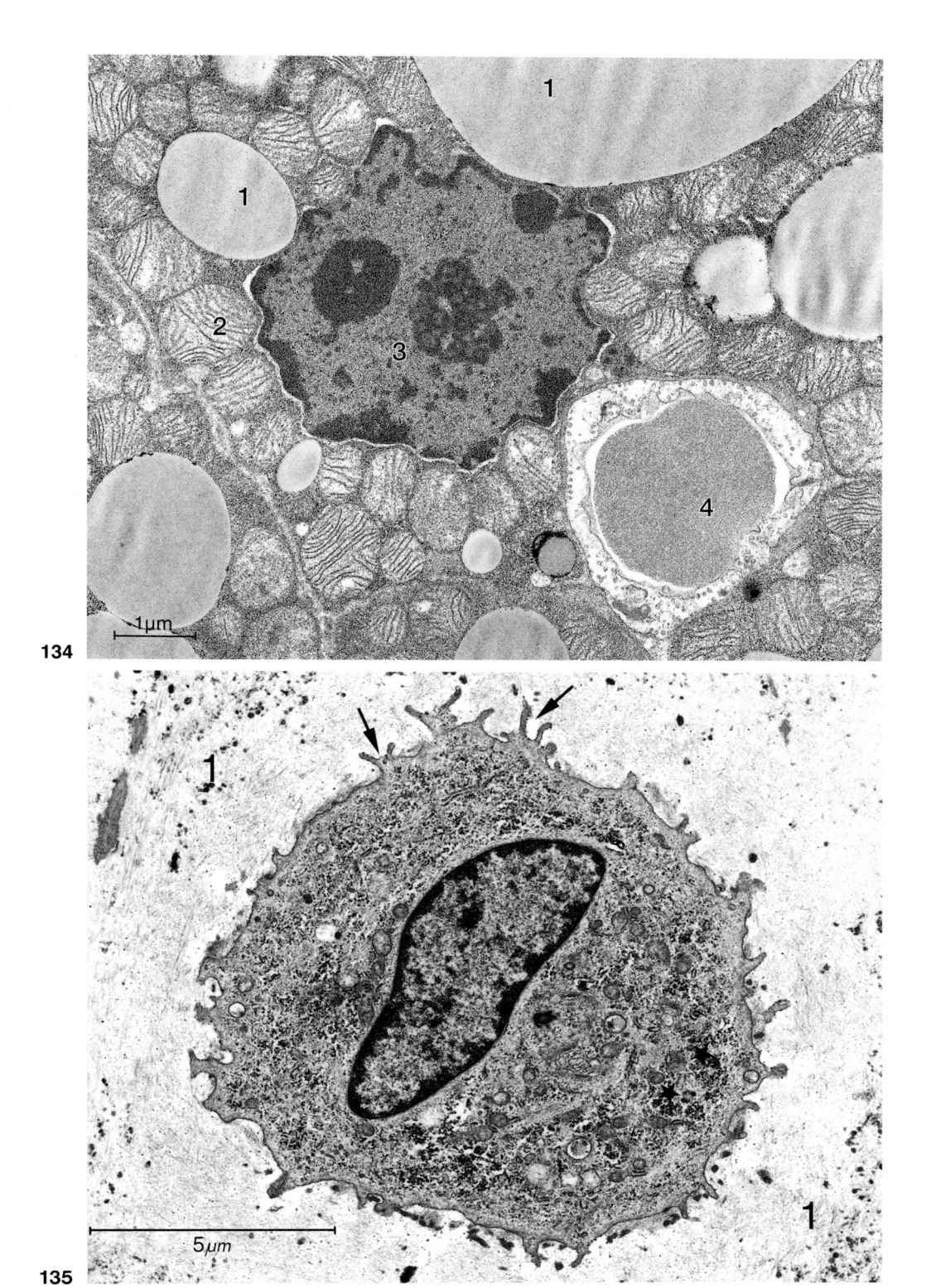

134

135

71

結合組織と支持組織 − 腱（tendon）と弾性靱帯（elastic ligament）

間質の疎性結合組織 Loose connective tissue

間質の疎性結合組織 Loose connective tissue

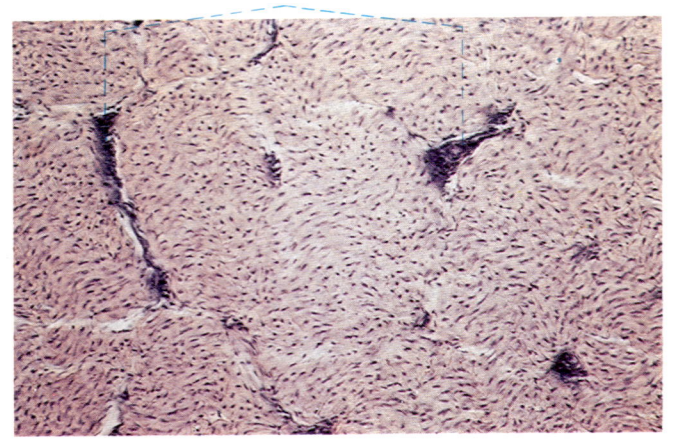

136

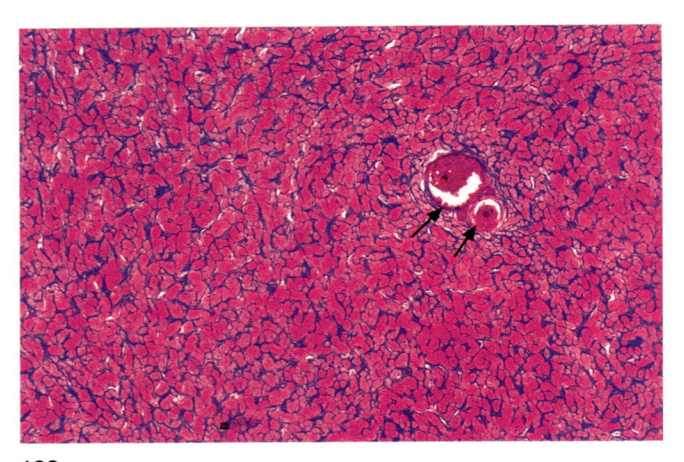

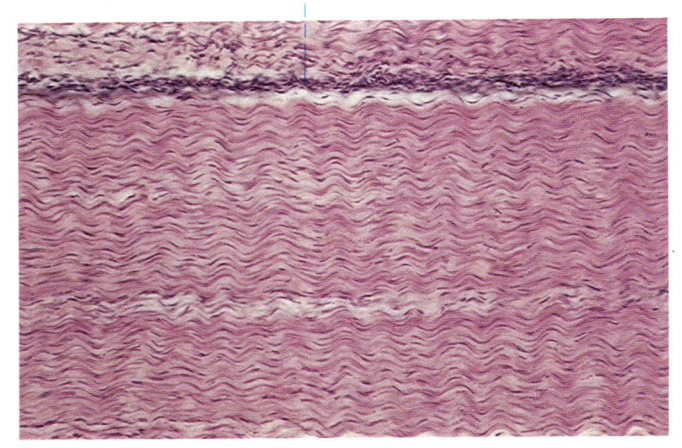

137

138

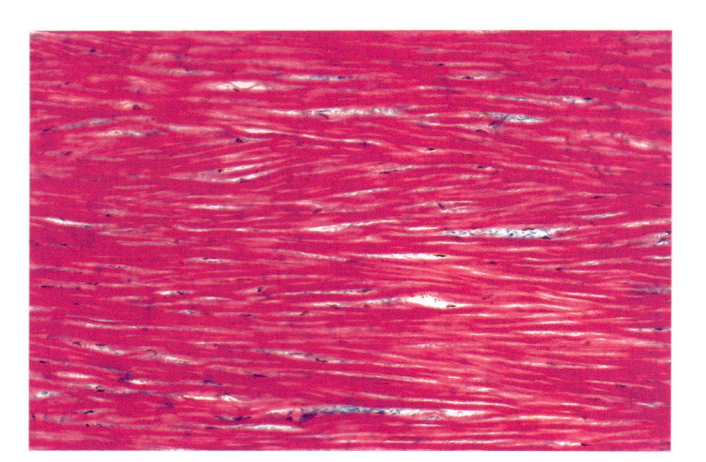

139

図136 イヌの腱（tendon）の横断像。間質の疎性結合組織によって種々の太さの腱線維束（膠原線維の束）に分けられている。膠原線維の間には腱細胞または翼細胞とも呼ばれる線維芽細胞の核が見えている。縦断像（図137）と対比して見ると、腱細胞は膠原線維の間で縦に密に並んで列をつくっており、この列が多数平行に走っていることが分かる。したがって、図のような横断像では各列について一つずつの細胞（の核）しか見えない。ヘマトキシリン・エオジン染色。95倍。

図137 腱の縦断像。腱細胞が列をつくって平行に並んでいる様子がよく分かる（ただし、見えているのは核だけである）。図の上方には細胞の豊富な疎性結合組織からなる中隔が見える。線維の波状の走向が特徴的であるが、これは有髄神経線維の縦断像と似ており、見分けるのが難しい。ヘマトキシリン・エオジン染色。95倍。

図138 弾性靱帯の横断像。赤色の部分：太い弾性線維の横断。青色の部分：膠原線維。弾性線維と膠原線維とで機能的な構築をなしている。→：血管。ヒヒの黄色靱帯（隣接する椎弓間に張っている靱帯）。マッソン・トリクローム染色。250倍。

図139 ウシの項靱帯の縦断像。赤く染まった弾性線維が鋭角をなして交わっている。アザン染色。250倍。

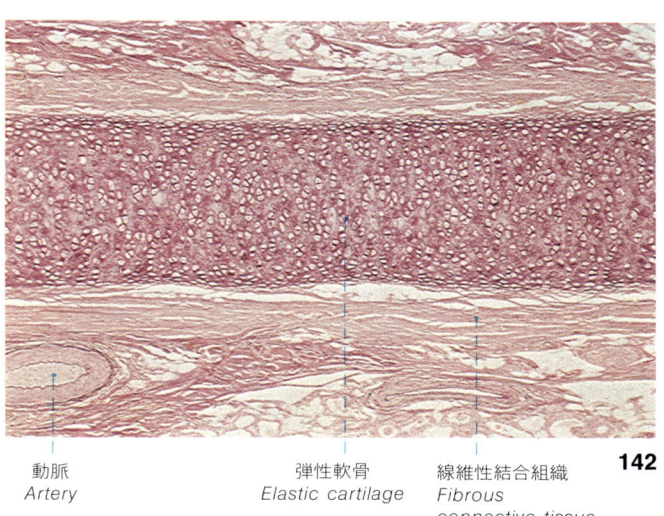

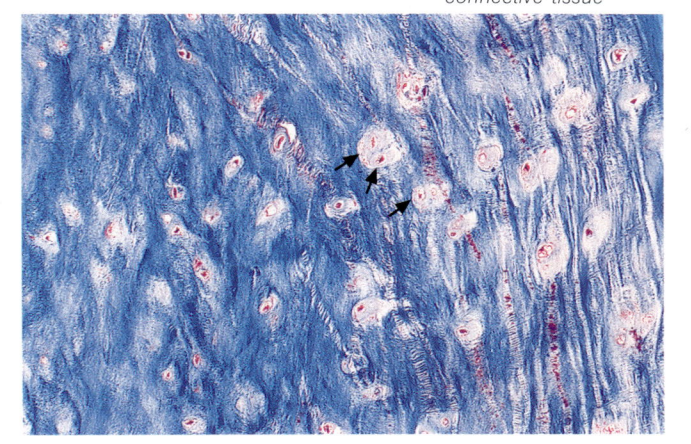

結合組織と支持組織 – 軟骨 (cartilage)

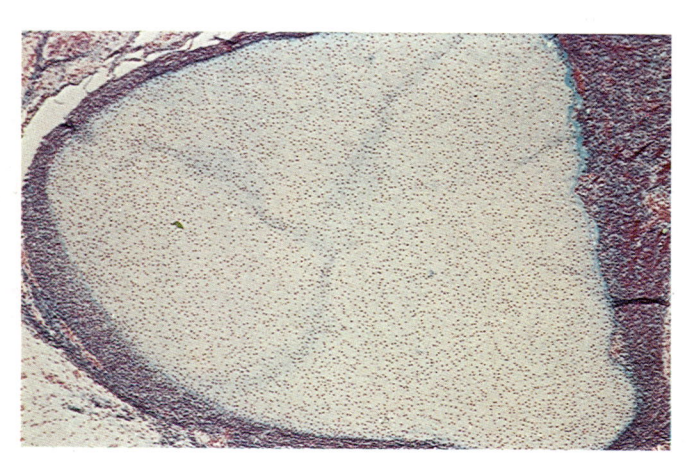

140

141 軟骨単位 Chondron　軟骨基質 Cartilage matrix

142 動脈 Artery　弾性軟骨 Elastic cartilage　線維性結合組織 Fibrous connective tissue

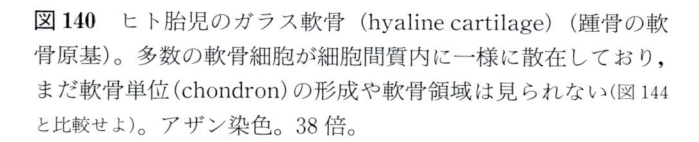

143

図140　ヒト胎児のガラス軟骨 (hyaline cartilage)（踵骨の軟骨原基）。多数の軟骨細胞が細胞間質内に一様に散在しており，まだ軟骨単位 (chondron) の形成や軟骨領域は見られない (図144と比較せよ)。アザン染色。38倍。

図141　ガラス軟骨（ヒトの気管軟骨）。軟骨単位 (chondron) が認められる。ひとつの軟骨単位を構成する2～3個の軟骨細胞は1個の細胞の分裂によって生じたものである。細胞間質（軟骨基質）はコンドロイチン硫酸を多く含むため塩基性の色素に染まる（塩基好性）。基質のコンドロイチン硫酸は軟骨単位の周囲に特に豊富なためにこの部分が強く染まることになる。軟骨領域というのは軟骨単位とその周囲の特に塩基好性に強く染まる細胞間質を合わせたものである。図の左下隅と右上隅に淡く染まる軟骨膜の結合組織が見えている。ヘマトキシリン・エオジン染色。200倍。

図142　ブタの耳介の弾性軟骨 (elastic cartilage)。軟骨単位はほとんど二細胞性で一様に存在している。細胞間質は少ない。細胞間質（軟骨基質）が暗紫色に見えるのは大量に存在する弾性線維がレゾルシン・フクシンに染まっているためである。ただし，拡大が小さいために弾性線維網は明瞭でない (図146参照)。レゾルシン・フクシンと核ファスト赤による染色。38倍。

図143　ヒトの椎間円板の線維輪。椎間円板は線維軟骨である。I型コラーゲンからなる膠原線維が濃青色に染まっている。軟骨細胞 (→) はコンドロイチン硫酸とII型コラーゲンからなる膠原線維を含む基質によって囲まれている。マッソンのトリクローム染色。250倍。

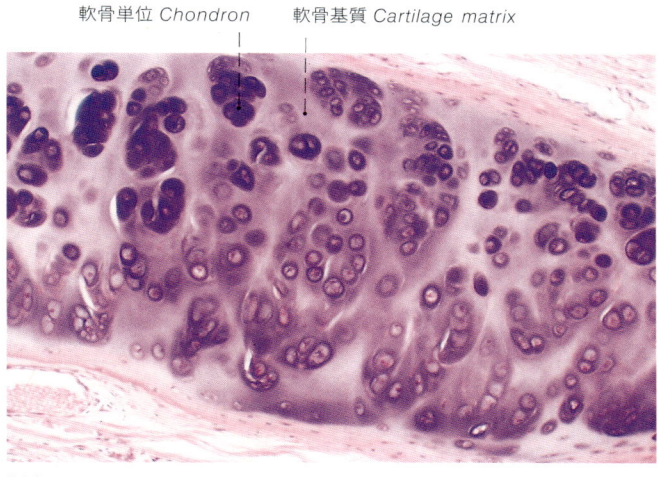

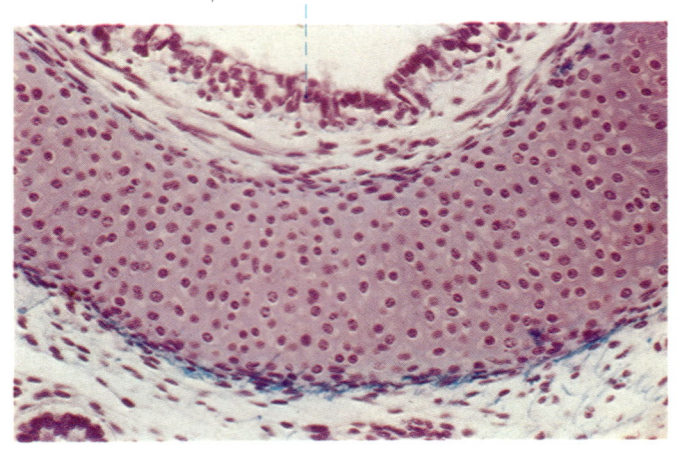

結合組織と支持組織 — 軟骨

144 気管支の上皮 / Epithelium of bronchus

145 細胞周部（軟骨暈） / Territorial matrix　　アスベスト変性（石綿様線維化） / Amianthoid degeneration
2個の軟骨細胞からなる軟骨単位 / Bicellular chondron

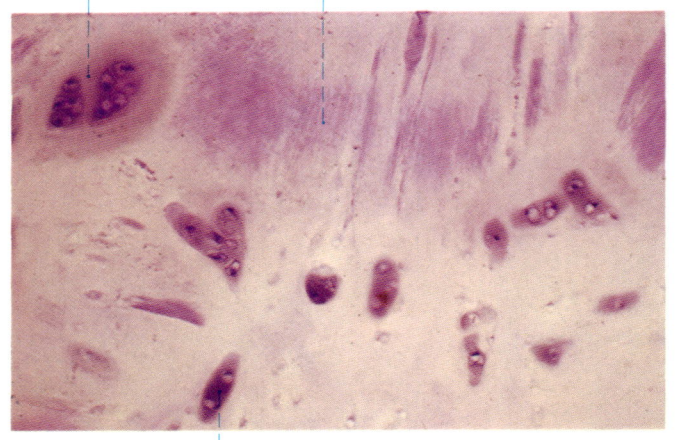

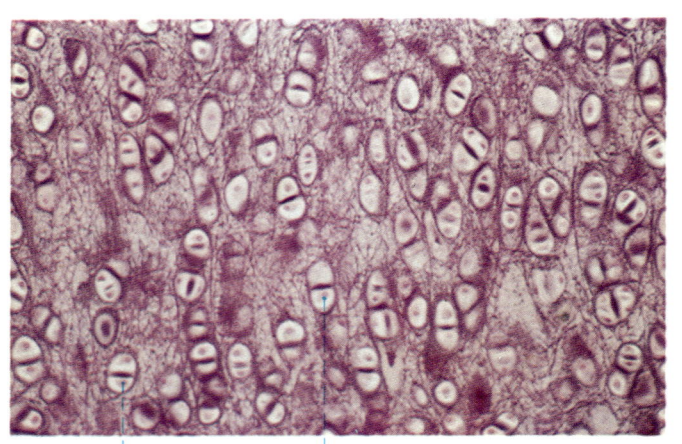

146 Bicellular chondron / 2個の軟骨細胞からなる軟骨単位

147 軟骨単位 Chondron

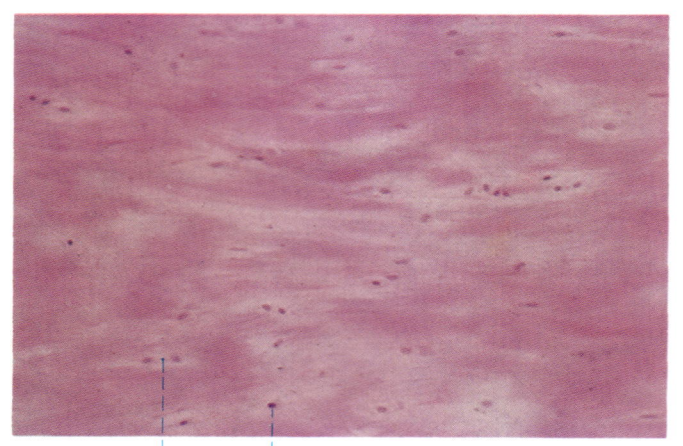

図144　ヒト胎児のガラス軟骨（気管支軟骨）。軟骨細胞はまだほとんどが丸く（核の形に注意），ばらばらに存在している。細胞間質（軟骨基質）は均質である。アザン染色。240倍。

図145　成熟したガラス軟骨（ヒトの肋軟骨）。アスベスト変性（石綿様線維化）と比較的小さい細胞からなる多数の軟骨単位が見られる。図で泡状に見える明るい空隙は，いわゆる軟骨小腔（細胞間質内の隙間）で，この中に軟骨細胞が存在する。軟骨細胞自身は標本作製の過程で強く収縮して辺縁部に押しやられ，時に壊れている。このため細胞の核だけがよく染色されている。細胞周部には特に線維やヒアルロン酸が多く，暗い赤紫色に染まっている。ヘマトキシリン・エオジン染色。150倍。

図146　ブタの耳介の弾性軟骨（elastic cartilage）（図142参照）。軟骨細胞は図145のものに比べて収縮の程度が軽く，丸い核（淡紅色に染まっている）が明瞭である。淡い灰色の細胞体も見えるが収縮して軟骨小腔の壁から離れている。二細胞性の軟骨単位と細い弾性線維がつくる密な網目に注意。レゾルシン・フクシンと核ファスト赤染色。150倍。

図147　線維軟骨（fibrous cartilage）（ヒトの椎間円板）。一細胞性ないしは二細胞性の小さい軟骨単位（ただし見えているのは軟骨細胞の核のみ）が膠原線維束の間に不規則に散在している。ヘマトキシリン・エオジン染色。150倍。

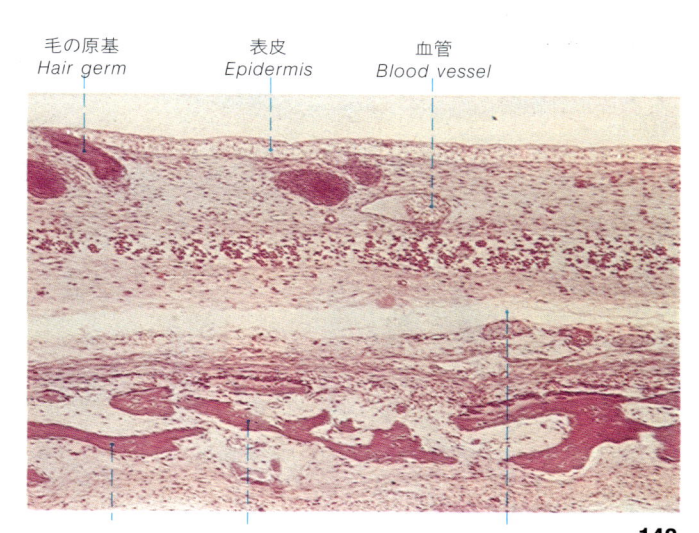

結合組織と支持組織 − 骨の発生

148 毛の原基 Hair germ／表皮 Epidermis／血管 Blood vessel／膜内骨化によってつくられた骨質 Intramembranous bone／組織の収縮によって生じた空隙 Cleft caused by shrinkage

149 骨芽細胞 Osteoblasts

150 骨細胞 Osteocytes／骨芽細胞 Osteoblasts／破骨細胞 Osteoclasts

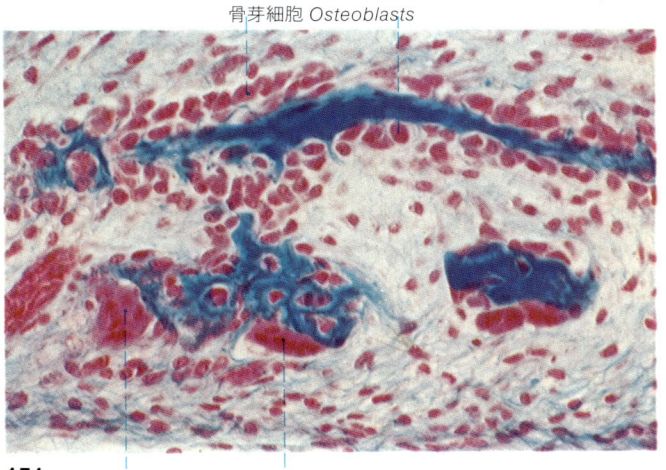

151 骨芽細胞 Osteoblasts／ハウシップ窩の中の破骨細胞 Osteoclasts in Howship lacunae

図 148　ヒト胎児の頭蓋冠。被蓋骨の形成（膜内骨化の例）。膜内骨化（intramembranous ossification）では間葉細胞（mesenchymal cells）が骨芽細胞（osteoblasts）に分化して直接周囲の結合組織中に膠原線維と骨基質とを分泌しはじめる。この時まだ石灰化は起こっておらず，類骨（osteoid）と呼ばれる。この後，骨芽細胞は基質中に埋めこまれて骨細胞（osteocytes）となり，次第に基質の石灰化が進行して，類骨は充実した硬い組織になる。ヘマトキシリン・エオジン染色。38 倍。

図 149　図 148 の右下の一部を拡大したもの。小さい骨梁の表面に並んだ骨芽細胞と，骨梁内の骨細胞が明瞭に分かる。ヘマトキシリン・エオジン染色。150 倍。

図 150　イヌ胎仔の下顎骨の小さい骨梁（膜内骨化の例）。骨梁の皮膚側の表面には骨芽細胞が密に並んで骨の付加成長を行っている。口腔側の表面には破骨細胞（osteoclasts）（多数の核をもつ巨大な細胞）が見える。この細胞は骨の吸収と再構成に関与する。ヘマトキシリン・エオジン染色。95 倍。

図 151　ブタ胎仔の頭蓋冠の小さい骨梁（青く染まっている）。骨梁の周囲を無数の骨芽細胞が取り囲んで骨の付加成長を行っている。同時に，破骨細胞は骨質を酵素によって分解し，しばしば自身が分解した骨質のくぼみ（ハウシップ Howship 窩）の中に入っている。このようにして頭蓋内容（すなわち脳）の増大に合わせて頭蓋冠も大きくなっていく。アザン染色。240 倍。

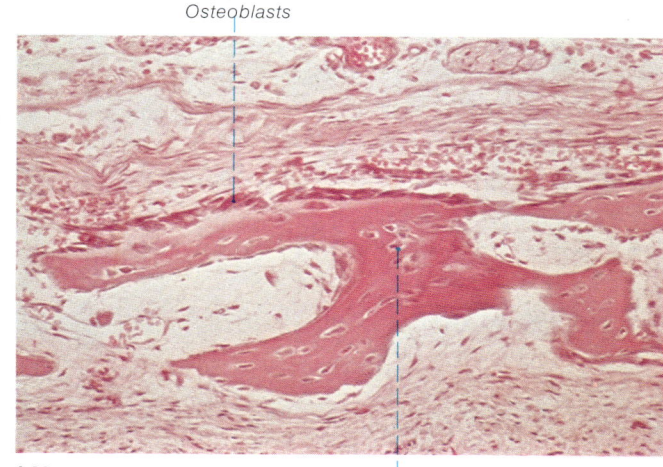

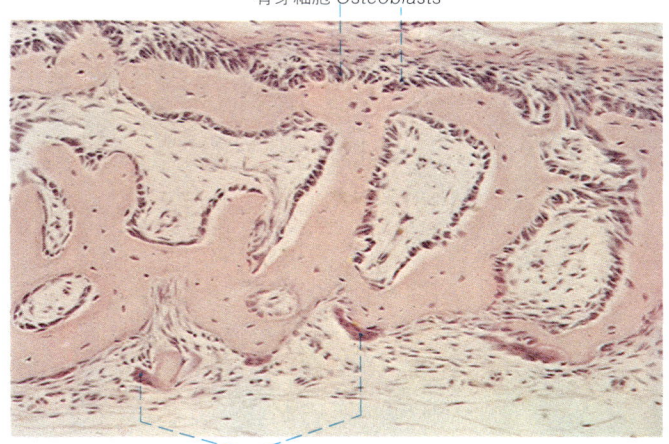

結合組織と支持組織 – 骨の発生

図152 いわゆる置換骨形成の早期（ヒトの3か月胎児の指骨）。被蓋骨の形成の場合と異なり，置換骨ではいったん軟骨性の骨格がつくられた後，これが次第に骨組織で置き換えられていく。まず，骨幹内部の軟骨基質に石灰化（"いわゆる"一次骨化中心または骨化点）が起こると軟骨細胞 (chondrocytes) は膨化し，変性の徴候を示してくる。また同時に，骨幹部に薄い骨層板が出現してくる。この骨層板は軟骨膜の間葉細胞から分化した骨芽細胞がつくる（これを軟骨外骨化 perichondrial ossification と言う）。軟骨外骨化そのものはすでに述べた膜性骨 (membrane bone) の形成の様式に従う。ヘマトキシリン・エオジン染色。80倍。

152

変性して胞状になった軟骨細胞
Hypertrophic cartilage cells

軟骨外骨化によってできた骨
Perichondrial bone

軟骨膜
Perichondrium

骨端軟骨
Epiphyseal cartilage

増殖しつつある軟骨細胞
Proliferating cartilage cells

変性して胞状になった軟骨細胞
Hypertrophic cartilage cells

原始骨髄
Primitive bone marrow

間葉組織の進入部位

軟骨外骨化によってできた骨
Perichondrial bone

軟骨膜
Perichondrium

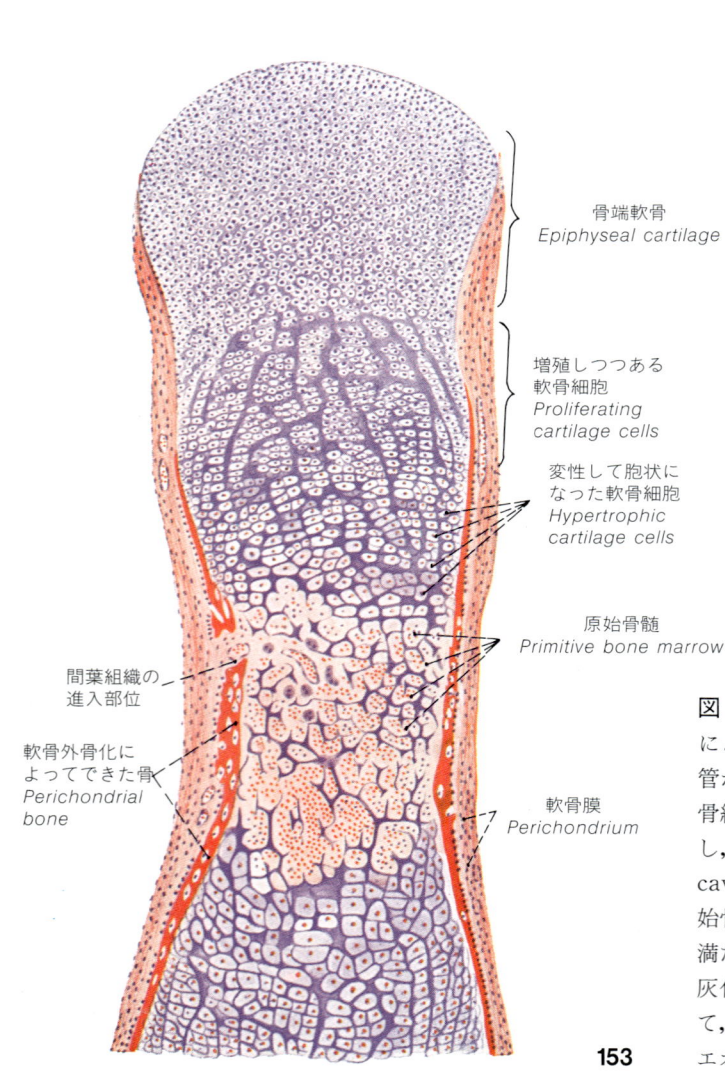

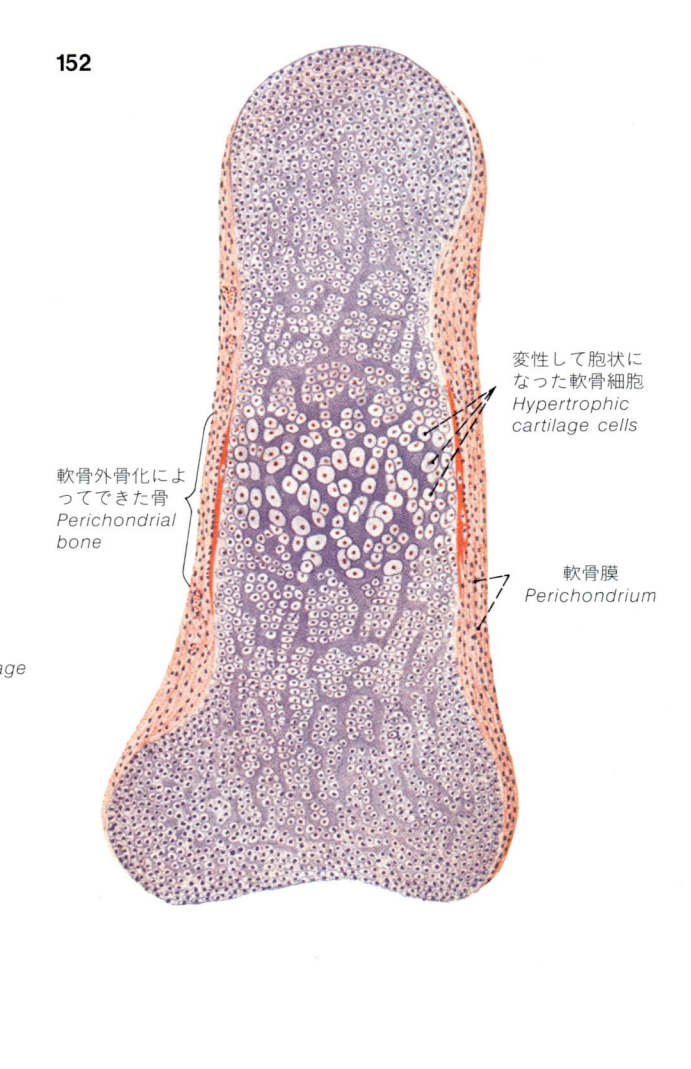

153

図153 置換骨の形成（図152の次の段階）。軟骨外骨化（膜内骨化）によって骨幹部にできた鞘状の骨を貫いて間葉組織を伴った血管が一次骨化点内に進入してくる。これと一緒に入ってきた破骨細胞や大食細胞は軟骨細胞や石灰化した軟骨基質を溶解除去し，骨幹部の中に蜂窩状の腔所（一次髄腔 primary marrow cavity）をつくりだす。一次髄腔は強く増殖する間葉組織――原始骨髄（一次骨髄）(primitive or primary bone marrow)――で満たされている。原始骨髄の間葉組織に由来する骨芽細胞は石灰化した軟骨基質の除去されずに残っている部分にやってきて，ここに類骨 (osteoid) を形成しはじめる。ヘマトキシリン・エオジン染色。100倍。

結合組織と支持組織 – 骨の発生

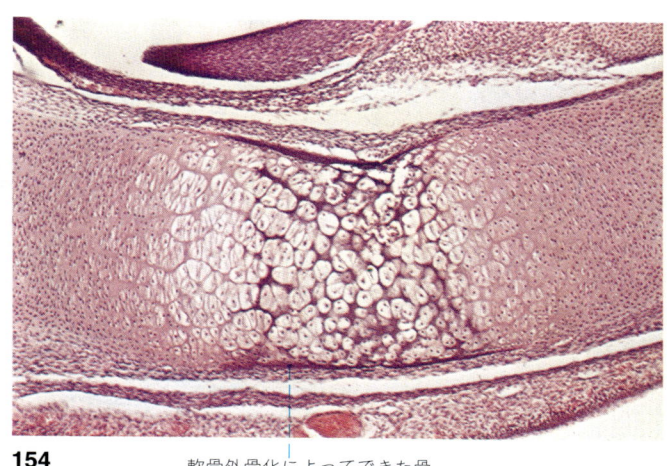

154 軟骨外骨化によってできた骨 Perichondrial bone

石灰化した軟骨基質 Calcified cartilagineous ground substance

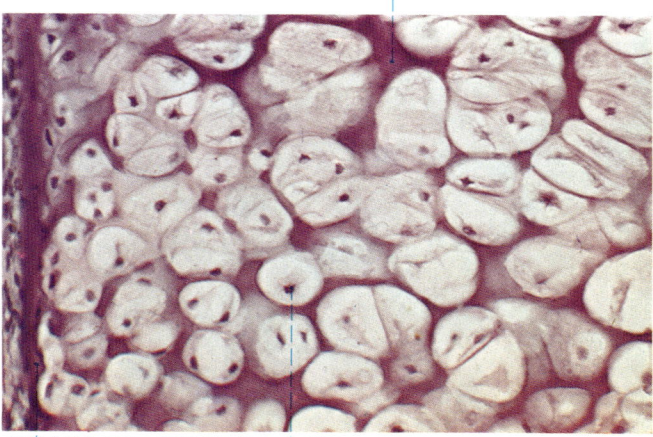

軟骨外骨化によってできた骨 Perichondrial bone
骨端軟骨 Epiphyseal cartilage
萎縮した軟骨細胞の核 Nucleus of a shrunken chondrocyte
原始骨髄 Primitive bone marrow **155**

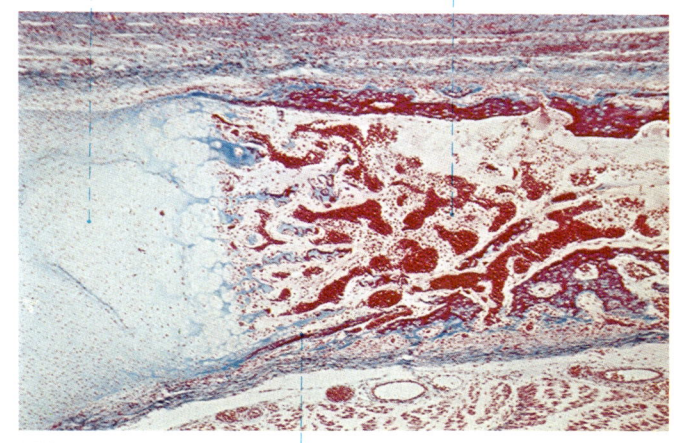

図154　中手骨の軟骨性原基の縦断像（ヒトの胎児）。軟骨基質の一部にカルシウム塩の沈着（石灰化 calcification）が起こっており，その部分が塩基性色素に強く染まっている（中央の紫色）。ヘマトキシリン・エオジン染色。60倍。

図155　一次骨化点の拡大像（図154の一部を拡大したもの）。軟骨細胞は強く膨化して変性の徴候を示している。ヘマトキシリン・エオジン染色。240倍。

156 軟骨外骨化によってできた骨 Perichondrial bone

赤血球の詰まった血管 Blood vessels stuffed with erythrocytes

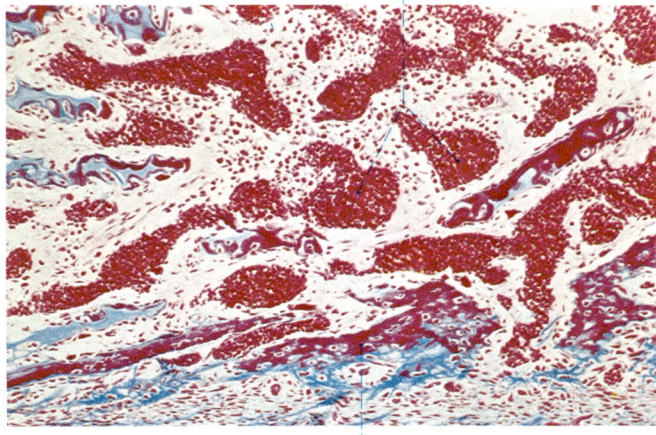

図156　中足骨の縦断像（頭尾長18 cmのヒトの胎児）。図158のものとほぼ同じ時期に相当する。アザン染色。38倍。

図157　図156の中央下1/3を拡大したもの。軟骨外骨化（perichondrial ossification）によってできた鞘状の骨が間葉組織を伴った血管によって貫かれている部分を示す。血管は原始骨髄腔に連絡している。アザン染色。96倍。

157 軟骨外骨化によってできた骨 Perichondrial bone

結合組織と支持組織 – 骨の発生と関節の構造

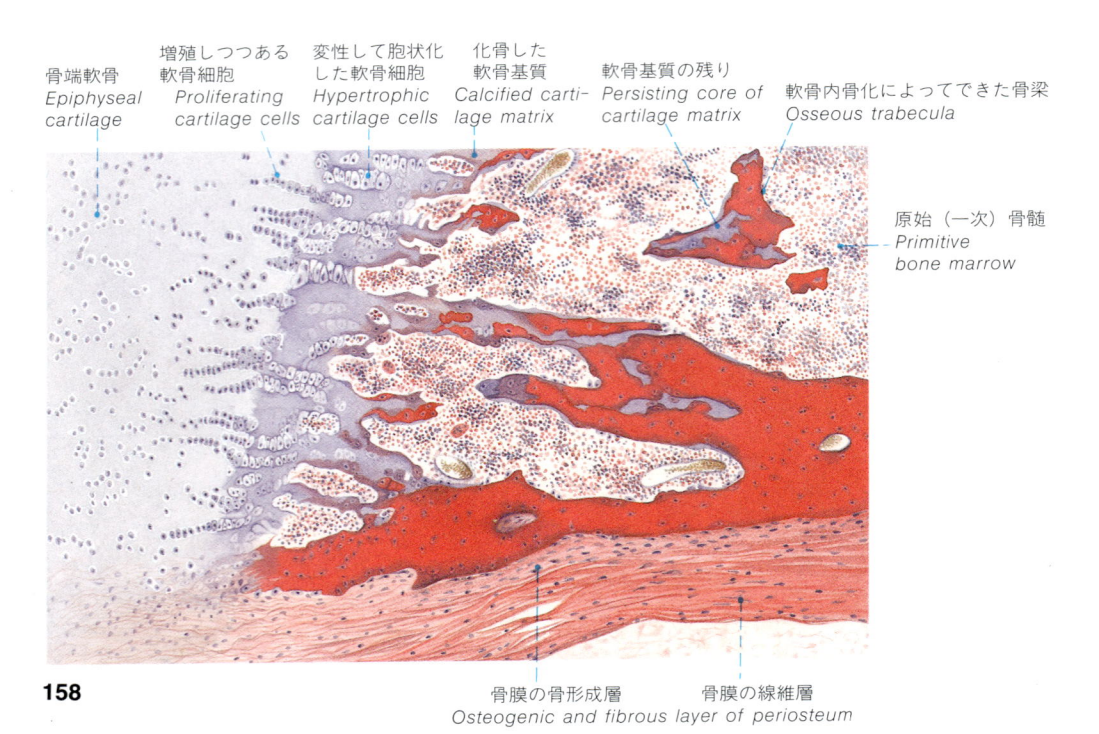

158

ラベル：
- 骨端軟骨 Epiphyseal cartilage
- 増殖しつつある軟骨細胞 Proliferating cartilage cells
- 変性して胞状化した軟骨細胞 Hypertrophic cartilage cells
- 化骨した軟骨基質 Calcified cartilage matrix
- 軟骨基質の残り Persisting core of cartilage matrix
- 軟骨内骨化によってできた骨梁 Osseous trabecula
- 原始（一次）骨髄 Primitive bone marrow
- 骨膜の骨形成層・骨膜の線維層 Osteogenic and fibrous layer of periosteum

図158 置換骨の形成の後期。骨幹の一次（原始）髄腔は両側の骨端の方へ広がっていき、ガラス軟骨を圧迫している。これらの境界線に沿って石灰化した軟骨基質（塩基好性に濃染している）と胞状にふくらんだ軟骨細胞が見られる。これは一次骨化点の成立のところで述べたように軟骨の分解の前段階であり変性の過程である（図152参照）。石灰化した軟骨基質の残りの部分は骨芽細胞をつなぎとめて骨化の方向づけをなし、なおしばらくの間、骨小梁の中に存続する。ヘマトキシリン・エオジン染色。80倍。

159

ラベル：
- 骨組織 Bone
- 関節のガラス軟骨 Articular hyaline cartilage
- 線維膜 Fibrous membrane
- A細胞 A cells
- 滑膜 Synovial membrane
- 滑膜ヒダ Synovial fold
- 血管 Blood vessels
- 関節腔 Joint cavity
- 脂肪細胞 Fat cell
- B細胞 B cells
- 境界線
- 石灰化層 Mineralized zone

図159 関節（滑膜性連結）の構造を示す模式図。関節包は外側の線維膜（fibrous membrane）と内側の滑膜（synovial membrane）からなる。A細胞は特殊な大食細胞で互いにゆるく結合している。B細胞は線維芽細胞で滑膜の膠原線維やプロテオグリカン、ヒアルロン酸などを産生する。関節腔内の滑液（synovial fluid）の水分は血液に由来する。滑膜内の毛細血管は窓あき型である。関節軟骨内の膠原線維の走行に注意。

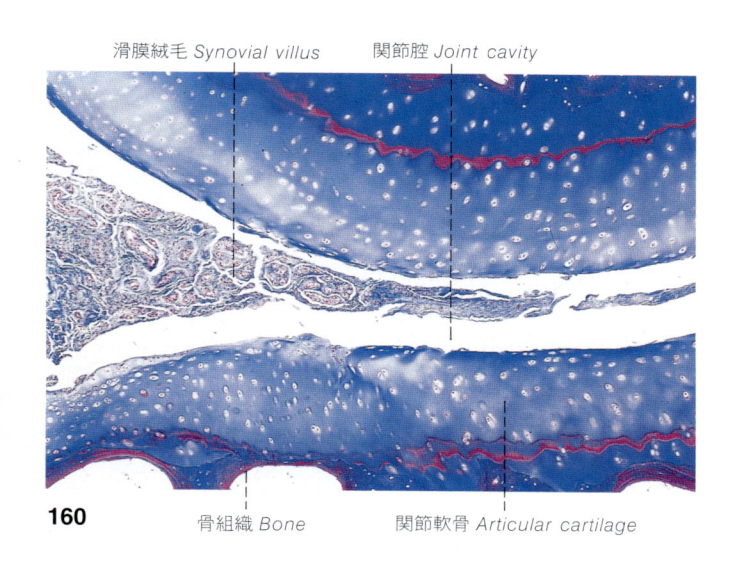

結合組織と支持組織 – 関節と層板骨 (lamellar bone)

160 滑膜絨毛 Synovial villus　関節腔 Joint cavity　骨組織 Bone　関節軟骨 Articular cartilage

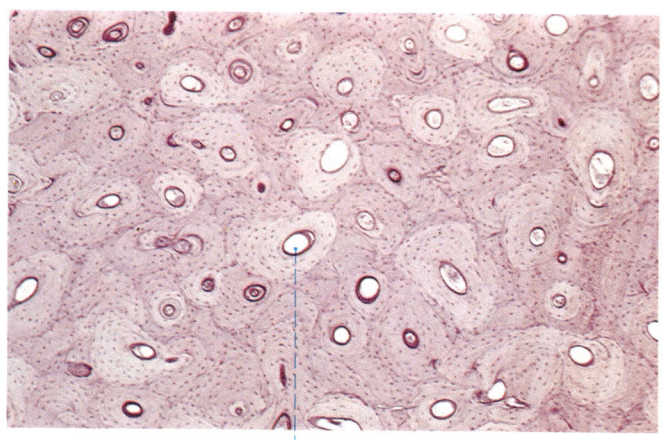

161 ハヴァース管 Haversian canal

162 骨小腔 Lacuna　骨細管 Canaliculi　ハヴァース管 Haversian canal

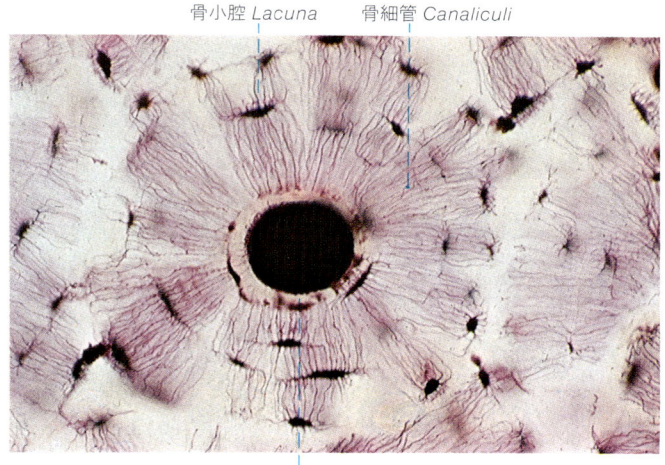

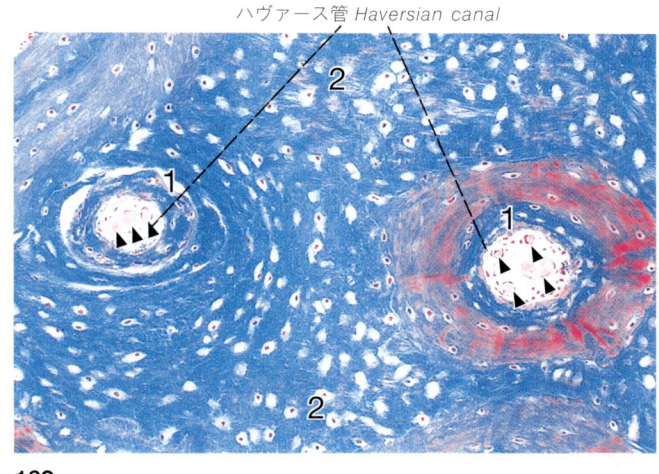

163 ハヴァース管 Haversian canal

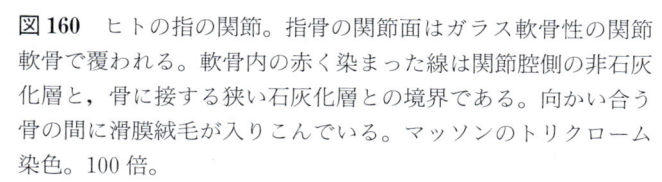

図160　ヒトの指の関節。指骨の関節面はガラス軟骨性の関節軟骨で覆われる。軟骨内の赤く染まった線は関節腔側の非石灰化層と，骨に接する狭い石灰化層との境界である。向かい合う骨の間に滑膜絨毛が入りこんでいる。マッソンのトリクローム染色。100倍。

図161　管状骨の緻密質（substantia compacta）の横断像（ヒトの腓骨）。多数のハヴァース管（Haversian canal）と，これを同心円状に囲むハヴァース系（Haversian system）（骨単位 osteon とも言う）の横断像が出ている。ハヴァース系の間には介在層板と呼ばれる不完全な層板系が存在する。これは古いハヴァース層板のなごりである。フクシン染色。38倍。

図162　イヌの大腿骨骨幹部の緻密質の研磨標本。紙ヤスリなどで骨切片を極めて薄くすると非常に小さな空隙などがよく分かるようになる。これらの空隙は，もとは骨細胞の細胞体とその突起が存在していた所である。骨小腔（骨細胞の細胞体が存在していた所）は，常に各層板の間で層板と平行に位置しており，骨小管（骨細管）（骨細胞の突起を容れた所）は層板に対してほぼ垂直に走っている。フクシン染色。240倍。

図163　骨の脱灰標本（アザラシの錐体骨 os petrosum）。骨単位（オステオン osteon）（1）が2つ出ており，そのハヴァース管（Haversian canal）の中に細い血管（▶）と結合組織が見える。この結合組織の周辺部が骨組織に接する所には骨芽細胞が存在する。骨層板の間には骨細胞が見えている（白くぬけて見える所が骨小腔で，その中に点のように赤く染まっているのが骨細胞）。骨基質中の膠原線維は青く染まっている。2：介在層板。マッソンのトリクローム染色。250倍。

筋組織 (muscular tissue)

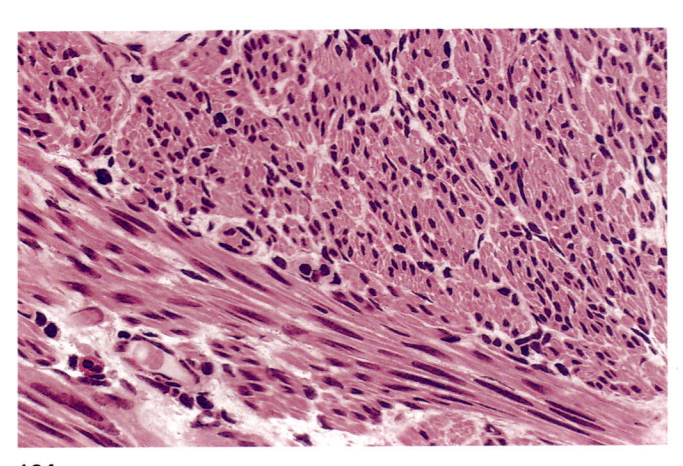

164

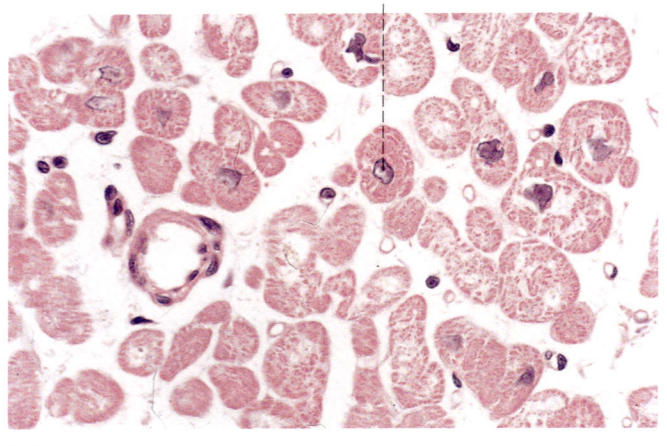

167 赤筋線維（細胞） "Red" muscle fiber / 白筋線維（細胞） "White" muscle fiber

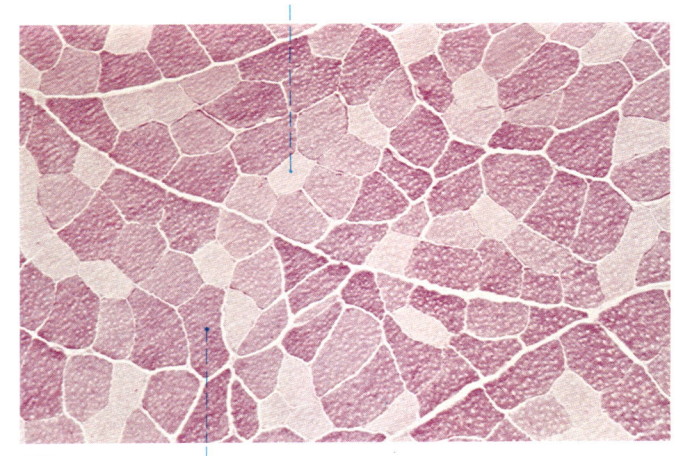

165 心筋細胞の核 Nucleus of a cardiac muscle cell

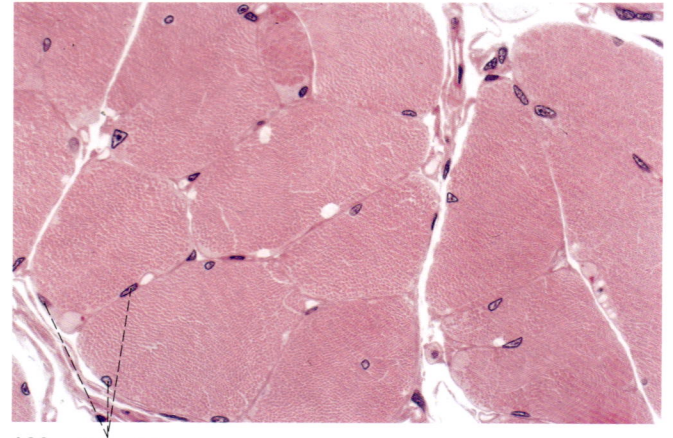

166 核 Nuclei

図164　ヒトの子宮の平滑筋。平滑筋細胞(smooth muscle cell)は直径5〜10μm，長さ40〜100μmの細長い紡錘形をしている。図の左下には平滑筋細胞の縦断像，右上半分に横断ないし斜断像が出ている。核は棍棒状で1つの細胞に1個存在するが，すべての細胞の断面に見えるわけではない。細胞質はエオジンに均質に染まっている。ヘマトキシリン・エオジン染色。200倍。

図165　ヒトの心筋細胞の横断像。心筋細胞は平滑筋細胞より大きく，直径約15μmである。核は普通1個で細胞の中央に位置する。種々の太さの筋原線維束の断面が模様のように見えている。ヘマトキシリン・エオジン染色。200倍。

図166　ヒトの骨格筋線維（骨格筋細胞）の横断像。骨格筋線維は単核の筋芽細胞が融合してできた合胞体で，多数の核は細胞の辺縁部に位置する。筋細胞の中で最も大きく，直径20〜80μm，長さは数mmから十数cmに及ぶ。細胞質を満たすエオジン好染の筋原線維が無数の小さい点として見えている。ヘマトキシリン・エオジン染色。500倍。

図167　種々の型の骨格筋線維（ラットの前脛骨筋）。この型の違いは筋線維内のグリコーゲン量によるものである。すなわち，グリコーゲン量の非常に少ない赤筋線維がほとんど染まっていないのに対して，グリコーゲンの多い白筋線維は赤紫色に染まっている。PAS染色。96倍。

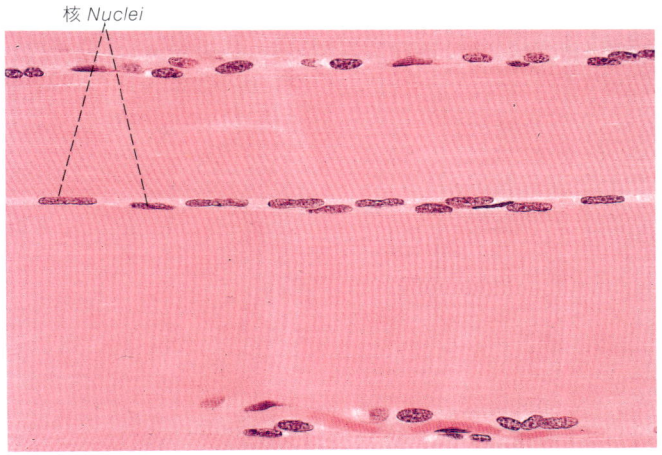

筋組織

168 毛細血管の中の赤血球
Erythrocytes within a capillary

169 核 Nucleus

170 介在板 Intercalated disk　核 Nucleus

171 核 Nuclei

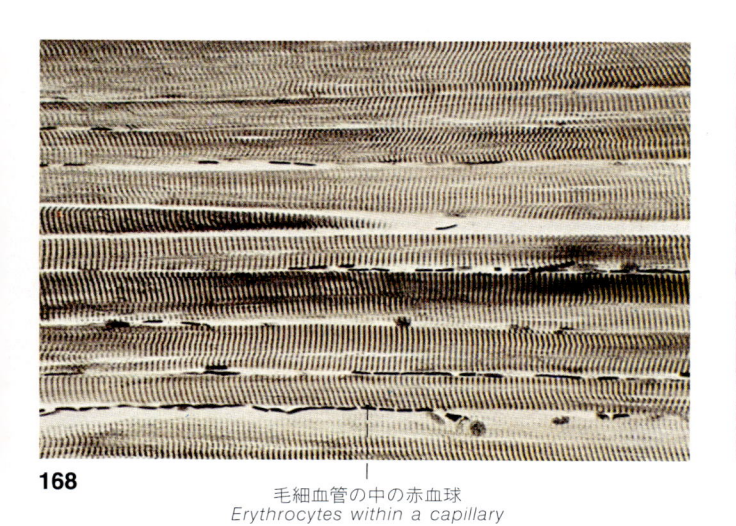

図 168　骨格筋線維（骨格筋細胞）（イヌの舌骨筋）の横紋。鉄ヘマトキシリン染色を施すと，この横紋を明瞭に示すことができる。図では，倍率が低いにもかかわらず，A帯とI帯がはっきりと識別できる。(筋細胞と筋線維は同義語である。) 筋線維(筋細胞)と平行に並んだ黒青色の小体の列は，筋細胞の核ではなく，毛細血管内の赤血球である。鉄ヘマトキシリン染色。240倍。

図 169　ヒト子宮の平滑筋細胞の縦断像。棍棒状の核に注意。プラスチック切片。ヘマトキシリン・エオジン染色。700倍。

図 170　ヒトの心筋細胞の縦断像。心筋細胞は長さ50〜100 μm で枝分かれしている。隣り合う心筋細胞は接着装置で強固に結合しており，この部分が介在板（intercalated disk）として見える(図192参照)。核は比較的明るく，細胞の中央に位置する。核の両側にグリコーゲンや脂肪滴，水解小体，小器官などがあるため明るく見える。横紋は骨格筋細胞に比べて不明瞭である。プラスチック切片。ヘマトキシリン・エオジン染色。500倍。

図 171　ヒトの骨格筋細胞の縦断像。多数の核が細胞の辺縁部に並んでいる。エオジン好染の細胞質は筋原線維で満たされ，横紋が明瞭である(図193, 194参照)。この図ではエオジンに濃く染まったA帯とやや明るいI帯が識別できるだけであるが，拡大を上げるとI帯の中央にZ帯（線）が見える(図177参照)。骨格筋の横紋は，筋フィラメントの配列が細胞の幅全体にわたって揃っているために生じる。プラスチック切片。ヘマトキシリン・エオジン染色。500倍。

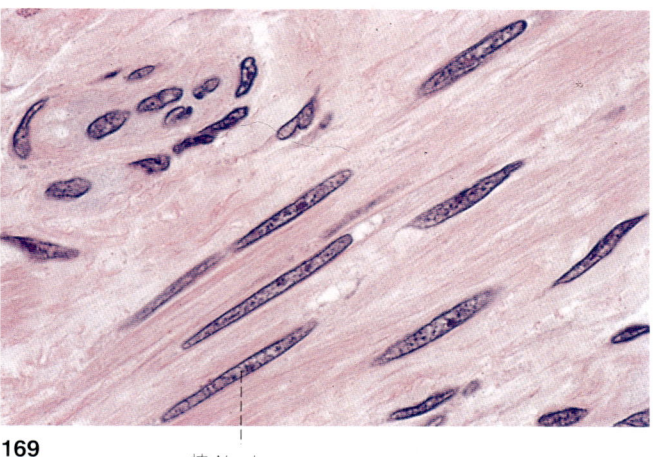

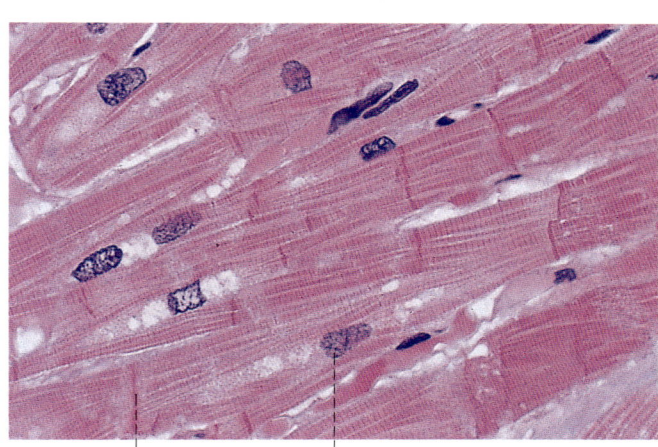

筋組織

3種類の筋組織の横断像の比較。倍率を上げて組織学的な詳細をより分かりやすくしてある。すべて同じ倍率(100倍の油浸レンズを使用)で, 同じ染色(アザン染色)である。

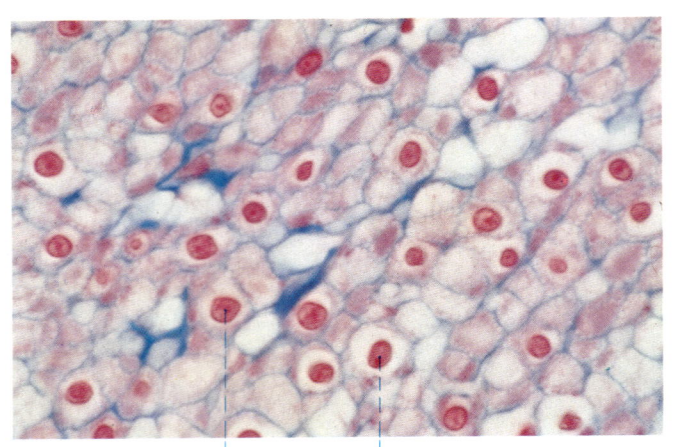

172 平滑筋細胞の核 Nuclei of smooth muscle cells

図172 平滑筋細胞(smooth muscle cell)(ヒトの虫垂の筋層)。核は細胞の中央にあり, そのまわりを薄い細胞質が取り囲んでいる。960倍。

一つの心筋細胞 A single cardiac cell

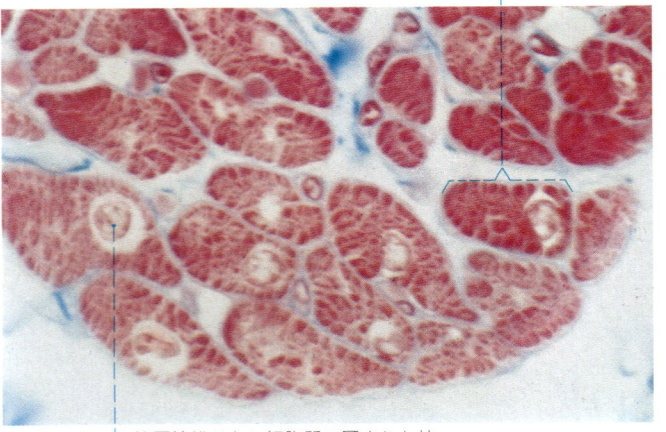

173 筋原線維のない細胞質に囲まれた核 Nucleus surrounded by myofibrillae-free sarcoplasm

図173 心筋細胞(heart muscle cell)。心筋細胞は平滑筋細胞に比べて径が太く, 不規則な形をしている。筋形質(sarcoplasm)によって筋原線維(myofibrils)がいくつかの小さいグループに分けられており, いわゆるコーンハイム野(Cohnheim fields)を形成している。960倍。

毛細血管内の赤血球 Erythrocyte within a capillary

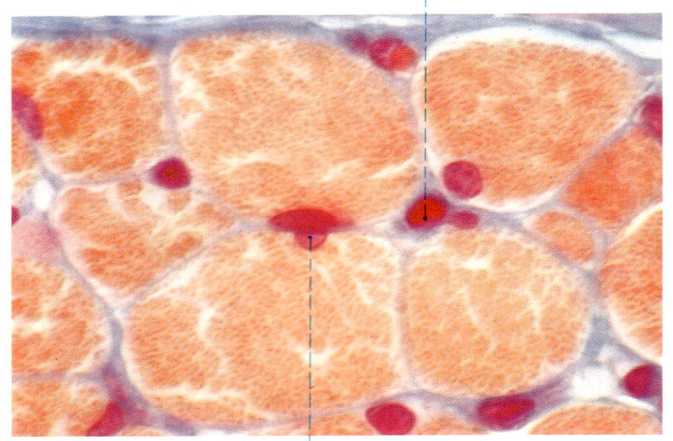

174 骨格筋線維の核 Nucleus of skeletal muscle fiber

図174 骨格筋細胞(skeletal muscle cell)(＝骨格筋線維)。細胞内の筋原線維が明瞭に分かる(ヒトの眼輪筋)。960倍。

筋組織

3種類の筋組織の縦断像の比較。倍率を上げて組織学的な詳細を分かりやすくしてある。すべて同じ倍率（100倍の油浸レンズを使用）で，同じ染色（アザン染色）である。

平滑筋細胞の核
Nucleus of a smooth muscle cell

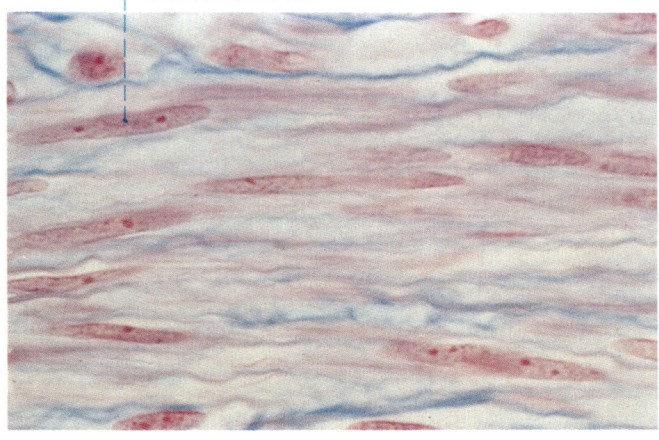

図175 平滑筋細胞（ヒトの虫垂の筋層）。杆状の核と，その中の核小体が明瞭に分かる。細胞の境界は不鮮明である。平滑筋細胞は非常に細いので縦断像の観察は困難なことが多い。960倍。

175

介在板
Intercalated disks

図176 イヌの心筋の縦断。筋原線維のない核周部の筋形質にはリポフスチン果粒が豊富に存在している。また，収縮に役割を演ずる筋原線維の横紋および縦縞が明瞭に見られ，細胞境界には赤色に濃染した介在板が存在する。960倍。
［訳者註：介在板の指示線のうち左側は少しずれている。］

核と核小体　　　　　　リポフスチン果粒 Lipofuscin granules
Nucleus with nucleolus
A帯 A-band　　　　　　　　　　　　　　　Z帯 Z-band

176

図177 骨格筋線維（ヒトの大胸筋）。特徴的な横紋が明瞭である。図で，I帯（isotropic）（単屈折性）とA帯（anisotropic）（複屈折性）の幅がほぼ同じなのは，筋線維がかなり弛緩していることを示している。I帯の中央を走るZ帯（Z線）に注意せよ。細胞膜の直下に2個の核が見えており，その中に点状の核小体がある。960倍。

177

核小体　　　核小体
Nucleolus　Nucleolus

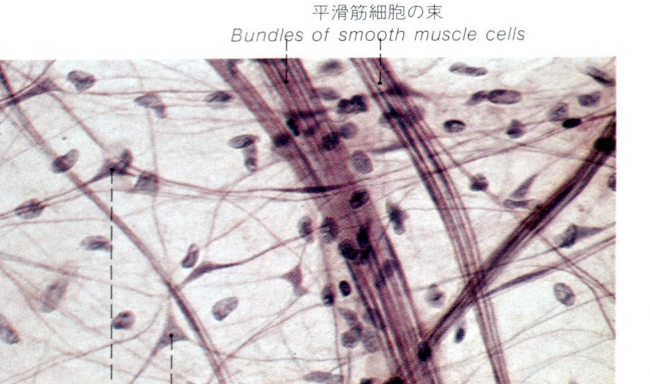

筋組織

平滑筋細胞の束
Bundles of smooth muscle cells

178

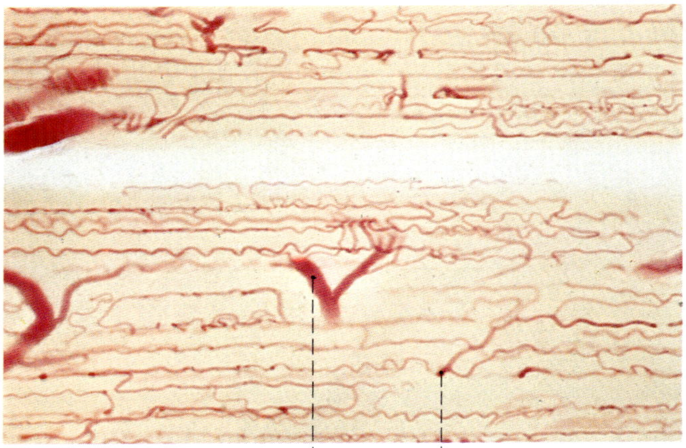

枝分かれした平滑筋細胞の核
Nuclei of arborizing smooth muscle cells

180

細静脈 　　　細動脈
Venule　　　Arteriole

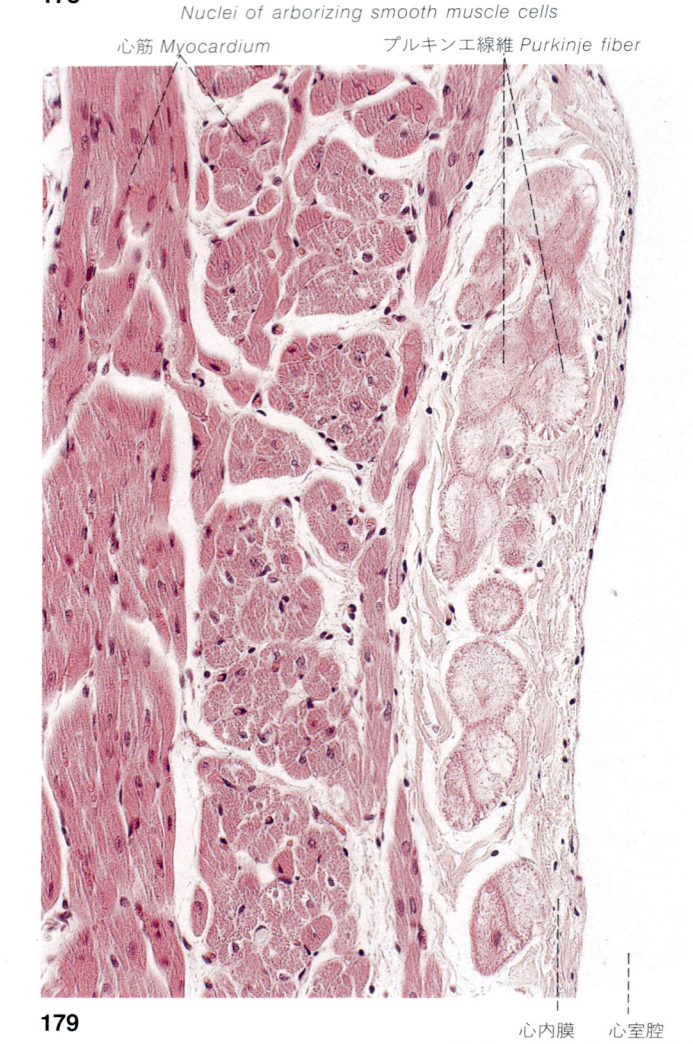

心筋 Myocardium　　プルキンエ線維 Purkinje fiber

図178　枝分かれのある平滑筋細胞（カエルの膀胱壁）。他の多くの平滑筋細胞は束を形成しており，非常に長く伸びているので核が見分けにくくなっている。ヘマトキシリン・エオジン染色。240倍。

図179　ブタの心室中隔。図の右端は心室腔で，これに面して心内膜（endocardium），次いで心筋層（myocardium）が見えている。心内膜は単層扁平状の内皮とその下の薄い結合組織からなる。心内膜下には刺激伝導系に属するプルキンエ線維（Purkinje fiber）が存在する。プルキンエ線維は特殊心筋線維で，グリコーゲンを豊富にもつが筋原線維は少ない。図の左半分に見える一般の心筋線維と比べてプルキンエ線維がかなり太いことに注意。ヘマトキシリン・エオジン染色。200倍。

図180　骨格筋内の毛細血管の分布。血管系を示すために，色素を含んだゼラチン溶液を注入してある。毛細血管が蛇行しているのは，筋肉が収縮しているためで，これは赤筋線維に特徴的な走行の型である。カルミン・ゼラチンの血管内注入。染色はしていない。96倍。

179

心内膜　　心室腔
Endocardium　Lumen of the ventricle

筋細胞 | 模式図

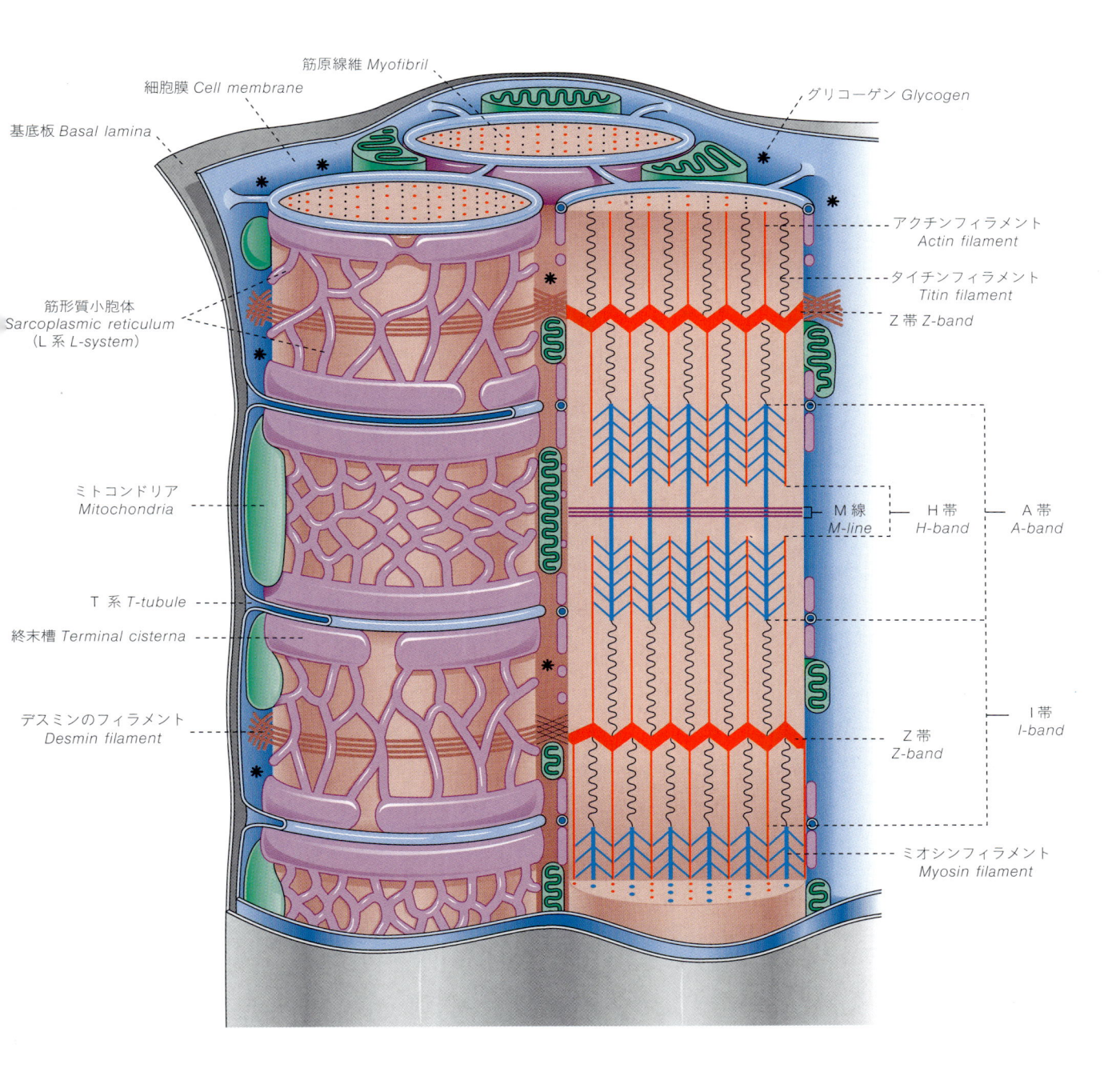

図181 骨格筋細胞の構造を示す模式図。図の左側には筋原線維を膜系とともに立体的に，右側には筋フィラメントの配列と横紋の関係を描いてある。隣り合うZ帯の間を筋節（サルコメア sarcomere）と言う。ミオシンは尾部を筋節の中央に向けて束をなしている。ミオシンの頭部はZ帯のほうに向いており，アクチンフィラメントと相互作用する。タイチンフィラメント（titin filament）（コネクチンフィラメント connectin filament とも呼ぶ）はミオシンフィラメントをZ帯につなぎ止めてミオシンの位置を保ち，過度に引き伸ばされてアクチンフィラメントと離れても元の位置に戻るように働く。

筋細胞 | 模式図

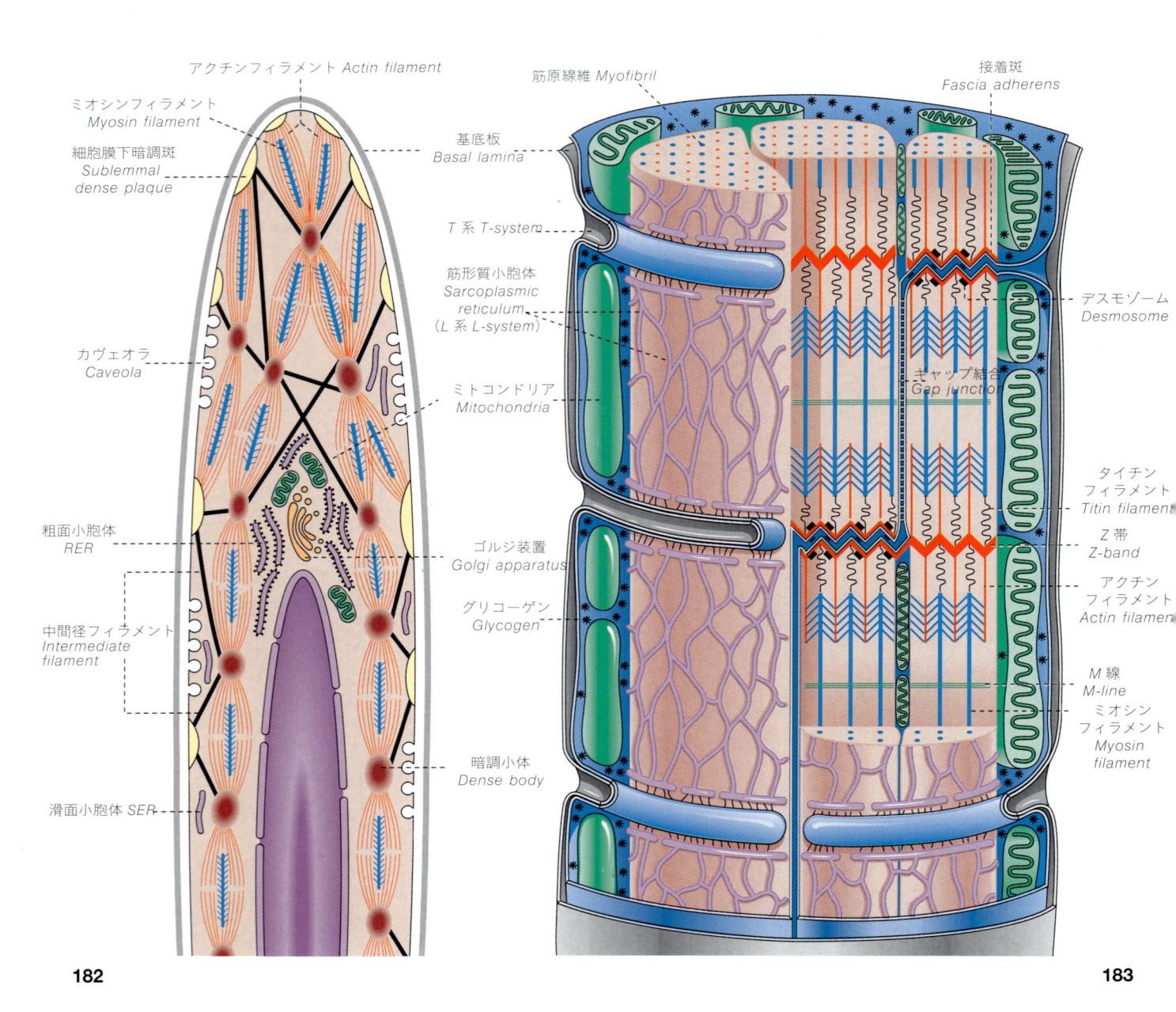

図182 平滑筋細胞の収縮機構を示す模式図。アクチンフィラメントは細胞質中の暗調小体(dense body)と細胞膜下暗調斑(sublemmal dense plaque)に結合し、収縮の足がかりを得る。中間径フィラメントも同様に結合し、細胞を補強する。

図183 心筋細胞の構造を示す模式図。図の左側は筋原線維を囲む膜系、右側は筋フィラメントの配列と、心筋細胞の結合(介在板)の様子を示す。介在板はZ帯の位置で心筋細胞を階段状に横切っており、ここに中間の結合(接着斑)とデスモゾームがある。介在板の長軸方向に走る部分にはギャップ結合があり、心筋細胞間の興奮伝達に働いている。筋小胞体(L系)の発達は骨格筋に比べて悪いが、T系(T細管)はやや太い。筋フィラメントの配列は骨格筋と同じである。

平滑筋 (smooth muscle) | 電子顕微鏡像

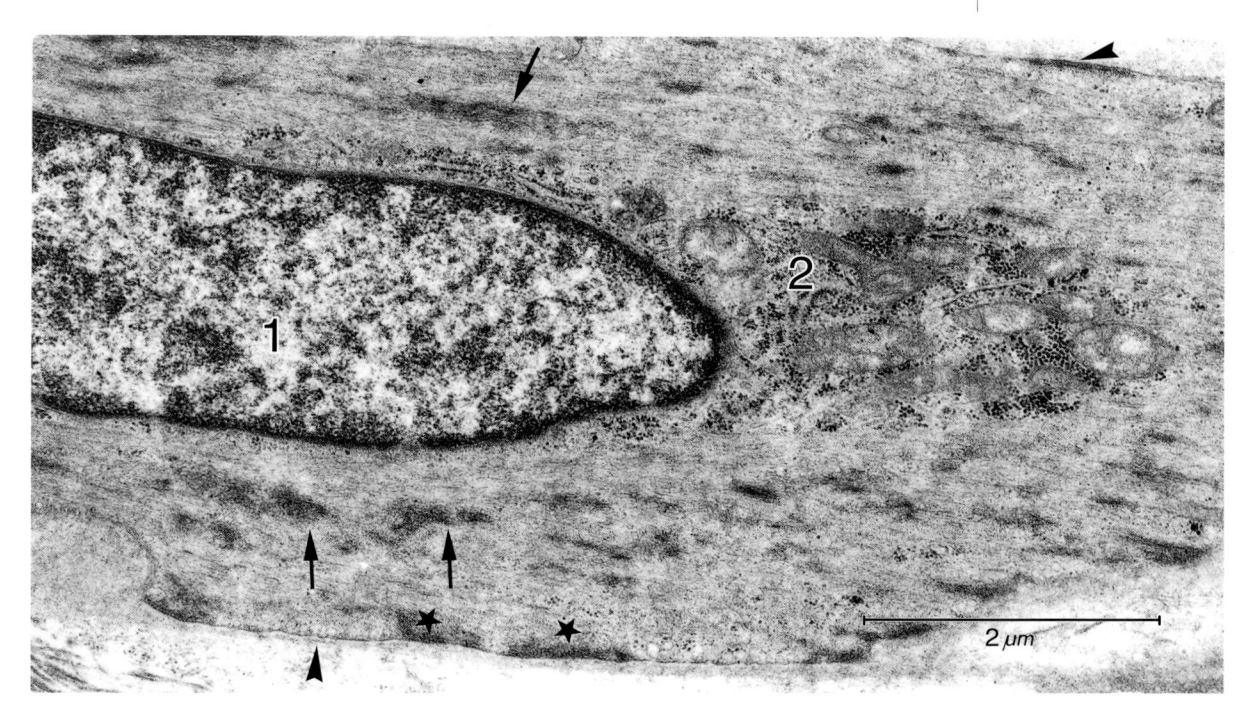

図184 ヒトの気管支の平滑筋細胞。ミトコンドリア，リボゾーム，粗面小胞体（2）などは核（1）の両側に集まっており，細胞質のほとんどがフィラメントで占められる。細胞質の所々に暗調小体（→），細胞膜下に暗調斑（★）がある。これらは横紋筋のZ帯に相当する構造で，アクチン細糸（アクチンフィラメント actin filament）が結合している。▶：基底板。20,700倍。

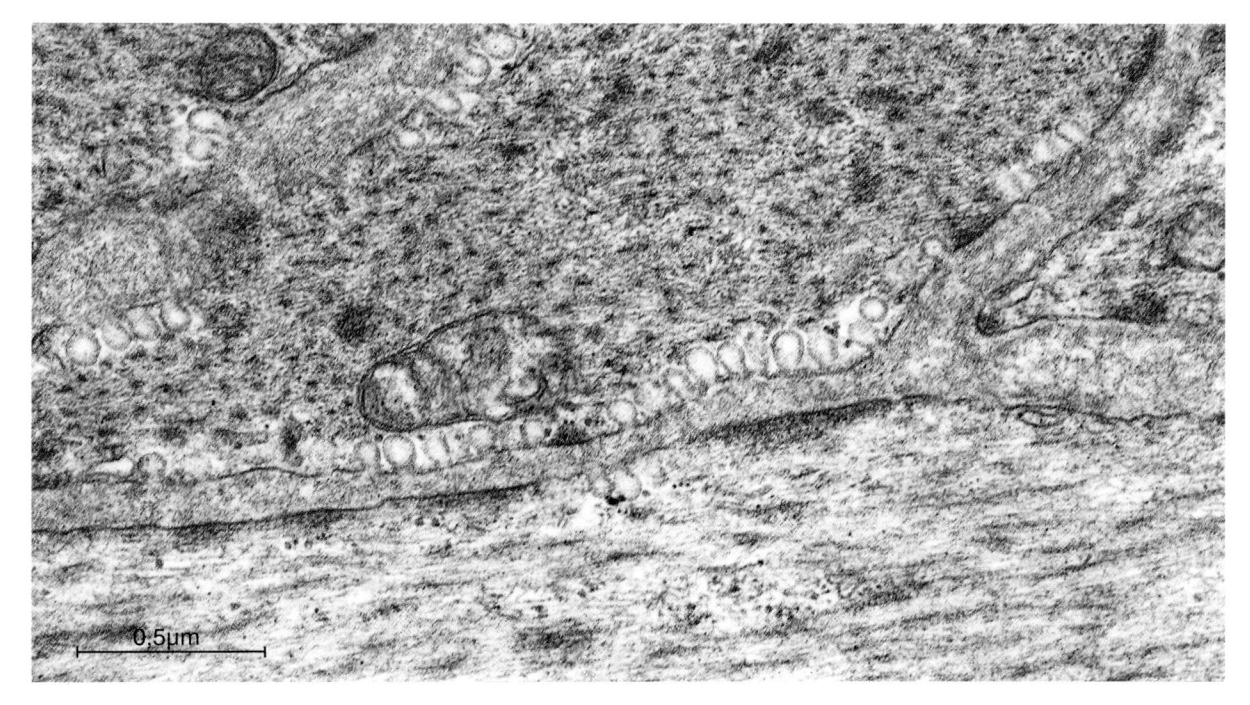

図185 ヒトの尿管の平滑筋細胞。写真の下方の細胞はほぼ縦断されているが，上方の細胞は斜めに切れている。この細胞の下端には多くの細胞膜のタコ壺状の陥入（surface vesicles, caveolae）が一列に並んでいる。細胞内の多数の細いアクチン細糸（アクチンフィラメント actin filament），細胞膜下暗調斑（sublemmal dense plaque）（細胞膜に沿った暗い部分）に注意。両細胞の細胞膜の間に不明瞭ながら基底膜が見られる。50,000倍。

心筋 (heart muscle) | 電子顕微鏡像

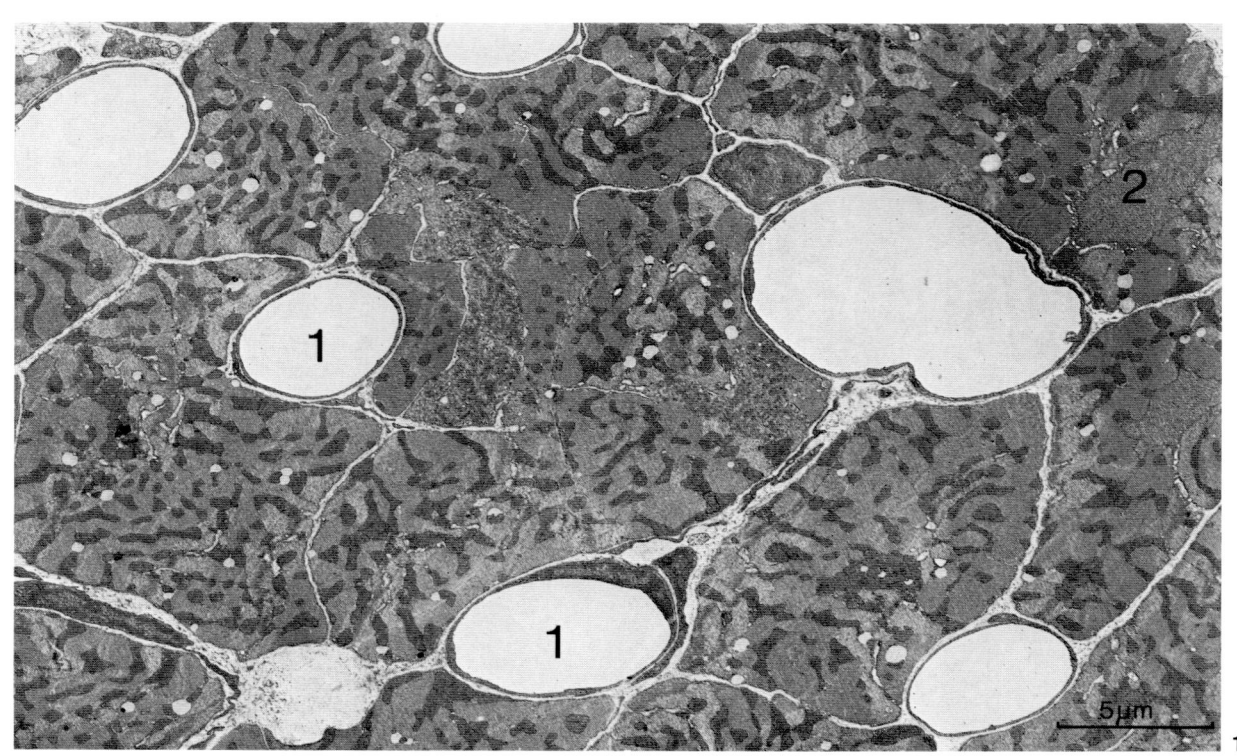

図186 心筋細胞の横断像（ネコの乳頭筋）。個々の筋細胞の形状や大きさが異なるのは心筋に特徴的な点である。各心筋細胞は互いに密に接している。ミトコンドリアが多いこと，毛細血管の分布が豊富なこと，毛細血管内皮と筋細胞が非常に接近していることに注意せよ。1：毛細血管の腔。2：心筋細胞の核。4,000倍。

図187 心筋細胞の縦断像（ブタの乳頭筋）。特徴的な横紋，特にⅠ帯とZ帯（Z線）が明瞭である。心筋細胞が互いに密に接しているので細胞境界は分かりにくい。1：毛細血管の腔。毛細血管の内皮細胞と心筋細胞との細胞間隙が非常に狭いことに注意せよ。2：心筋細胞の核。4,000倍。

図188 ヒトの右心房の心筋細胞。多数の暗調の果粒（→）に注意。この果粒の中には心房性ナトリウム利尿ペプチド（atrial natriuretic peptide：ANP）が含まれている。このことは心房筋細胞が内分泌機能を有することを意味する。1：核。◀：基底板。15,300倍。

心筋 | 電子顕微鏡像

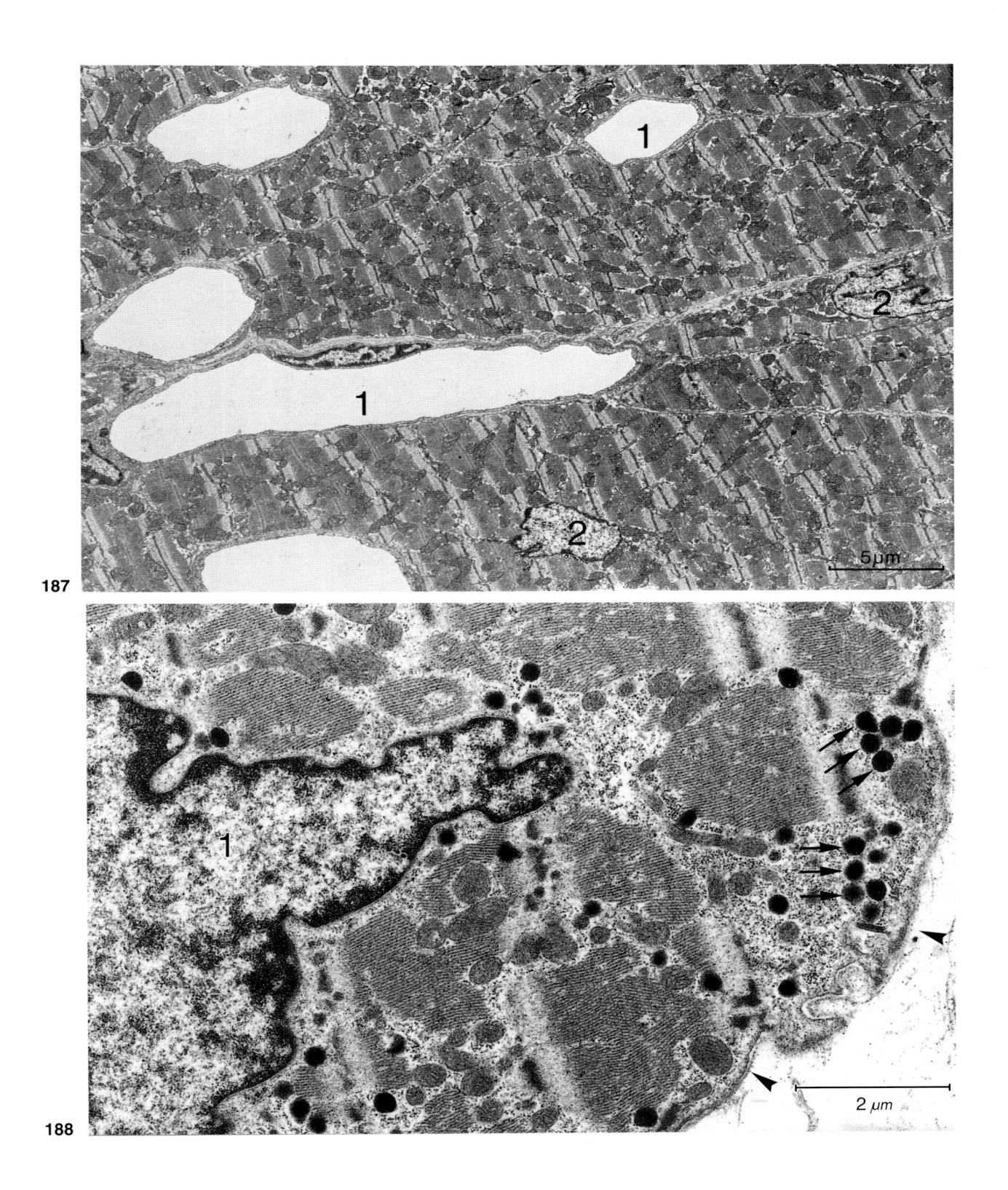

187

188

89

心筋 | 電子顕微鏡像

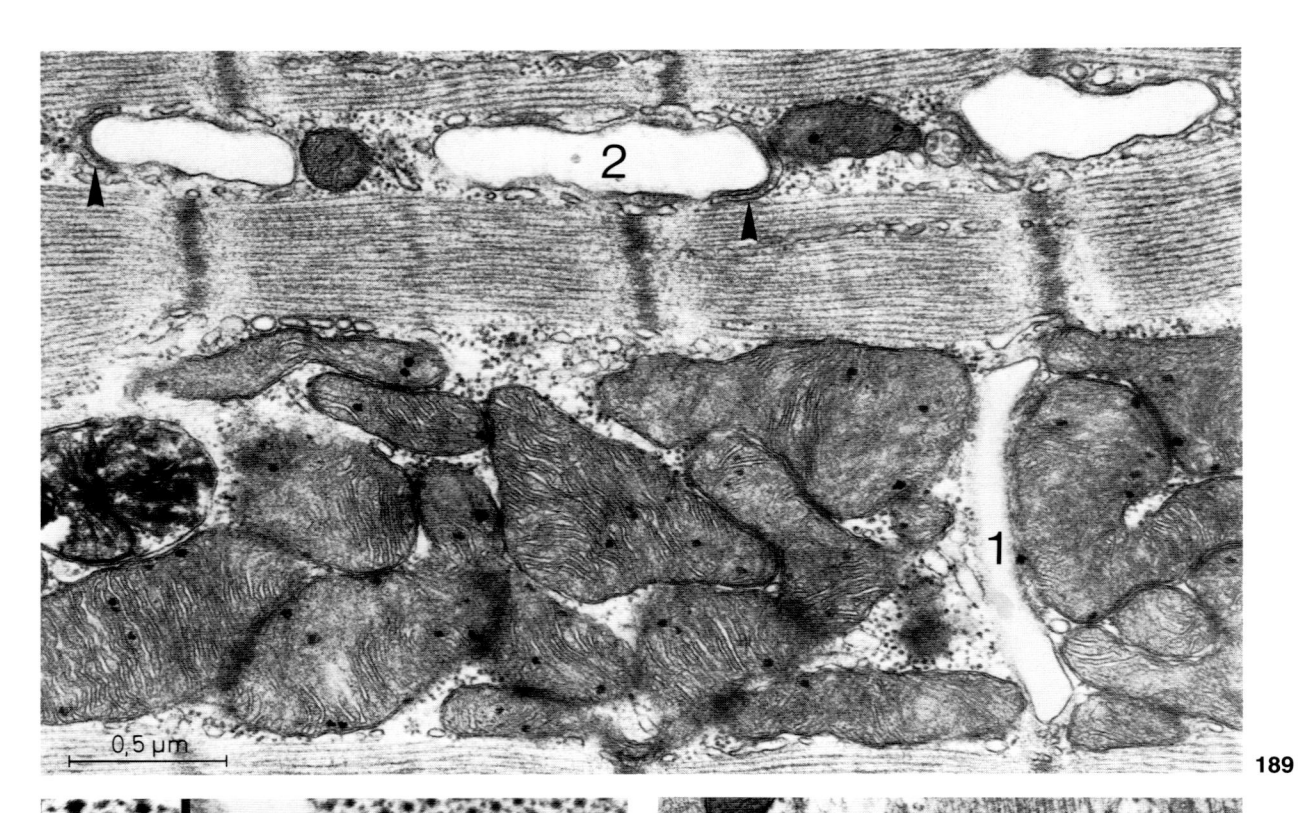

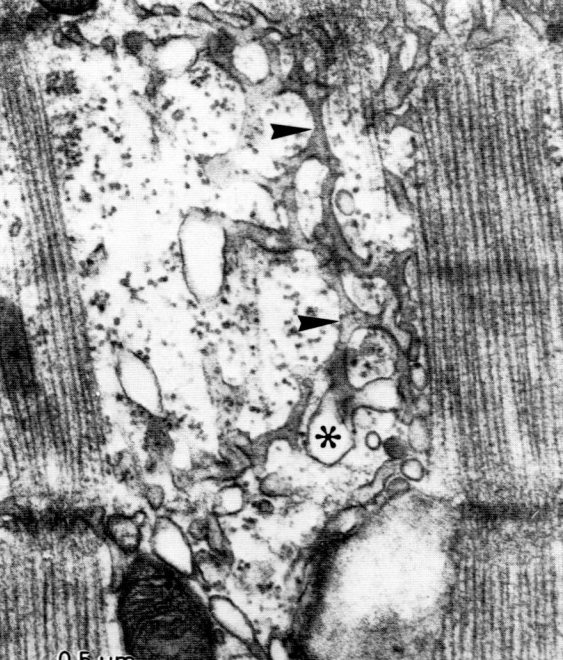

90

心筋 | 電子顕微鏡像

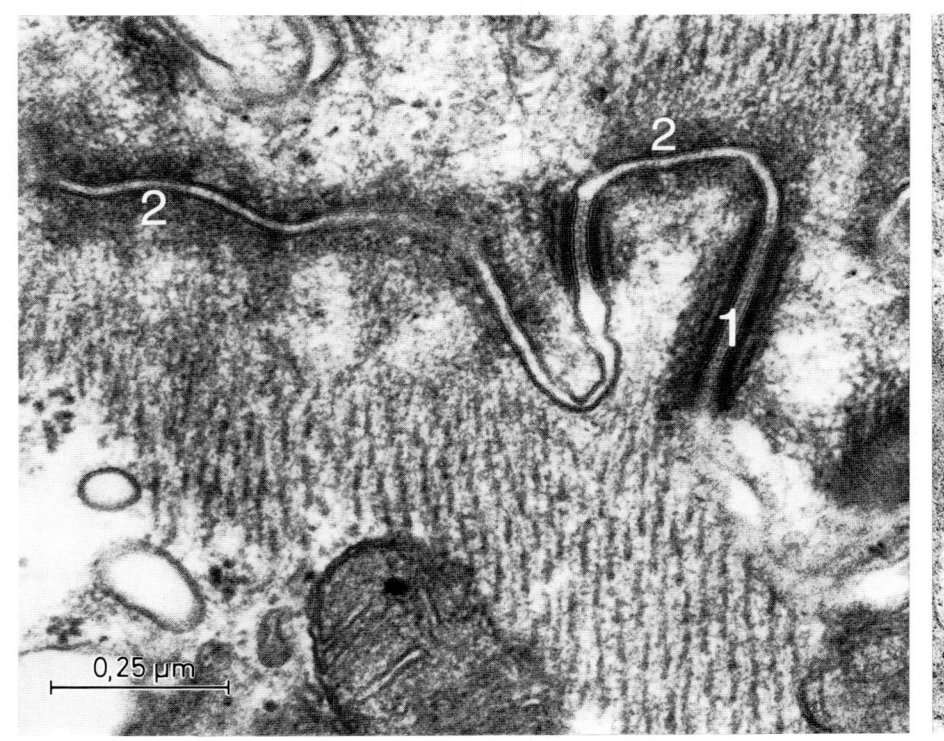

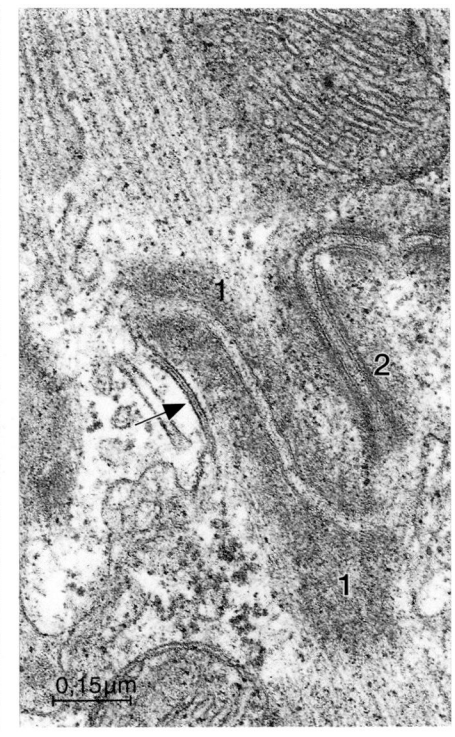

192 a

192 b

図192　a）モルモット心臓の乳頭筋の介在板の強拡大像（40,000倍）。よく発達した細胞間のかみ合い（interdigitation），デスモゾーム（1），中間の結合(intermediate junction)（2）に注意。これらの接着装置によって，細胞の収縮による細胞間の離開を防いでいる。92,000倍。

b）ラットの心筋細胞の介在板。中間の結合（1）にある暗調部にアクチンフィラメントが入りこんでいる。デスモゾーム（2），ギャップ結合（➜）も見える。ギャップ結合は心筋細胞間の興奮の伝達に関与する。66,000倍。

図189　心筋細胞の縦断像（モルモットの乳頭筋 papillary muscle より）。筋細線維（筋原線維）の横紋や筋細線維の間に集まったミトコンドリアを示す。ミトコンドリアの中のよく発達したクリスタに注意。筋細線維の長軸と直角に走るT系（1）と平行に走るT系（2）が見える。➤：筋小胞体。40,000倍。

図190　心筋細胞の横断像（モルモットの乳頭筋より）。A帯の高さで切った所。太いフィラメントと細いフィラメントが規則正しく並んでいるのが分かる。挿入図は四角（□）で囲んだ部分の強拡大像。太いミオシンフィラメントの周囲に6本の細いアクチンフィラメントが規則正しく配列している。96,000倍。挿入図164,000倍。

図191　心筋細胞の縦断像（モルモットの乳頭筋）。筋小胞体（➤）のつくる網工がよく分かる。＊：筋小胞体の腔が一部拡張している所。44,000倍。

骨格筋 (skeletal muscle) | 電子顕微鏡像

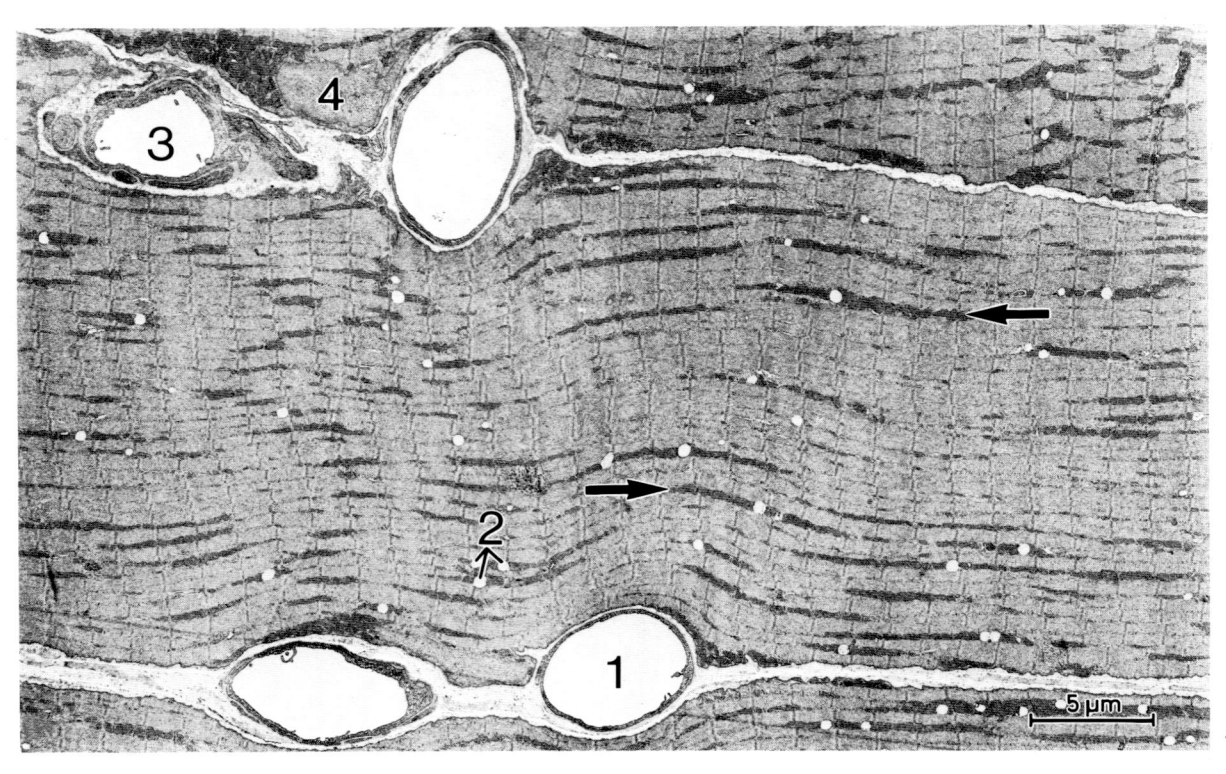

図193　骨格筋細胞の縦断像（ネコの舌筋）。Z線（帯）が明瞭に見えている。I帯が非常に狭いのは，筋肉が収縮していることを示している。筋細線維の間に列をなして並んでいるミトコンドリア（→）に注意せよ。1：毛細血管の腔。2：脂肪滴。3：小動脈の内腔。4：骨格筋細胞の核。3,300倍。

図194　骨格筋の筋細線維の縦断像（ハムスターの皮下の筋肉層 panniculus carnosus より）。[は1本の筋細線維を，⌐⌐ は1つの筋節 (sarcomere) を示す。I：I帯 (I-band)。アクチンフィラメントのみからなる。アクチンフィラメントそのものはZ線（帯）(Z-band) (Z) から始まってA帯 (A-band) (A) の中まで入りこんでいる。A帯には長さ約 1.5 μm の太いミオシンフィラメントが存在する。A帯の中をH帯 (H-band) (H) が走り，さらにH帯のまん中をM線 (M-line) (M) が走っている。H帯はアクチンフィラメントが入りこんでいない部分に相当し，筋の収縮状態によって幅が変わる。M線はミオシンフィラメントを横につなぐ線維状の架橋構造によってつくられる。A帯とI帯の境には三つ組 (triad) (○) が存在する。挿入図は三つ組の縦断像。★は筋小胞体の終末槽。間にT系をはさむ。27,000倍。挿入図 50,000倍。

図195　ラットの骨格筋（腹直筋）の縦断。筋細線維の周辺部が接線方向に切れ，筋小胞体（L系：★），T系（→），大きいミトコンドリア（1）が見える。図の下方では筋フィラメントとZ帯（2）が明瞭である。3：脂肪滴。43,440倍。

骨格筋 | 電子顕微鏡像

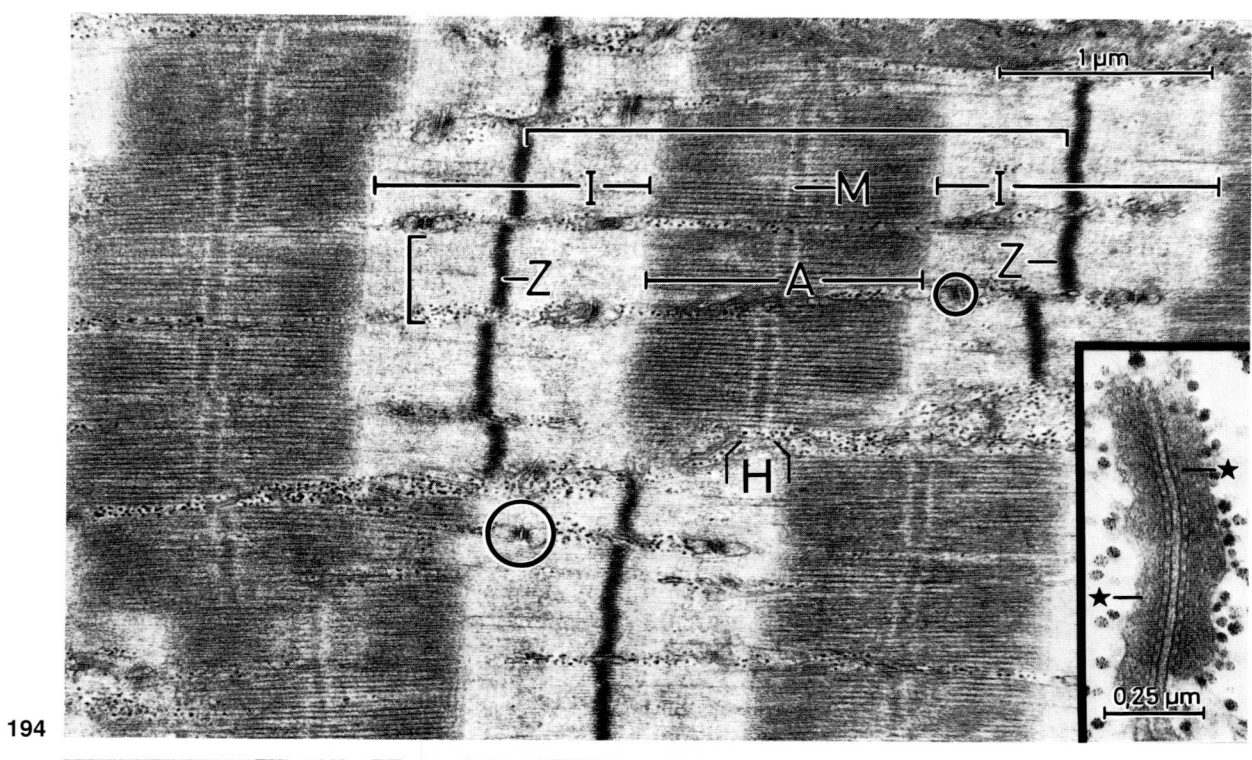

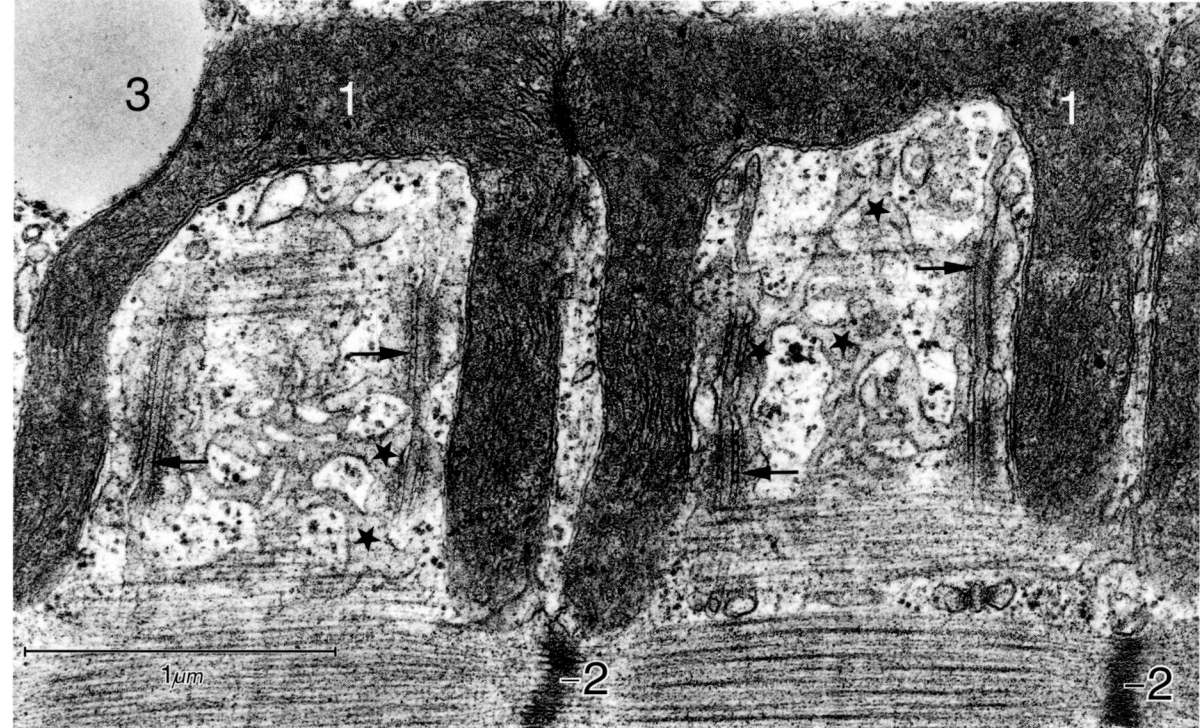

194

195

93

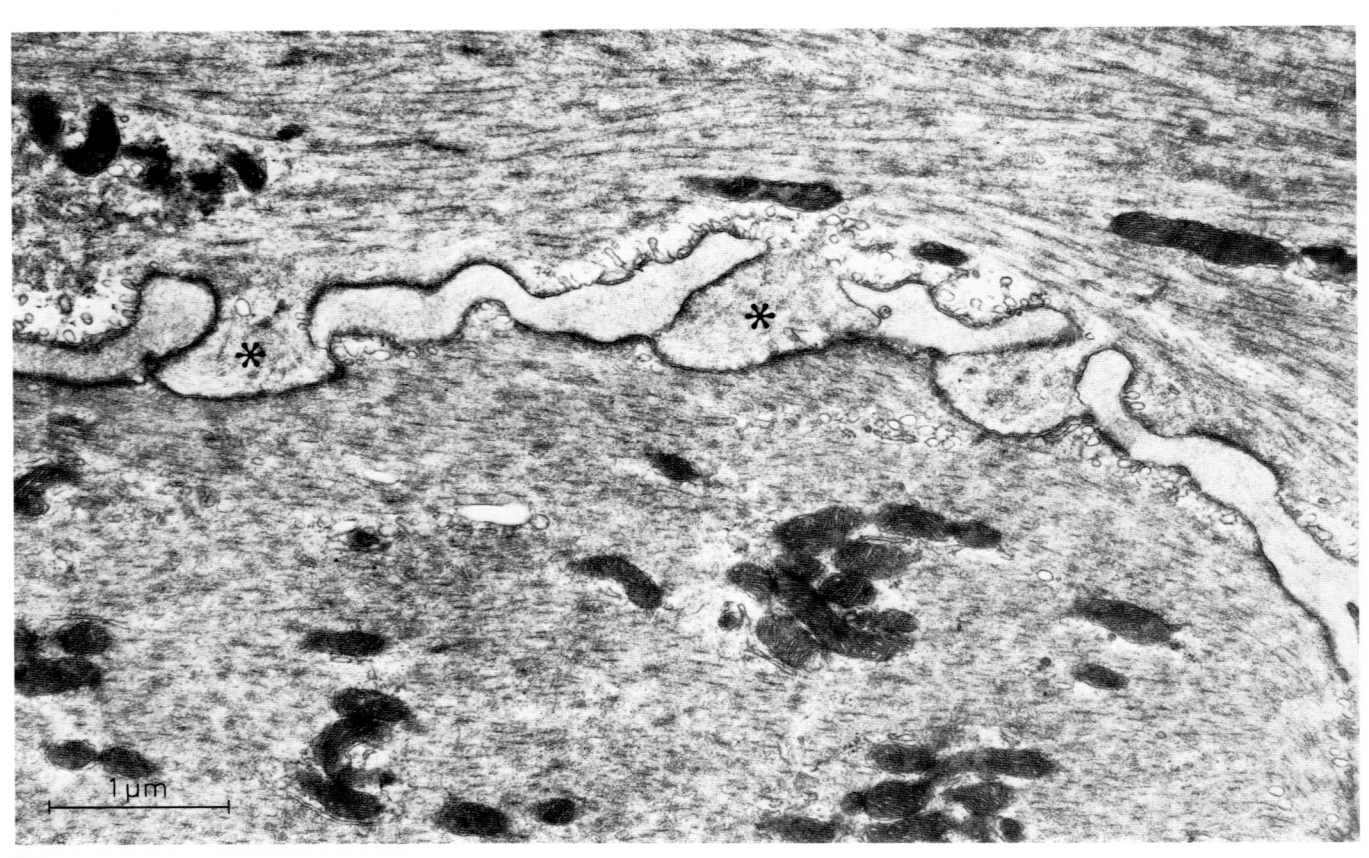

筋細胞の興奮の伝達機構 | 電子顕微鏡像

図196 平滑筋細胞どうしの結合の様子。互いにいろいろな形の突起（＊）を出して接している。この接触部では15〜20 nmの間隙を隔てて細胞膜が向かい合っており，所々にギャップ結合（gap junction）が存在する。ギャップ結合はネクサス（nexus）とも呼ばれる。電気的な興奮はこのギャップ結合を通じて隣接する平滑筋細胞に伝えられる（ラットの門脈壁の平滑筋細胞より）。23,000倍。

図197 モルモット乳頭筋内のプルキンエ（Purkinje）線維（1）。プルキンエ線維は心臓の刺激伝導系に属する特殊心筋細胞である。一般の心筋細胞（3）に比べて細胞質が明るく，筋細線維（2）も細胞の周辺部に少しあるだけである。4：毛細血管内の赤血球。5,000倍。

図198 骨格筋の神経筋接合部（neuromuscular junction），または運動終板（motor endplate）。1：運動神経の終末。多数のシナプス小胞（synaptic vesicle）とミトコンドリアが見える。2：シナプス下ヒダ（subsynaptic folds）。ヒダの中に基底膜の続きが入りこんでいる。▶：シナプス間隙（synaptic cleft）。11,000倍。

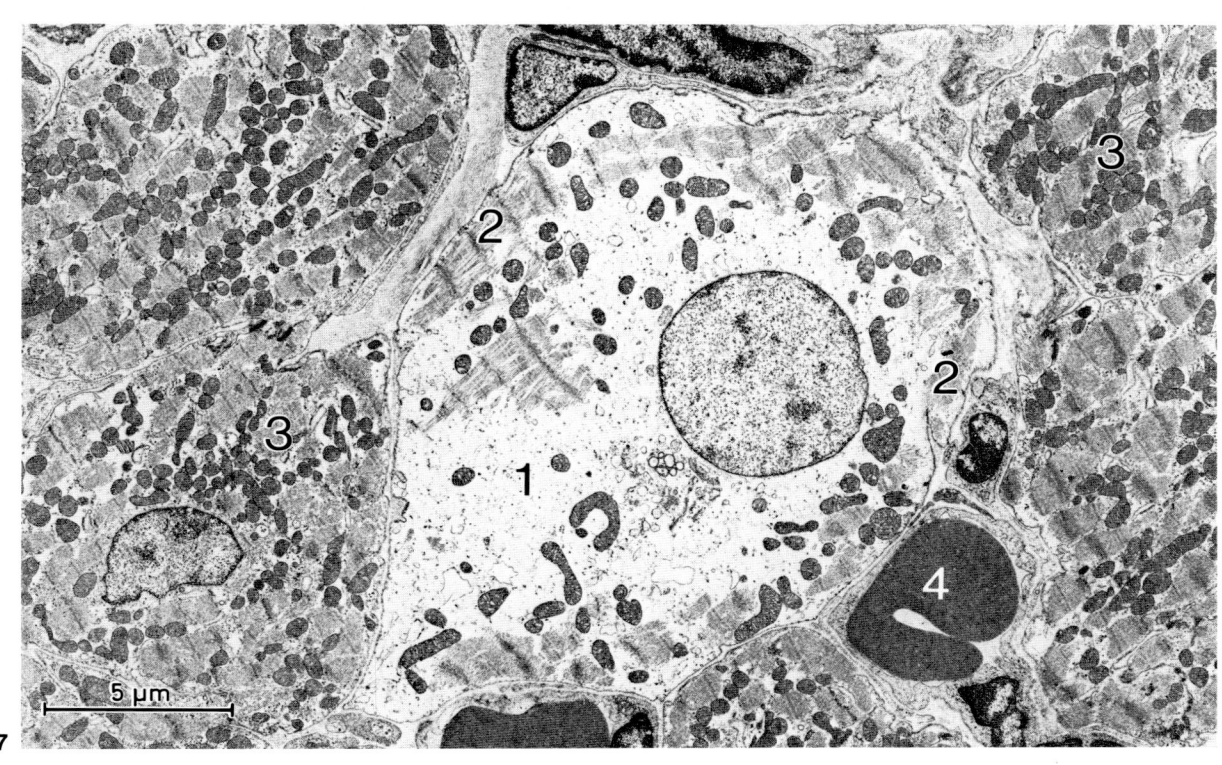

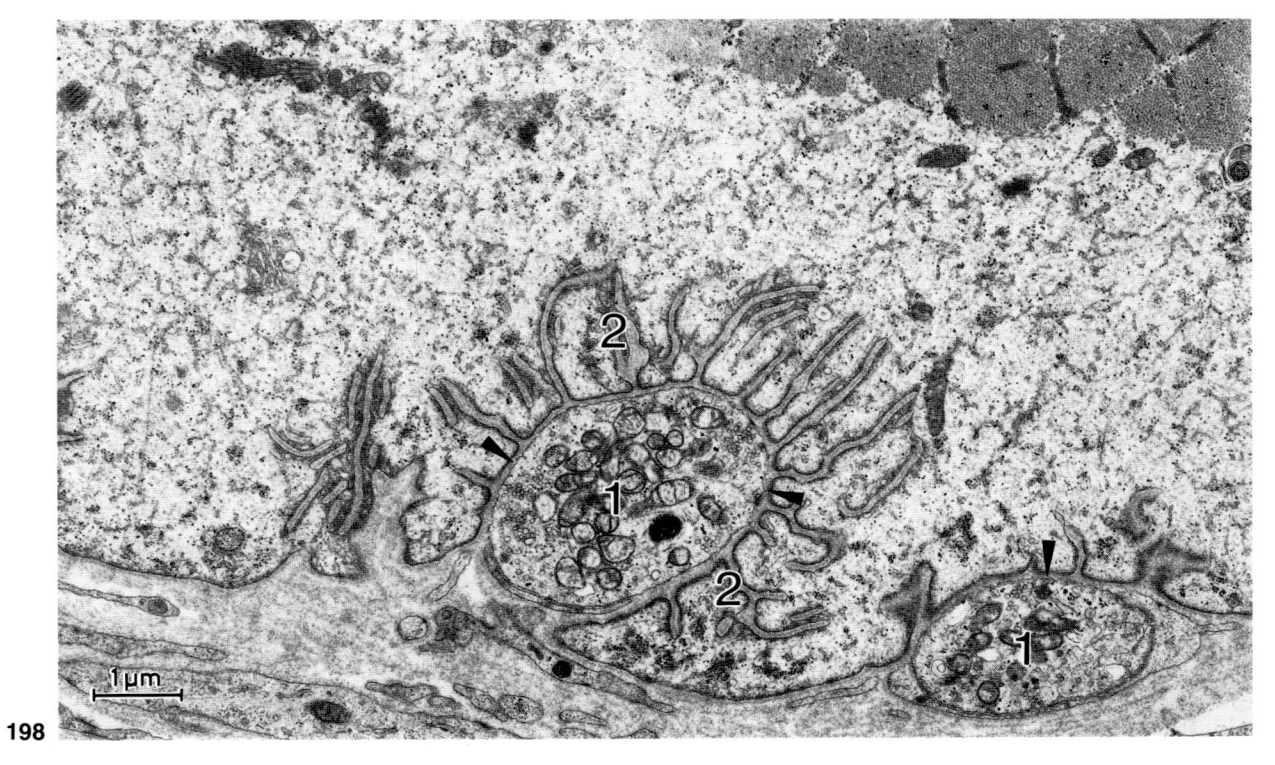

筋細胞の興奮の伝達機構 | 電子顕微鏡像

神経組織 (nervous tissue) – 神経細胞 (nerve cell)

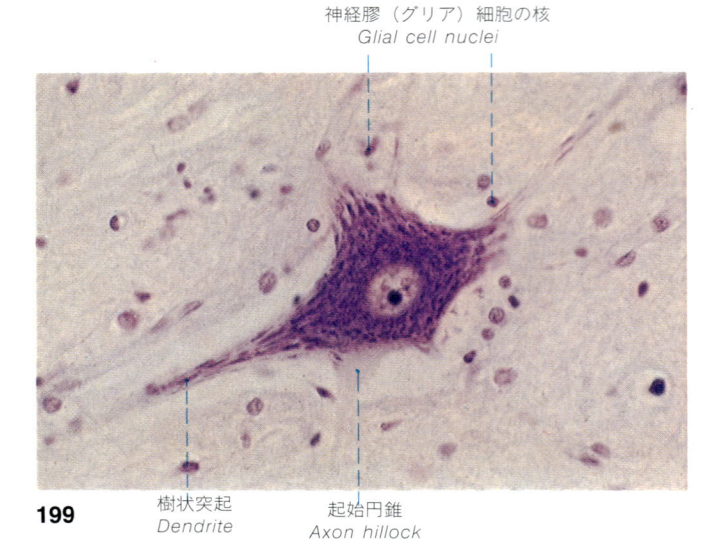

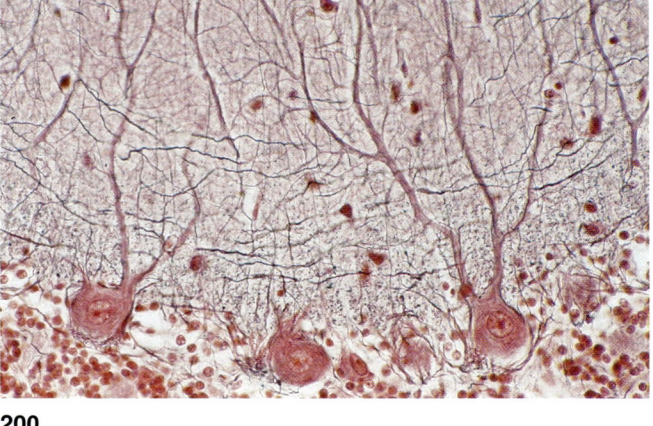

199
- 神経膠（グリア）細胞の核 Glial cell nuclei
- 樹状突起 Dendrite
- 起始円錐 Axon hillock

200

201
- 核小体をもった核 Nucleus with nucleolus

202
- ランヴィエの絞輪 Node of Ranvier
- シュミット・ランターマンの切痕 Schmidt-Lanterman clefts

図199 脊髄前角の多極神経細胞（イヌ）。多数の樹状突起が見える（中にニッスル Nissl 物質をもっている）。これに対し、神経突起ではその起始部の細胞質中にニッスル物質を欠いた"いわゆる"起始円錐が存在する。丸い大きな核と点状の核小体に注目せよ。発見者の名に因んで名付けられたニッスル物質は、光学顕微鏡では塩基性色素に濃染する斑状の構造物で、これはよく発達した粗面小胞体に一致する。ニッスル (Nissl) 染色（クレシルバイオレット染色）。380倍。

図200 ラット小脳皮質のプルキンエ細胞 (Purkinje cell) のよく発達した樹状突起。神経突起（軸索）は樹状突起と反対の方向（図の下方）に向かって出るが、ここではよく分からない。ボディアン (Bodian) の渡銀法。240倍。

図201 自律神経節 (autonomic ganglion) の多極神経細胞（ヒトの副腎髄質）。神経細胞は丸く、大きい球形の核と、核小体が明瞭である。アザン染色。380倍。

図202 イエウサギの坐骨神経 (ischiadic nerve) の縦断。オスミウム酸固定によって髄鞘が黒く染まっている。図の上縁および右下隅にランヴィエ (Ranvier) の絞輪（神経突起のミエリン鞘が中断している）が明瞭に認められる。図の下1/3の位置にある神経線維には楔状の髄鞘の切れこみ（シュミット・ランターマン Schmidt-Lanterman の切痕）が存在する。これは同心円状に配列した蛋白と脂質の層構造が開離したものであるが、この部分にもシュワン (Schwann) 細胞の欠損はない。オスミウム酸固定のみ（染色は施していない）。240倍。

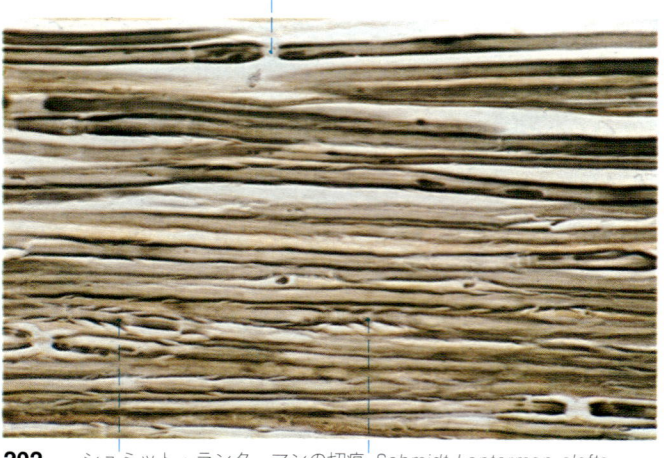

神経組織 – 神経線維 (nerve fibers)

図203 ヒトの有髄神経線維（myelinated nerve fiber）（坐骨神経）の横断。収縮した軸索が黒紫色の点となって見えている。その周囲の淡黄色の部分は髄鞘である（図206も参照）。有髄神経線維の太い束の間に、細い有髄神経線維や無髄神経線維の束が見える（図220も参照）。核染色を施してないので、シュワン細胞の核は見えていない。ピクリン酸・インジゴカルミン染色。240倍。

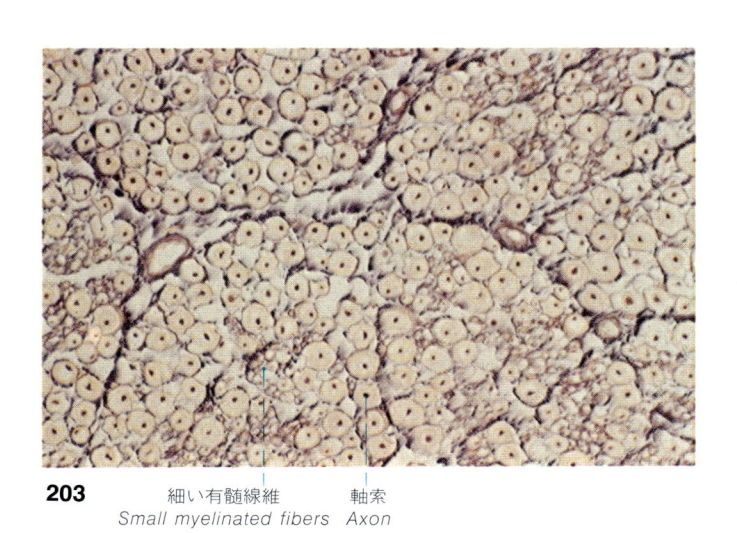

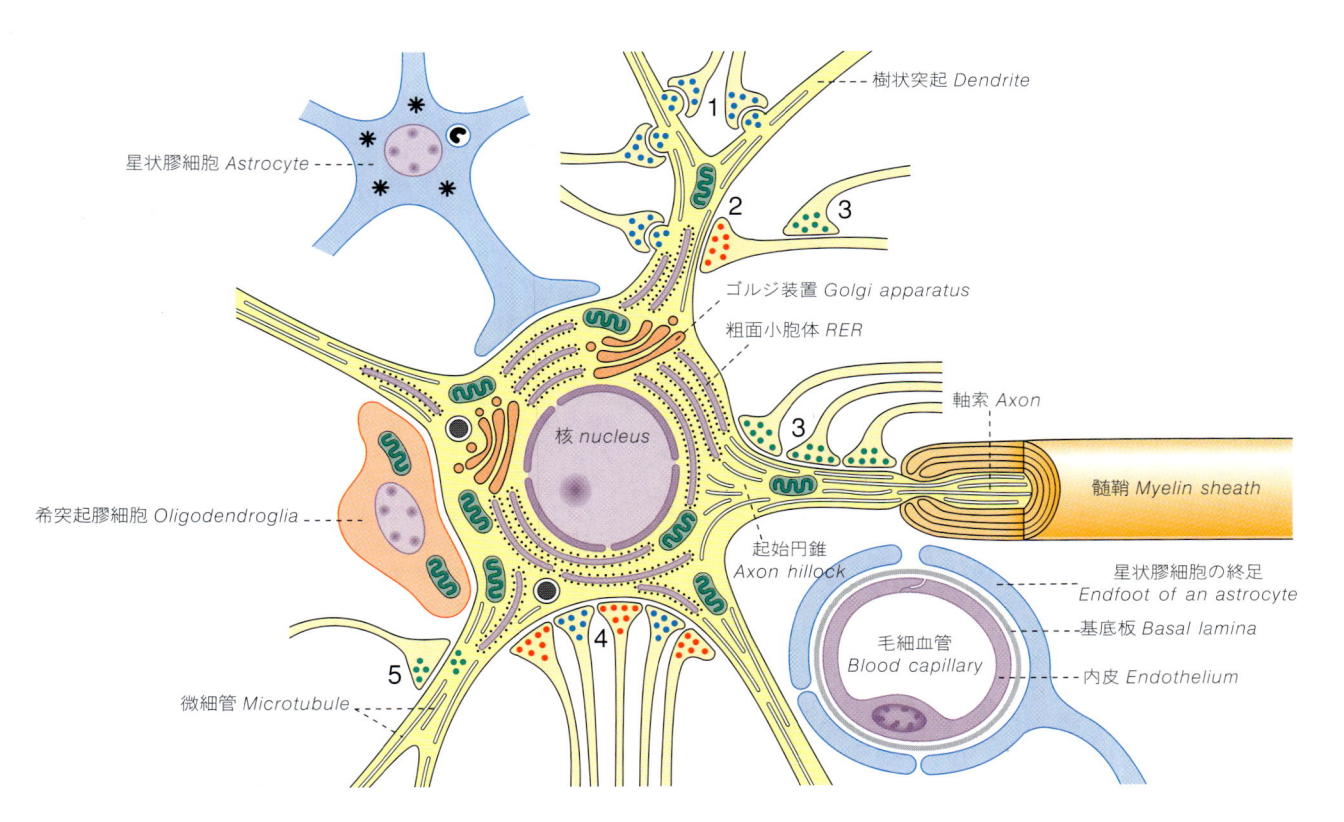

203　細い有髄線維　軸索
　　　Small myelinated fibers　Axon

樹状突起 Dendrite
星状膠細胞 Astrocyte
ゴルジ装置 Golgi apparatus
粗面小胞体 RER
核 nucleus
軸索 Axon
髄鞘 Myelin sheath
希突起膠細胞 Oligodendroglia
起始円錐 Axon hillock
星状膠細胞の終足 Endfoot of an astrocyte
基底板 Basal lamina
毛細血管 Blood capillary
内皮 Endothelium
微細管 Microtubule

図204　種々のシナプス、神経細胞と神経膠細胞との関係を示す模式図。1：軸索樹状突起棘間シナプス。2：軸索樹状突起間シナプス。3：軸索軸索間シナプス。4：軸索細胞体間シナプス。5：双方向性シナプス（興奮が両方向に伝わる）。血液-脳関門は主として毛細血管の内皮細胞（連続型で密着帯がある）によって形成され、これに星状膠細胞の終足がつくる神経膠性血管周囲限界膜が加わる。

神経組織 - 神経線維

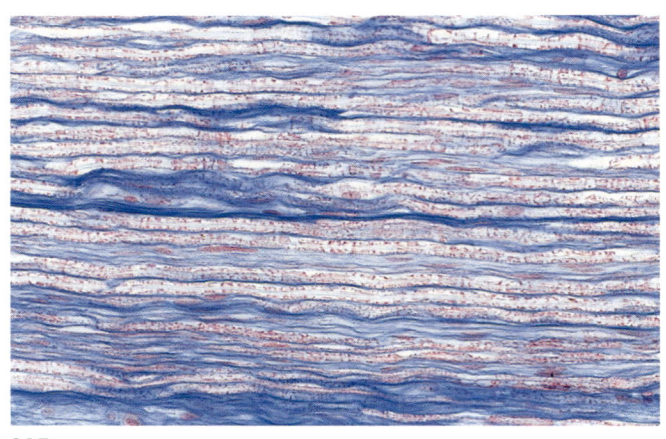

図205 ヒトの末梢神経 (peripheral nerve) の縦断像。通常の標本作製法ではアルコールのような脂溶性の溶媒を使うために脂質が溶出して、神経線維の髄鞘（ミエリン鞘）が白くぬけて見える。脂質が溶解したあとの髄鞘には蛋白性の網状支質、いわゆる神経角質材 (neurokeratin) が残っている。神経の突起の染色は淡い。シュワン (Schwann) 細胞の大きな卵円形の核や、結合組織性の神経内膜 (endoneurium, 青色に染まっている) にある線維芽細胞の扁平な核（淡赤色）も見える。アザン染色。200倍。

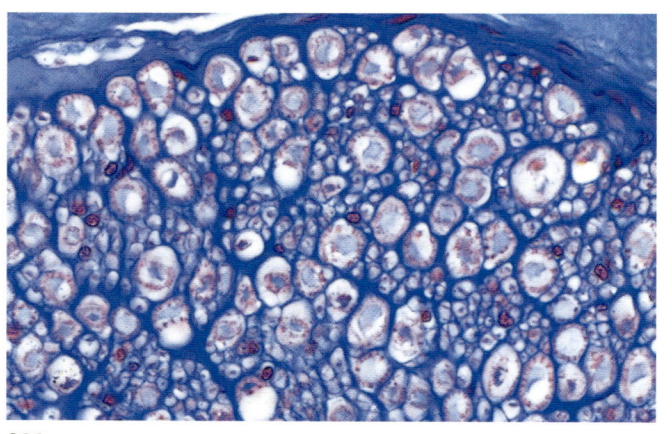

図206 ヒトの末梢神経の横断像。髄鞘は脂肪がぬけて、微細果粒状ないしは不規則な網状を呈している。神経突起 (neurite)（軸索 axon）はうす青く染まった円形ないしは点状の部分として認められる。神経線維の1本1本は神経内膜（濃い青色に染まっている）によって包まれる。神経線維の間に見える赤く染まった丸い核はシュワン細胞のものである。神経線維の束の周囲は厚い神経周膜 (perineurium)（図の上方）によって包まれている。アザン染色。200倍。

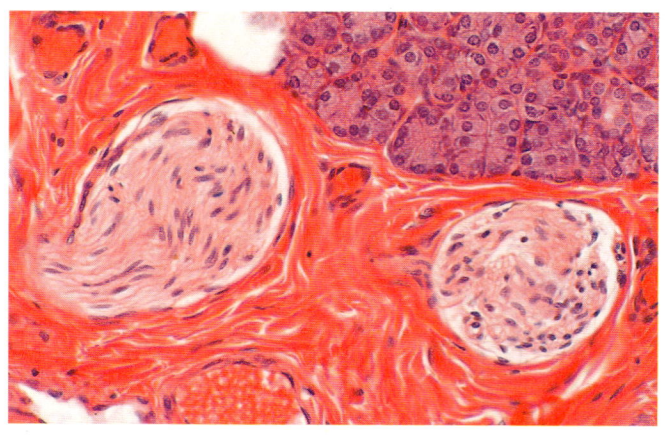

図207 ヒトの顎下腺の細い自律神経。2本の神経のうち右のものは横断像であるが、左のものは少し斜めに切れている。神経線維束の中に見える核（紫色）はほとんどシュワン細胞のものである。神経と周囲の結合組織（膠原線維が赤く染まっている）の間の狭い隙間は組織の収縮によってできた人工産物である。右上に顎下腺の組織が見える。ヘマトキシリン・エオジン染色。200倍。

神経組織 – 末梢神経 (peripheral nerve)

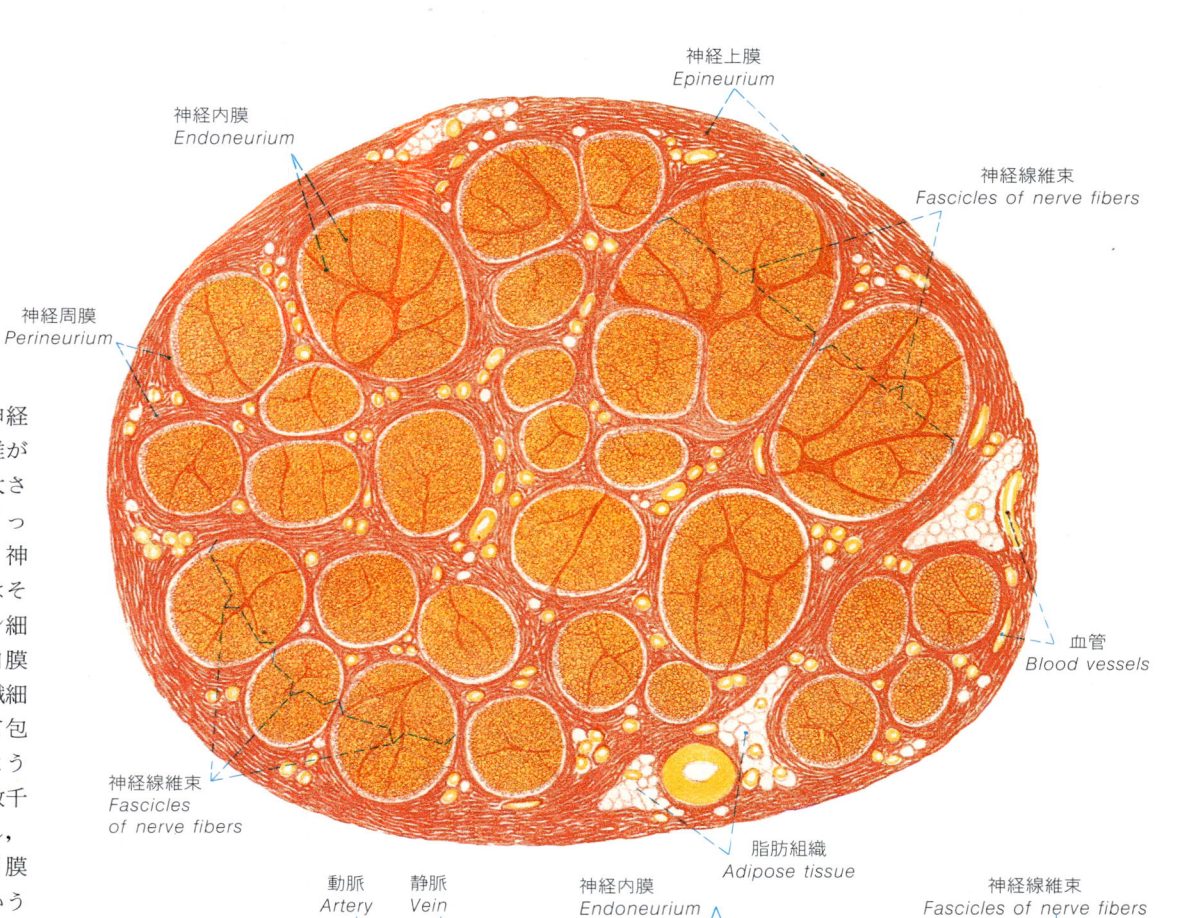

図208 太い末梢神経の横断像。神経線維が集まって，種々の太さの神経線維束をつくっていることに注意。神経線維の1本ずつはそのまわりのシュワン細胞と一緒に神経内膜 (endoneurium) の繊細な結合組織によって包まれている。このようなものが数本から数千本集まって束をなし，その周囲を神経周膜 (perineurium) という名の緻密な結合組織が包む。神経周膜によって束ねられた種々の太さの神経線維束はさらに神経上膜 (epineurium) によってまとめられるのである。ファン・ギーソン (van Gieson) 染色。15倍。

図209 神経線維の横断面の拡大図。種々の太さの神経線維の中央に，軸索の断面（赤色）が点状に見えている。軸索を取り巻く髄鞘は黄色く見える。ファン・ギーソン染色。50倍。

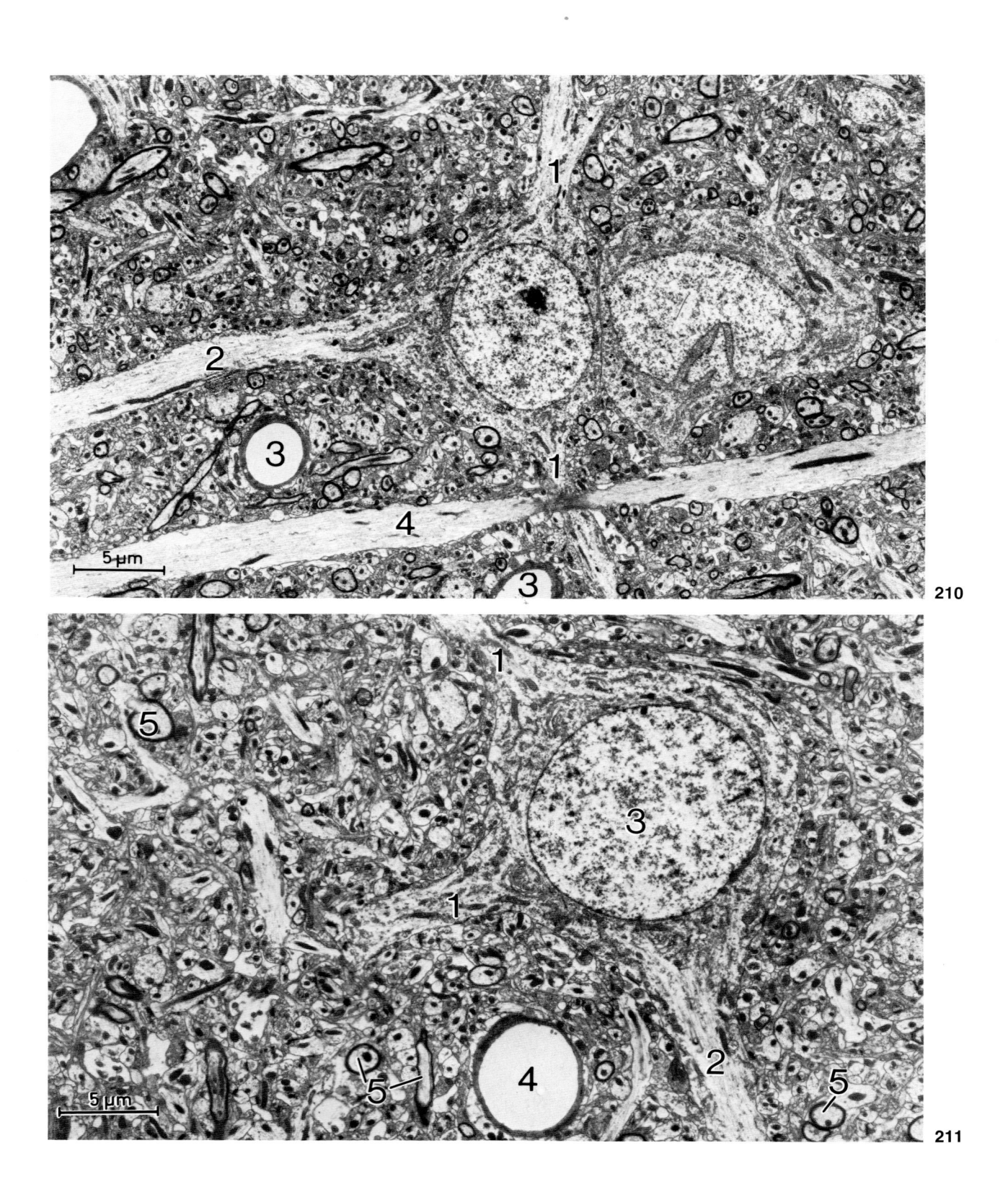

神経細胞 | 電子顕微鏡像

100

神経細胞 | 電子顕微鏡像

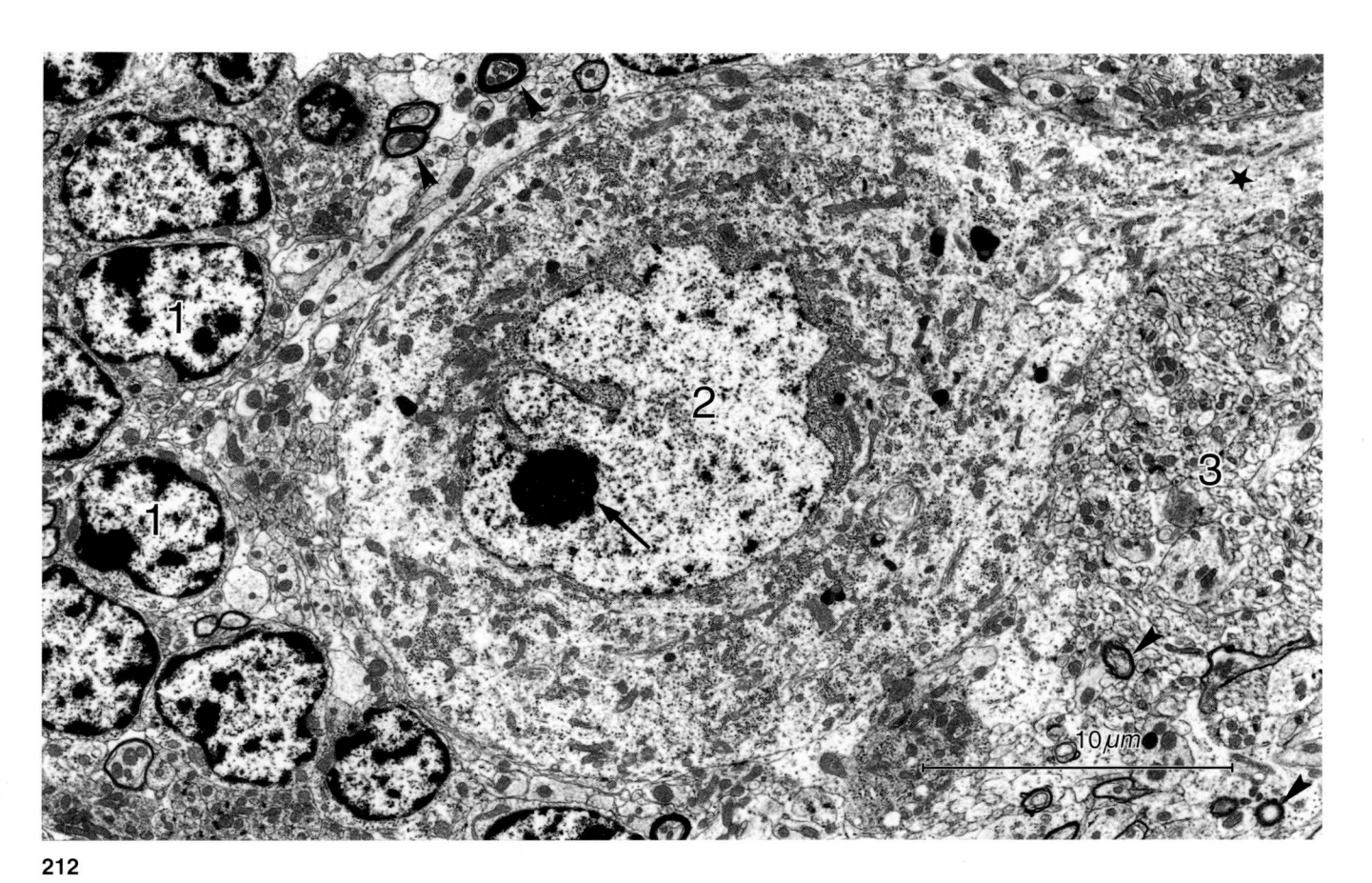

図212 ラットの小脳。図の左側に果粒細胞（1），中央にプルキンエ細胞（Purkinje cell）が見えている。プルキンエ細胞の核（2）の中には大きな核小体（→）がある。細胞質にはよく発達した粗面小胞体，ゴルジ装置，ミトコンドリア，水解小体などが存在する。★：プルキンエ細胞の樹状突起。3：神経絨（ニューロピル neuropil）。▶：有髄線維。4,430倍。

図210, 211 はラットの大脳皮質の低倍率電子顕微鏡像。中枢神経組織の種々の構成要素を示す。

図210 まん中右よりに2個の神経細胞が並んでいる。左側のものから2本の樹状突起（dendrite）（1）が上と下へ出ており，1本の軸索（axon）（2）が左へ水平に出ている。したがって多極神経細胞である。軸索は樹状突起より明るい。毛細血管の断面（3）が見られ，また別の軸索（4）が水平に走っている。3,500倍。

図211 やや右に1個の多極神経細胞の細胞体が見られ，ここから上と左へ樹状突起（1）が，下へおそらく軸索と思われる突起（2）が出ている。明るい丸い核（3）が細胞の中央に位置し，下に毛細血管（4），所々に有髄神経線維（5）が見られる。これらの線維では明るい軸索のまわりを黒い髄鞘がとりまいている。3,500倍。

神経細胞 | 電子顕微鏡像

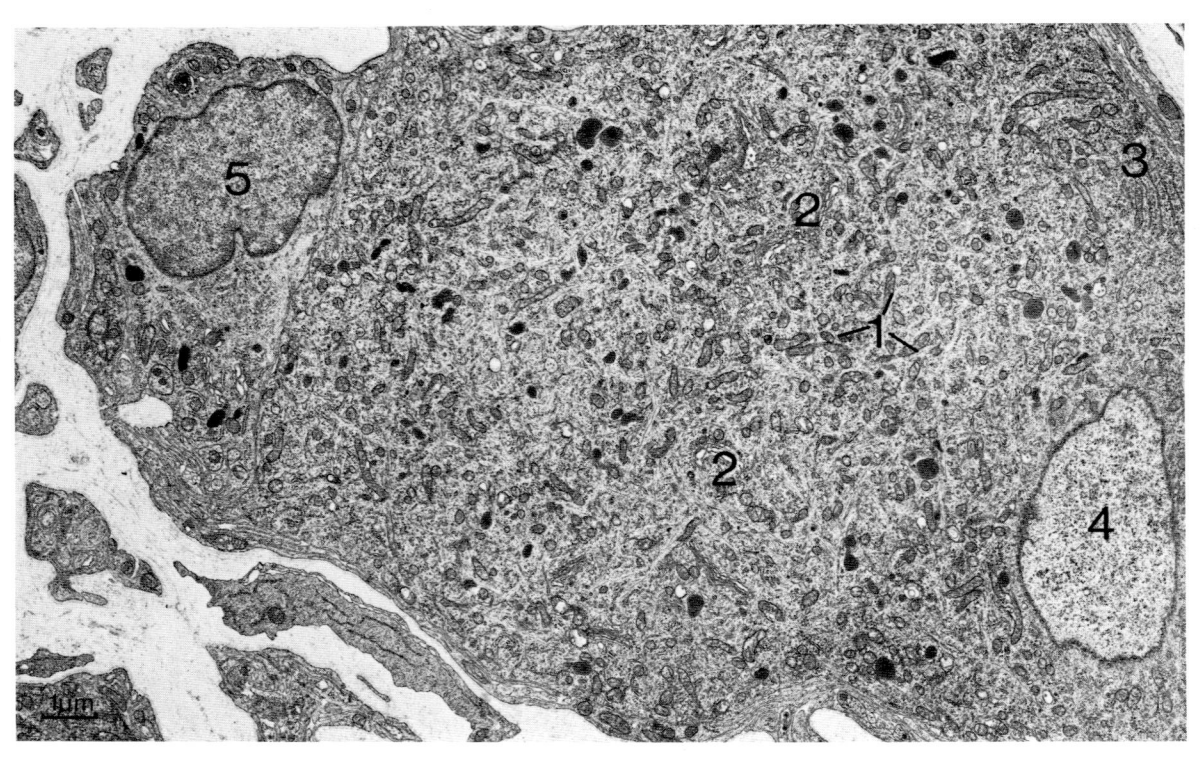

213

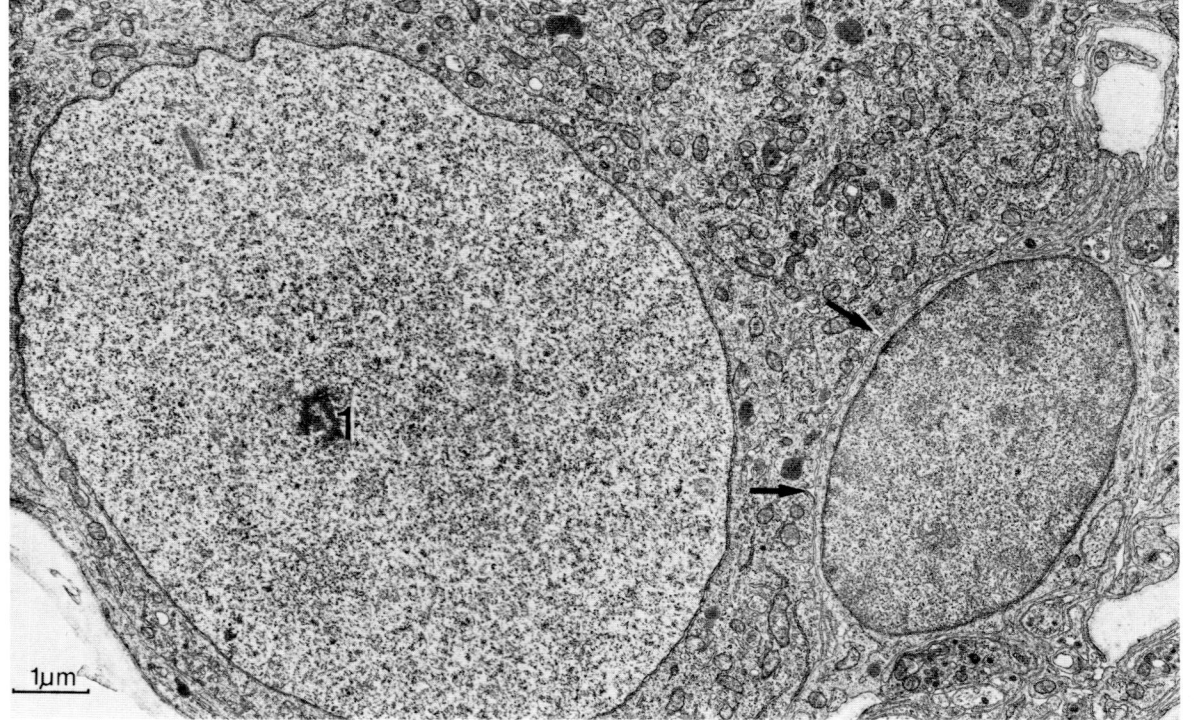

214

102

神経細胞 | 電子顕微鏡像

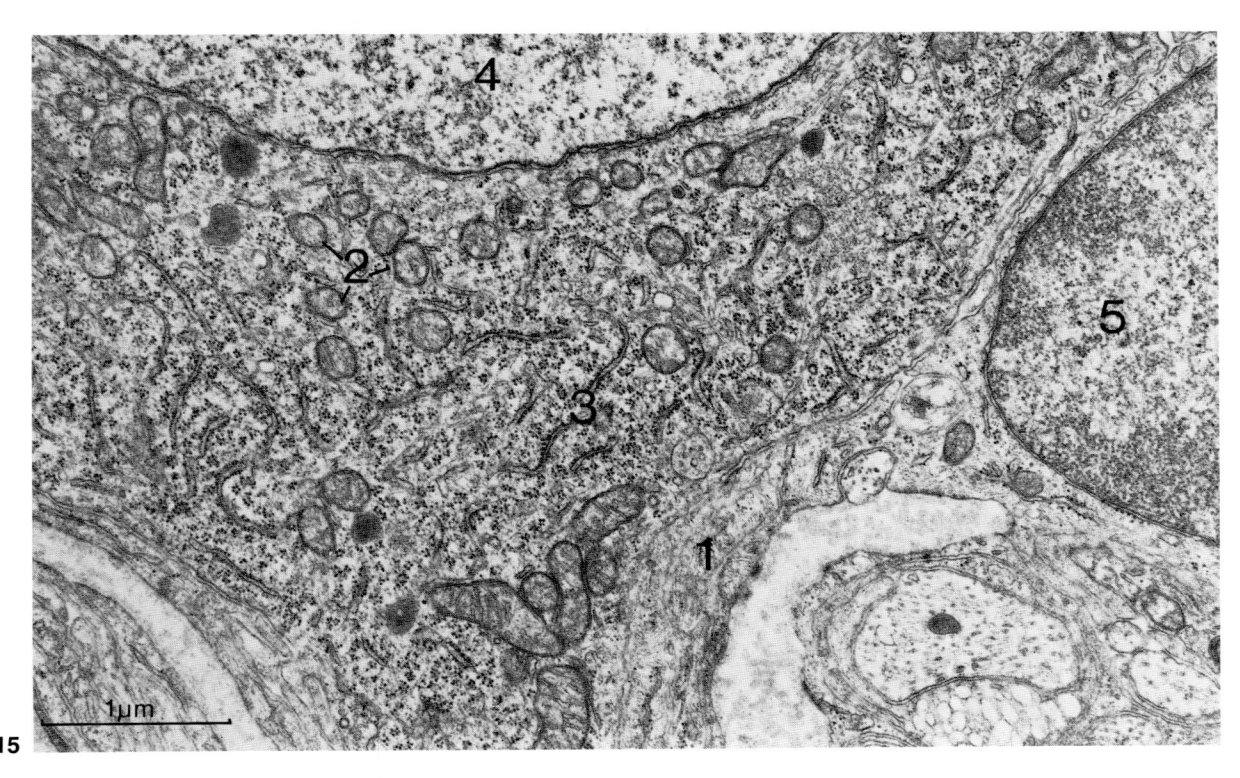

図215 多極神経細胞の細胞体の一部(ネコ膵臓の自律神経節)。1:外套細胞の突起。2:ミトコンドリア。3:よく発達した粗面小胞体と遊離リボゾーム。4:多極神経細胞の核。5:外套細胞の核。24,500倍。

図213 自律神経節の多極神経細胞(ネコの膵臓)。1:小さいミトコンドリア。細胞体内に多数見られる。2:ゴルジ装置。3:よく発達した粗面小胞体。4:神経細胞の核。5:外套細胞の核。7,000倍。

図214 自律神経節の神経細胞(左)。1:大きい核の中の核小体。神経細胞と外套細胞(satellite cell)(右)の間の非常に狭い細胞間隙(→)に注意せよ。10,000倍。

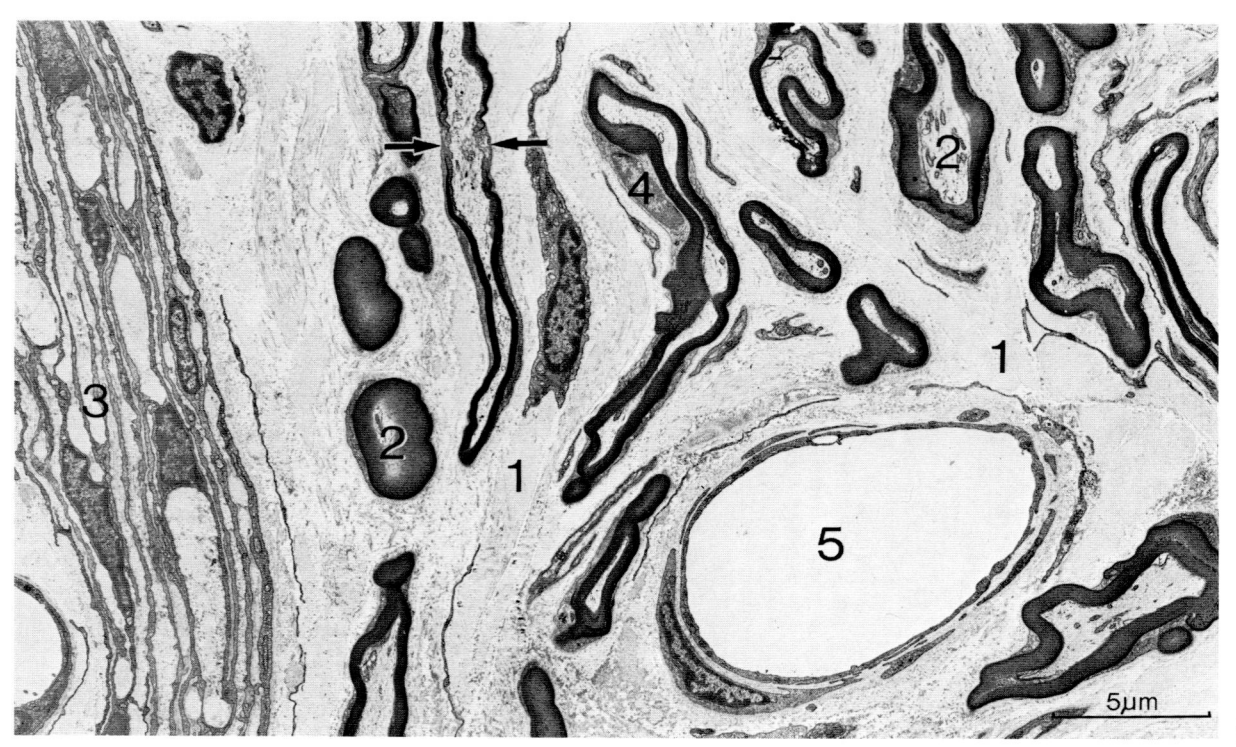

有髄神経線維（myelinated nerve fiber） | 電子顕微鏡像

図216 有髄神経の辺縁部（ウサギ）。神経線維が結合組織内に散在している。1：膠原線維。2：いろいろな方向に切れた軸索の断面。3：神経線維の束をとりまく線維細胞性の鞘。4：シュワン細胞（Schwann cell）の核。5：毛細血管後小静脈。（→）はランヴィエ（Ranvier）の絞輪を示す。4,500倍。

図217 有髄有鞘神経線維の縦断像（ウサギ）。1：髄鞘（ミエリン鞘）。2：シュワン鞘（シュワン細胞）。3：線維細胞（fibrocyte）内のフィラメント（細糸）の束。4：シュワン鞘の中のミトコンドリア。30,000倍。

図218 髄鞘の典型的な層構造（図217の一部を拡大したもの）。髄鞘の層は12 nmの周期をもっている。1：軸索の細胞膜。2：軸索形質（axoplasm）。3：シュワン細胞の細胞質。80,000倍。

図219 無髄神経線維の縦断像（ネコ顎下腺の自律神経）。1：神経細糸（フィラメント）（neurofilament）。2：神経細管（微細管）（neurotubule）。図222と比較せよ。54,000倍。

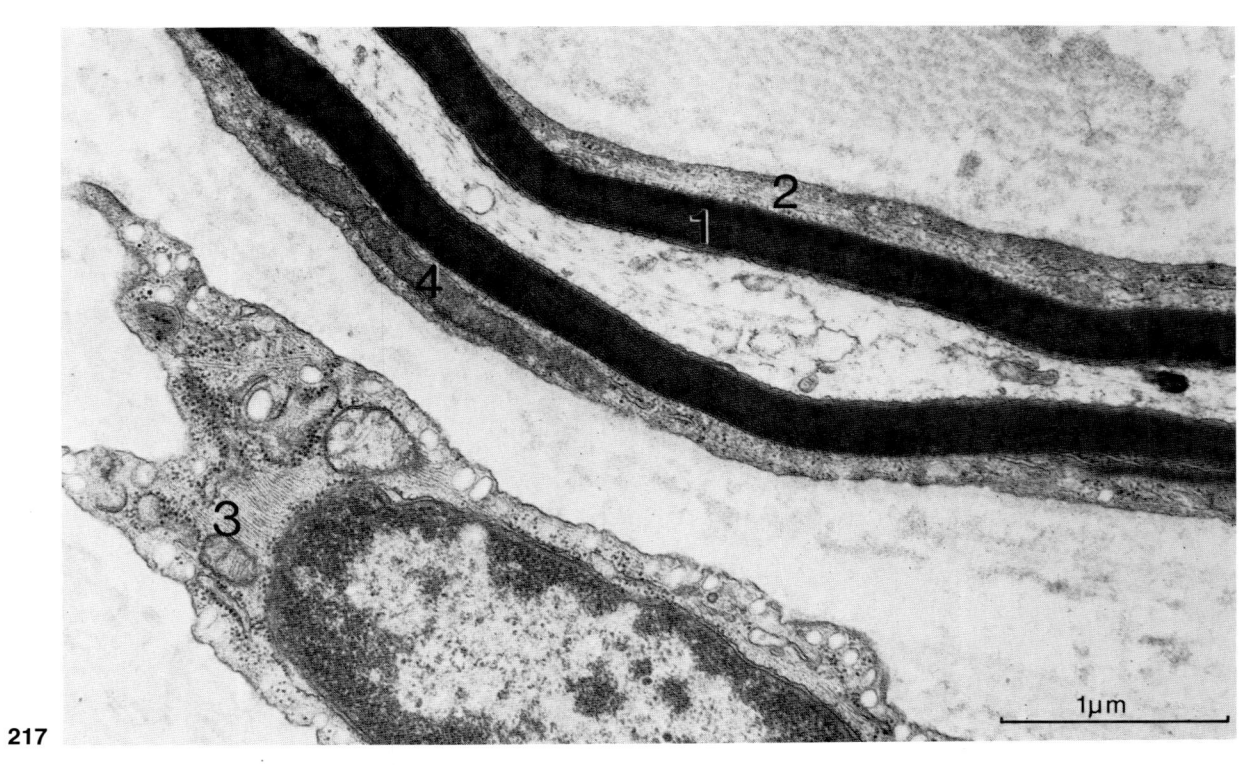

有髄神経線維 | 電子顕微鏡像

217

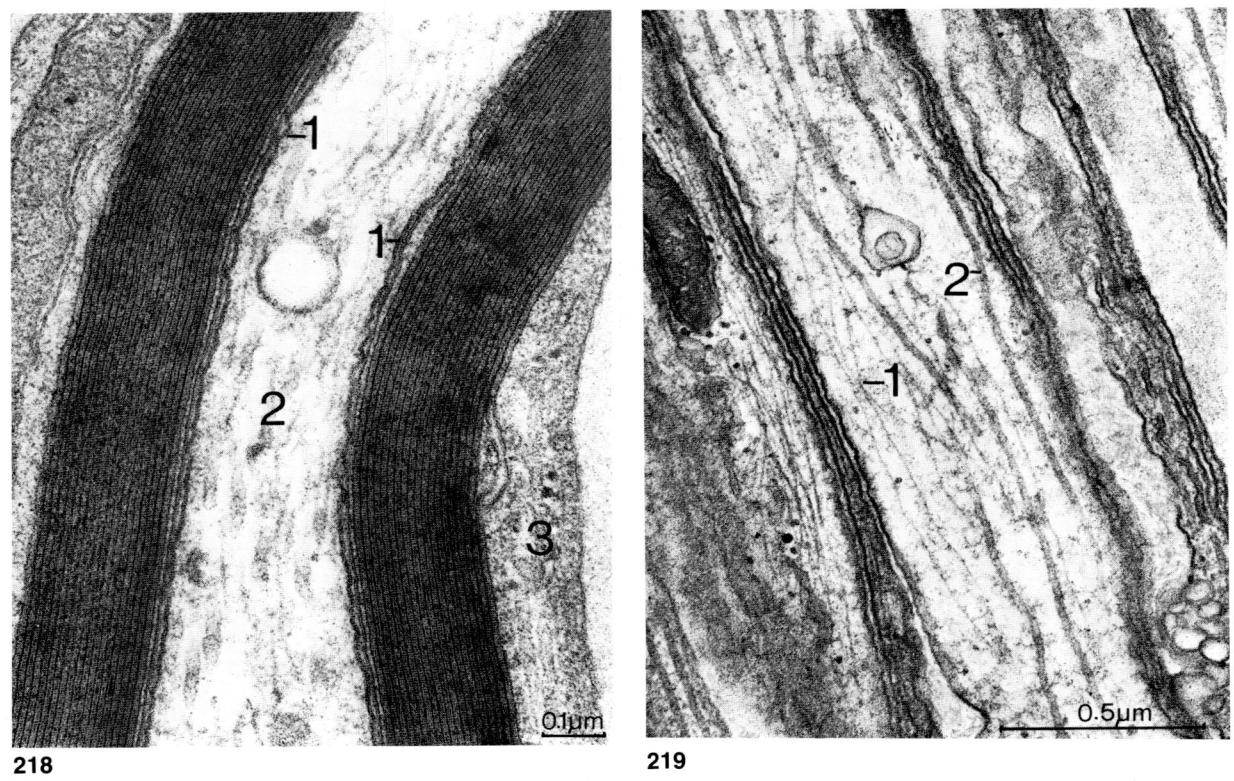

1μm

218

0.1μm

219

0.5μm

105

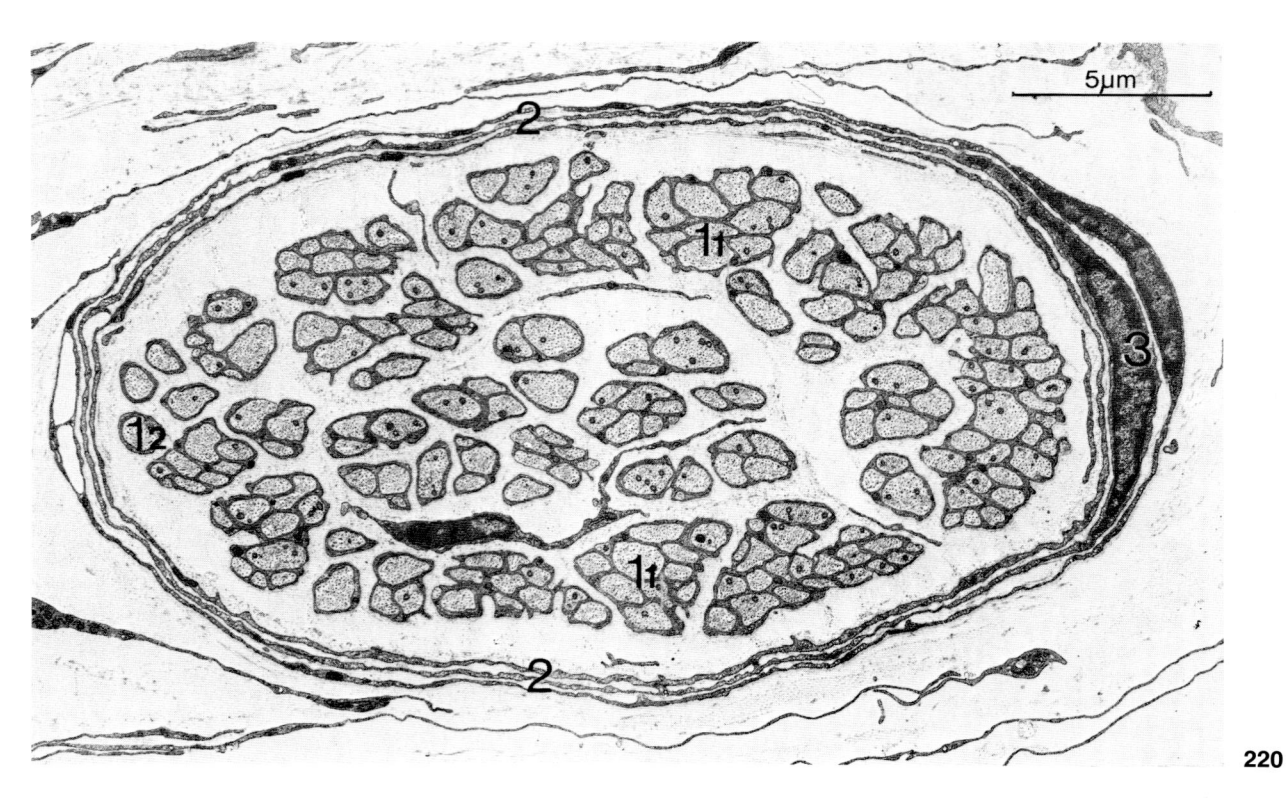

無髄神経線維 (non-myelinated nerve fiber) | 電子顕微鏡像

図220 無髄神経の横断像（ラットの自律神経）。軸索は何本かが一緒に（1_1），あるいは1本が単独に（1_2），シュワン細胞によって包まれている。図では軸索形質は明るく，神経細管が微細点状に見え，シュワン細胞の細胞質は電子密度が高く暗調を呈する。2：神経線維の束を包む線維細胞（fibrocyte）の鞘（神経周膜）。ここの線維細胞は血管の内皮のような構造をもっている。3：線維細胞の核。5,000倍。

図221 無髄神経線維の横断像（図220の中央上部を拡大したもの）。軸索は単独に（1_2），あるいは数本が一緒に（1_1），シュワン細胞によって囲まれている。シュワン細胞と軸索の間には狭い細胞間隙が存在する。シュワン細胞の突起が軸索を包むやり方はしばしば複雑である（→）。2：ミトコンドリア。24,000倍。

図222 図221の一部をさらに拡大したもの。軸索形質内のフィラメント（神経細糸）の束（1）や神経細管（2）が明瞭に分かる。神経細管はフィラメント（神経細糸）よりも太く，通常は束を形成しない。シュワン細胞の突起の端（＊）がオーバーラップしていることに注意せよ（図221も参照のこと）。53,000倍。

無髄神経線維 | 電子顕微鏡像

221

222

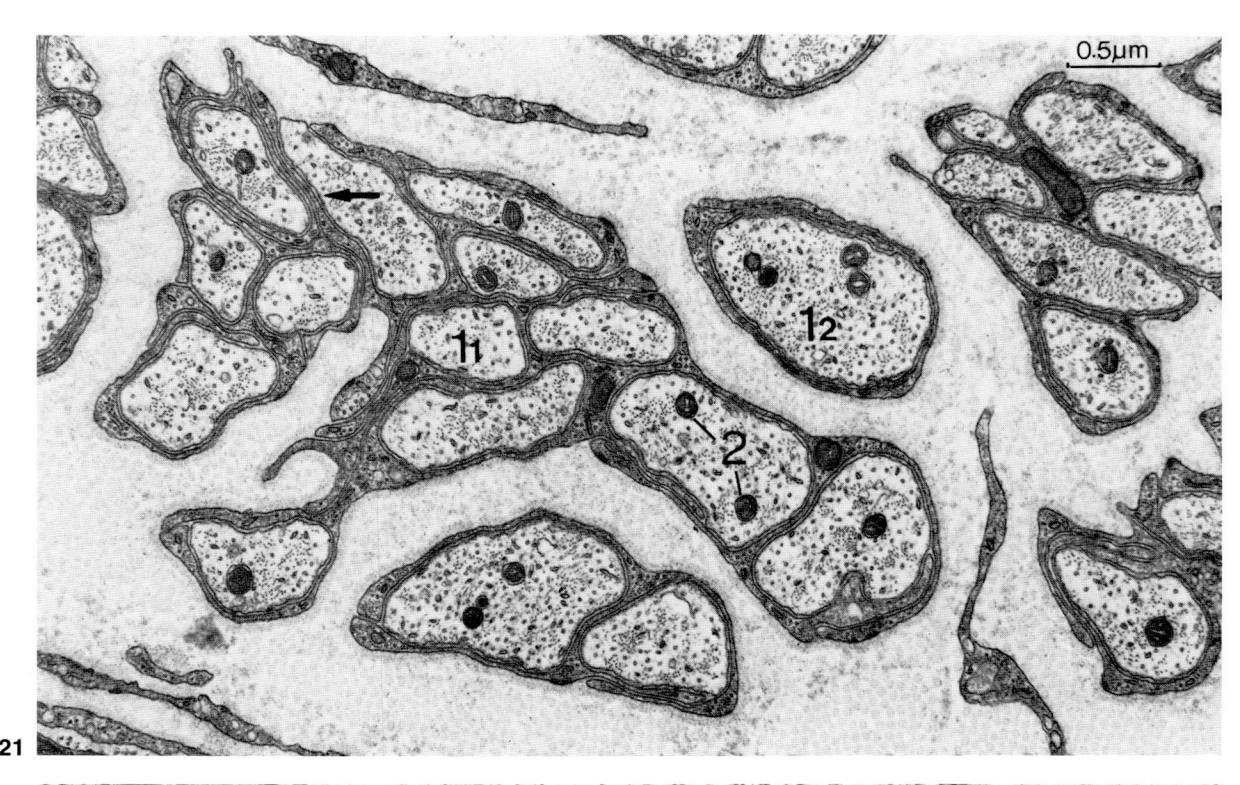

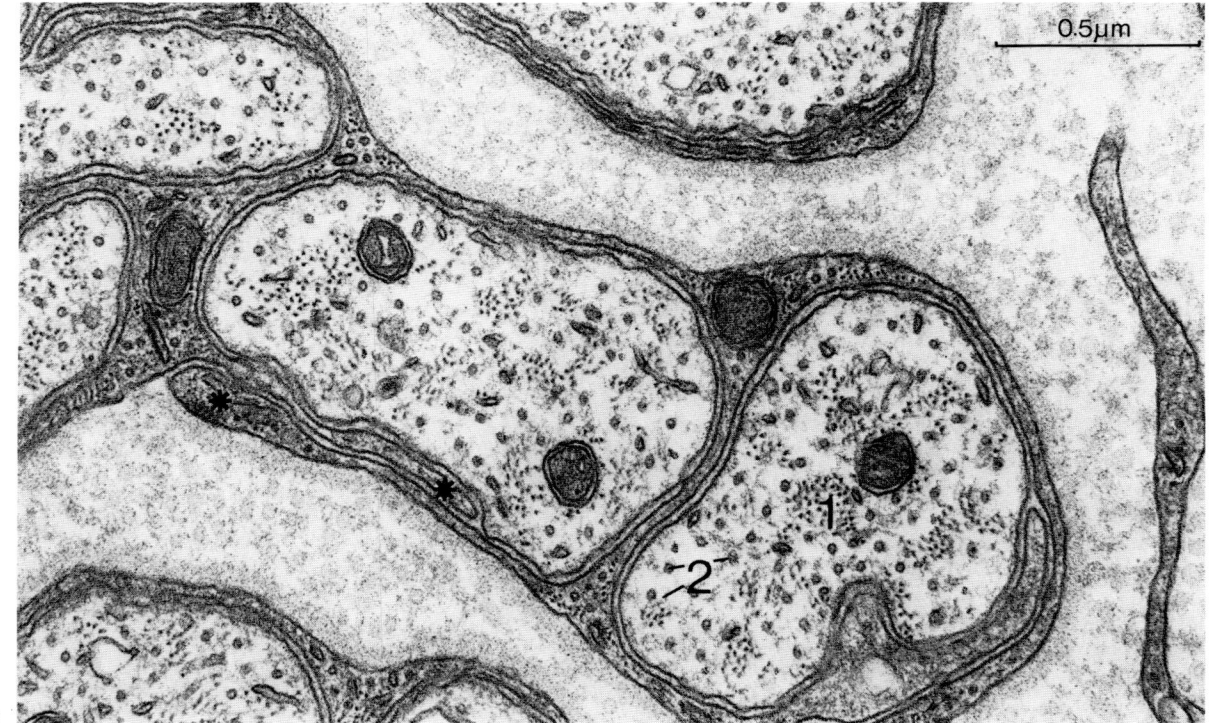

107

神経組織 – 神経膠（グリア）細胞（neuroglia）

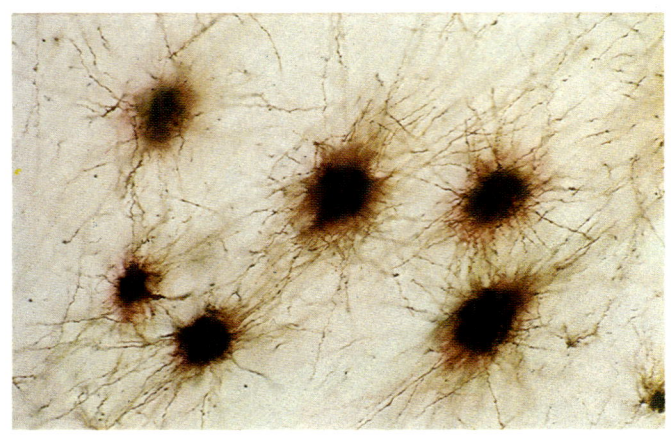

中枢神経系の神経膠（グリア）組織の各種の細胞を見るためには、種々の、時には繁雑でさえある特殊な処理が必要である。そのため多くの組織学実習では、うまくできた標本のごく限られた範囲にしか適当なものが見つからないこともありうる。（図223, 224, 227, 228は、ボン大学神経病理学研究室 G. Kersting 教授の標本による。）

223

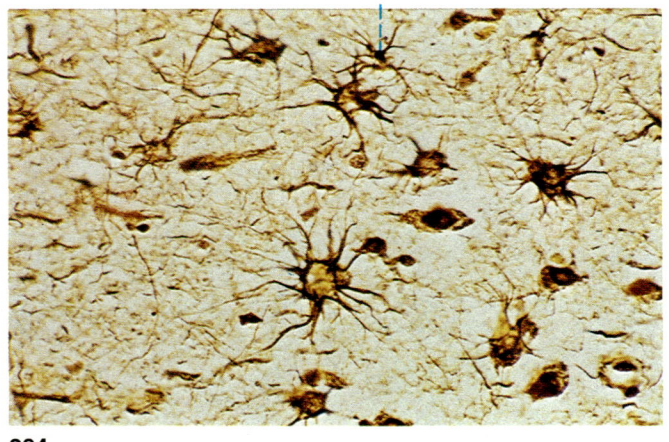

図223　ヒト大脳髄質の星状膠細胞（astrocytes）。コロイド状の銀塩が細胞体表面に強く沈着して、実際より大きく見える。また、そのために核も完全に覆い隠されている。この方法では、特に星状膠細胞から出ている多数の細い突起がよく分かる。ゴルジ（Golgi）渡銀法。240倍。

希突起膠細胞
Oligodendrocyte

224

図224　ヒト大脳皮質の多数の星状膠細胞。これらの星状膠細胞は細胞体が大きく、短いがよく枝分かれした突起をもつことから原形質型星状膠細胞と呼ばれる。図の上方には希突起膠細胞（oligodendrocytes, oligodendroglia）が見える。この細胞は、細胞体がかなり小さく、突起の枝分かれも少ない。ビールショウスキー（Bielschowsky）の渡銀法。380倍。

星状膠細胞
Astrocytes

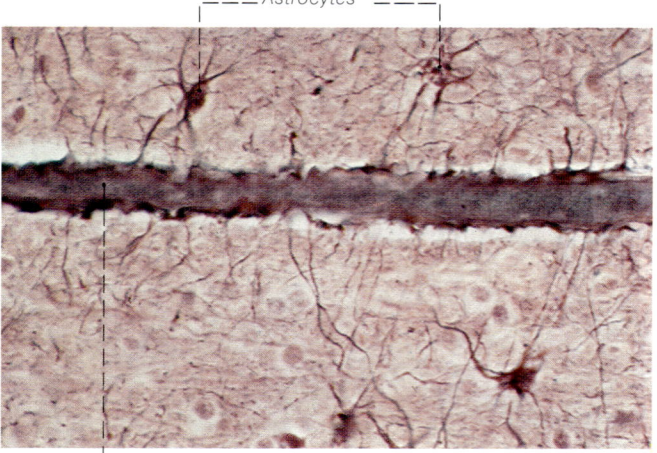

Small vein 小静脈　**225**

図225　ヒト大脳の星状膠細胞。星状膠細胞は長い突起を細い血管の壁へ向かって伸ばしている。突起の先端はやや幅が広くなっており、多数のものが集まって血管を密に覆っている。ヘルト（Held）の染色。380倍。

神経組織 – 神経膠（グリア）細胞

図226 毛細血管に密に接する原形質型星状膠細胞（protoplasmic astrocyte）の突起（ヒトの大脳）。ヘルド（Held）の染色。960倍。

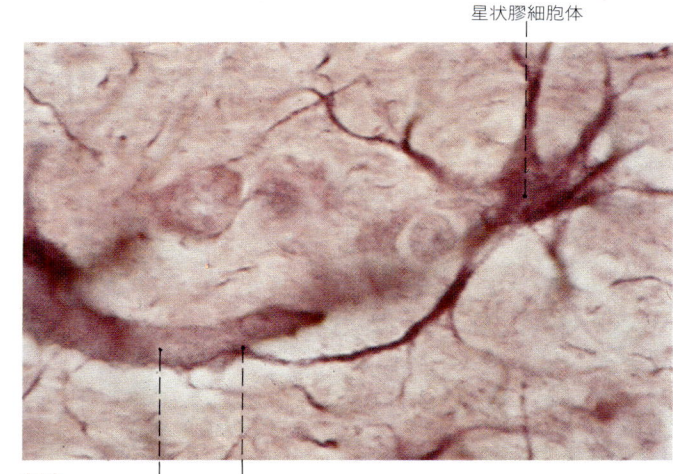

226 血管 *Capilary*　星状膠細胞の突起 *Astrocytic process*　星状膠細胞体

図227 ヒト大脳皮質の希突起膠細胞。リンパ球のように，丸い核が小さい細胞体のほとんど全体を占めている。このため普通の染色でもこれらの細胞は識別できるが，正確に同定するのはなかなか困難である。図のように，希突起膠細胞はしばしば神経細胞に接して存在しており，随伴細胞（satellite cells）と呼ばれることがある。カハール（Cajal）の渡銀法。380倍。

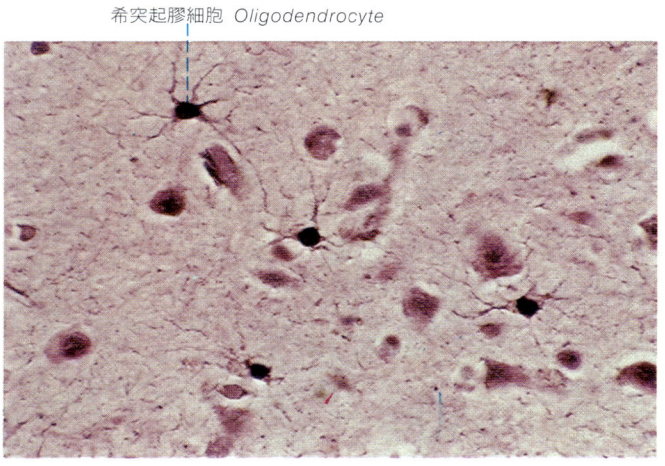

希突起膠細胞 *Oligodendrocyte*

227

図228 ヒト大脳皮質の小膠細胞（microglia）。小膠細胞は小さいアメーバ状の不規則な形の細胞で，発見者の名に因んでオルテガ（Hortega）の細胞と呼ばれることもある。また小膠細胞には，ものを食べこんで貯える能力があり，脳の疾患（例えば，卒中発作後の軟化病巣）に際して生ずるような細胞の破壊産物をとりこんで処理する。オルテガ（Hortega）による染色法。380倍。

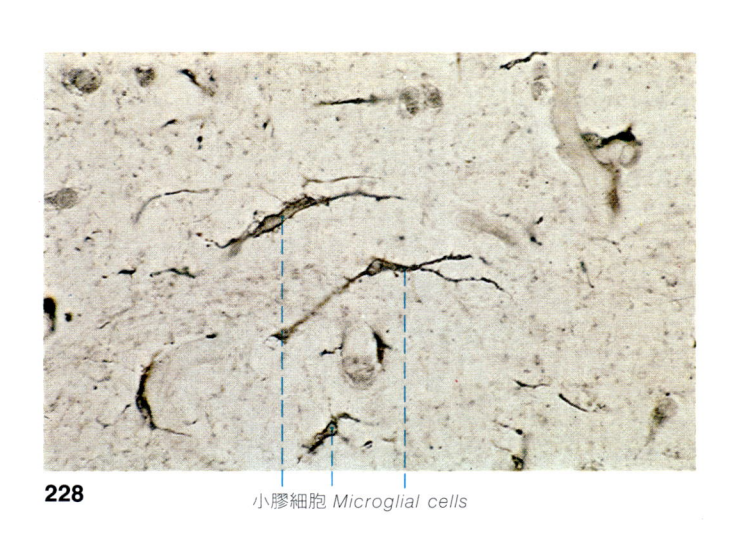

228　小膠細胞 *Microglial cells*

組織学（各論）

血液 (blood) - 血球

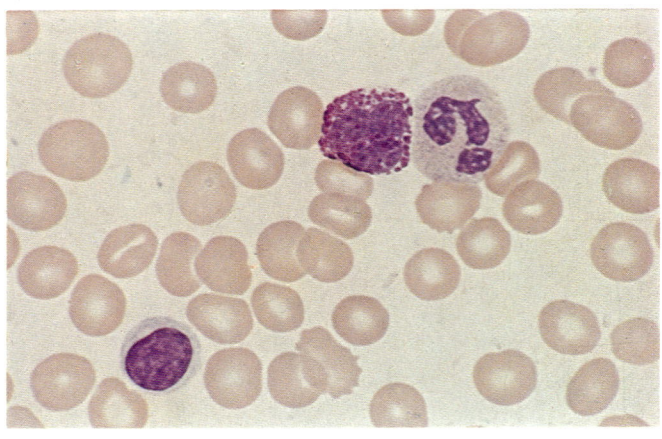

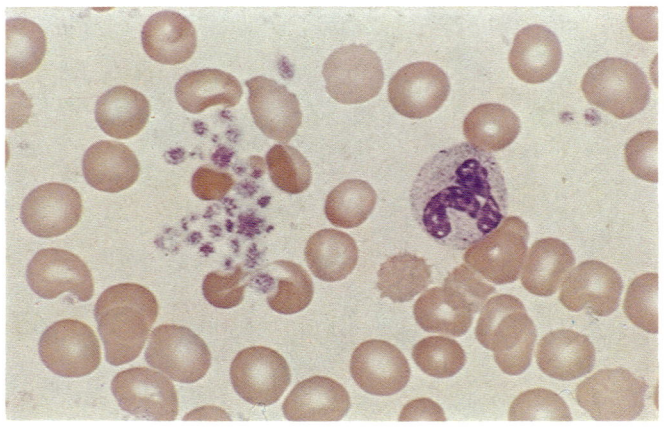

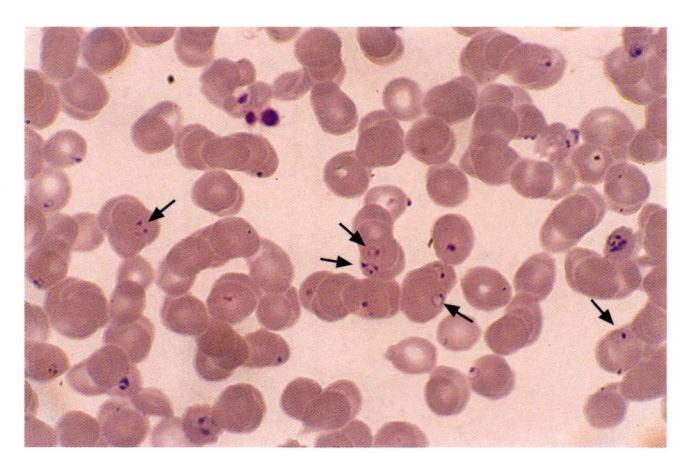

種々の白血球の量的な割合(絶対数ではない)を測定することは,臨床では最もよく用いられる基本的な組織学的検査である。今日,これらの検査は専ら検査技師に任されているけれども,各医師は,少なくとも正常と異常の区別をつけられるようにしておかなければならない。

特殊な染色を施した標本を用いると——その染色がうまくいくかどうかは経験に支配されることが多く,また,あまり染色のよくない血液塗抹標本を見なくてはならないこともしばしばあるが——形態,構造,染色性の差異などによって白血球の区別が可能になる。図229〜235 の染色はすべてメイ・グリュンヴァルト・ギムザ(May-Grünwald-Giemsa)染色である。

図229 好塩基球(塩基好性白血球 basophilic leucocyte),好中球(中性好性白血球 neutrophilic leucocyte)およびリンパ球(lymphocyte)。図の上方に,大きい塩基好性の果粒で満たされた好塩基球が見えている。その右横には好中球が出ている。図の左下方には,リンパ球が見える。リンパ球は核・細胞質比が大きい(すなわち,細胞質部分に比して核が大きい)ことが特徴である。診断に重要な各白血球相互の大きさの違いならびに赤血球に対する大きさについても注意せよ。1,100倍。

図230 赤血球の間の血小板(blood platelets)(栓球 thrombocytes)の集塊。ただし,この倍率では,その構造の詳細はよく分からない。その右側の好中球(分葉核球 polymorph)は,ここではわずかに分葉化した,ほぼ杆状の核をもっている。微細な粉末状の果粒は,電子顕微鏡で見ると非常に小さく,水解小体(ライソゾーム)に一致する(図237参照)。1,100倍。

図231 熱帯熱マラリア(tropical malaria)患者の血液塗抹標本。赤血球の中にこの病気の原因である熱帯熱マラリア原虫 *Plasmodium falciparum* が染め出されている。マラリア原虫は複雑な生活環をもっており,ここで染まっているのは特徴的な輪状体(栄養体 trophozoite:➜)である。1,200倍。

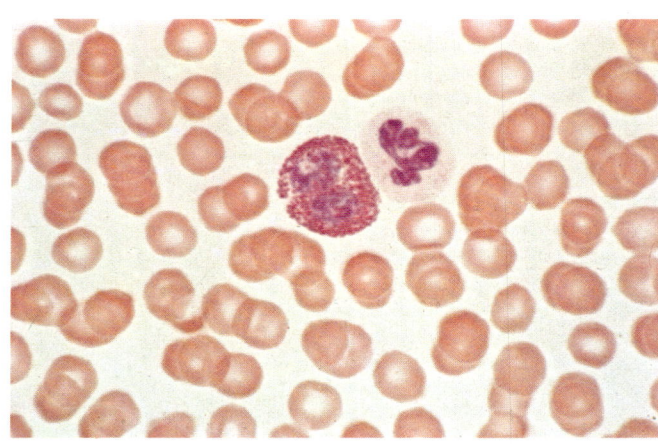

血液 - 血球

図232 好酸球（酸好性白血球 eosinophilic leucocyte）。ここでは核は通常よく見られる二分葉核である。果粒はやや淡青色に染まっているが，その数と大きさ（好中球の果粒より大きく，好塩基球の果粒より小さい）から好中球や好塩基球と区別できる（図230参照）。電子顕微鏡で見ると，これも水解小体であり，極めて特徴的な結晶様構造を有している（図238参照）。1,100倍。

図233 好中球。いくつかに分葉した核の一極から小さなラケット状の突起（ドラムスティック drumstick）が出ているのが分かる。これは性染色体に相当し，女性で36個の好中球に1つの割合で出現する。しかし，この数値は定まったものではなく，性を診断するためには2,000個の細胞をしらべる必要がある。また，正常男性でも1,000人に1人の割合でこのドラムスティックをもつものがあるという（染色体による性診断のための白血球検査）。1,100倍。

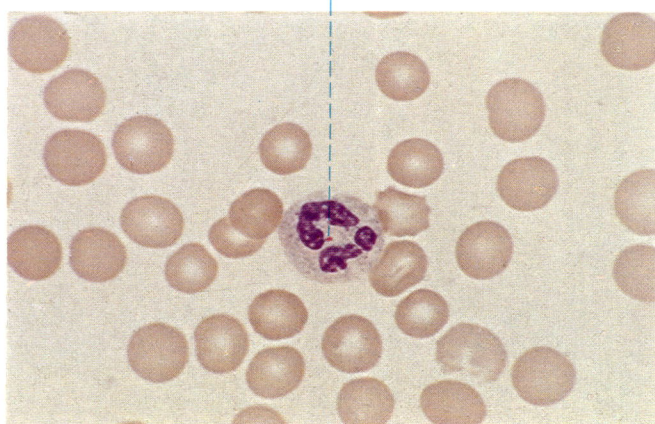

図234 小リンパ球（small lymphocyte）（図の左側）および大リンパ球（large lymphocyte）（図の右側）。両者において核・細胞質比は明らかに異なる。小リンパ球の細胞質部分は非常に狭く，しばしば，ほとんど認めがたいくらいである。これに対し，幼若な大リンパ球の細胞体は常に淡青色に染まり，中に細かい"いわゆる"アズール（azure）果粒をもっている。1,100倍。

図235 単球（monocyte）。核はたいてい一側でソラマメ形の弯入が認められ，大リンパ球の丸い核と異なる（鑑別の要点）。ただし，核は常にソラマメ形を示すわけではない。細胞質は淡い塩基好性を示し，時に微細果粒が認められる。1,100倍。

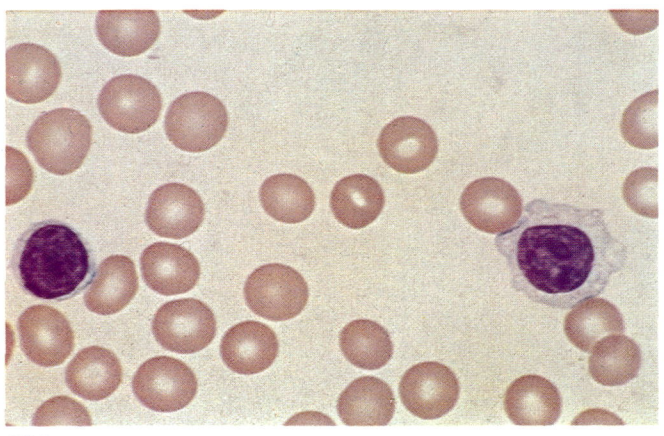

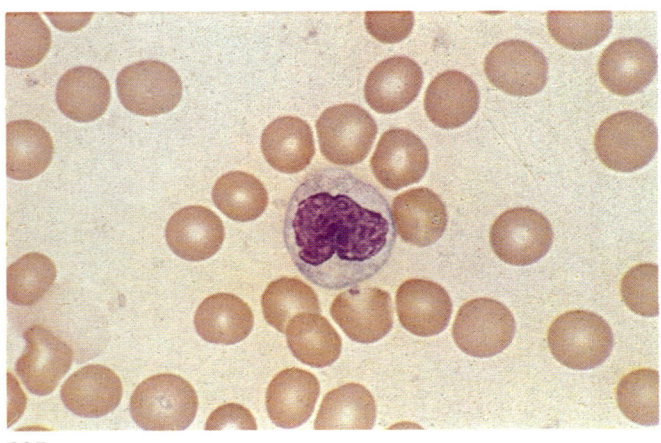

赤血球（erythrocyte）と白血球（leucocyte） | 電子顕微鏡像

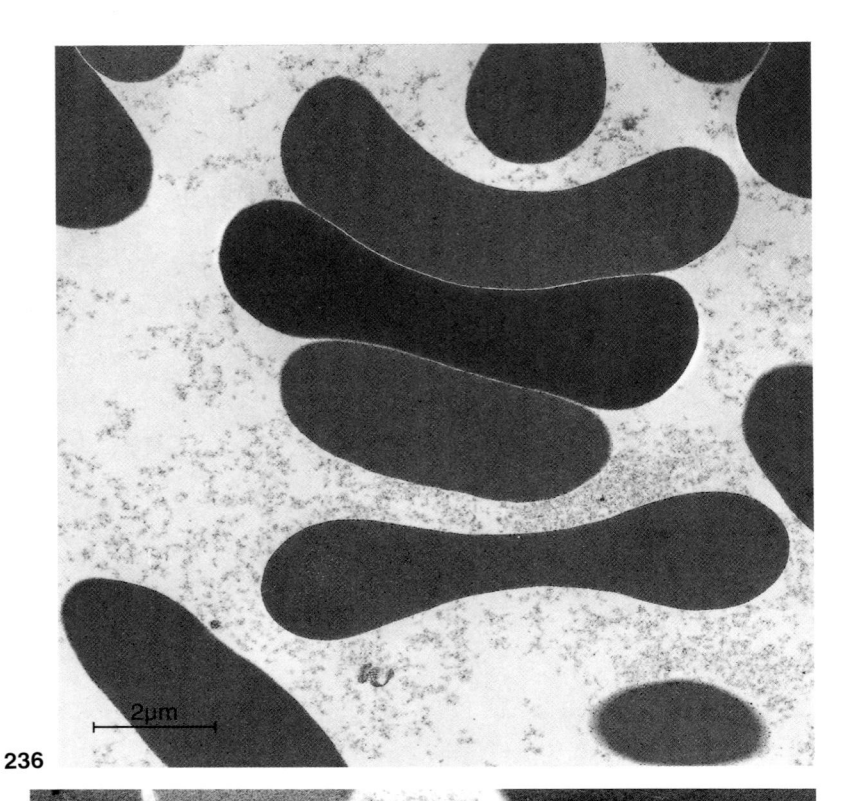

図236 ヒト細気管支の静脈内の赤血球（erythrocyte）。成熟した赤血球の中はヘモグロビン（hemoglobin）で満たされ，黒色で均質に見える。細胞小器官はない。この拡大では細胞膜は分からない。赤血球の間のむら雲のようなものは凝固した血漿蛋白である。8,800倍。

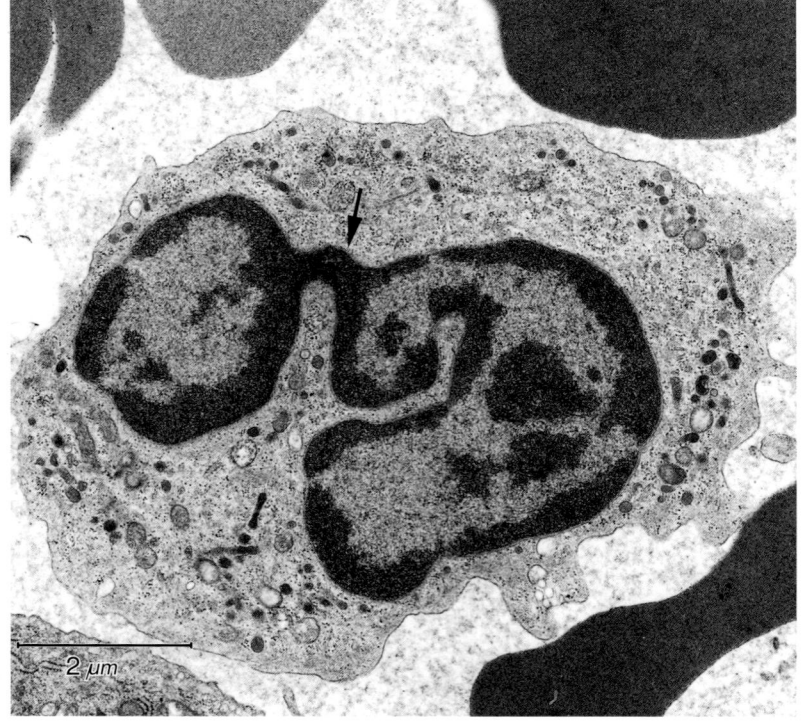

図237 ヒトの中性好性果粒白血球（好中球 neutrophile leucocyte）。分葉した核をつなぐ細い部分（→）に注意。細胞質には典型的な細胞小器官，多数のグリコーゲン粒子のほか，多数の小果粒が存在するのが特色である。この果粒にはアズール果粒と特殊果粒の2種類がある。アズール果粒（azurophile granule）は水解小体の一種でやや大きく，加水分解酵素，ミエロペルオキシダーゼ，デフェンシンなどを含んでいる。特殊果粒（specific granule）はやや小形で数が多い。ラクトフェリン（lactoferrin）やビタミンB_{12}結合蛋白を含み水解小体とは異なる。11,800倍。

白血球 | 電子顕微鏡像

図238 ヒトの結合組織（胃の粘膜固有層）の酸好性果粒白血球（好酸球 eosinophile leucocyte）。2個に分葉した核（★）は，結合部が出ていないので完全に離れているように見える。粗大な果粒と結晶状の内容（→）に注意。果粒内にはアルギニンに富む蛋白やヒスタミナーゼ（histaminase）の活性化蛋白（MBP：major basic protein）などが含まれている。細胞質にはシャルコー・ライデン結晶（Charcot-Leyden crystal）なども含まれる。左上(1)：形質細胞の一部。15,300倍。

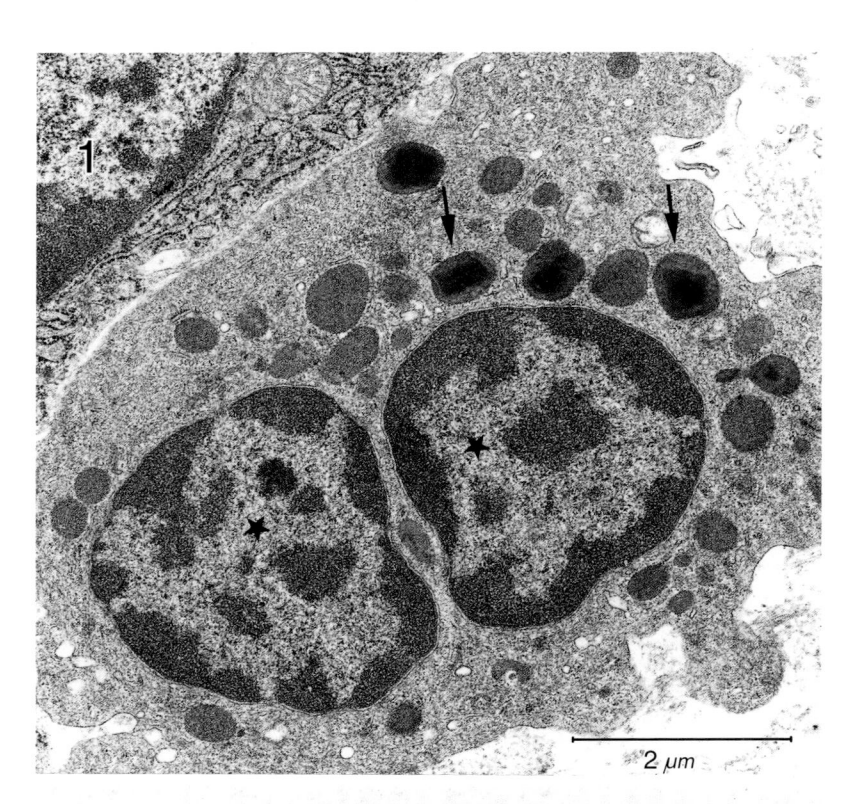

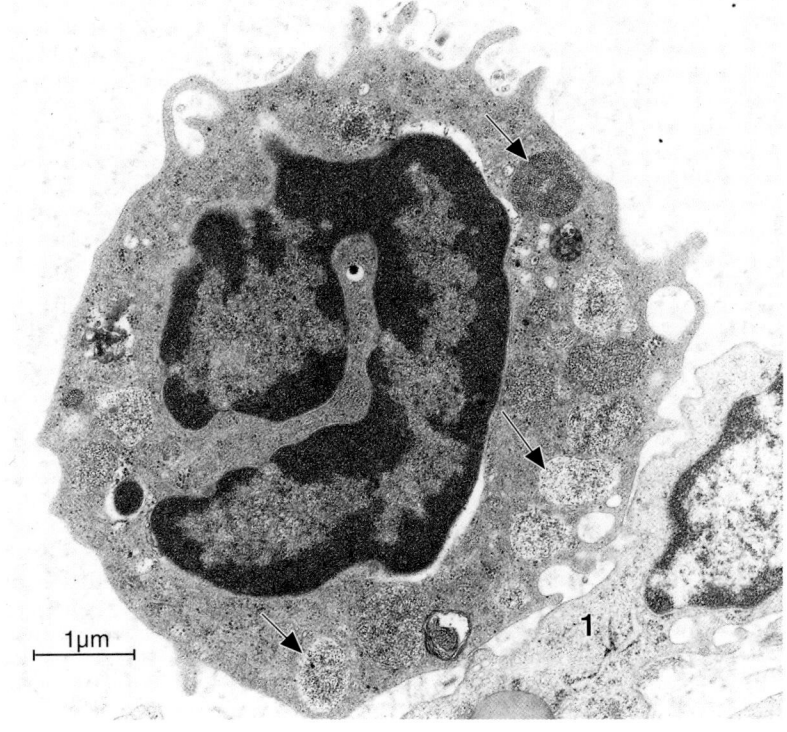

図239 ヒトの血管内の塩基好性果粒白血球（好塩基球 basophile leucocyte）。核の形と粗大な果粒（→）に注意。果粒の中は濃淡さまざまの電子密度を示す。果粒の内容はヒスタミン，ヘパリン，中性プロテアーゼ，好中球走化因子，好酸球アナフィラキシー走化因子などである。右下(1)：血管の内皮細胞。13,000倍。

白血球 | 電子顕微鏡像

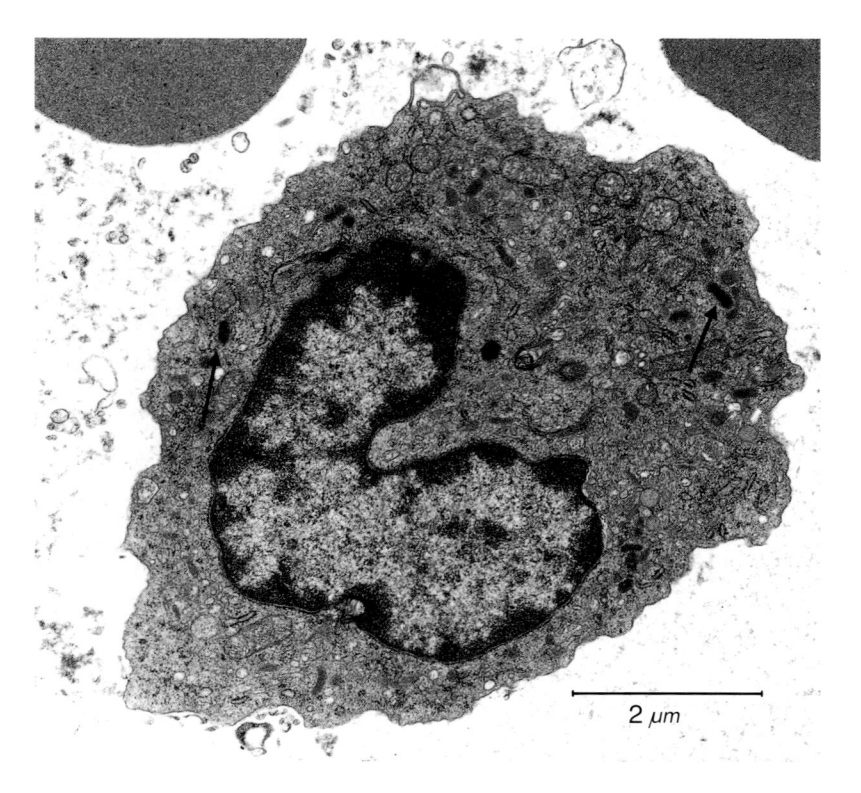

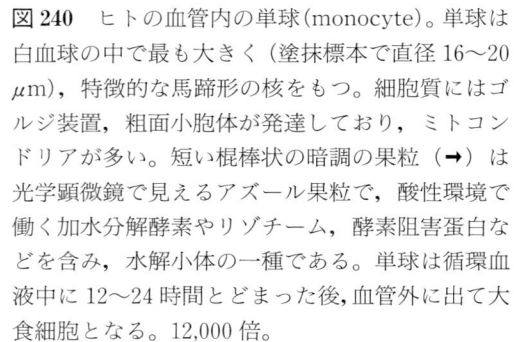

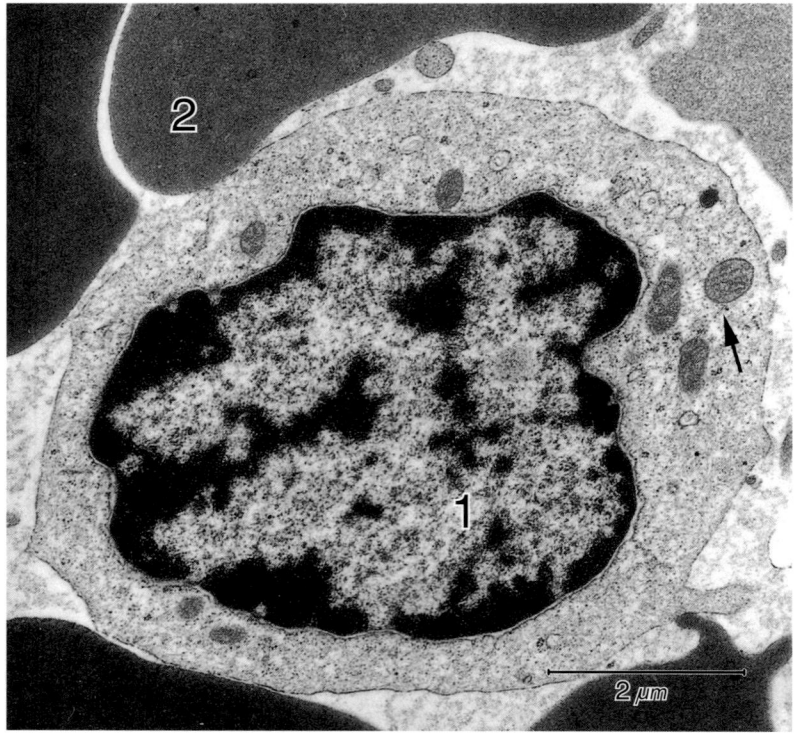

図240 ヒトの血管内の単球(monocyte)。単球は白血球の中で最も大きく（塗抹標本で直径16〜20 μm），特徴的な馬蹄形の核をもつ。細胞質にはゴルジ装置，粗面小胞体が発達しており，ミトコンドリアが多い。短い棍棒状の暗調の果粒（→）は光学顕微鏡で見えるアズール果粒で，酸性環境で働く加水分解酵素やリゾチーム，酵素阻害蛋白などを含み，水解小体の一種である。単球は循環血液中に12〜24時間とどまった後，血管外に出て大食細胞となる。12,000倍。

図241 ヒトの血管内の小リンパ球（small lymphocyte）。細胞質は小器官に乏しく，ミトコンドリア（→）も少ない。核(1)では異染色質（ヘテロクロマチン heterochromatin）が目立つ。2：赤血球。13,500倍。

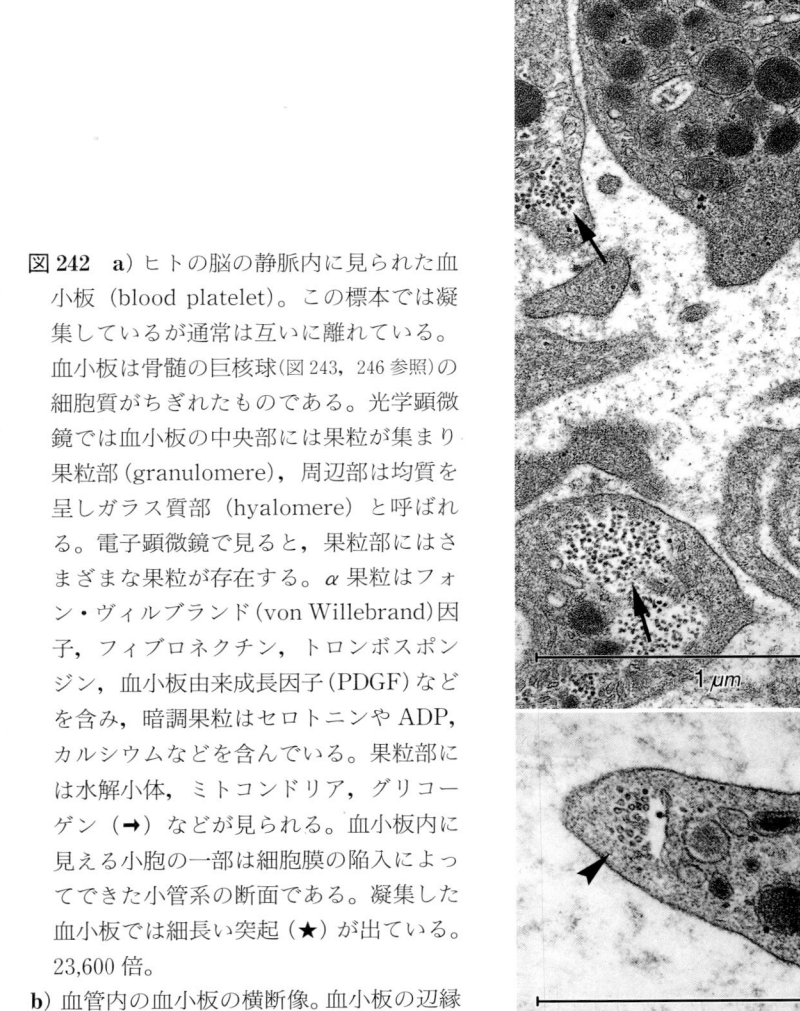

血小板 (blood platelets) | 電子顕微鏡像

図242 **a)** ヒトの脳の静脈内に見られた血小板 (blood platelet)。この標本では凝集しているが通常は互いに離れている。血小板は骨髄の巨核球(図243, 246 参照)の細胞質がちぎれたものである。光学顕微鏡では血小板の中央部には顆粒が集まり顆粒部 (granulomere), 周辺部は均質を呈しガラス質部 (hyalomere) と呼ばれる。電子顕微鏡で見ると, 顆粒部にはさまざまな顆粒が存在する。α顆粒はフォン・ヴィルブランド(von Willebrand)因子, フィブロネクチン, トロンボスポンジン, 血小板由来成長因子(PDGF)などを含み, 暗調顆粒はセロトニンやADP, カルシウムなどを含んでいる。顆粒部には水解小体, ミトコンドリア, グリコーゲン (→) などが見られる。血小板内に見える小胞の一部は細胞膜の陥入によってできた小管系の断面である。凝集した血小板では細長い突起 (★) が出ている。23,600 倍。

b) 血管内の血小板の横断像。血小板の辺縁部には輪状に走る微細管の束 (➤) がある。40,800 倍。

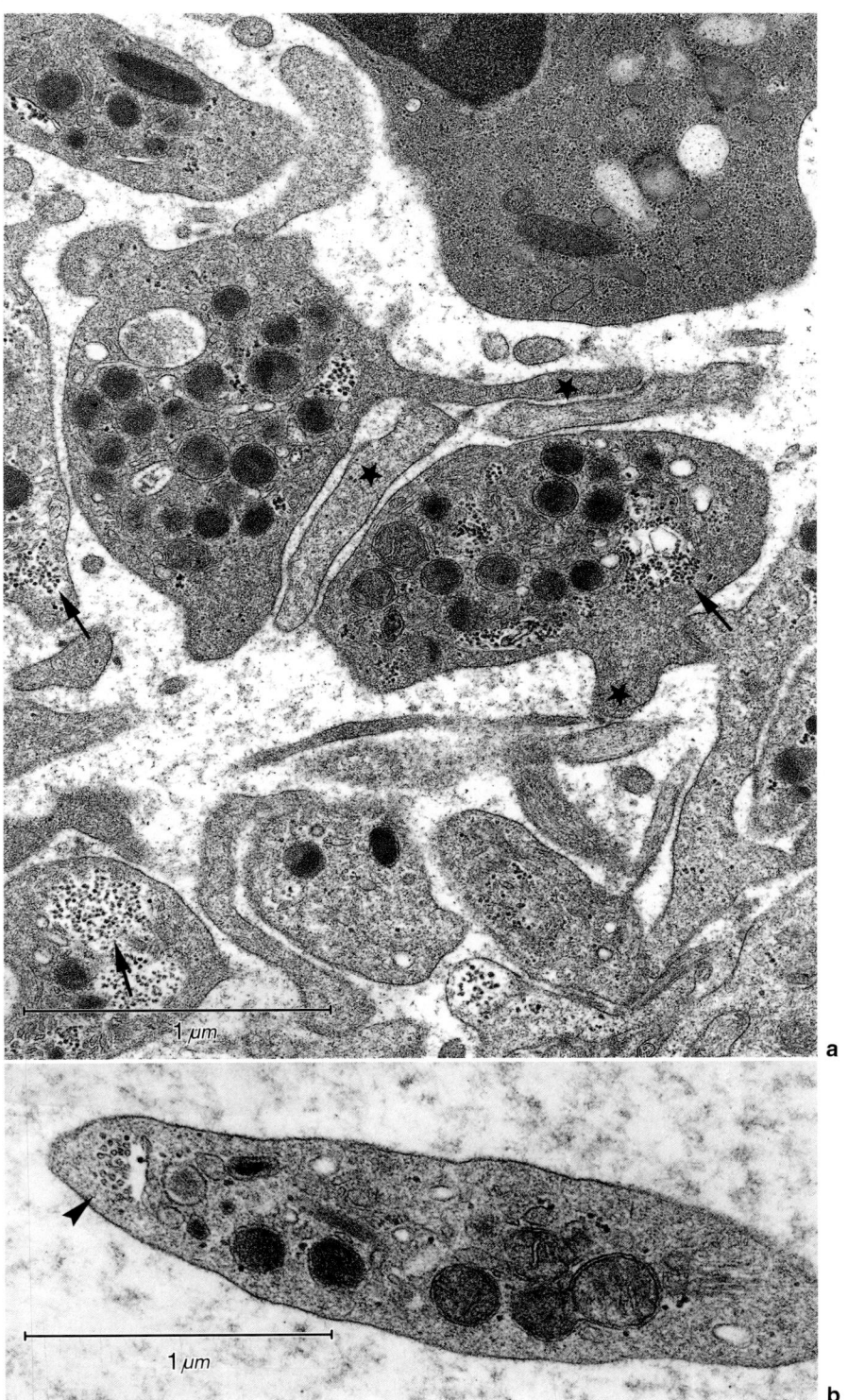

赤色骨髄 (red bone marrow)

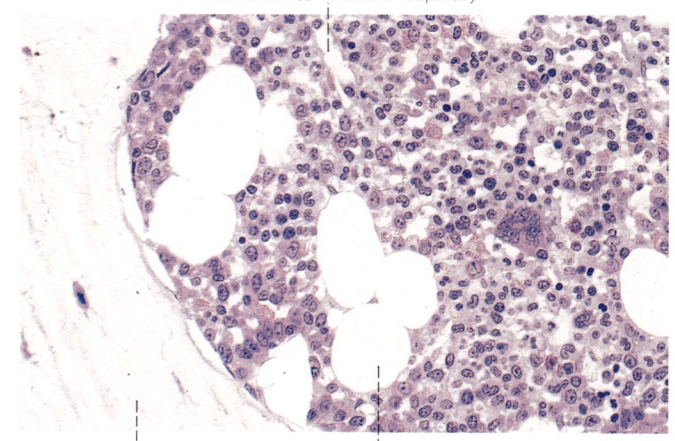

244 骨梁 *Trabecula*　　脂肪細胞 *Fat cell*　　洞様毛細血管 *Sinusoid capillary*

図244 ヒトの赤色骨髄。赤色骨髄には種々の成熟段階の血球のほか脂肪細胞や洞様毛細血管（直径50〜75μm）がある。図の拡大では巨核球や常赤芽球とその濃縮した暗い核が識別できるだけである。ギムザ染色。200倍。

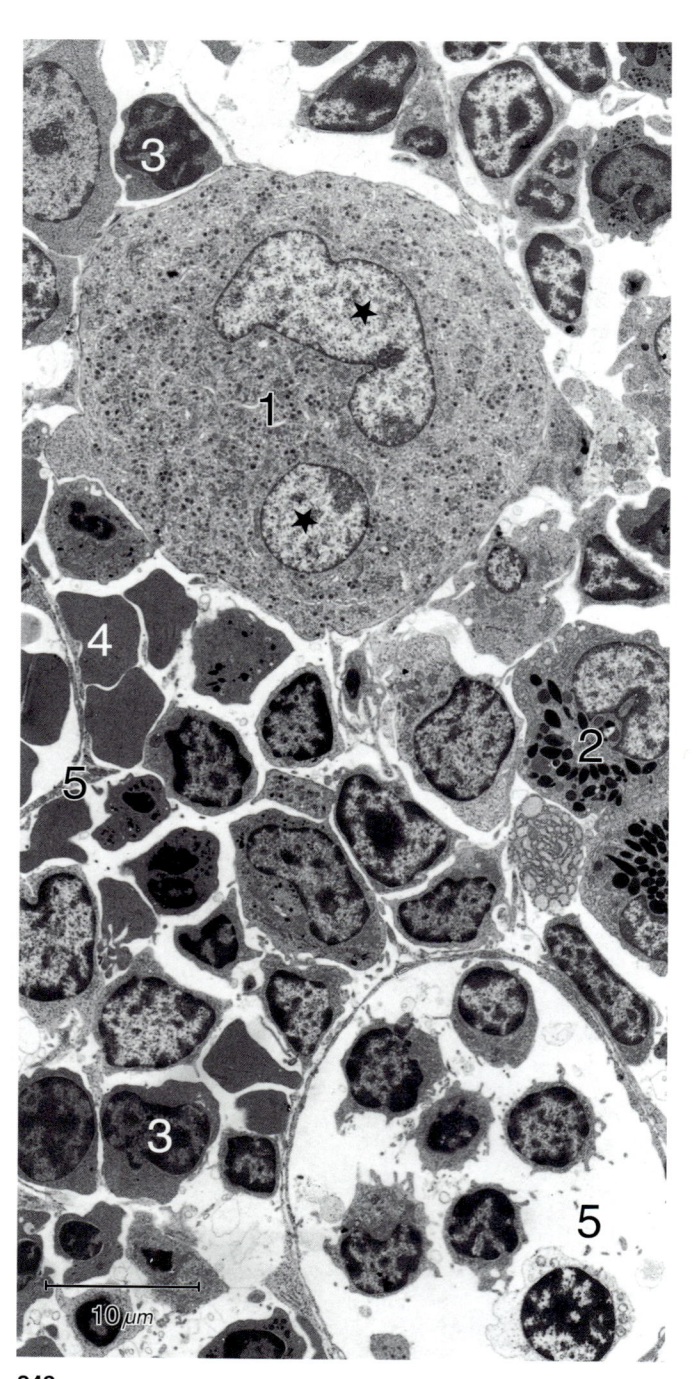

図243 ラットの赤色骨髄 (red bone marrow)。1：巨核球 (megakaryocyte)。核（★）は強く分葉する。巨核球の細胞質がちぎれて血小板になる。2：未熟な好酸球。3：常赤芽球（正赤芽球：normoblast)。まだ核がある。4：成熟した赤血球。すでに脱核している。5：骨髄の洞様毛細血管。薄い内皮に注意。2,800倍。

赤色骨髄

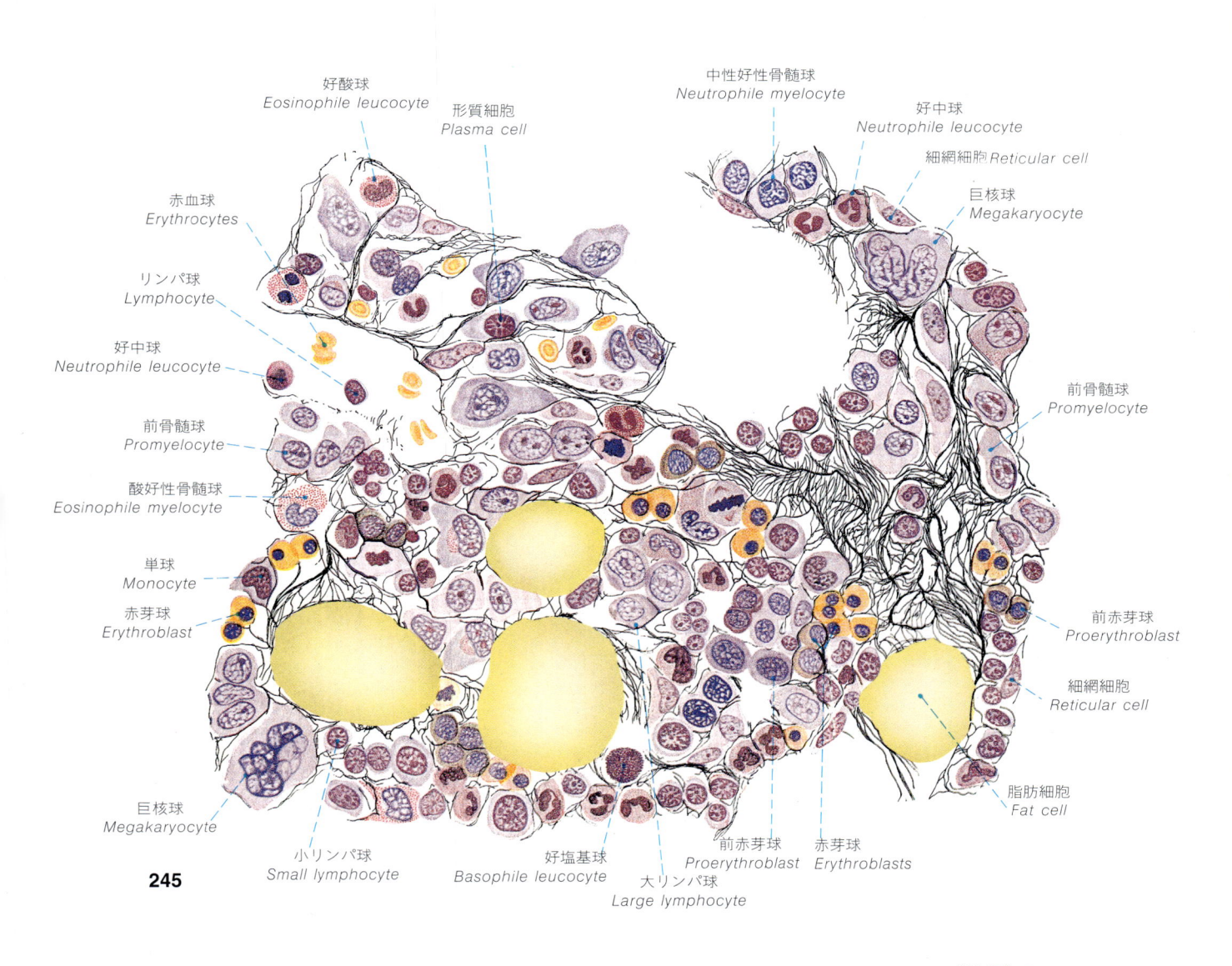

図245 ヒトの骨髄（bone marrow）の模式図。格子線維（細網線維）も示してある（PatzeltのHistologie第3版，1948年版から）。ヘマトキシリン・エオジンと渡銀による染色。約1,200倍。

図246 ヒトの赤色骨髄。種々の成熟段階の血球が多数存在する。巨核球は大きいので容易に見つかる。巨核球の核は強く分葉しており多倍数体である。常赤芽球は濃縮した核をもっているのが特徴である。果粒白血球は核の形と果粒の存在によって識別することができる。ギムザ染色。500倍。

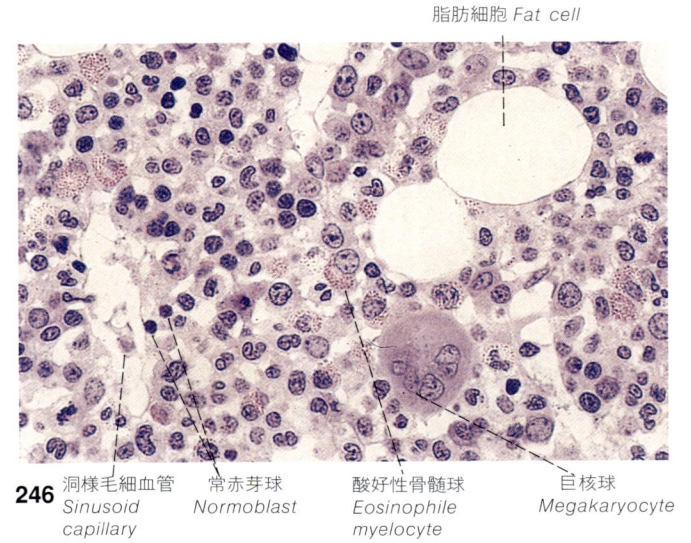

リンパ器官 (lymphatic organ) – 扁桃 (tonsil)

> リンパ器官は，リンパ細網器官とリンパ上皮器官とに分類されるが，このうち後者は，3つの扁桃によって代表され，これらのものでは，上皮側の表層はリンパ組織と混ざり合っている。各扁桃の鑑別の要点は，①上皮の種類（咽頭扁桃のみが呼吸上皮をもっている！），②臓器の大きさ（これは全横断面図がある場合のみ。口蓋扁桃は他の2者よりかなり大きい），③周囲の組織的構成（舌扁桃のみがその下に多数の唾液腺組織をもっている），の3つである。

二次小節の胚中心
（反応中心，明中心）
Germinal centers
of secondary lymphoid nodules

扁桃陰窩
Crypts

リンパ組織
Lymphoid tissue

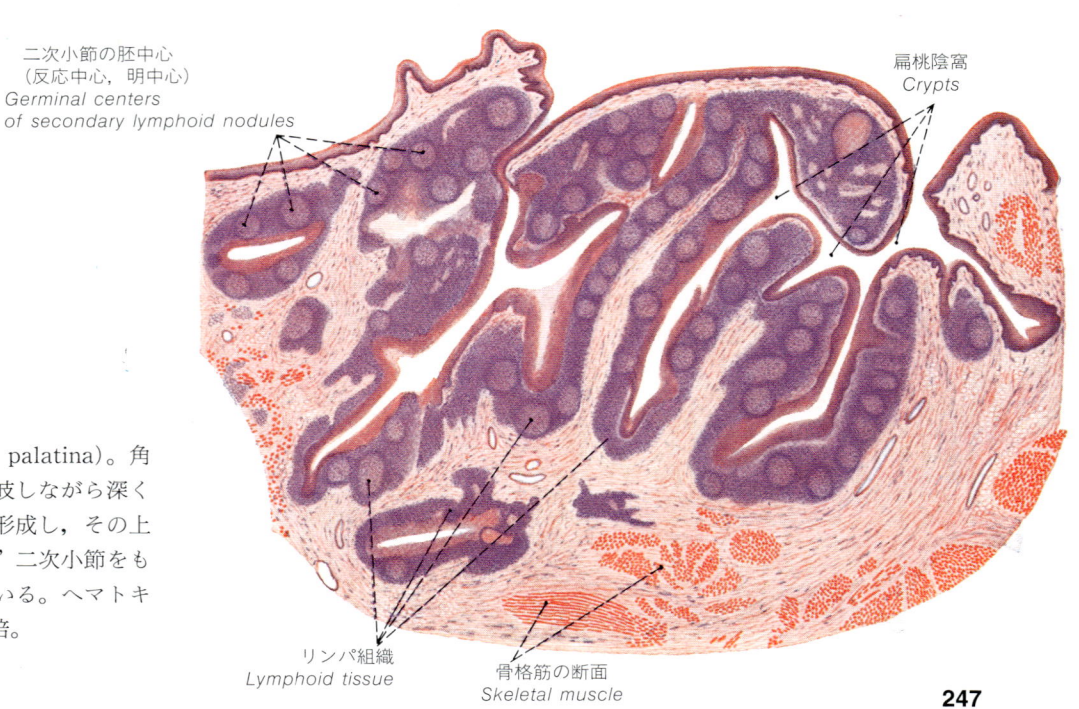

骨格筋の断面
Skeletal muscle

図247 口蓋扁桃 (tonsilla palatina)。角化しない重層扁平上皮は分岐しながら深く落ちこんで陰窩(crypts)を形成し，その上皮の下に多数の"いわゆる"二次小節をもったリンパ組織が存在している。ヘマトキシリン・エオジン染色。8倍。

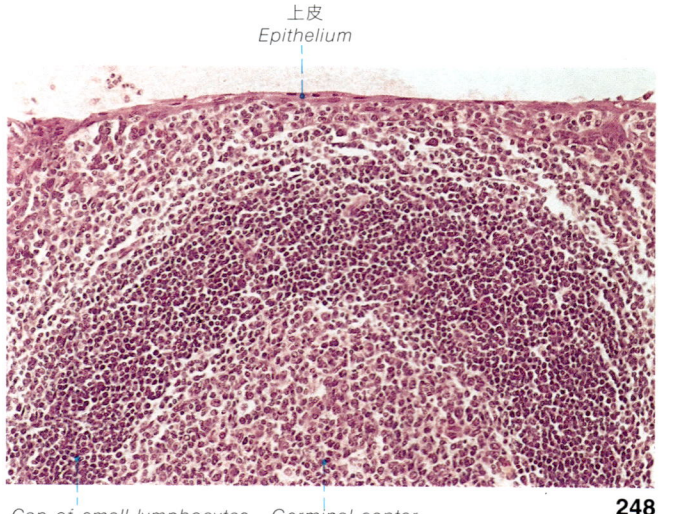

上皮
Epithelium

Cap of small lymphocytes
リンパ小節の帽状域

Germinal center
胚中心（反応中心）

図248 口蓋扁桃の陰窩の壁（ヒト）。リンパ球の浸潤のために，非角化性の重層扁平上皮（薄い数層の細胞からなる）が見られる。リンパ球はゆるい網目状の配列をとって帯状に広がっており，全体として細網組織を形成している。図のリンパ小節は反応中心（胚中心）をもっており，二次リンパ小節である。ヘマトキシリン・エオジン染色。150倍。

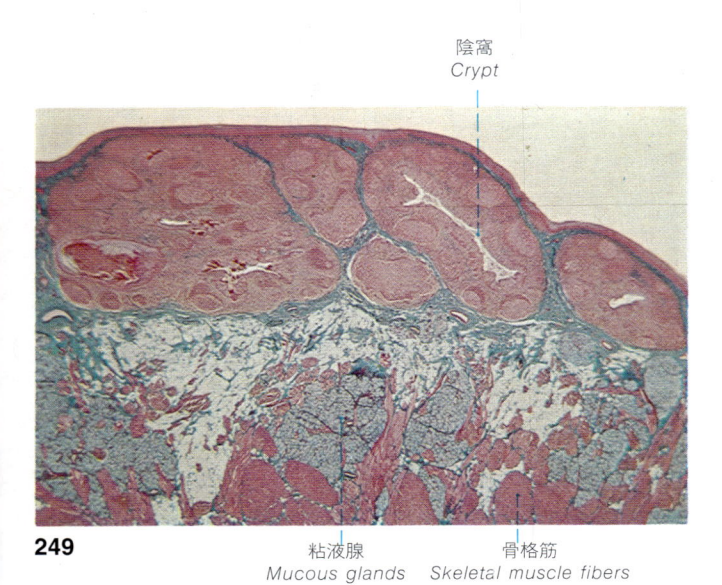

リンパ器官 – 扁桃

陰窩
Crypt

粘液腺　　骨格筋
Mucous glands　Skeletal muscle fibers

249

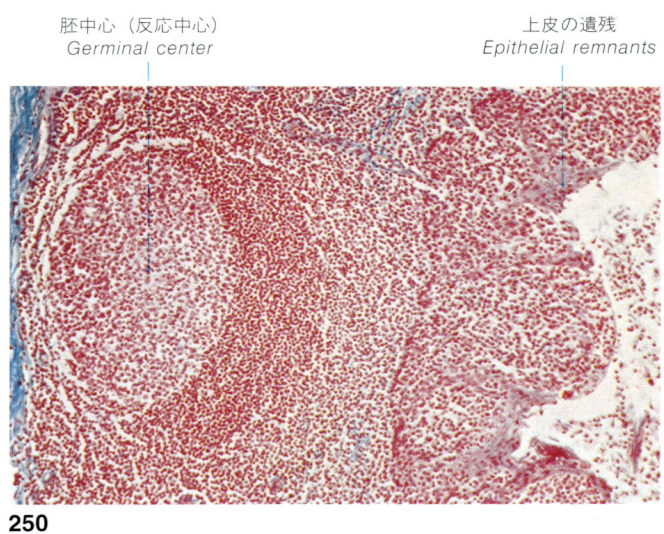

胚中心（反応中心）　　　　　　上皮の遺残
Germinal center　　　　　　　Epithelial remnants

250

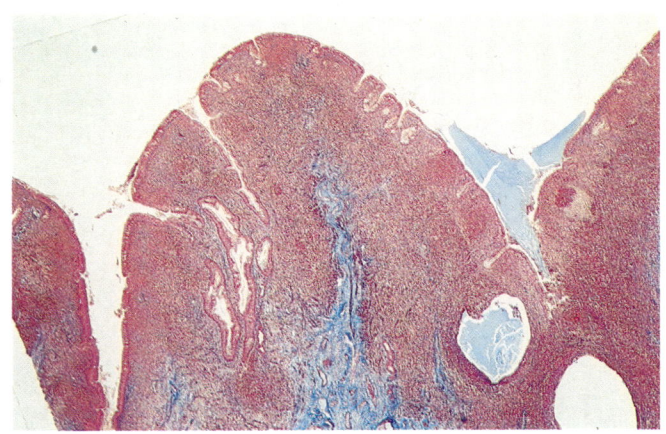

251

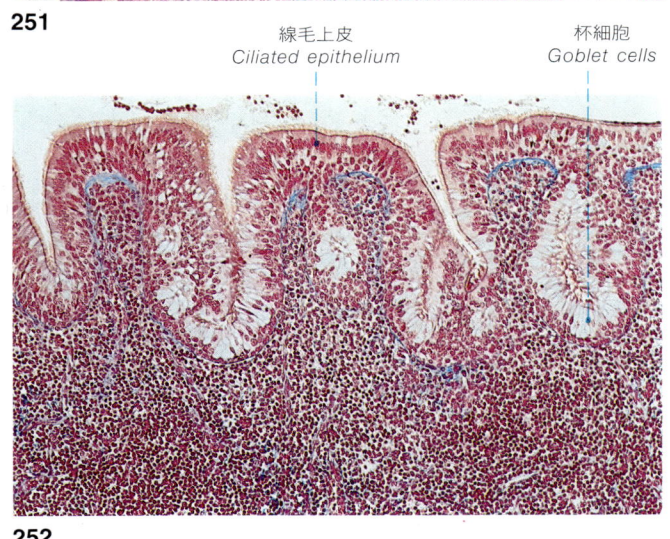

線毛上皮　　　　杯細胞
Ciliated epithelium　Goblet cells

252

図249　舌扁桃（tonsilla lingualis）（"いわゆる"舌濾胞）。口蓋扁桃に比して陰窩は浅く，分岐も少ない。舌扁桃の下には舌筋のほかに，主として粘液性の多数の腺が見られる（扁桃の近くに骨格筋が存在しても，それだけでは鑑別の条件とはならない。粘液腺の存在が舌扁桃の鑑別の要点である）。アザン染色。12倍。

図250　舌扁桃の陰窩の壁（図249の陰窩の一部を拡大したもの）。リンパ球の浸潤のために，陰窩壁の上皮はほとんど失われており，所々に斑状に残っているだけである。結合組織内に，明瞭な反応中心をもった二次リンパ小節が出ている。アザン染色。96倍。

図251　咽頭扁桃（tonsilla pharyngea）。3つの扁桃のうちでは最も小さく，その上皮（多列線毛上皮）も前2者とは異なるため明瞭に区別できる。咽頭扁桃は幼児にのみよく発達しているもので，実習標本としては比較的まれである。アザン染色。13倍。

図252　咽頭扁桃（図251の一部を拡大したもの）。この部分の上皮が多列線毛上皮であることがよく分かる。上皮の，入りこみのある所では，リンパ球の密度がやや疎になっている。アザン染色。96倍。

リンパ器官 – 脾臓 (spleen)

> リンパ細網器官には、リンパ節、脾臓、胸腺が属する。これらの臓器の鑑別は次のように行う。すなわち、まず肉眼で（ついでルーペなどで）見て、髄質と皮質の区別がつくようならリンパ節か胸腺であり、次に被膜下にリンパ隙、いわゆる辺縁洞があれば、これはリンパ節である。脾臓は髄質と皮質の区別がないことの他に、辺縁洞も欠如し、いわゆるマルピギー（Malpighi）小体、すなわち、中に小動脈をもったリンパ小節が存在するのが特徴である。また胸腺では、髄質中にハッサル（Hassall）小体が存在するのが特徴である。リンパ節や脾臓の骨格をつくるのは細網組織（間葉由来）である。

図253 ヒトの脾臓 (spleen)。多数の脾小節（マルピギー小体 Malpighian corpuscles）が見える。脾小節はBリンパ球の卵円形の集団で、しばしば反応中心をもっている。脾髄動脈から中心動脈にかけての部分ではリンパ球が血管を円筒状に包み動脈周囲リンパ鞘 (periarterial lymphatic sheath : PALS) を形成する。動脈周囲リンパ鞘のリンパ球はTリンパ球である。白脾髄 (white pulp) は、脾小節と動脈周囲リンパ鞘を合わせたものである。主として結合組織からなる被膜は（ある種の哺乳動物、例えばネコでは平滑筋を豊富に含んでいる）、血管を導く脾柱となって脾臓内に続いており、この臓器の丈夫な骨格となっている。赤脾髄は脾洞と脾索からなり、赤血球を多量に含んでいる。ヘマトキシリン・クロモトロープ染色。24倍。

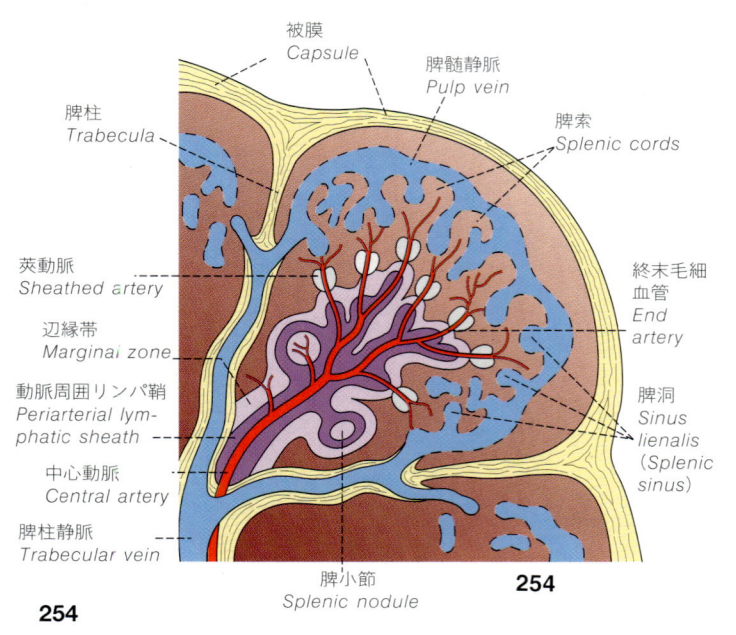

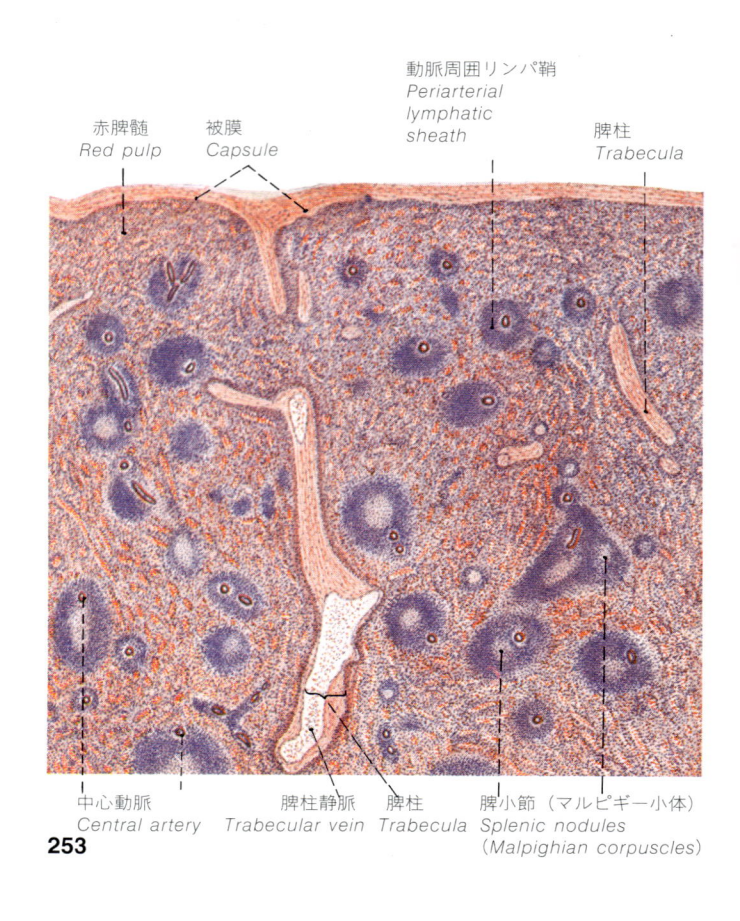

図254 ヒトの脾臓の血液循環の模式図。脾髄動脈のまわりをTリンパ球の集団が鞘状に包んで、動脈周囲リンパ鞘を形成していることに注意。脾小節のリンパ球はBリンパ球である。動脈周囲リンパ鞘と脾小節が白脾髄を構成する。莢（さや）動脈 (sheathed artery) は実際は毛細血管で、丈の高い内皮のまわりを細網線維と大食細胞が取り巻いている。辺縁帯 (marginal zone) は白脾髄と赤脾髄の移行部で、大食細胞が多数存在する。ここには脾小節を通った小節動脈がやってくる。赤脾髄は脾索 (splenic cords)（ビルロートの索 cords of Billroth）と脾洞 (sinus lienalis, splenic sinus) からなる。脾索では筆毛動脈の先の毛細血管（終末毛細血管）が開放性に終わっている。ただし、一部の血管は脾洞に連続しているという。脾洞の血液は脾髄静脈 (pulp vein) へと集まり、次いで脾柱静脈 (trabecular vein) に注ぐ（Leonhardt, 1990年による）。

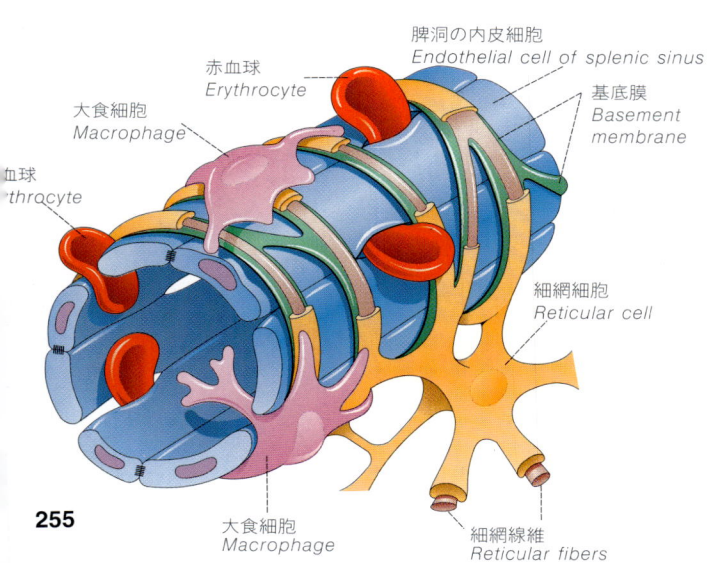

リンパ器官 – 脾臓とリンパ節（lymph node）

図255 脾洞（splenic sinus）の模式図。脾洞の壁を構成するのは，杆状細胞（rod cells）と呼ばれる棒のような細長い形をした内皮細胞である。隣り合う杆状細胞の間には広い隙間があって，ここを通って血球が出入りする。ただし，変形したり古くなった赤血球はこの隙間を通ることができず，大食細胞に食べられて処理されるという。脾洞の杆状細胞の外側を，この細胞の長軸（すなわち脾洞の長軸）と直交するように，基底膜が取り巻いており，さらにこの基底膜の上を覆うように細網細胞の突起が伸びてきてまつわっている。

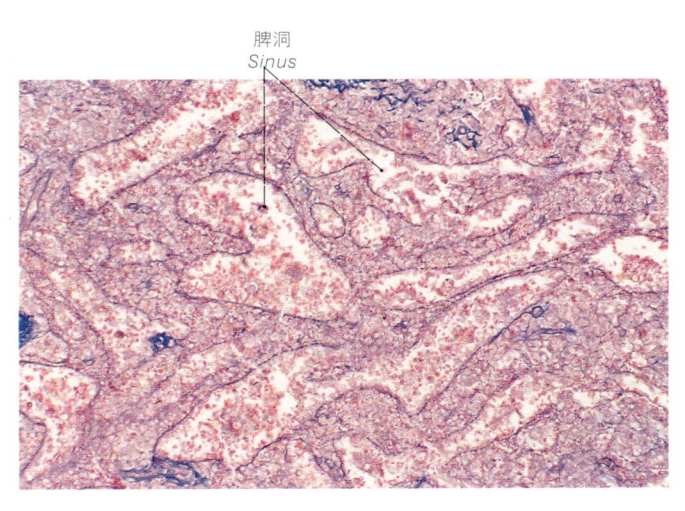

図256 ヒトの脾臓の赤脾髄（red pulp）。脾洞の腔の中に多数の赤血球が見えている。脾洞と脾洞の間が脾索で，ここにも多量の赤血球が存在する。所々に見える少量の青く染まった塊は脾柱の膠原線維の束である。アザン染色。200倍。

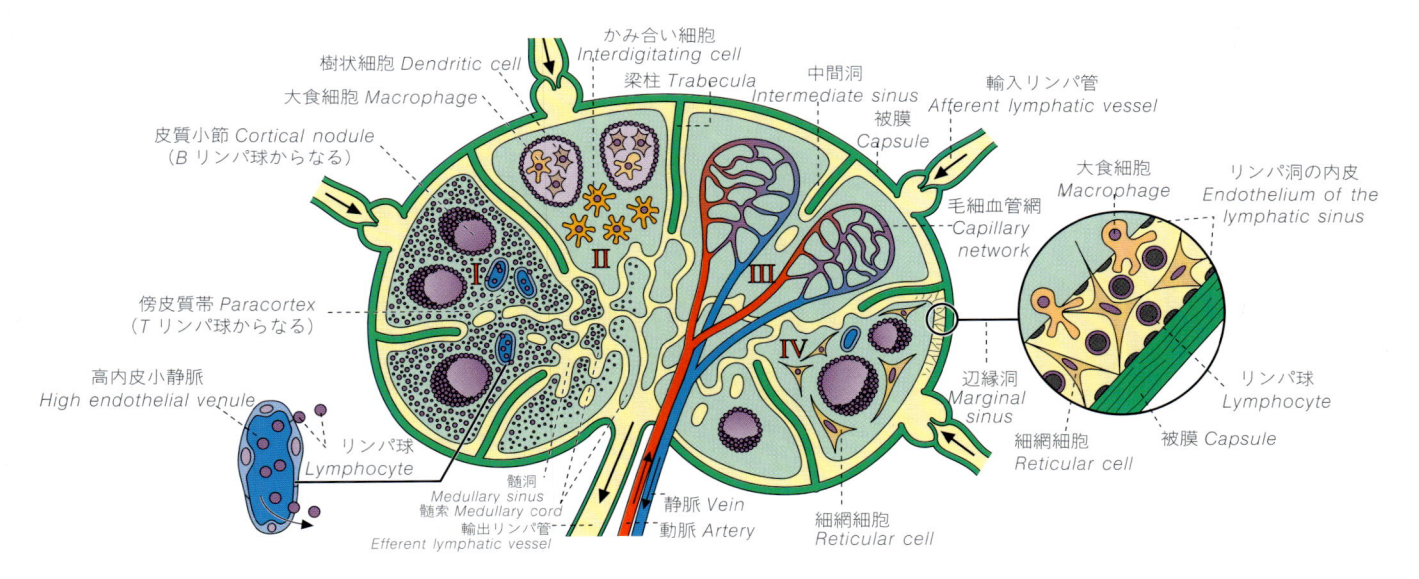

図257 リンパ節の構造を示す模式図。リンパ節の中をI～IVの区画に分けてリンパ球や血管系の様子を示す。I：皮質小節はBリンパ球からなる。Tリンパ球は高内皮小静脈（high endothelial venule）（毛細血管後小静脈 postcapillary venule）からリンパ節内に入り，Bリンパ球や樹状細胞と情報交換をした後リンパ洞に入ってリンパ節を去る。II：大食細胞と抗原提示細胞（antigen presenting cell：APC）。濾胞樹状細胞（follicular dendritic cell：FDC）はBリンパ球に抗原を提示する。かみ合い細胞（interdigitating cell）はTリンパ球に抗原提示を行う。III：リンパ節内の微小循環。IV：皮質小節と細網細胞。

［註］抗原提示細胞という用語には多少混乱がある。ドイツの教科書では，Bリンパ球に対する抗原提示細胞を樹状（細網）細胞，最近は濾胞樹状細胞と呼んでいる。Tリンパ球に抗原提示する細胞はかみ合い細胞と呼ばれ，典型的には表皮のランゲルハンス細胞がこれに属する。最近はかみ合い樹状細胞（interdigitating dendritic cell）と呼ばれることもある。

リンパ器官 - リンパ節

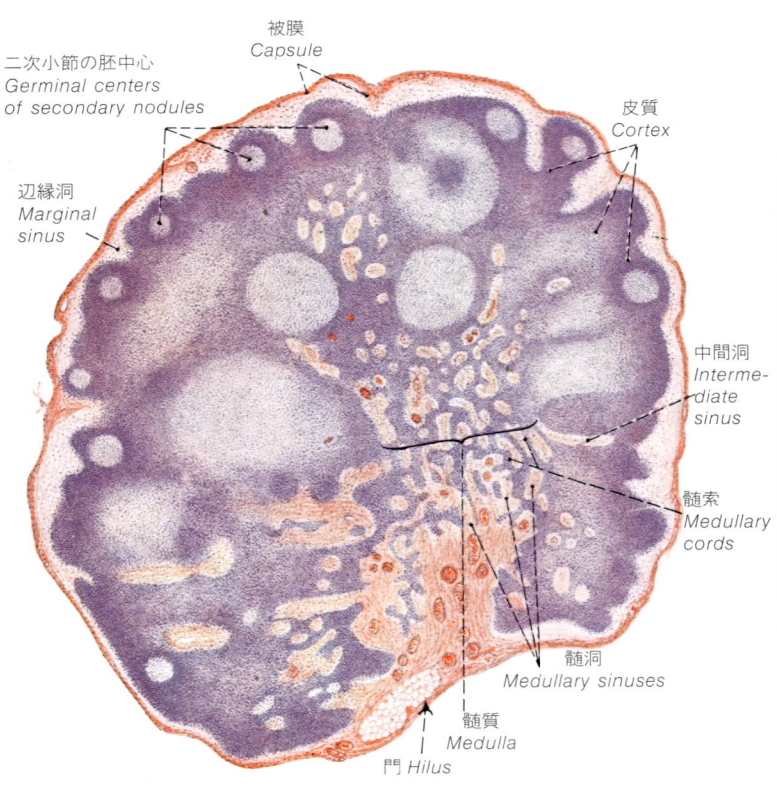

図258 ヒトのリンパ節の横断。被膜下には，特に広い辺縁洞がある。洞の内部はまばらな細網線維の網と，これに寄りそう細網細胞とによって橋わたしされており，この網に引っかかるようにしてリンパ球が存在する。リンパ節の実質はおおまかに皮質と髄質に分けられる。皮質には皮質小節（cortical nodule）と呼ばれるリンパ小節が多数存在する。皮質小節のリンパ球はBリンパ球である。皮質の深層は傍皮質（paracortex）と呼ばれ，ここにはTリンパ球が多く存在する。髄質にはリンパ球と形質細胞の多い髄索（medullary cords）と髄洞がある。髄洞は辺縁洞の続きのリンパ洞である。ヘマトキシリン・エオジン染色。18倍。

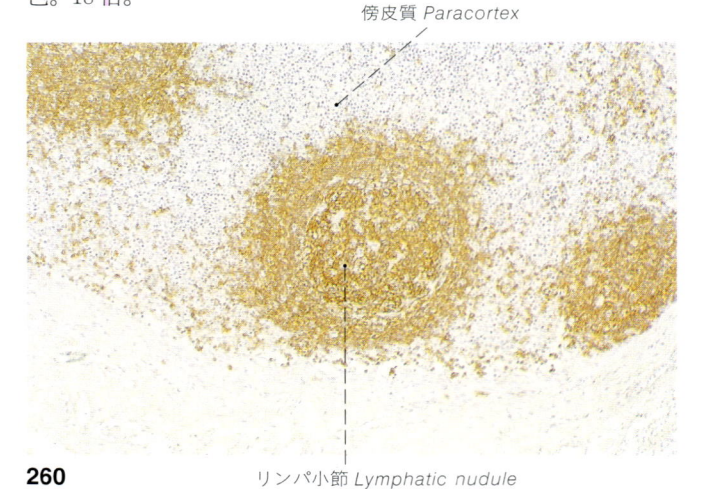

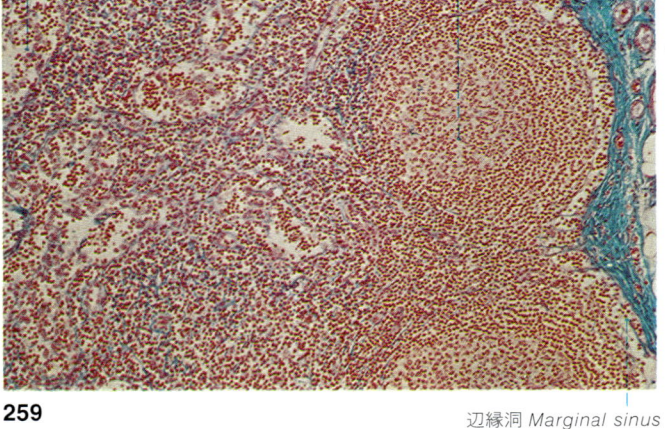

図259 ヒトのリンパ節（lymph node）の辺縁部。狭い辺縁洞（marginal sinus）（ここでは，リンパ球で満たされている）が，被膜（図の右側）と接している。皮質には，胚中心（反応中心）をもった二次小節が見られる。髄質には，広い髄洞があり，ここでは細胞成分がやや少ないことが特徴である。アザン染色。95倍。

図260 ヒトのリンパ節におけるBリンパ球の免疫組織化学染色。皮質小節のBリンパ球が陽性に（茶褐色に）染まっている（CD-20抗体）。100倍。

図261 リンパ節内のTリンパ球。CD-45-RO抗体で免疫染色したもので，陽性のTリンパ球が皮質小節の間や胚中心に存在する。胚中心の中のTリンパ球はCD-4$^+$のヘルパーT細胞である。（チュービンゲン大学病理学教授 E. Kaiserling 医学博士の標本。）100倍。

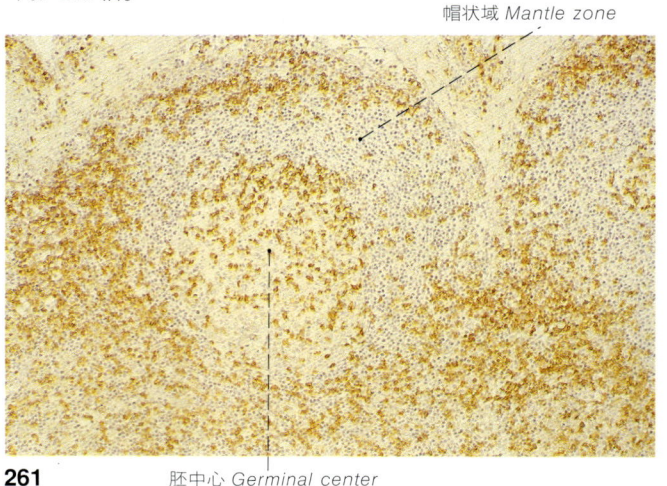

リンパ器官 – 胸腺（thymus）

胸腺では，小葉構造ならびに髄質，皮質が識別でき，辺縁洞や二次小節はないが，髄質には，いわゆるハッサル小体（Hassall corpuscle）が存在する。胸腺の組織の骨組みをつくるのは上皮性（細網）組織である。胸腺ではTリンパ球が分化する。

図262 小児の胸腺（thymus）。3つの小葉が見える。小葉の皮質では小リンパ球（胸腺細胞 thymocyte）が密集しており暗く見える。これに対して髄質は小リンパ球が比較的まばらで明るく見える。胸腺の骨格をなす上皮性細網細胞は細長い突起と明るい核をもつが，この図の拡大では識別できない。プラスチック切片。ヘマトキシリン・エオジン染色。40倍。

図263 成人の胸腺。加齢に伴って胸腺は退縮し脂肪組織化する。実質の大部分を占めるのは髄質（1）で，皮質（2）は狭くなっている。髄質内には大きなハッサル小体（3）が存在する。ハッサル小体は上皮性細網細胞が同心円状に重なったものであるが，この図では分かりにくい（図264参照）。皮質の小葉間結合組織側の大部分が脂肪組織（4）で置き換えられている。ヘマトキシリン・クロムトロープ染色。50倍。

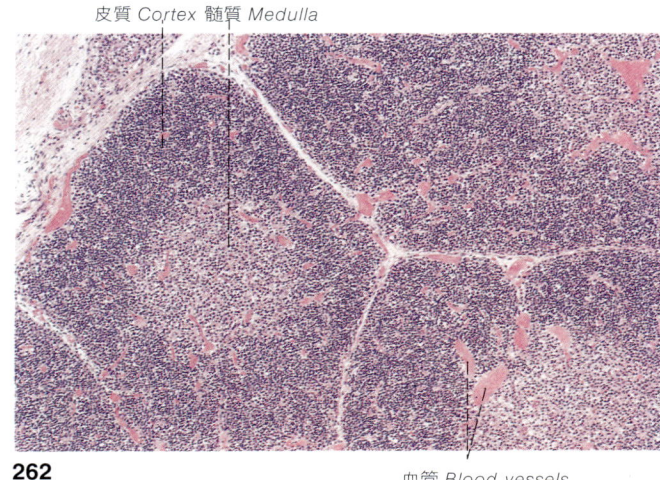

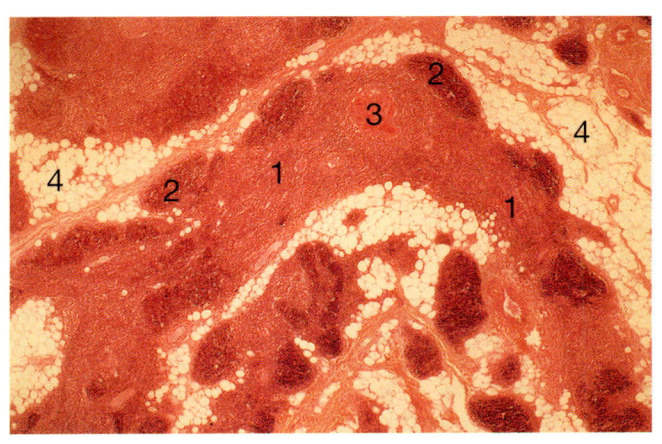

図264 小児の胸腺髄質中に見出された，よく発達したハッサル小体。ハッサル小体は，上皮性細網細胞が玉ネギの皮のように何層にも積み重なった構造をしており，加齢とともに，中心部の細胞が変性して嚢胞（チステ）のようになる（前の図を見よ）。明礬カルミン染色。230倍。

血管系（vascular system）- 弾性型の動脈（artery of elastic type）

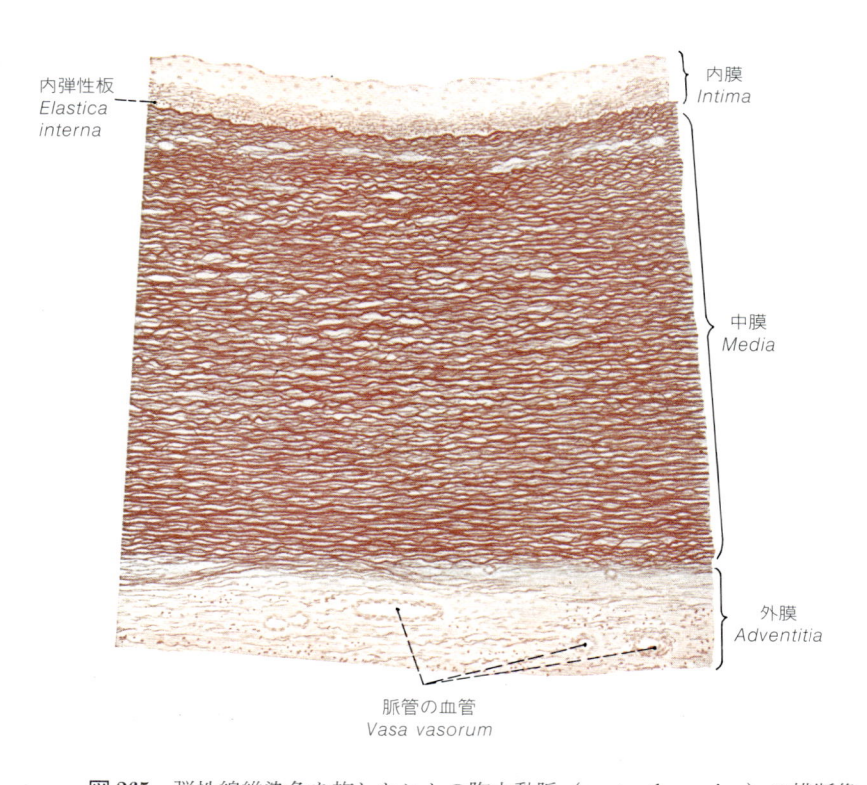

図265 弾性線維染色を施したヒトの胸大動脈（aorta thoracica）の横断像。動脈壁の典型的な層構造が出ている。すなわち，①内膜（intima），②中膜（media），③結合組織からなる外膜（adventitia）。弾性型の動脈（大動脈のほかに，心臓に近い場所の太い動脈はすべてこの型に属する）では，内弾性板および外弾性板の形成は筋型の動脈よりも明瞭でない（図272参照）。この図では中膜の平滑筋細胞は染色されていないので見えない。オルセイン染色。60倍。

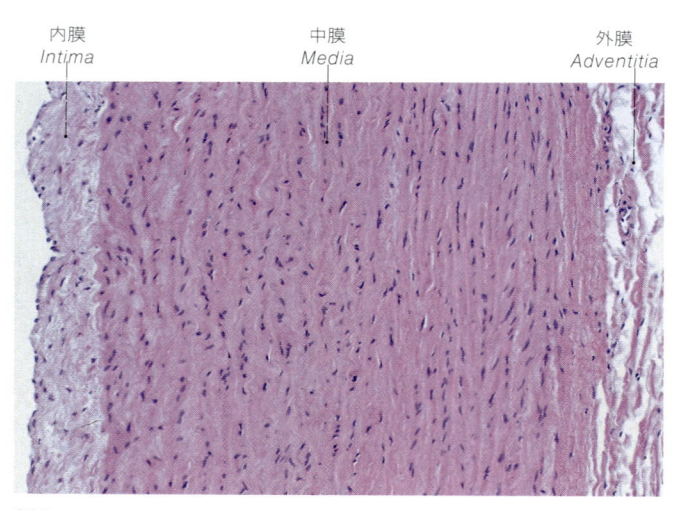

図266 ヒトの大動脈。内膜は内皮とその下の結合組織からなる。内皮下の結合組織には少数の平滑筋細胞や結合組織細胞が見られる。厚い中膜は平滑筋細胞と弾性線維からなるが，この拡大ではあまり細かいことは分からない。その外側を結合組織性の外膜が包んでいる。ヘマトキシリン・エオジン染色。100倍。

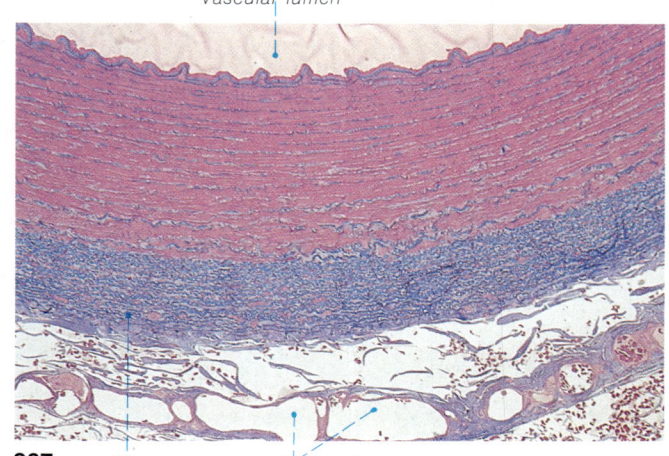

血管系 － 弾性型の動脈（大動脈と頚動脈）と下大静脈

267 血管腔 Vascular lumen / 外膜 Adventitia / 脈管の血管 Vasa vasorum

268 脂肪滴をもった内膜の結合組織細胞 Intimal cells containing lipids / 平滑筋細胞 Smooth muscle cell / 内皮 Endothelium

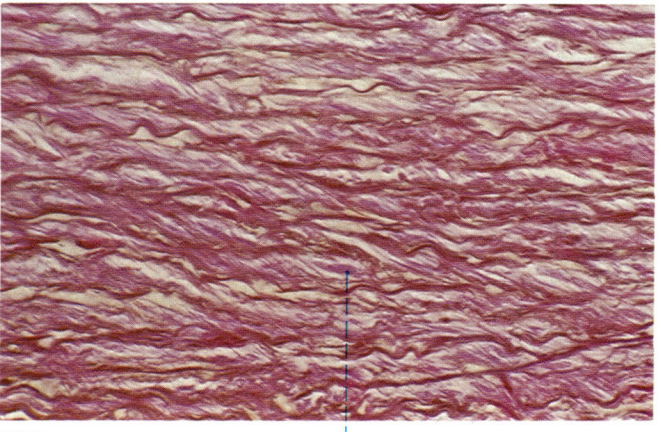

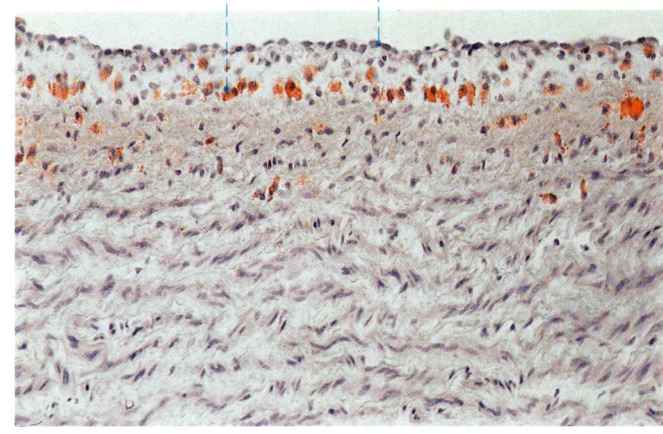

269

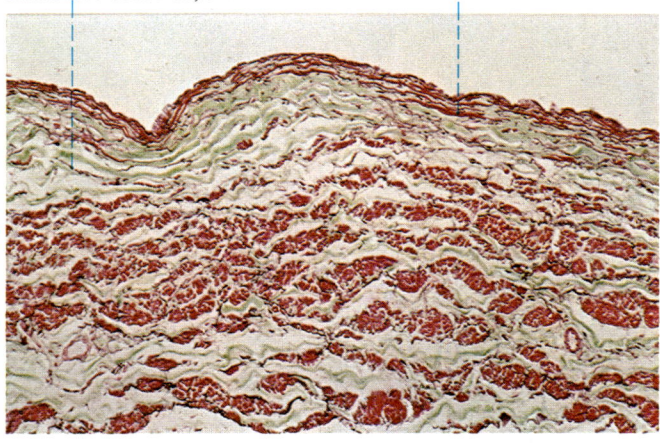

270 内膜下の結合組織 Connective tissue beyond the intima / 内皮下の平滑筋 Smooth muscle within the intima

図267 ブタの内頚動脈の横断像の準超薄切片（プラスチックに包埋したもので厚さ 1 μm）。外膜の外のまばらな結合組織の中に，動脈壁に酸素を供給する脈管の血管（vasa vasorum）が見られる。酸素はこの血管によって外側から，また動脈の血管腔を流れる血液によって動脈の内側から動脈壁に入る。中膜には血管はない。メチレンブルー・アズールⅡとサフラニンによる染色。120倍。

図268 大動脈（aorta）の中膜の拡大像。弾性線維（elastic fiber）と平滑筋を示すために細胞の染色と弾性線維染色を併用してある。平滑筋細胞は中膜の弾性線維膜（平滑筋細胞の間に存在する）につなぎ止められており，平滑筋の緊張状態を制御できるようになっている。レゾルシン・フクシン（resorcin-fuchsin）とアゾカルミン・ナフトールグリーン（azocarmine-naphthol green）による染色。240倍。

図269 実験的動脈硬化症の初期のブタの外頚動脈の凍結切片。内膜が肥厚し，その中に細胞成分が増加しており，それらの多くのものは脂肪滴（赤色に染まっている）をもつ。ズダンⅢ（Sudan Ⅲ）とヘマトキシリンの二重染色。150倍。

図270 ヒトの下大静脈（vena cava inferior）の横断。大動脈と比較して構造がかなり粗く，特に中膜においてそれが目立つ。内膜の下には広い結合組織の層（内膜下結合組織，図では緑色に染まっている）が存在する。内皮の下には薄い平滑筋の層が走っている（深紅に染まっている）。レゾルシン・フクシンとアゾカルミン・ナフトールグリーンによる染色。95倍。

〔訳者註：内膜下結合組織は中膜にあたるが，平滑筋をほとんど欠き中膜として扱わない人もある。下大静脈では外膜に平滑筋がよく発達している。〕

血管系 – 筋型動脈（artery of muscular type）と伴行静脈（collateral vein）

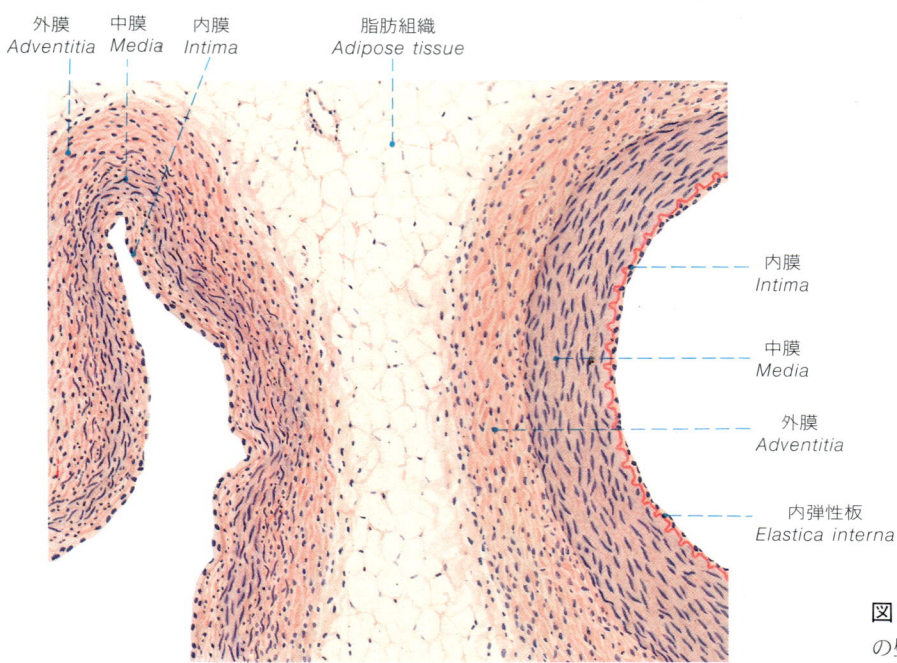

271

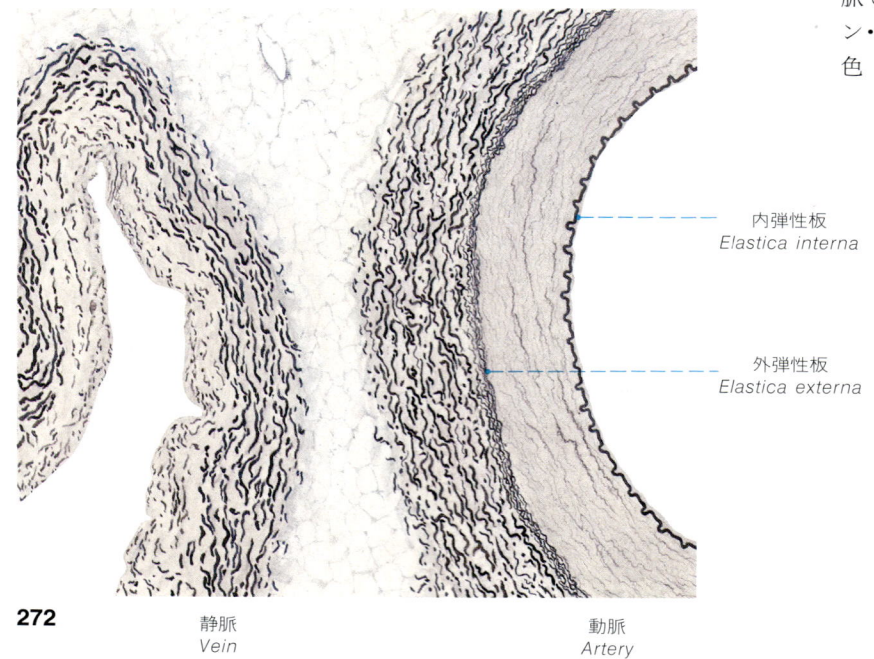

外膜 Adventitia / 中膜 Media / 内膜 Intima / 脂肪組織 Adipose tissue

静脈 Vein　　動脈 Artery

内膜 Intima
中膜 Media
外膜 Adventitia
内弾性板 Elastica interna

図271，272 筋型の小動脈（右）と伴行静脈（左）の壁構造の比較。図271と272は染色を変えたものである。ここで，とりわけ特徴的で，しかも鑑別診断上有用な要点は中膜の構造である。動脈の中膜が密に並んだ平滑筋細胞からなっているのに対して，静脈では平滑筋の成分が非常に少なくなっており，結合組織成分（膠原線維と弾性線維）が多い。筋型動脈の内弾性板は，伴行静脈のそれよりもはるかに明瞭に認められる（特に弾性線維染色で明瞭）が，静脈でも見られることがある。図271：ヘマトキシリン・エオジン染色。図272：レゾルシン・フクシン染色（弾性線維染色）。65倍（両図とも）。

272

静脈 Vein　　動脈 Artery

内弾性板 Elastica interna
外弾性板 Elastica externa

血管系 – 細動脈（arteriole）とリンパ管（lymphatic vessel）

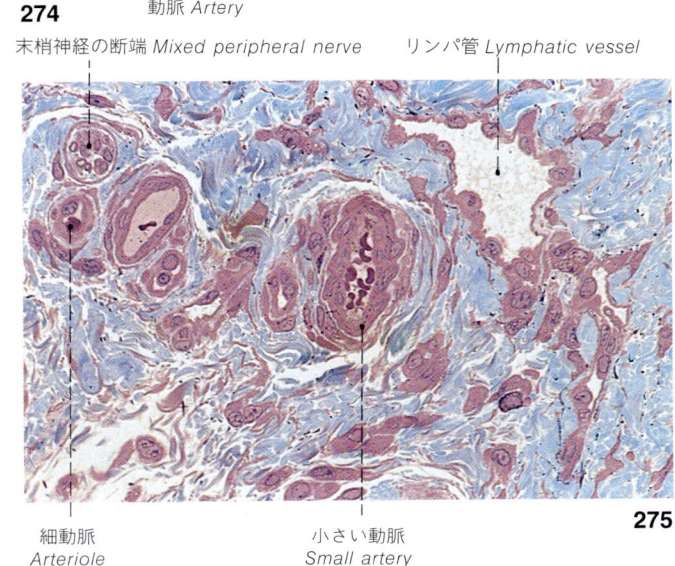

図273 ヒトの精索の小さい動脈とその伴行静脈。動脈の壁と静脈の壁はほぼ同じ厚さである。動脈と静脈の中膜の細胞の核の数と配列の違いを比較せよ。図の左上隅には，骨格筋（精巣挙筋）の横断像が見えている。ヘマトキシリン・エオジン染色。96倍。

図274 細い動脈，静脈とリンパ管（ヒトの大腸）。動脈の中膜は2～3層の平滑筋からなる。静脈では内腔の広さに比べて壁が薄く，中膜の平滑筋もまばらである。リンパ管の壁はさらに薄く，ここでは内皮が見えるだけである。ヘマトキシリン・エオジン染色。200倍。

図275 ヒトの皮下組織の大きいリンパ管，小さい動脈と細動脈。同じくらいの太さの静脈（前図）に比べて，リンパ管はしばしば壁が波うち，輪郭が不規則になっている。メチレンブルー・アズールIIとサフラニンによる染色。240倍。

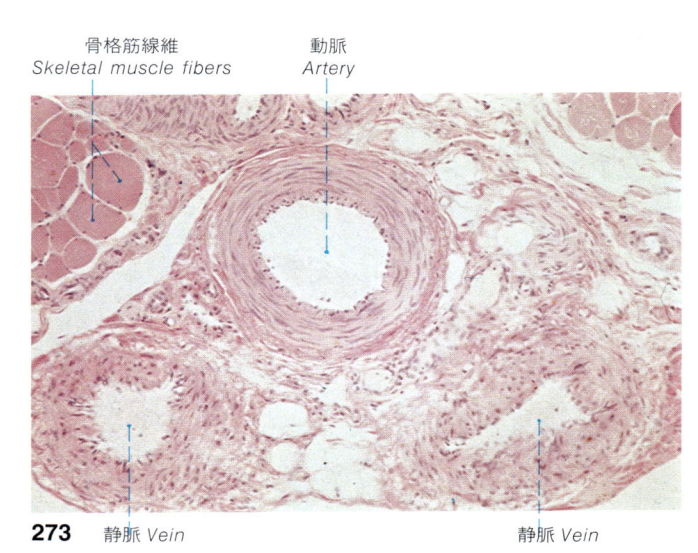

血管系 | 電子顕微鏡像

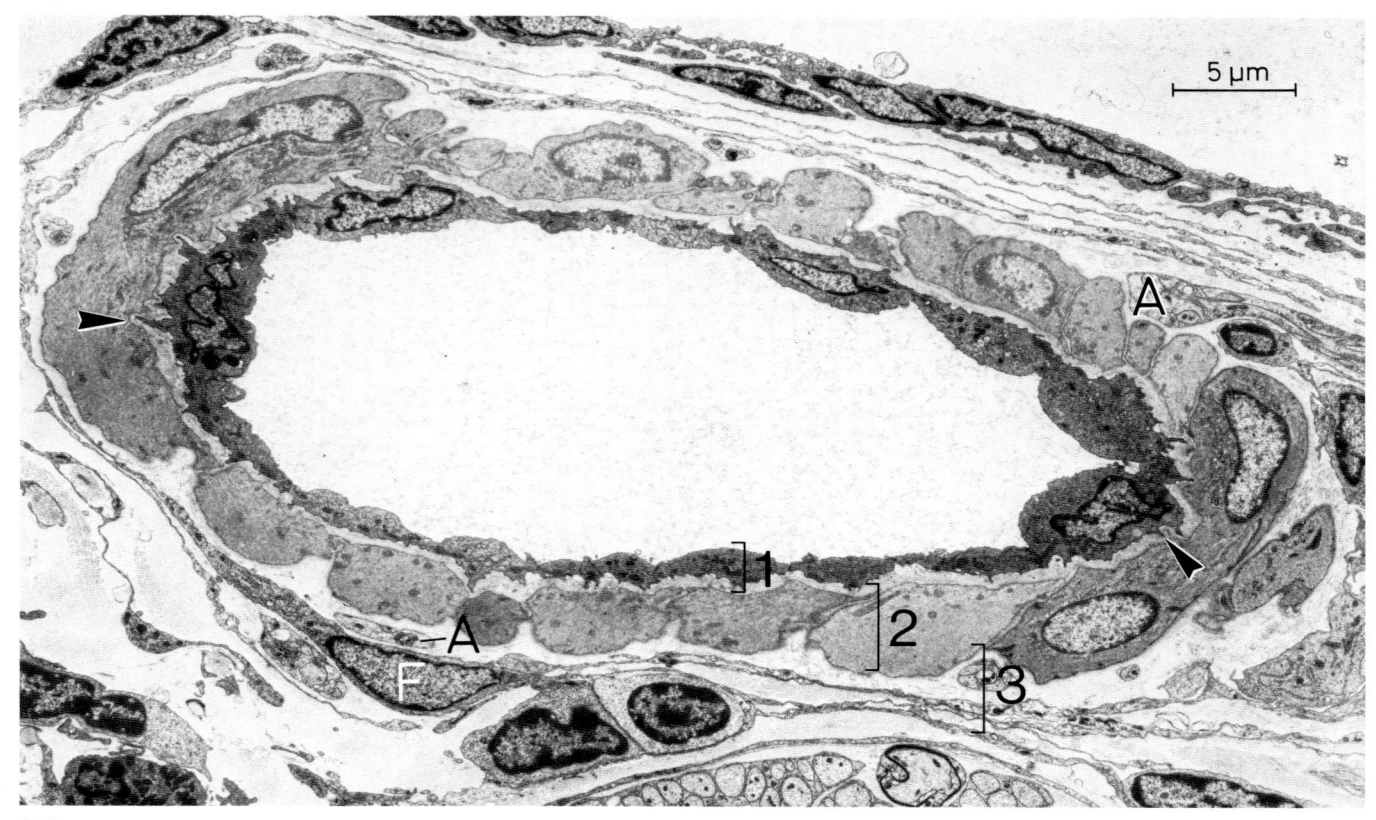

276

図276 ラット腸間膜の細動脈（arteriole）。やや斜めに切れているが，特徴的な3層構造が明瞭である。1：内膜（intima）（内皮と内弾性板）。2：1層の平滑筋層（中膜 media）。3：外膜（adventitia）。内皮細胞から平滑筋層の方へ突起（➤）が出ているのに注意（図50も参照）。外膜は薄く伸びた線維芽細胞（F）の突起によって外側の疎性結合組織と境されている。A：外膜中の無髄神経線維。3,200倍。

図277 イエウサギ耳介の皮下組織の毛細血管（いわゆる連続型）の横断像。毛細血管は血管周囲細胞（左下に核がある）の薄い突起によってほぼ完全に囲まれている。毛細血管内皮には所々にミトコンドリアとともに小胞や空胞の集団が見られる。また，血管周囲細胞の細胞質には，大きな核やミトコンドリアと並んで，よく発達した粗面小胞体および多数のリボゾームが見られる。1：内皮細胞間の接合部。2（➤）：内皮の基底膜。27,500倍。

図278 ネコの心筋内に見られた毛細血管の横断像。内皮細胞の薄くなった部分に小胞（small vesicles）（➤）が見られる。大部分の小胞はたいてい血管腔側か外側のどちらかの細胞膜とつながっている。1：ミトコンドリア。通常，細胞質の厚くなった所にある。2：無髄神経線維。神経線維は完全にはシュワン細胞に覆われていない（＊）。3：心筋細胞。4：T管系。矢印（→）は内皮細胞の細胞膜が接している部分を示す。27,500倍。

血管系 | 電子顕微鏡像

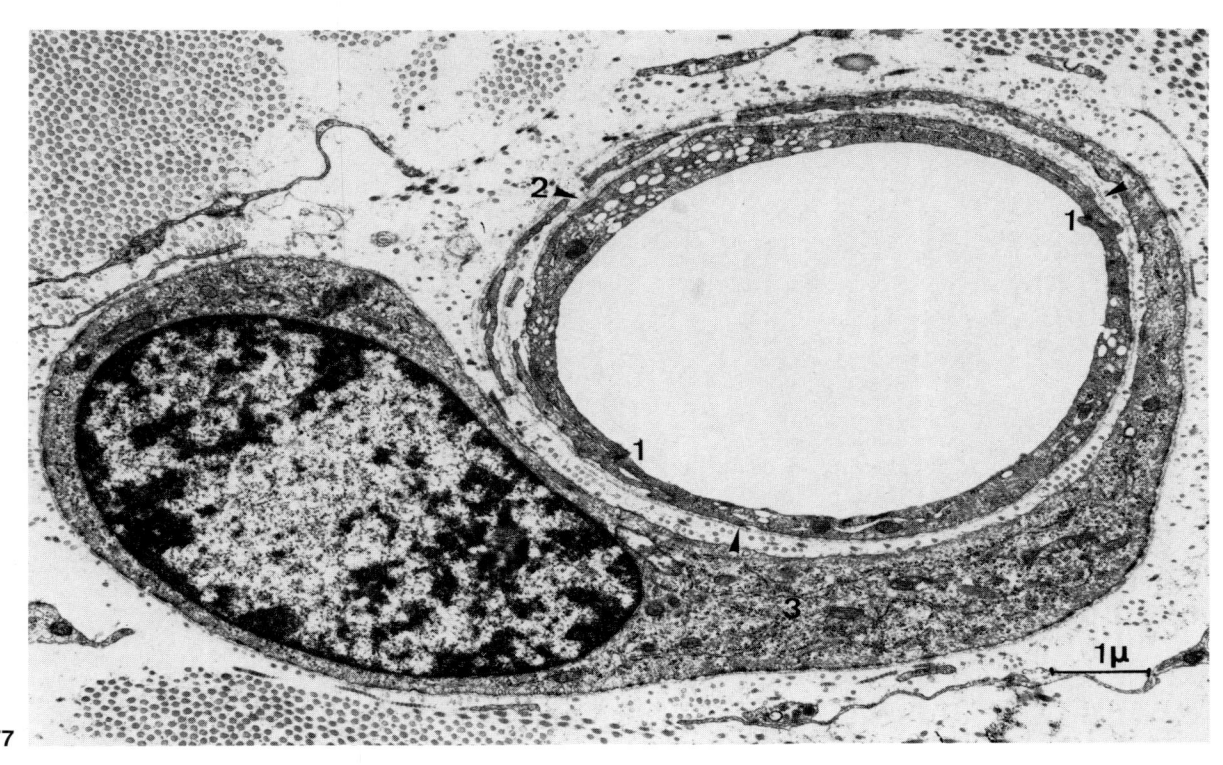

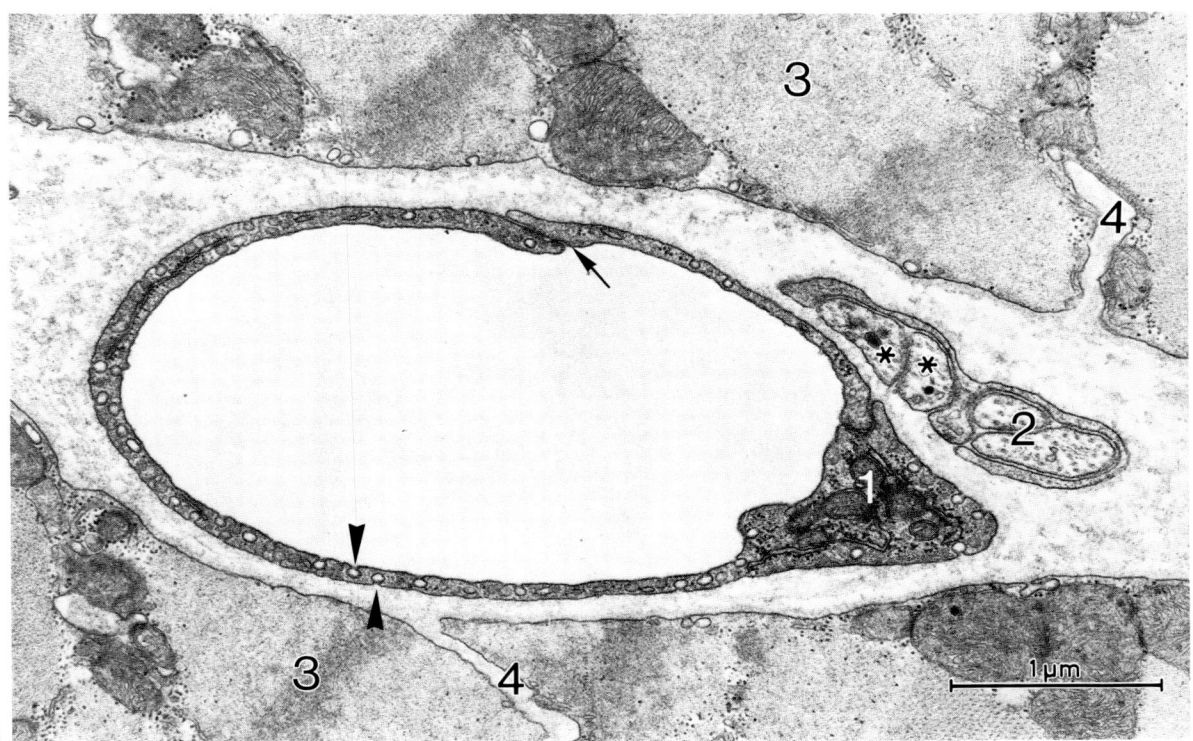

277

278

131

血管系 電子顕微鏡像

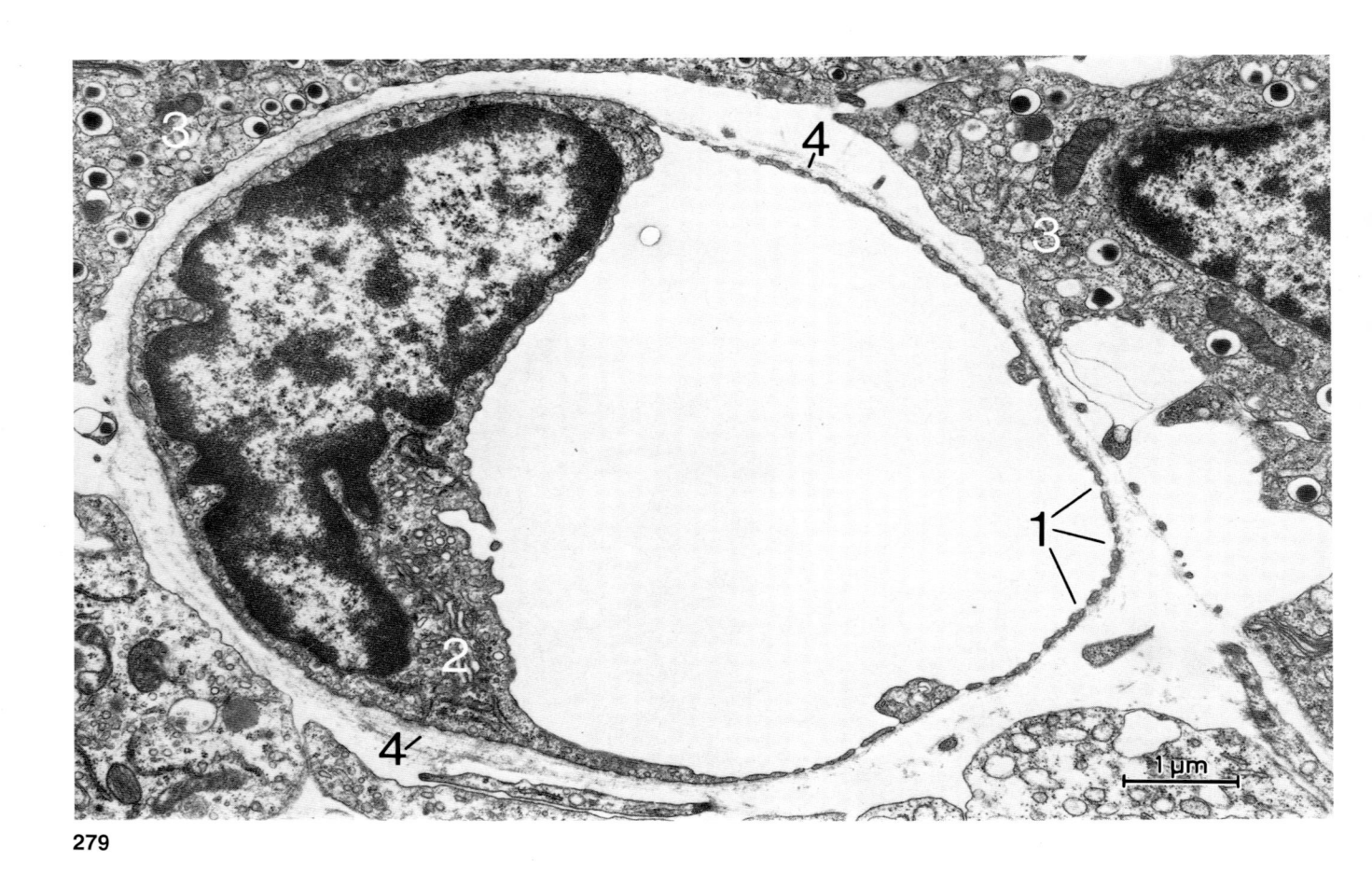

279

図279 窓あき型の毛細血管(fenestrated capillary)の横断像(ラットの膵島より)。内皮細胞の薄く伸びている部分に多数の窓(fenestration)(1)があいている。これらの窓は小孔(pore)とも呼ばれ,直径60〜80 nmの円形を呈し,隔膜(diaphragm)と呼ばれる薄い膜が張っている(詳細は図280を参照)。2:内皮細胞のゴルジ装置。3:ランゲルハンス島の内分泌細胞。4:内皮細胞の基底膜。16,000倍。

図280 a)毛細血管後細静脈(postcapillary venule)の縦断像(ネコの足底筋より)。右下の四角で囲んだ所には毛細血管の内皮の窓が見られる。3,500倍。
b)a)の四角(□)で囲んだ部分の強拡大像。内皮の薄くなった所に窓(fenestration)(→)があいており,隔膜(diaphragm)が張っているのが分かる。38,000倍。

図281 マウスの気管粘膜内のリンパ管。非常に大きな管径に比して壁が薄く,ほとんど内皮細胞だけからなっている。1:弁。内皮の薄いヒダでできているのが分かる。★:細いリンパ管が注いでいる所。2,800倍。

血管系 | 電子顕微鏡像

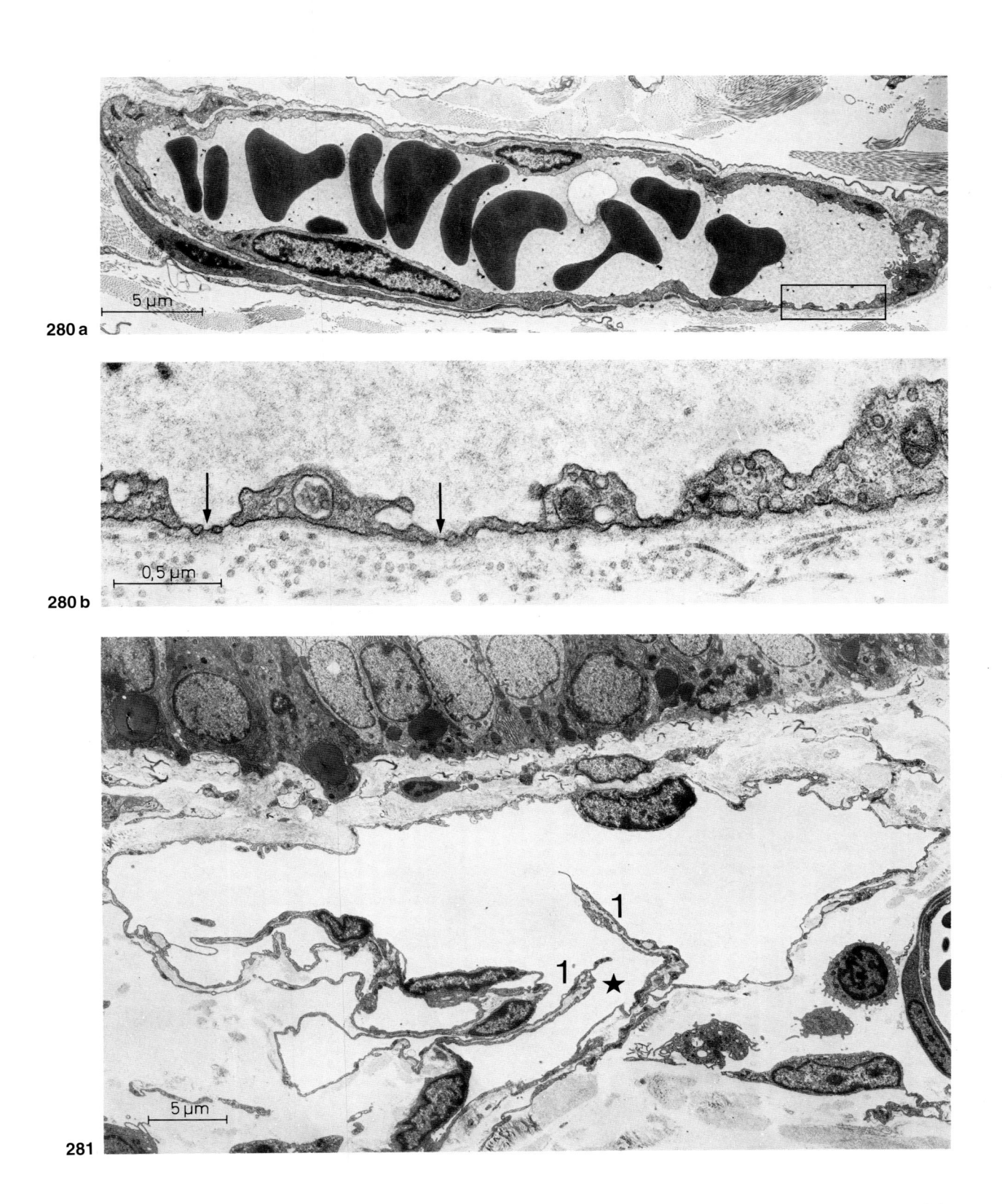

280 a

280 b

281

133

口腔 (oral cavity) – 口唇

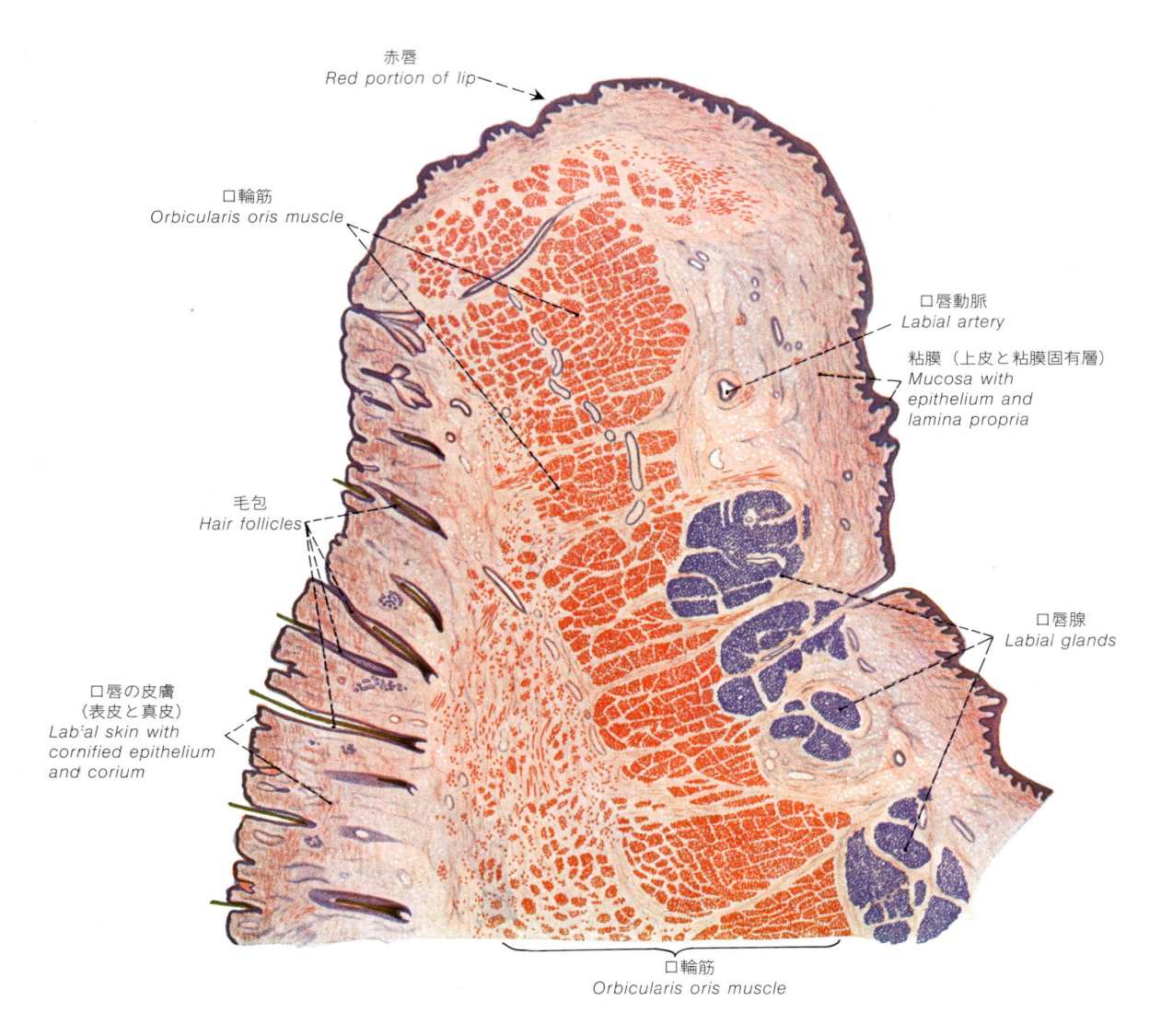

図282 口唇は上皮の異なる2つの部分からなる。矢状断で見ると，毛や汗腺，脂腺の存在する典型的な表皮が，赤唇の所で，腺のない角化しない重層扁平上皮に移行しているのが分かる。そして，ここから口腔側に重層扁平上皮性の粘膜が続き，上皮下には口唇腺が現れてくる。この粘膜腺は粘漿混合腺である。口唇の矢状断では，その中央部の大部分を口輪筋が占めている。各部の鑑別診断のためには表11を参照すること。ヘマトキシリン・エオジン染色。8倍。

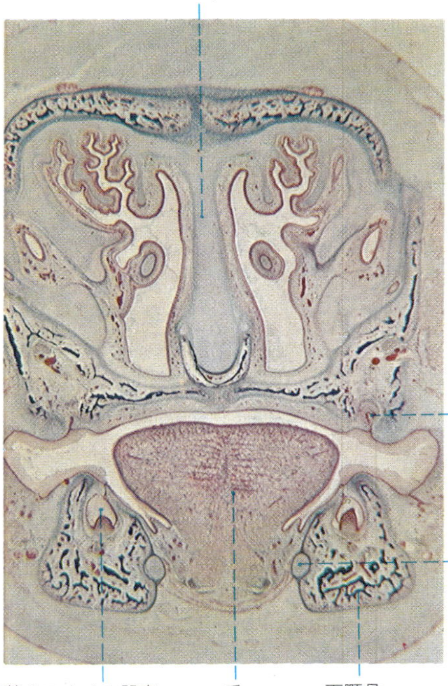

口腔 - 歯 (teeth) の発生

図283 ブタ胎仔の鼻腔を通る前頭断像。上顎骨および下顎骨（骨小梁が濃青色に染まっている）の中に，種々の成長段階の歯牙原基が存在している。特に，上顎骨中の歯堤（図の右側のもので明瞭），下顎骨中のエナメル器官と歯乳頭をもった歯の原基がよく分かる。アザン染色。9.5倍。

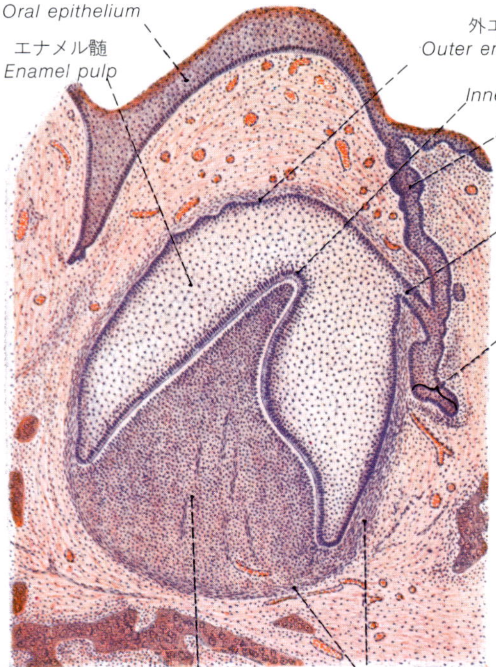

図284 ヒト胎児（4～5か月）の乳歯の原基。釣鐘（つりがね）形のエナメル器官は，結合組織性の歯乳頭に接する内エナメル上皮（後にエナメル芽細胞に分化し，エナメルを形成する）と，周囲の間葉との境界をなす外エナメル上皮とからなる。この内外エナメル上皮の間に突起を有する細胞で構成されたエナメル髄が存在する。これは元来エナメル上皮に由来し，充実性の上皮であったものが間質液の増加によって細胞が圧排され，星形になって，その突起でのみ互いに結合しあい，網状の構造をとったものである。ヘマトキシリン・エオジン染色。40倍。

口腔 — 歯の発生

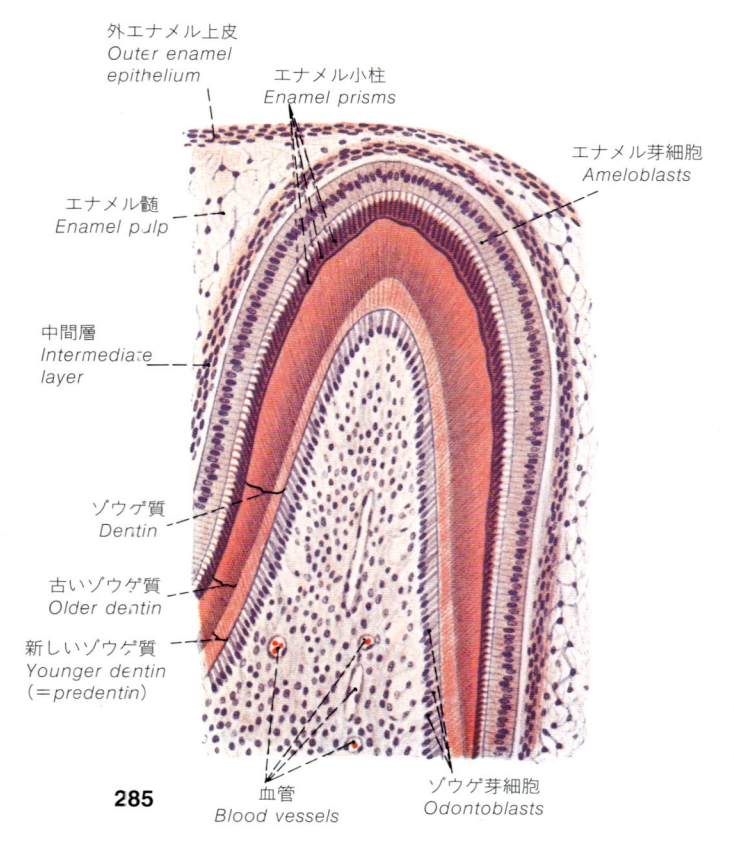

図285 ヒト胎児（6か月）の歯牙原基の先端部分。エナメル質とゾウゲ質のできはじめの状態が分かる。内エナメル上皮に沿って存在するゾウゲ芽細胞（歯乳頭の間葉由来）は前ゾウゲ質（まだ石灰化していない）をつくり，その中に突起（トームスTomes線維）（表8参照）を出している。一方，エナメル芽細胞はゾウゲ質の方に向かって，いわゆるエナメル小柱を形成するため両者の間は次第に離れていく。ヘマトキシリン・エオジン染色。165倍。

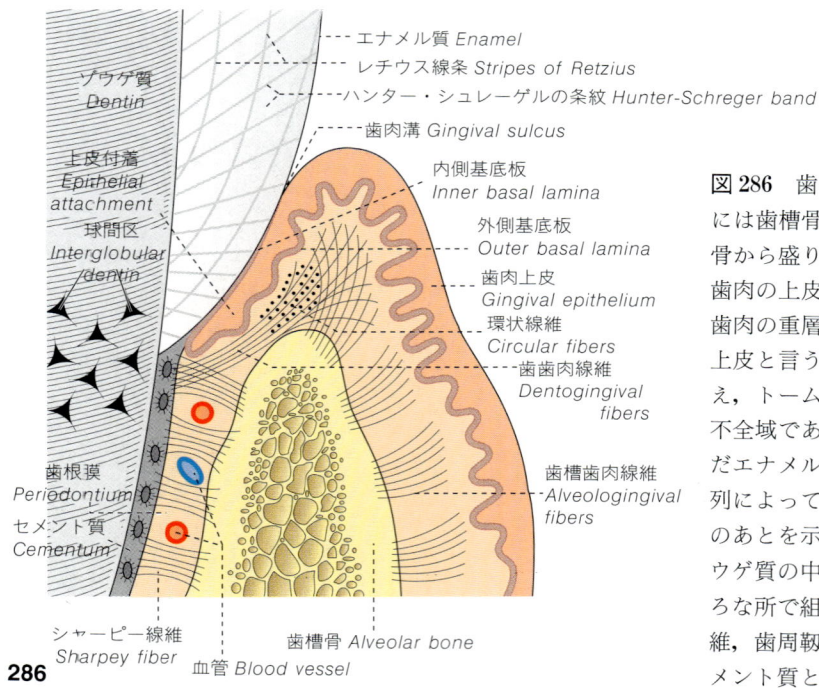

図286 歯と周囲組織との関係を示す模式図。歯肉（gingiva）には歯槽骨に固着している付着部（pars fixa gingivae）と歯槽骨から盛り上がっている自由部（pars libera gingivae）がある。歯肉の上皮は重層扁平上皮であるが，一部では角化している。歯肉の重層扁平上皮のうち歯のエナメル質に面する部分を内縁上皮と言う。歯根部のゾウゲ質の石灰化域は小さな果粒状に見え，トームスの果粒層と呼ばれる。球間区はゾウゲ質の石灰化不全域である。ハンター・シュレーゲルの条紋は直線的に並んだエナメル小柱とカーブを描いて並ぶエナメル小柱の特別な配列によって作り出される。レチウスの線条はエナメル質の成長のあとを示す。トームスの線維はゾウゲ芽細胞の細い突起でゾウゲ質の中の細い管の中に入っている。膠原線維の束がいろいろな所で組織間の結合を強めている：歯槽歯肉線維，歯歯肉線維，歯周靱帯（歯根膜），シャーピー線維。シャーピー線維はセメント質と歯槽骨を連結している。

口腔 – 歯

図287 ネコの切歯の縦断。歯冠（歯肉の上に突き出ている部分），歯頚（エナメル質とセメント質の間の境界部），歯根（骨海綿質の中に埋まっている部分）の各部の関係が分かる。ただし，エナメル質は脱灰によって除去されているために見えない。ヘマトキシリン・エオジン染色。18倍。

図288 ネコの切歯の歯根を通る横断。ゾウゲ質は，少しずつ石灰化していくため明瞭な同心円状の層構造を示す。ゾウゲ質の古い層と新しい層の間のリング状境界線をオウエン（Owen）の線条と呼ぶ。歯根膜（periodontium）はセメント質と歯槽骨の間を埋める結合組織で，血管と膠原線維に富む。歯根膜はセメント質を歯槽骨につなぎ止めるとともに，衝撃を和らげるクッションとしての役割を果たす。セメント質，歯根膜，歯槽骨などを合わせて歯周組織（paradentium）と言う。ヘマトキシリン・ピクリン酸染色。38倍。

137

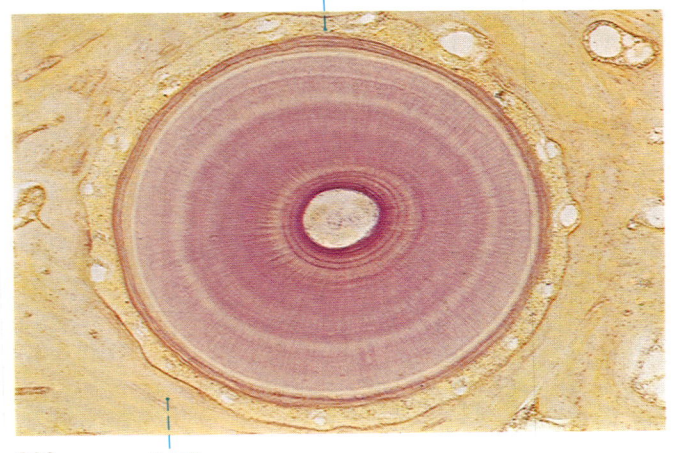

口腔 - 舌 (tongue)

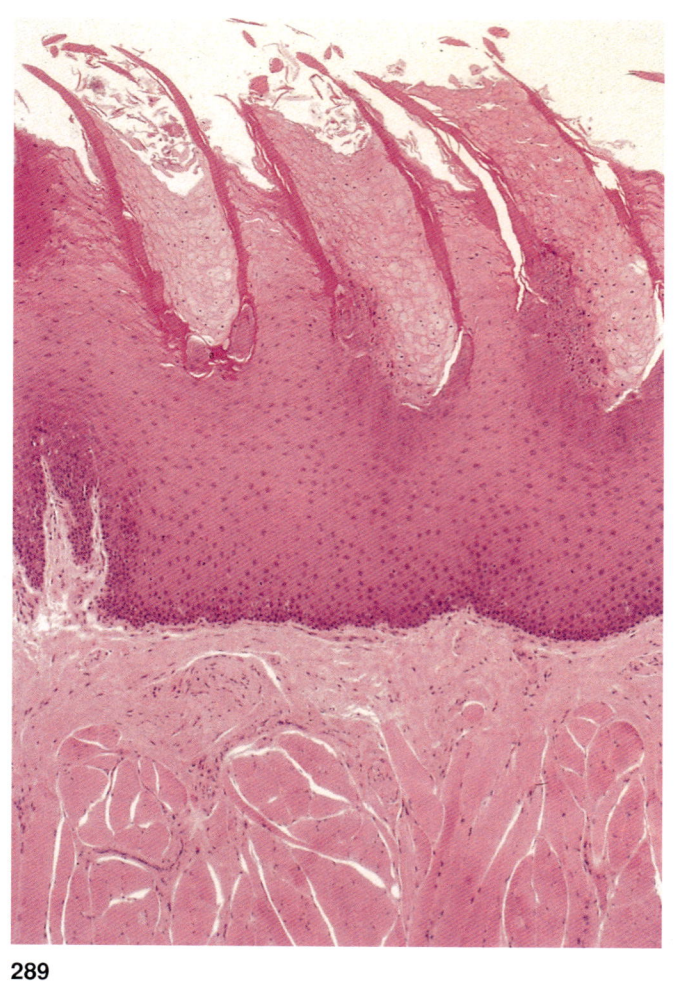

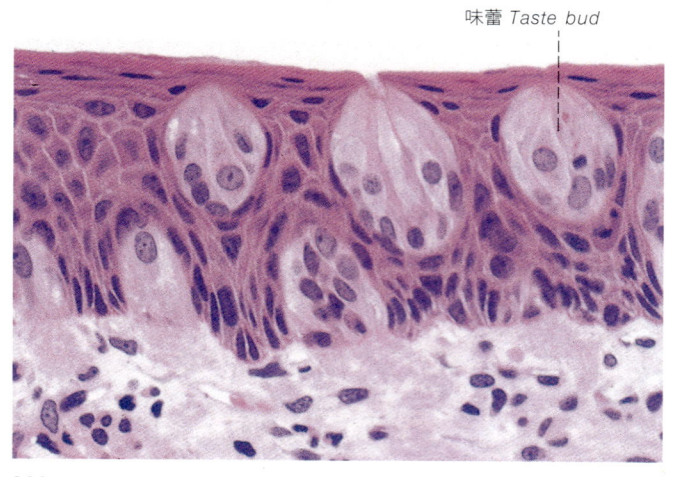

図289 ヒトの舌背の糸状乳頭（papilla filiformis）。糸状乳頭の角化した先端は咽頭の方向に曲がっている。糸状乳頭は結合組織の乳頭を土台にして発達しているが，この結合組織乳頭の上面はさらに数個の指状の二次乳頭に分かれている。糸状乳頭には，食物をなめ取りやすくする機械的な働きのほかに，感覚装置としての働きもあるらしく，神経が豊富に分布している。図の下方には舌筋が見えている。プラスチック切片。ヘマトキシリン・エオジン染色。500倍。

味蕾 Taste bud

図290 ヒトの葉状乳頭の味蕾(taste bud)。味蕾は上皮内の紡錘形の明るい部分として見える。上端は上皮の表面に，下端は基底面に達しているが，図の味蕾は斜めに切れているため全体が見えていない。味蕾の上端には上皮の落ち込みによる味孔 (taste pore) がある。プラスチック切片。ヘマトキシリン・エオジン染色。450倍。

口腔 - 舌

図291 舌粘膜の拡大像。3個の糸状乳頭と1個の茸状乳頭（papilla fungiformis）が出ている。一次乳頭とそれの先がさらに分かれてできた二次乳頭に注意。ヘマトキシリン・エオジン染色。60倍。

茸状乳頭の結合組織
Connective tissue of fungiform papilla

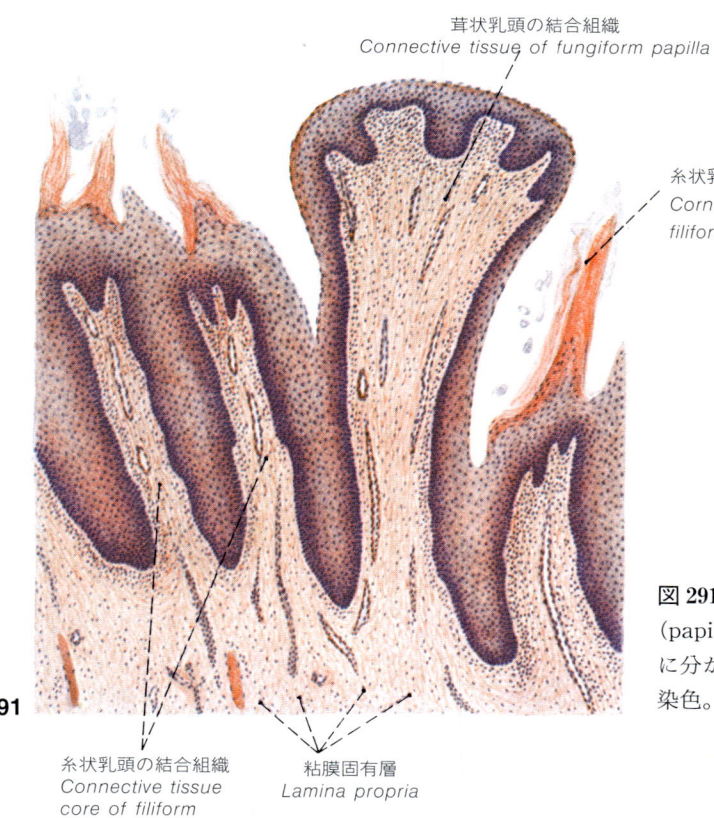

糸状乳頭の角化した上皮
Cornified tip of filiform papilla

糸状乳頭の結合組織
Connective tissue core of filiform papillae

粘膜固有層
Lamina propria

図292 ヒトの舌の有郭乳頭。味蕾（taste bud）が溝に面した上皮内に小さい卵円形の明調部として認められる。粘膜固有層には漿液腺（エブナー腺）があって，その導管は溝の底部に開口している。ヘマトキシリン・エオジン染色。42倍。

二次乳頭
Secondary papillae

有郭乳頭を境する溝
Circular furrow

上皮
Epithelium

味蕾
Taste buds

神経細胞
Ganglion cells

エブナー腺
Glands of von Ebner

骨格筋
Striated muscle fibers

粘膜固有層
Lamina propria

口腔 - 口蓋垂 (uvula)

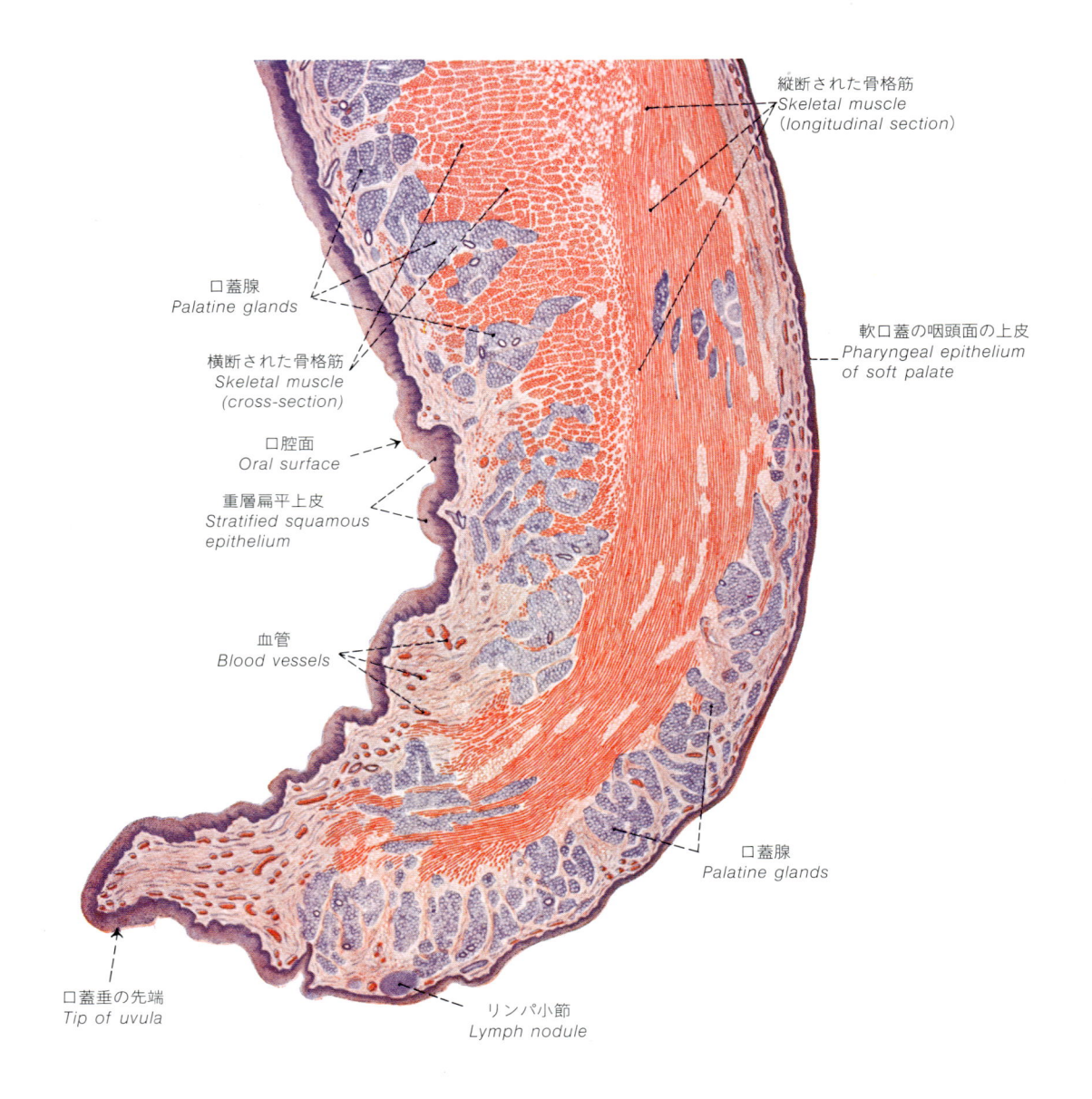

図293 軟口蓋（口蓋帆と口蓋垂）の縦断。中央の大部分を骨格筋が占めているのは口唇の場合とよく似ている。上皮は口腔側も咽頭側も角化しない重層扁平上皮であるが，口腔側（図の左面）の方がやや厚い。鼻腔の呼吸上皮との移行部は，口蓋垂の先端にあるのではなくて，もっと鼻腔側に寄っており，この図では見られない。鑑別診断のためには表11参照。ヘマトキシリン・エオジン染色。7.5倍。

口腔 — 唾液腺 (salivary gland)

3つの大唾液腺，すなわち耳下腺，顎下腺と舌下腺。これらの唾液腺では終末部の分泌細胞の構造がそれぞれ異なるほか導管系にも違いがある。特に，この導管系の違いが，涙腺や膵臓のように，これとよく似た外分泌腺との鑑別に極めて有用である（図294〜296および表12参照）。

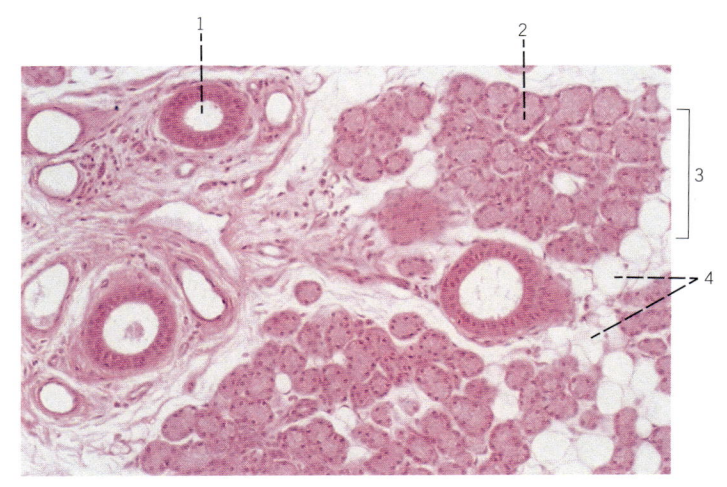

図294 耳下腺（glandula parotis）。耳下腺は純漿液腺である。右上部から中下部にかけてかなり個々の漿液性終末部（腺房 acinus）（2）とその集団（3）が見える。線条部と導管（1）はやや広い管腔をもち，その上皮は単層立方ないし円柱状で，酸好性に染まる。終末部の塊の中にある介在部は，この拡大ではよく分からない。終末部の細胞の間に脂肪細胞（4）が見える。小葉間結合組織の中にはやや太い小葉間導管，血管，神経なども見えている。ヘマトキシリン・エオジン染色。100倍。

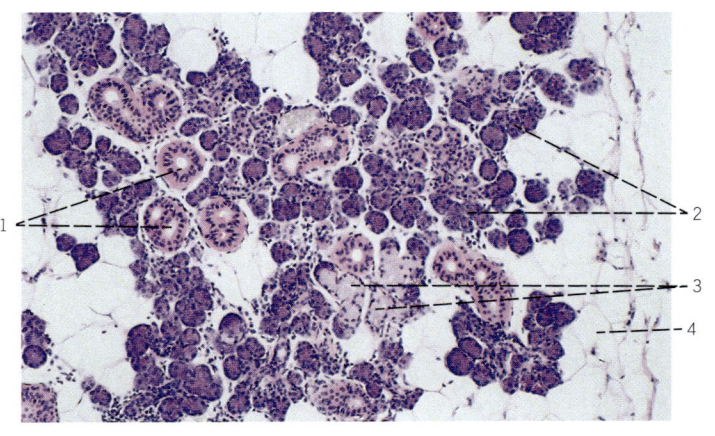

図295 ヒトの顎下腺（glandula submandibularis）。顎下腺は粘漿混合腺であるが，終末部の大部分は漿液性である。粘液性の終末部（3）は，濃く染まった漿液性終末部（2）の間に，うす青く染まった部分として認められる。線条部（1）はやや太い管で淡赤色に染まっている。白くぬけている所は脂肪組織（4）である。ヘマトキシリン・エオジン染色。100倍。

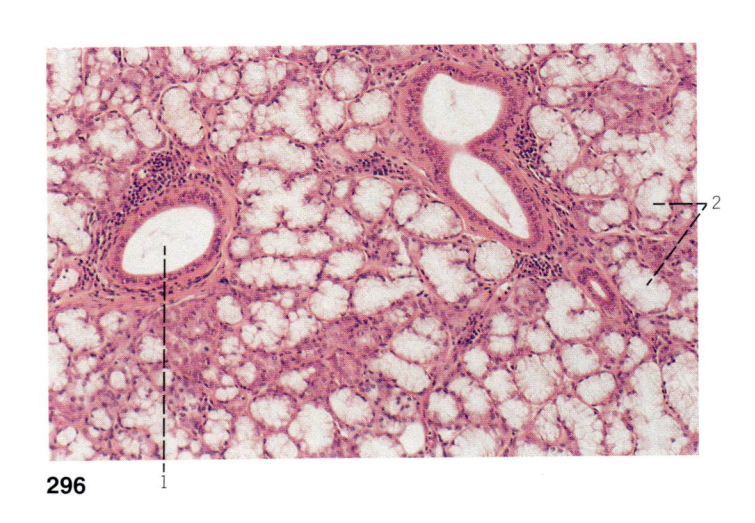

図296 ヒトの舌下腺（glandula sublingualis）。顎下腺と同様に粘漿混合腺であるが，舌下腺では粘液性終末部（明るい部分）（2）の方がはるかに多い。線条部は発達が悪い。小葉間結合組織の中に太い導管（1）が見えている。ヘマトキシリン・エオジン染色。100倍。

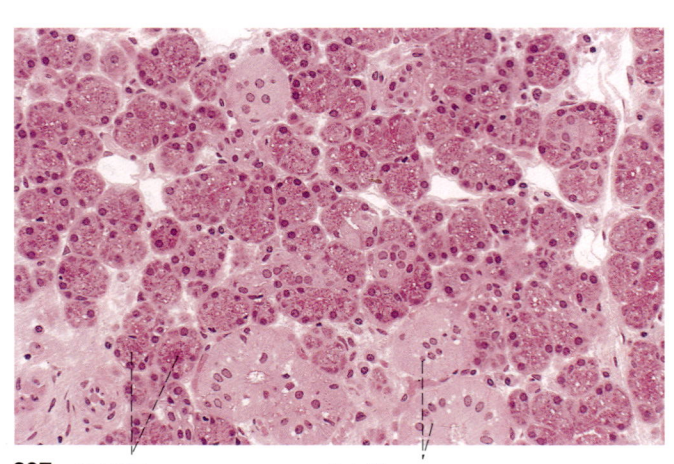

口腔 — 唾液腺

297 漿液腺房 Serous acini　　線条部 Striated portion

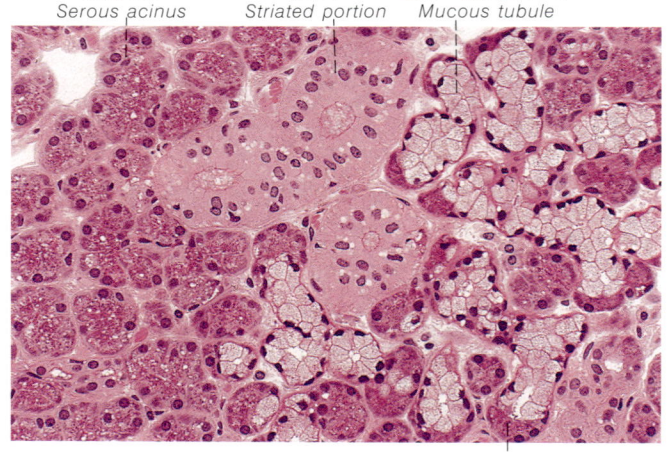

漿液腺房 Serous acinus　　線条部 Striated portion　　管状の粘液性終末部 Mucous tubule

298　　漿液性半月 Serous demilune

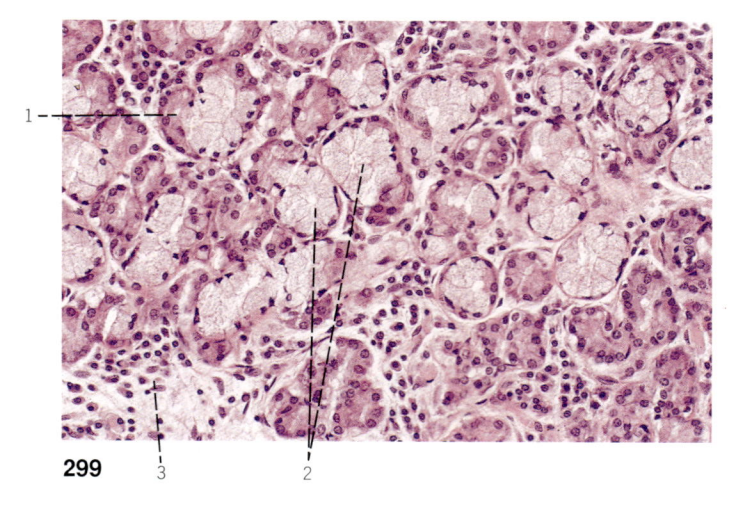

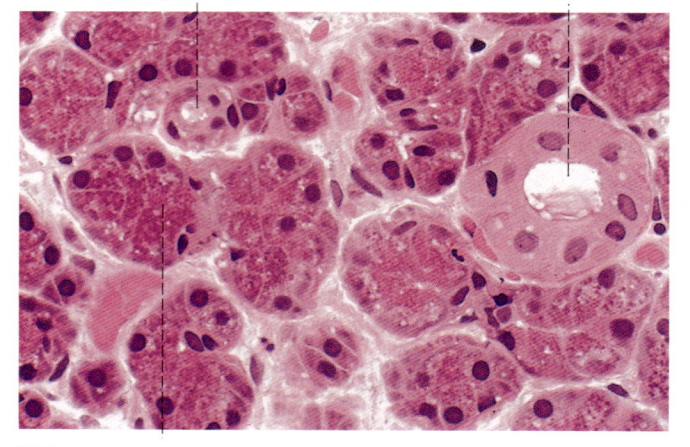

300 介在部 Intercalated duct　　線条部 Striated portion

　　漿液腺房 Serous acinus

図297 ヒトの顎下腺の漿液性終末部。漿液細胞は基底側細胞質が塩基好性に染まり，細胞上部には分泌顆粒がたまっている。核は丸く，通常，細胞の中央かやや基底寄りにある。腺腔はせまく，見分けにくい。導管系の線条部が見えている。顎下腺は，粘液性終末部が見えないと耳下腺と区別がつかない。プラスチック切片。ヘマトキシリン・エオジン染色。200倍。

図298 ヒトの顎下腺。漿液性終末部と粘液性終末部が見えている。管状の粘液性終末部の先端に帽子をかぶせたように漿液性細胞の半月 (demilune)（エブナー v. Ebner の半月，ジアヌッツィ Gianuzzi の半月）が存在する。ヘマトキシリン・エオジン染色標本では，粘液細胞の細胞質は明るく，基底部に比較的暗い扁平な核が存在する。粘液性終末部の腺腔は漿液性終末部のものより広い。ヘマトキシリン・エオジン染色。200倍。

図299 ヒトの舌下腺。舌下腺では漿液性終末部よりも粘液性終末部 (2) のほうがはるかに多く，漿液性半月 (1) が目立つ。線条部の発達は悪い。この標本では結合組織中に比較的多数のリンパ球と形質細胞が見られる（3：結合組織細胞）。ヘマトキシリン・エオジン染色。200倍。

図300 ヒトの顎下腺の漿液腺房，介在部 (intercalated duct) と線条部 (striated portion)。介在部は腺房と線条部の間に位置する部分で，扁平ないし低立方状の上皮細胞からなり，細い。プラスチック切片。ヘマトキシリン・エオジン染色。500倍。

口腔 – 唾液腺

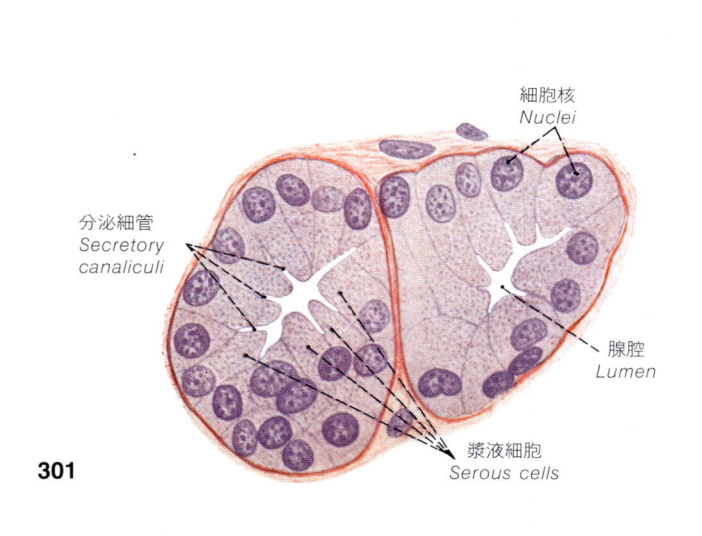

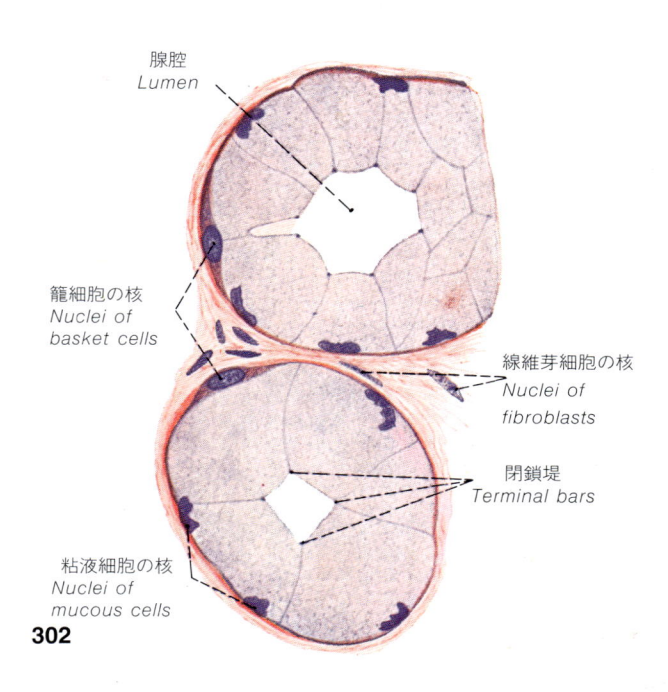

図301～303　舌下腺の分泌細胞の模式図。ヘマトキシリン・エオジン染色を施して油浸レンズで見たもの。750倍。

図301　漿液性の終末部（terminal portion）（腺房）。腺腔は狭く裂隙状である。漿液細胞は隙間なく並んでいるように見える。核は円形ないし卵円形で細胞の基底側に位置している。

図302　粘液性の終末部。腺腔は広い。腺腔中に分泌物（粘液）がある時には細胞と区別がつきにくいことがある。粘液細胞の核は扁平ないしは不規則形で基底側に押しやられている。

図303　混合性の終末部。粘液性の終末部の盲端側に漿液細胞の集団が半月（demilune）（エブナーの半月）を形成している。漿液細胞の分泌物は，消化酵素を含み炭水化物の消化にあずかるほか，粘液細胞が分泌した粘液を希釈し，粘度を下げて流れやすくする。

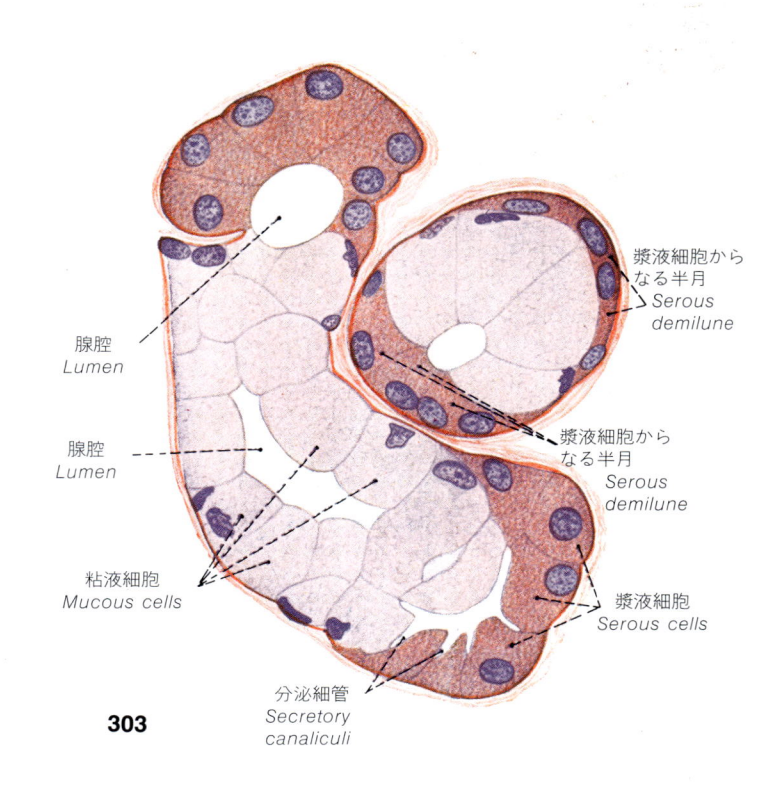

消化管壁の一般構造 ｜ 模式図

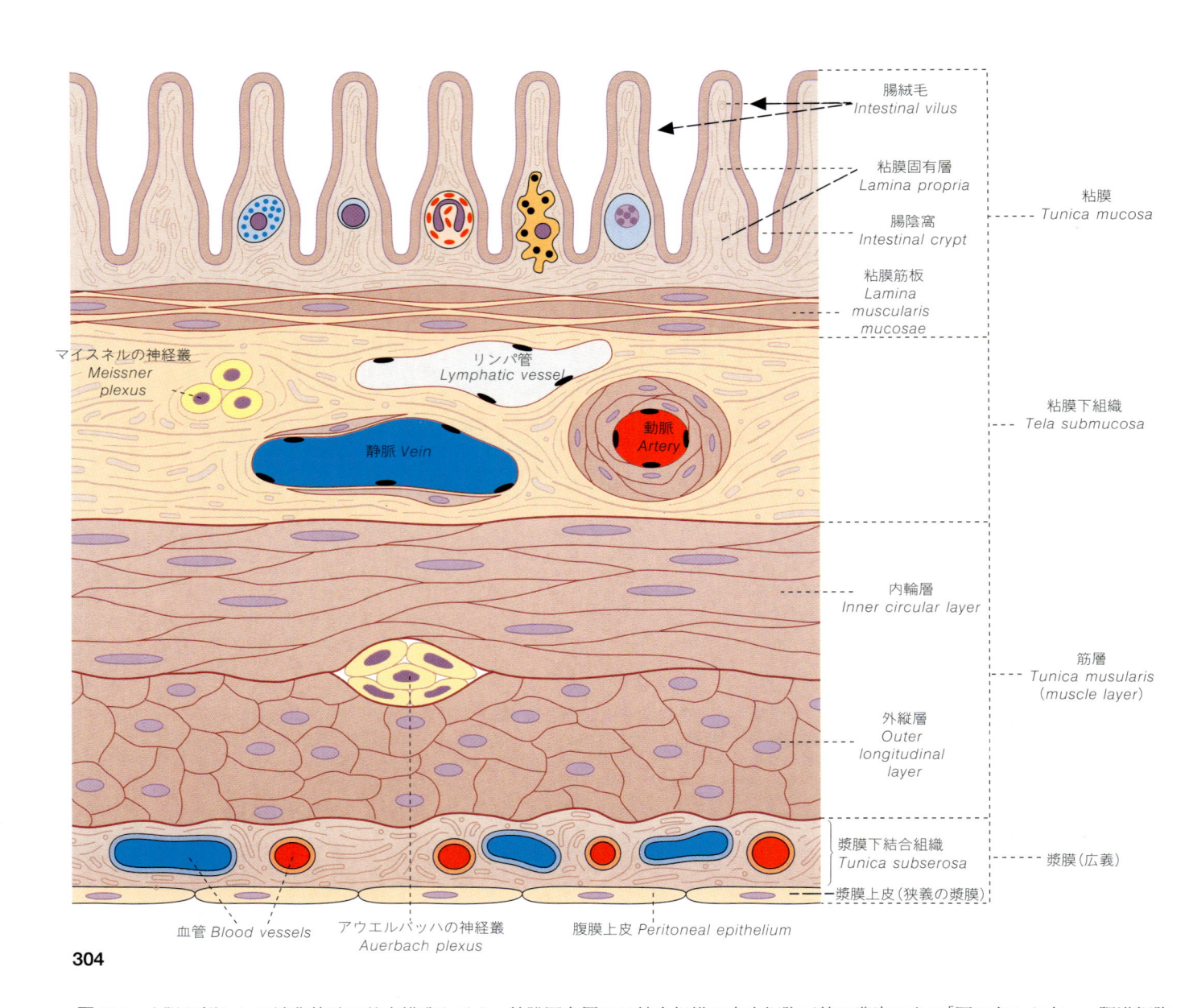

図304 小腸を例として消化管壁の基本構造を示す。粘膜固有層には結合組織の自由細胞が特に豊富である［図の左から右へ，肥満細胞（mast cell），リンパ球（lymphocyte），好酸球（eosinophil），大食細胞（macrophage），形質細胞（plasma cell）が大きく描かれている］。粘膜固有層の外側に平滑筋からなる薄い層（粘膜筋板）があり，その外側に疎性結合組織からなる粘膜下組織がある。その外側にかなり厚い平滑筋の層があり，腸では内輪・外縦の方向に走っており，これが消化管の運動を支配する。さらにその外側を漿膜下結合組織と漿膜が覆う。漿膜（tunica serosa）は狭義の漿膜（漿膜上皮）と漿膜下組織（tunica subserosa）からなる。広義の腹膜とは腹膜上皮（peritoneal epithelium）とその直下の漿膜下結合組織（tunica subserosa）を指す。腹膜は腹壁や腹腔内臓器を覆う漿膜である。十二指腸や上行結腸，下行結腸の後ろ側，直腸の下部などは腹膜に覆われず，筋層の外側は漿膜上皮を欠く結合組織からなり，外膜（tunica adventitia）と呼ばれる。

消化管 – 食道（esophagus）

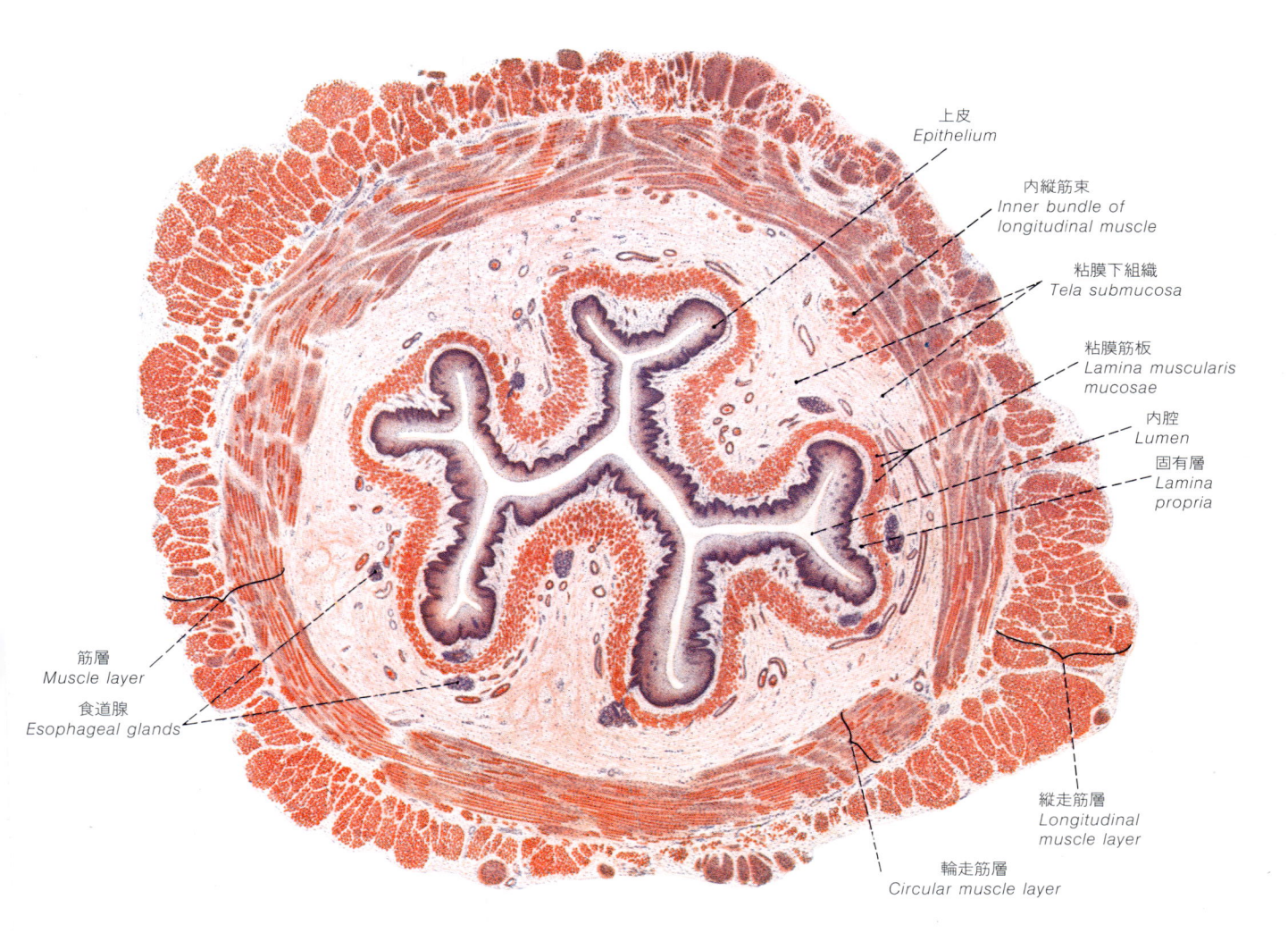

図305 ヒトの食道(esophagus)。食道および胃・腸管の壁の構造は原則的には同じで，内側から粘膜(mucous membrane)，筋層(muscle layer)，漿膜(serous membrane)または外膜(adventitia)となっている。粘膜は上皮，粘膜固有層(lamina propria)，粘膜筋板(lamina muscularis mucosae)，粘膜下組織(tela submucosa)からなる。食道の粘膜筋板は胃や腸のそれよりも厚い。筋層は内側の輪走筋層，外側の縦走筋層からなり，両層の間に筋間神経叢（アウエルバッハ Auerbach の神経叢）が存在する。

食道の上皮は角化しない重層扁平上皮で(口腔，角膜，外尿道口，腟，子宮腟部などと同じ)，したがって，単層円柱上皮を有する胃・小腸・大腸との鑑別は容易である。さらに，食道では粘膜下組織中に食道腺が存在するので，例えば，腟などとの鑑別の際に有用である。これらの特徴を知っていれば，食道の同定は容易である。ヘマトキシリン・エオジン染色。11倍。

消化管 - 食道

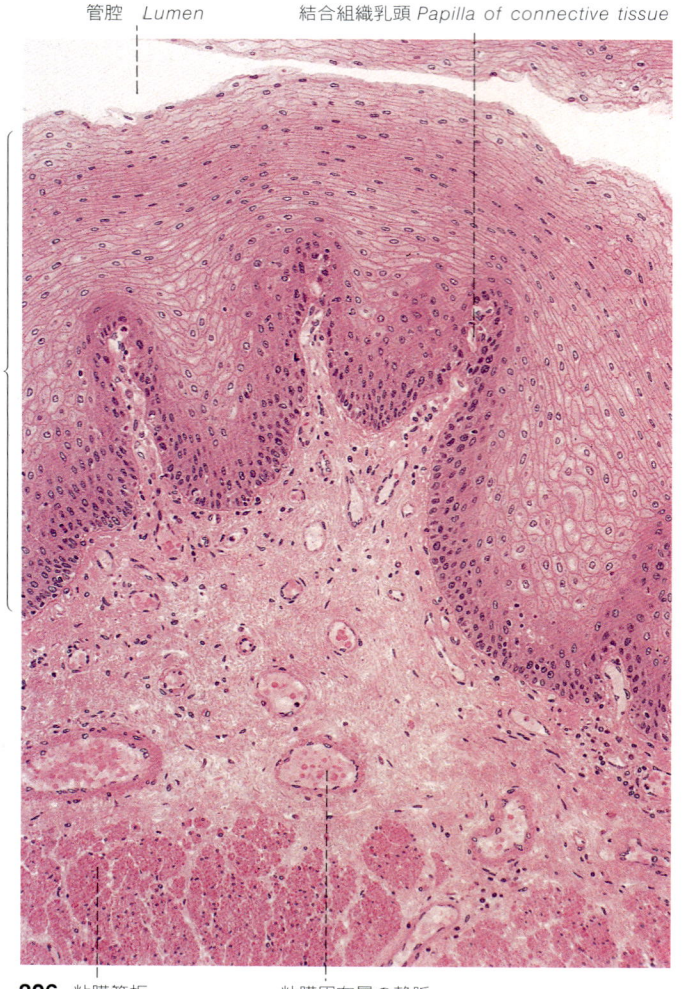

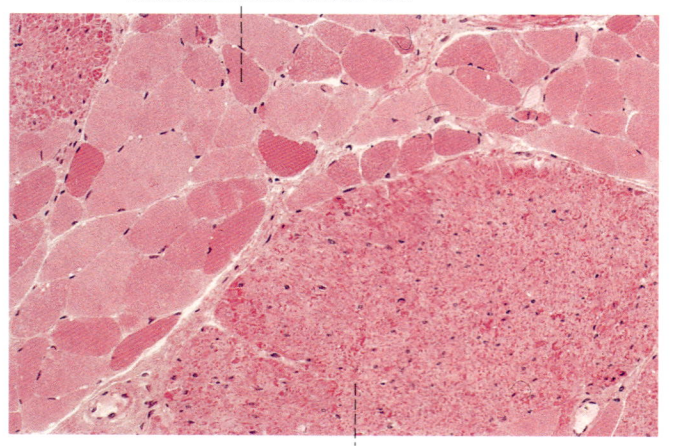

図306 ヒトの食道（esophagus）の粘膜。上皮は非角化重層扁平上皮（1）で，粘膜固有層の結合組織が乳頭状に上皮内に入りこんでいる。粘膜筋板は縦走する平滑筋線維からなり，比較的厚い。この図では出ていないが，粘膜下組織にはよく発達した静脈叢があり，胃の粘膜下静脈叢に連続する。食道腺（esophageal gland）は小さい粘液腺で粘膜下組織の表層部に存在する。食道の上端と下端の粘膜固有層には食道噴門腺（esophageal cardiac gland）がある。プラスチック切片。ヘマトキシリン・エオジン染色。100倍。

図307 ヒトの食道の筋層。食道の中3分の1の部分を示す。この部分では平滑筋と横紋筋が混在する。プラスチック切片。ヘマトキシリン・エオジン染色。100倍。

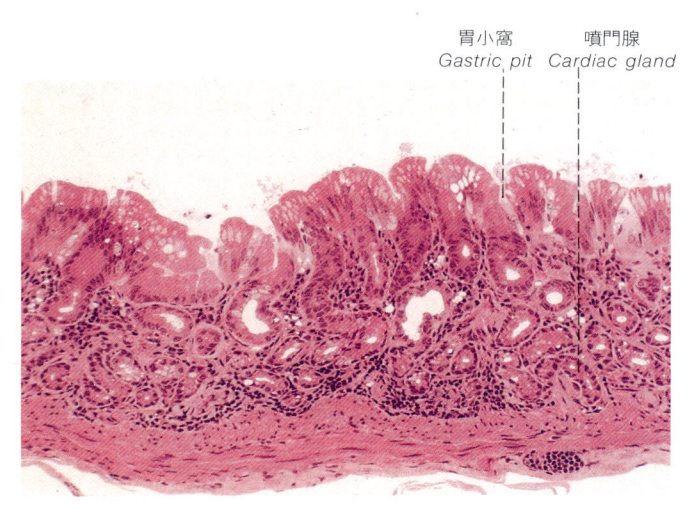

消化管 – 胃 (stomach)

図308 ヒトの胃の噴門部 (cardia) の粘膜。胃小窩 (gastric pit) は上皮の落ちこみで，薄い粘膜の半分の深さにまで達する。胃小窩の底は噴門腺に連続する。噴門腺は軽く弯曲した管状腺で，粘液を分泌する。プラスチック切片。ヘマトキシリン・エオジン染色。100倍。

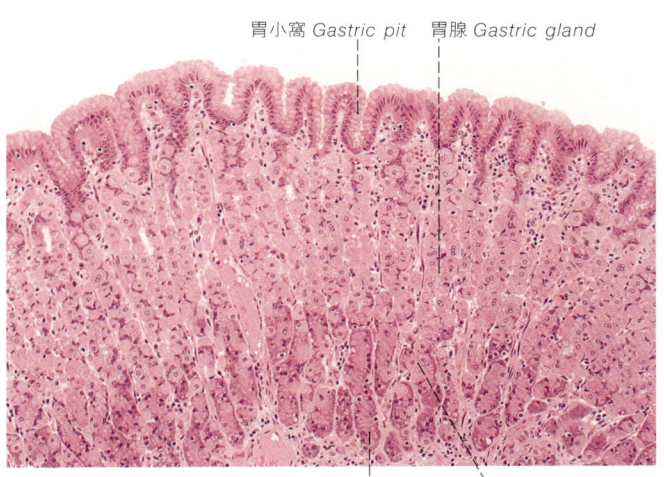

図309 ヒトの胃底部 (fundus ventriculi) の粘膜。胃小窩は厚い粘膜の1/5から1/4の深さに達する。胃の内腔面と胃小窩の内面は表層粘液細胞 (surface mucous cell) で覆われる。表層粘液細胞は丈の高い細胞で，胃の内面を胃酸から保護する粘液と重炭酸を産生する。胃小窩の底はそのまま胃腺に続く。胃腺は分岐管状腺で，副細胞，壁細胞，主細胞の3種類の腺細胞からなる。胃腺を深さによって頚部 (neck)，体部 (body)，底部 (base) の3部に分ける。腺頚部には未分化細胞，副細胞，壁細胞が存在する。未分化細胞が分裂，増殖して表層粘液細胞と胃腺のそれぞれの細胞になる。副細胞は粘液を分泌する。塩酸を分泌する壁細胞は腺頚部から底部まで広く分布するが体部に最も多い。腺底部では主細胞が主体を占める。主細胞の基底部はよく発達した粗面小胞体のために塩基好性に染まり，核上部に多数の分泌果粒がある。分泌果粒にはペプシノーゲンが含まれる。ペプシノーゲンはペプシンの前駆体であり，ペプシンは食物の中の蛋白を分解する酵素である。胃腺の細胞の間には内分泌細胞が散在するがこの標本では分からない。プラスチック切片。ヘマトキシリン・エオジン染色。100倍。

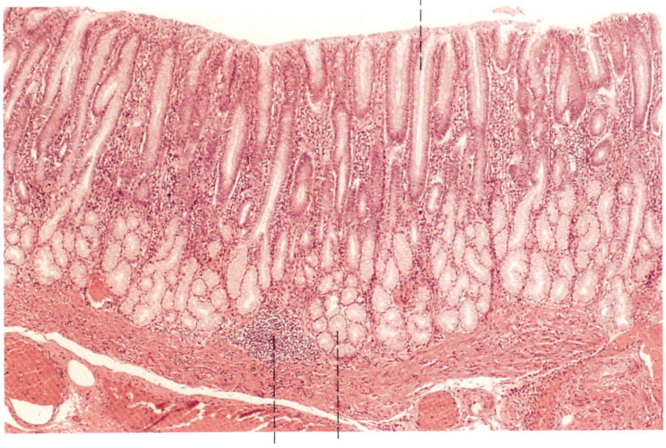

図310 ヒトの胃の幽門部 (pars pylorica) の粘膜。胃小窩は粘膜固有層の厚さの半分ほどにまで達する。幽門腺はやや弯曲した分岐管状腺で，粘液とリゾチーム (lysozyme) を分泌する。幽門腺の細胞に混じって，内分泌性のG細胞が存在するがこの図では分からない。G細胞は，壁細胞や主細胞の分泌を促進するガストリン (gastrin) を分泌する。幽門部にはしばしばリンパ小節が見られるが，これは胃の他の部分にも存在する。ヘマトキシリン・エオジン染色。100倍。

消化管 – 小腸 (small intestine)

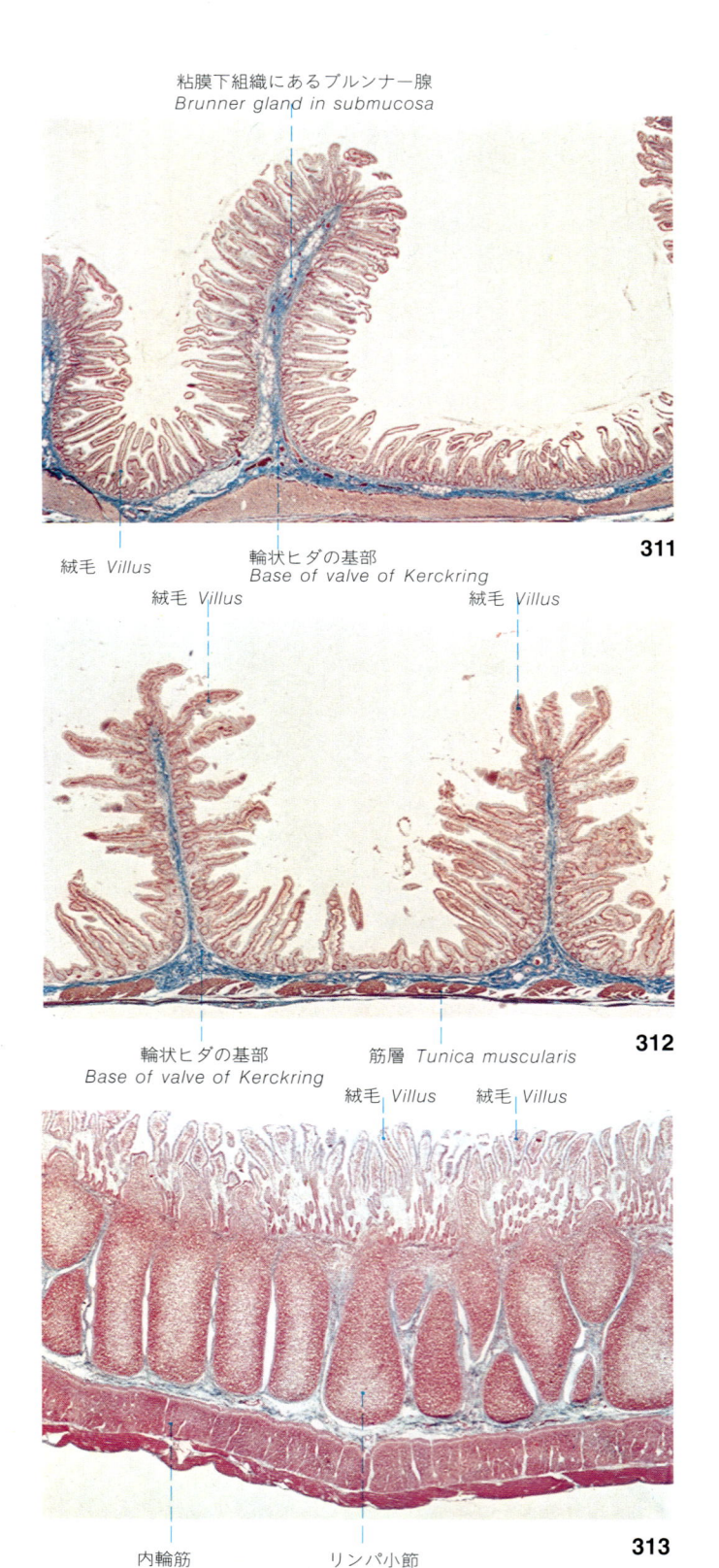

粘膜下組織にあるブルンナー腺
Brunner gland in submucosa

絨毛 Villus
輪状ヒダの基部
Base of valve of Kerckring

311

小腸は，十二指腸，空腸，回腸の3つの部分からなる。これらの各部は，共通の壁構造を有する他に，輪状ヒダと絨毛が存在するのが特徴である（表13参照）。
輪状ヒダは肉眼で明瞭に認められる粘膜の隆起で，粘膜下組織もこの中に入りこんでいる。十二指腸に最もよく発達しており，回腸に向かうにつれて数が少なくなる。
絨毛は上皮と粘膜固有層からなる指状の小突起で，小腸内面がビロード状に見えるのはこのためである。絨毛も上部ほど密度が高く，下部に至るにしたがってまばらになる。

絨毛 Villus   絨毛 Villus

図311 十二指腸（duodenum）。丈の高い輪状ヒダ（ケルクリング Kerckring のヒダ）と密生する絨毛が見える。十二指腸の絨毛は長く葉状である。青色に染まった粘膜下組織中に見える明るい部分はブルンナー（Brunner）腺（十二指腸腺）で，十二指腸に特有のものである。アザン染色。12倍。

輪状ヒダの基部   筋層 Tunica muscularis
Base of valve of Kerckring
絨毛 Villus 絨毛 Villus

312

図312 空腸(jejunum)。空腸の輪状ヒダは，十二指腸のものに比べて丈が低いが，規則的に存在する。粘膜下組織に腺組織はない。絨毛内に組織の収縮によって生じた空隙（グリュンハーゲン Grünhagen 腔）が存在している。上皮とその下の結合組織との間にできた空隙は，しばしば絨毛を泡状に膨張させている。アザン染色。21倍。

図313 回腸(ileum)。輪状ヒダは出ていない。絨毛は棒状で短い。ここでは組織の収縮による大きな空隙はあまり見られない。回腸の特徴は粘膜下組織に多数存在する集合リンパ小節（パイエル Peyer 板）である。アザン染色。14倍。

313

内輪筋   リンパ小節
Inner circular muscle layer   Lymph nodule

消化管 – 小腸

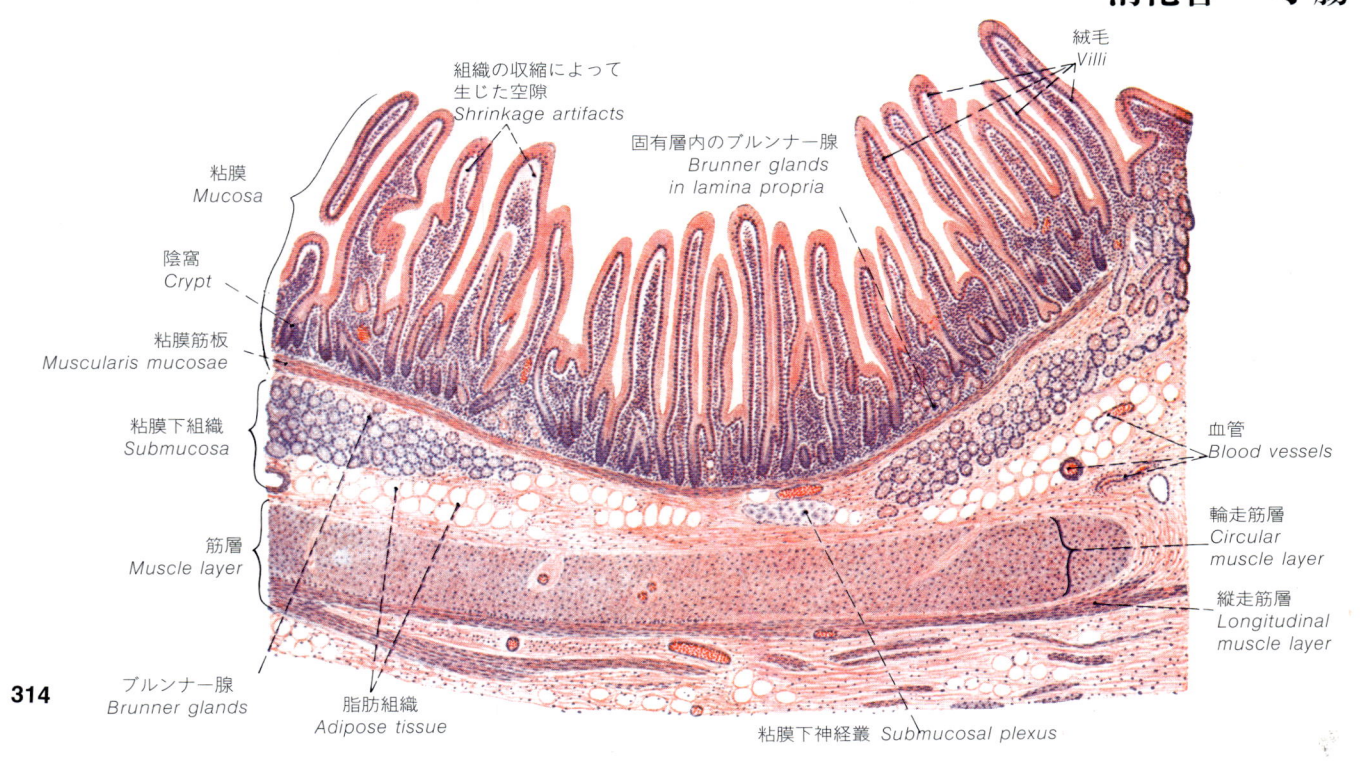

図314 十二指腸の粘膜。粘膜上皮（単層円柱上皮）が絨毛表面，および粘膜筋板まで達する腸陰窩の表面を覆っている。腸陰窩は小腸だけでなく結腸にも存在する。輪状ヒダと絨毛の存在が小腸の特徴である。ヘマトキシリン・エオジン染色。50倍。

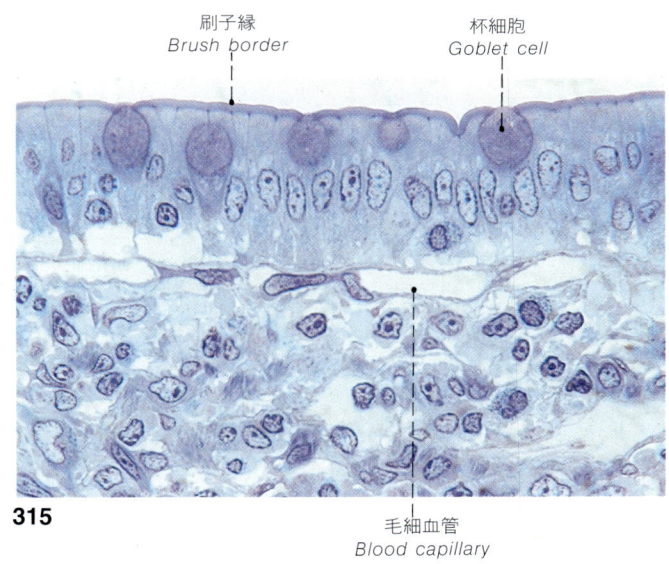

図315 モルモット空腸の絨毛の準超薄切片（厚さ約0.5 μm）。刷子縁（brush border）がやや濃い青に染まっている。杯細胞の形が明瞭に分かる。上皮細胞の直下を走る毛細血管と細網組織様の粘膜固有層に注意。メチレンブルー・アズールIIによる染色。600倍。

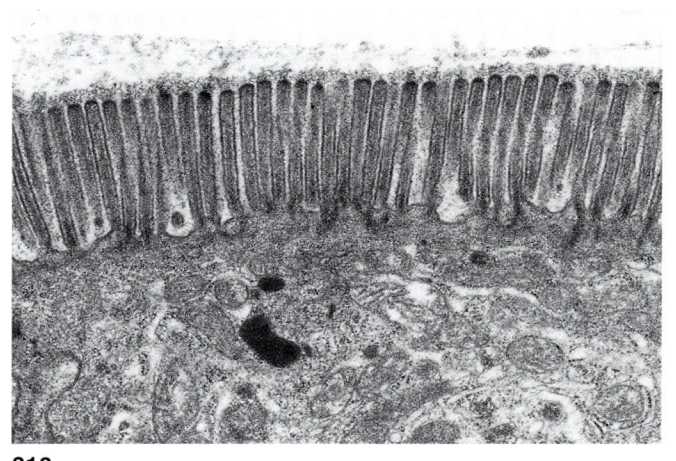

図316 ヒトの十二指腸上皮細胞の上半部。電子顕微鏡で見ると，小腸の上皮の刷子縁は大きさの揃った多数の微絨毛（microvilli）である。この微絨毛によって吸収上皮細胞の表面積が著しく広くなっている。微絨毛の表面の糖衣（glycocalyx）に注意。5,800倍。

消化管 − 種々の粘膜

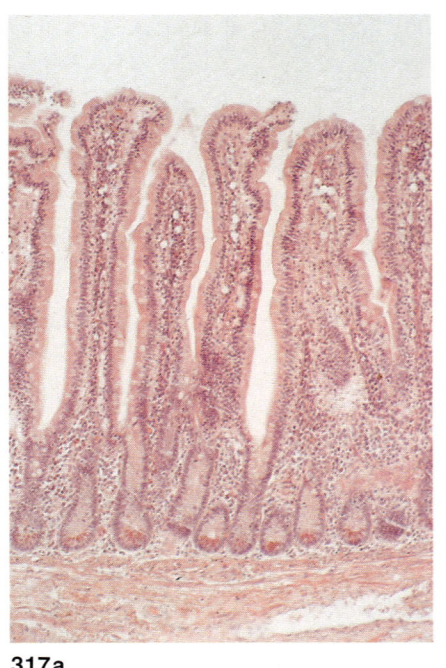

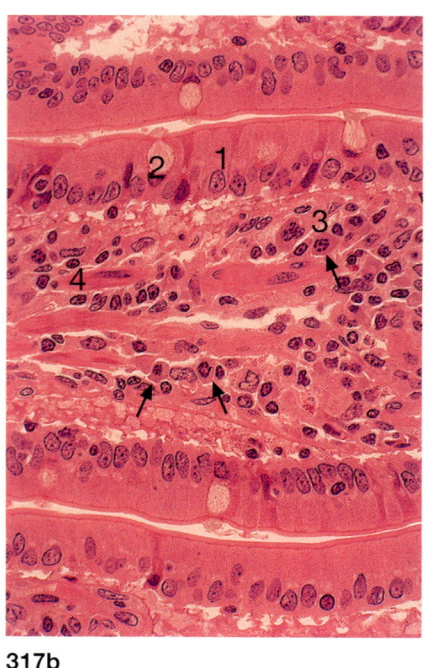

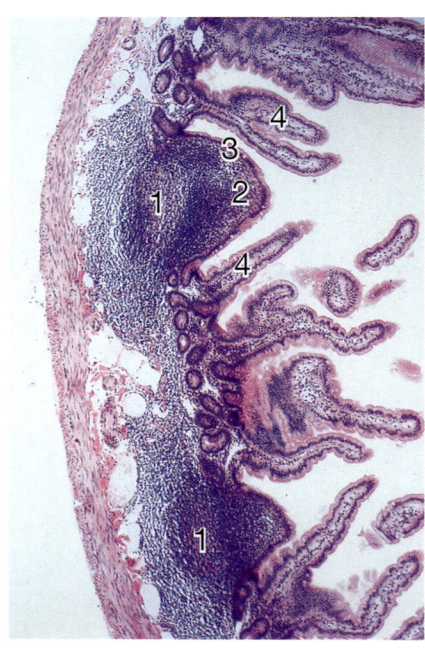

317a　　　　　　　　　　**317b**　　　　　　　　　　**318**

図317 a,b　ヒトの十二指腸（duodenum）の粘膜。
a) 絨毛は木の葉状ないしは指状の突起で，その表面を吸収上皮細胞が覆う。陰窩は絨毛の根元の縦穴で，その内面は絨毛の吸収上皮の続きが覆っている。絨毛の吸収上皮は吸収上皮細胞と杯細胞，内分泌細胞などからなり，陰窩の上皮はやや未熟な吸収上皮細胞や杯細胞，パネート細胞(Paneth cell)，内分泌細胞などからなる。パネート細胞は陰窩の底にあり，酸好性に染まる大きな果粒をもっているのが特徴である。陰窩の上半では細胞分裂像も見られる（上皮細胞の更新。図73a参照）。腸陰窩のすぐ下に粘膜筋板がある。ヘマトキシリン・エオジン染色。40倍。
b) 絨毛の強拡大。1：吸収上皮細胞（absorptive epithelial cell）。2：杯細胞。3：粘膜固有層の自由細胞。粘膜固有層は一種の細網組織で，とくに形質細胞（→）や好酸球が多い。ほかに大食細胞，肥満細胞，リンパ球なども存在する。4：平滑筋細胞。プラスチック切片。ヘマトキシリン・エオジン染色。450倍。

図318　アカゲザルの回腸（ileum）。パイエル板（Peyer patch）の2つのリンパ小節（1）を示す。リンパ小節は大きく，下方では粘膜固有層から粘膜筋板を越えて粘膜下組織に及ぶ。リンパ小節の上部（2）は管腔側に盛り上がり，この部分では絨毛がない。リンパ小節の表面を覆う上皮（3）には通常の吸収上皮細胞に混じってM細胞（M-cell）と呼ばれる特殊な細胞が存在する。M細胞は消化管の腔内から抗原を取りこんで粘膜固有層に運ぶ働きがある。粘膜固有層には大食細胞や樹状細胞（dendritic cell）（かみ合い細胞 interdigitating cell），リンパ球が存在する。M細胞の基底側には特に多数のリンパ球が集まっている。4：腸絨毛。ヘマトキシリン・エオジン染色。25倍。

粘膜筋板 Muscularis mucosae

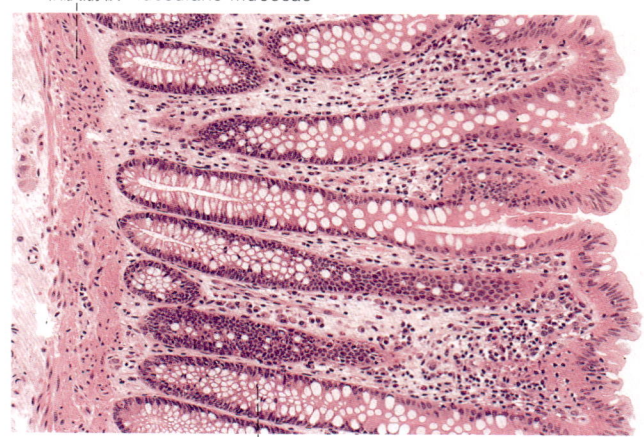

319　　　腸陰窩 Intestinal crypt

図319　ヒトの結腸（colon）の粘膜。結腸には絨毛はなく，深い管状の腸陰窩が存在する。腸陰窩の壁は多数の杯細胞と吸収上皮細胞からなる上皮が覆う。吸収上皮細胞は豊富なミトコンドリアをもつが，微絨毛はやや疎らである。上皮内には内分泌細胞も比較的多数見られる。腸陰窩が真ん中で切れるのは稀なので陰窩の腔は所々にしか見られない。プラスチック切片。ヘマトキシリン・エオジン染色。200倍。

消化管 – 胆嚢（gall bladder）と虫垂（appendix）

図320 ヒトの胆嚢（gall bladder）の粘膜。粘膜にはヒダが発達しており，切れ方によってはヒダが別の腔を囲んでいるように見える。胆汁がたまって胆嚢が拡張すると，ヒダは低く少なくなる。粘膜上皮は単層円柱上皮で，粘液を産生し水分を吸収する。上皮が粘膜固有層に深く入りこんで腺のように見えることがあり，ロキタンスキー・アショフの洞（Rokitansky-Aschoff sinus）と呼ばれる。粘膜下組織はなく粘膜固有層の下は筋層である。筋層は比較的疎らな平滑筋線維束からなり，薄い。平滑筋線維はさまざまな方向に走っている。プラスチック切片。ヘマトキシリン・エオジン染色。40倍。

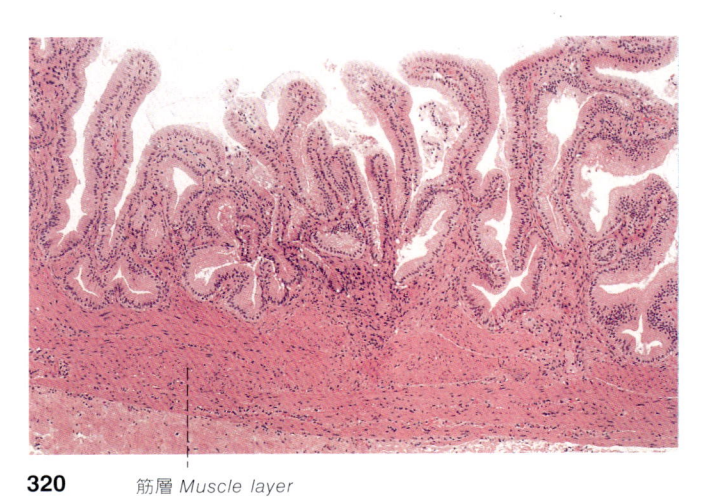

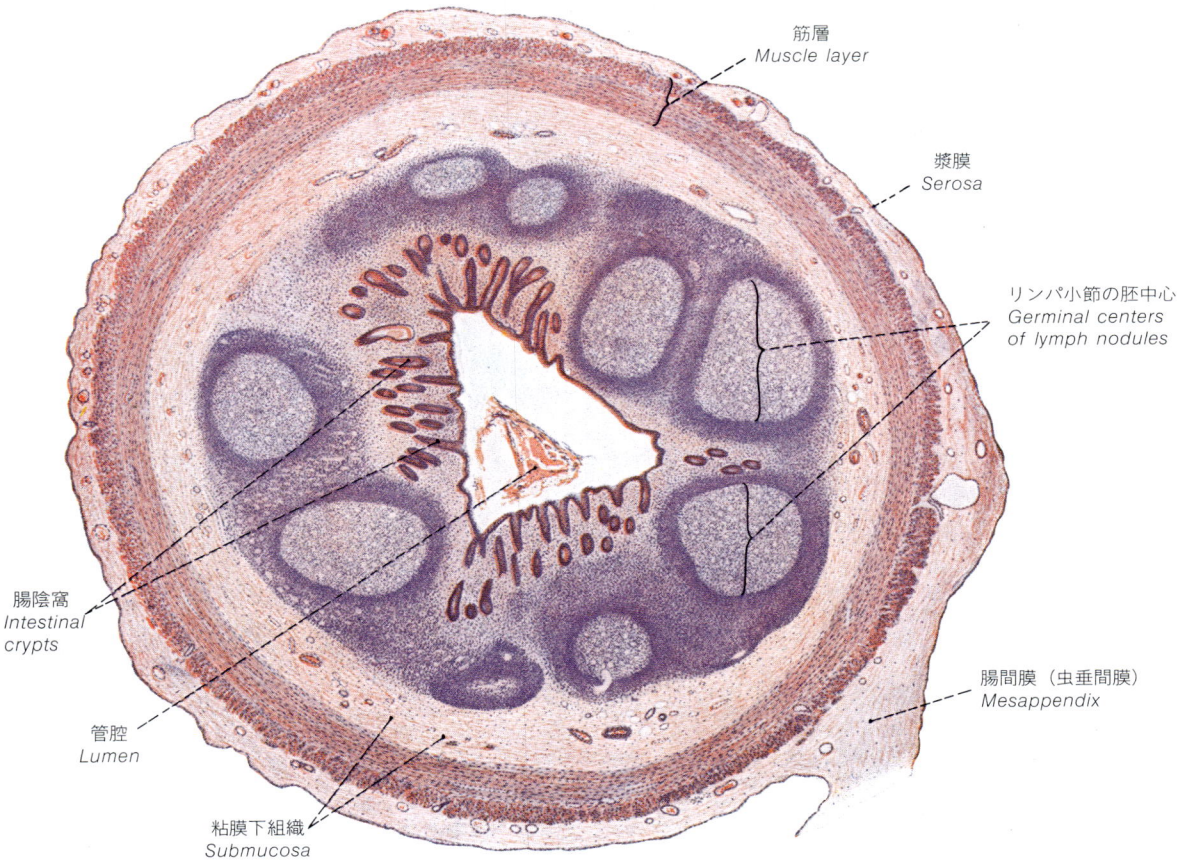

320 筋層 Muscle layer

筋層 Muscle layer
漿膜 Serosa
リンパ小節の胚中心 Germinal centers of lymph nodules
腸陰窩 Intestinal crypts
腸間膜（虫垂間膜）Mesappendix
管腔 Lumen
粘膜下組織 Submucosa

図321 虫垂（appendix）の全横断。虫垂の粘膜は，結腸のそれに似ている。ただし，腸陰窩（腸腺）は大腸のような一様な深さをもっておらず，場所によっては，全く欠如している。粘膜固有層の全層にわたり二次リンパ小節が非常に多く存在し，粘膜下組織にまで及んでいる。これによって陰窩は強く圧排され，もとより薄い粘膜筋板がさらにまばらになって，ほとんど認められない。ヘマトキシリン・エオジン染色。22倍。

消化器系 - 肝臓（liver） | 模式図

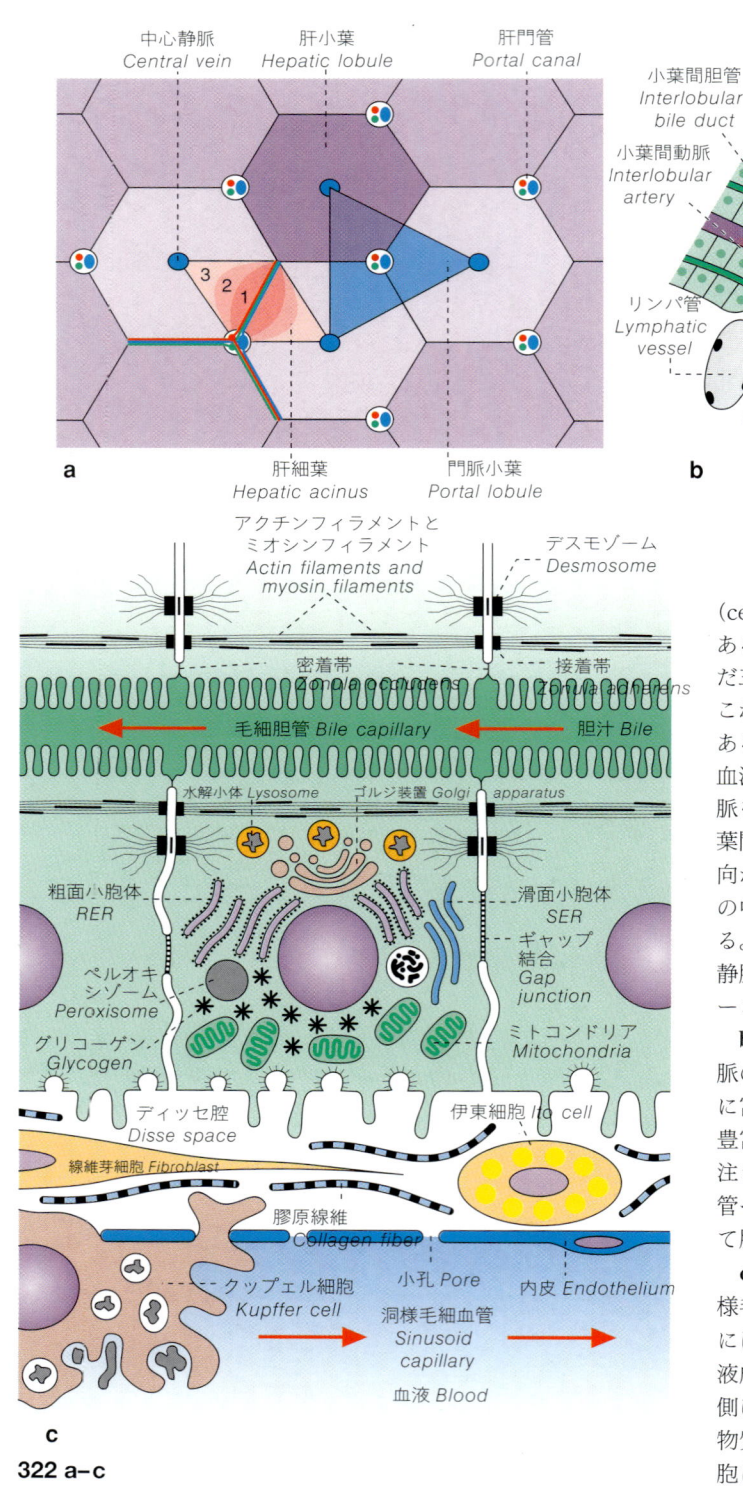

図322 a～c 肝臓の構造を示す模式図。

a) 一般に，小葉間結合組織で囲まれた六角柱状の構造を肝小葉（hapatic lobule）と呼んでいる。肝小葉の真ん中を中心静脈（central vein）が縦方向に走るので中心静脈小葉と呼ぶこともある。これに対して，隣り合う3つの肝小葉の中心静脈を結んだ三角形の領域を門脈小葉（portal lobule）と呼ぶことがある。これは胆汁が小葉間胆管に流れ込むことを基本にした考え方である。さらに，肝小葉（肝腺房）（liver acinus）という概念は血液の流れを基にしており，隣り合う小葉間の三つ組と中心静脈を結んでできる菱形の領域にあたる。図bにあるように，小葉間動脈と小葉間静脈の枝は肝小葉の間を走りながら小葉内に向かって枝を出す。血液は肝小葉の周辺からそれぞれの肝小葉の中心静脈に向かって流れながら肝細胞に酸素と栄養を供給する。この酸素と栄養の供給は小葉の周辺部が最も豊富で，中心静脈に近づくほど乏しくなる。これに基づいて，肝腺葉ではゾーン1からゾーン3までの3つの領域を区分する。

b) 小葉間の三つ組と肝小葉との関係。小葉間動脈は固有肝動脈の，小葉間静脈は門脈の枝である。小葉間動脈の血液は酸素に富むが，小葉間静脈の血液は酸素が乏しいかわりに栄養素が豊富である。これらの血液は小葉の周辺で共に洞様毛細血管に注ぎ，混じり合う。毛細胆管の胆汁はヘリング管から小葉間胆管へと流れる。小葉間の三つ組とその周囲の結合組織を合わせて肝門管（canalis portalis）と呼ぶ。

c) 肝細胞，洞様毛細血管，ディッセ腔，毛細胆管の関係。洞様毛細血管の内皮には小孔（pore）や隙間がある。内皮の小孔には隔膜がなく，内皮の下には基底膜がないので血球以外の血液成分が比較的自由にディッセ腔に入る。肝細胞のディッセ腔側には多数の微絨毛が存在し，ディッセ腔の血漿成分と活発に物質交換を行う。ディッセ腔には伊東細胞が存在する。伊東細胞はビタミンAを豊富に含む脂肪滴を蓄えるので脂肪摂取細胞（fat-storing cell）とも呼ばれる。クッフェル細胞（Kupffer cell）は一種の大食細胞である。肝細胞には血管側と毛細胆管側の極性があることに注意せよ。図322 b, cにより血液あるいは胆汁の流れる方向（→）を理解していただきたい。

消化器系 − 肝臓

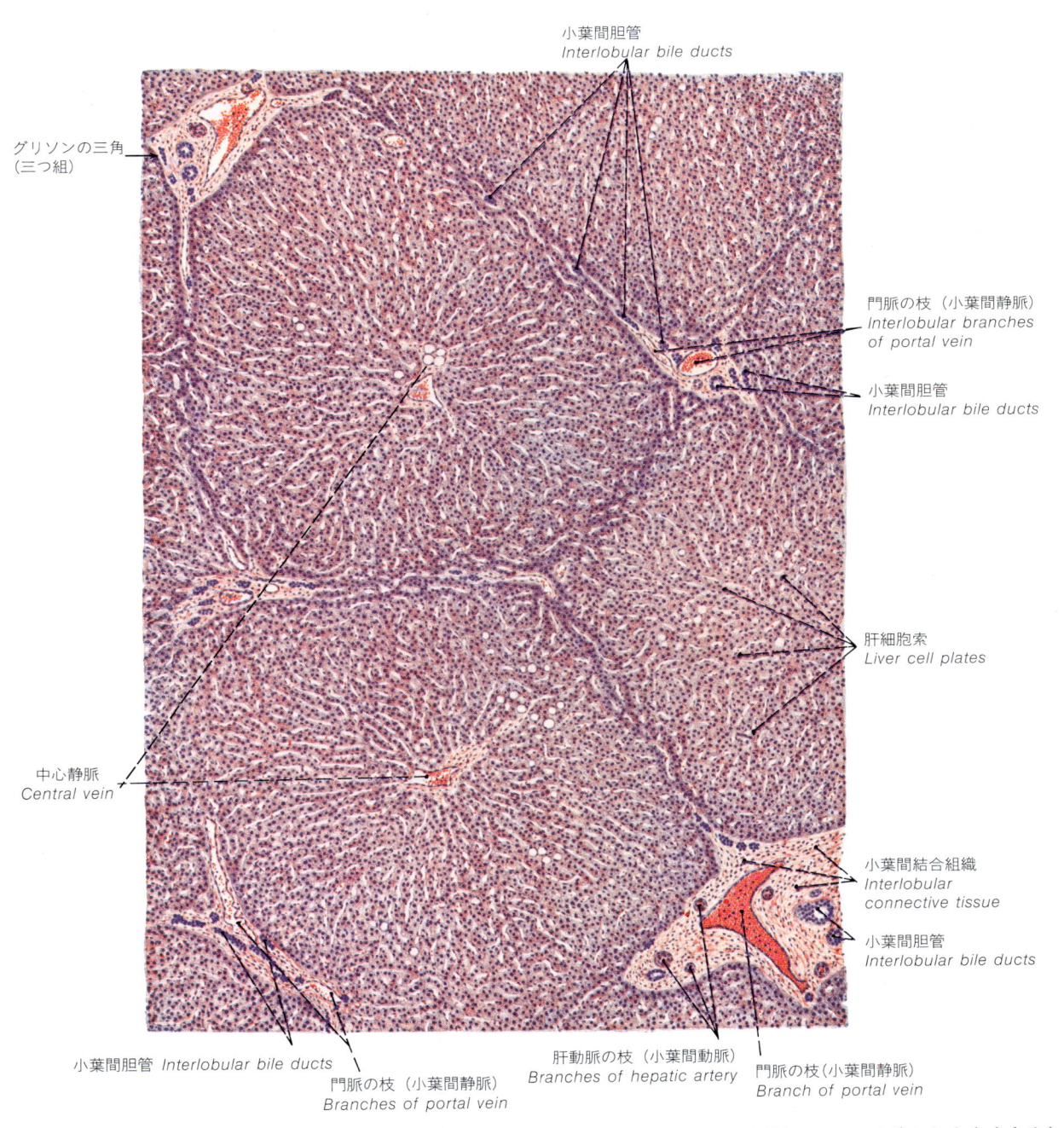

図 323　肝臓 (liver) の基本的な単位 "いわゆる" 肝小葉 (hepatic lobule)（中心静脈小葉）。ここでは分かりやすくするために，その特徴をきわだたせて（ヒトの資料についても，理解できるように），作図してある。切片では，各構成単位はほぼ円形であるが，周辺部では互いに押しあって，平坦になっている所もある。この単位（小葉）は，中心にある血管（中心静脈 central vein）に向かって，放射状に並ぶ肝細胞索と，その間を走る洞様毛細血管（類洞 sinusoid capillary）とからなっている。各小葉は結合組織性の小葉間結合組織に包まれ，結合組織の少し多い部位すなわちグリソン (Glisson) の三角において，これらの小葉の不完全な境界が明瞭になっており，ここに門脈，固有肝動脈の枝（それぞれ小葉間静脈，動脈と呼ぶ）および小葉間胆管の断端が見られる（図 322, 325）。これらの相異なる3本の管系の集団を「グリソンの三つ組 (trias)」と言う。ヘマトキシリン・エオジン染色。70倍。

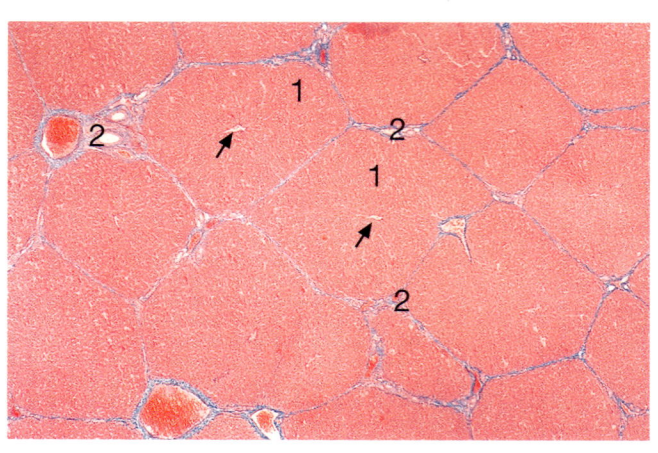

消化器系 – 肝臓　光学顕微鏡像

324

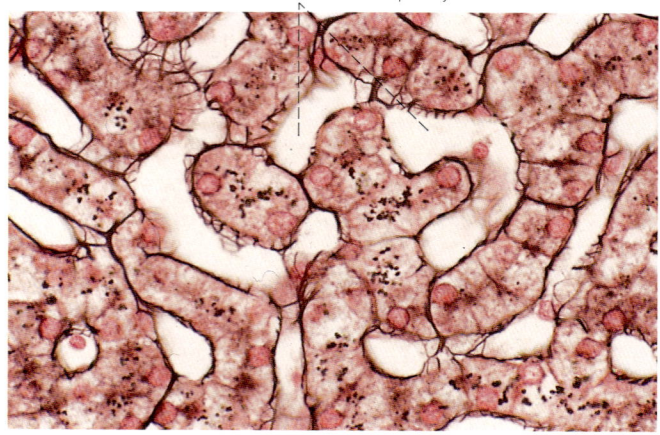

326 洞様毛細血管 Sinusoid capillary

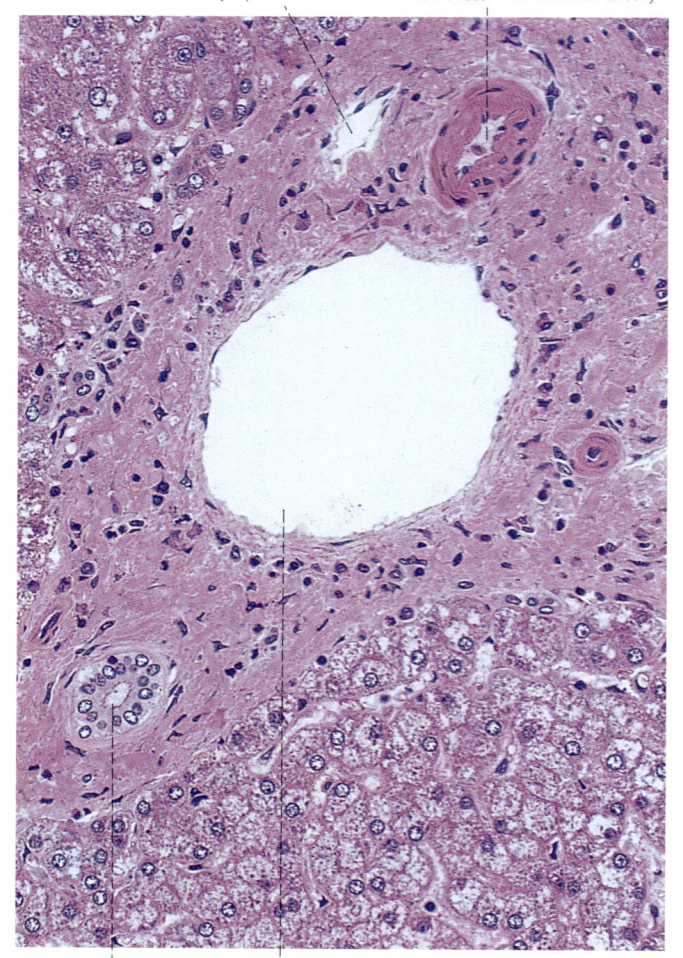

325 リンパ管 Lymphatic vessel　小葉間動脈 Interlobular artery
小葉間胆管 Interlobular bile duct　小葉間静脈 Interlobular vein

図324　ブタの肝臓の弱拡大像。ブタでは小葉間結合組織の発達がよく，肝小葉（1）の境界が明瞭で，肝臓の基本的な構造を理解するのに適している。→：中心静脈（central vein）。2：肝門管（portal canal）。アザン染色。20倍。

図325　ヒトの肝臓の小葉間の三つ組（trias）。小葉間動脈は固有肝動脈の，小葉間静脈は門脈の枝である。小葉間胆管は集まって太くなり肝管となって肝門から出る。これらの3つの管は，必ずしも組をなして常に一緒にあるとは限らないし，数が多いこともしばしばである。プラスチック切片。ヘマトキシリン・エオジン染色。200倍。

図326　ヒトの肝小葉内の細網線維。ディッセ腔内の細網線維（ここではⅢ型コラーゲン）が渡銀染色によって黒く染まっている。肝細胞内で黒く染まっている果粒は毛細胆管周囲の水解小体である。渡銀染色（silver impregnation）と核ファスト赤染色。500倍。

消化器系 – 肝臓　|　光学顕微鏡像

327　2核の肝細胞　Binucleated hepatocyte　　中心静脈　Central vein

328　洞様毛細血管 Sinusoid capillary　好中球 Neutrophil leucocyte　クッペル細胞 Kupffer cell　　肝細胞 Hepatocyte

329　中心静脈 Central vein　クッペル細胞 Kupffer cells　　洞様毛細血管 Hepatic sinusoids　2核の肝細胞 Binucleated hepatocyte

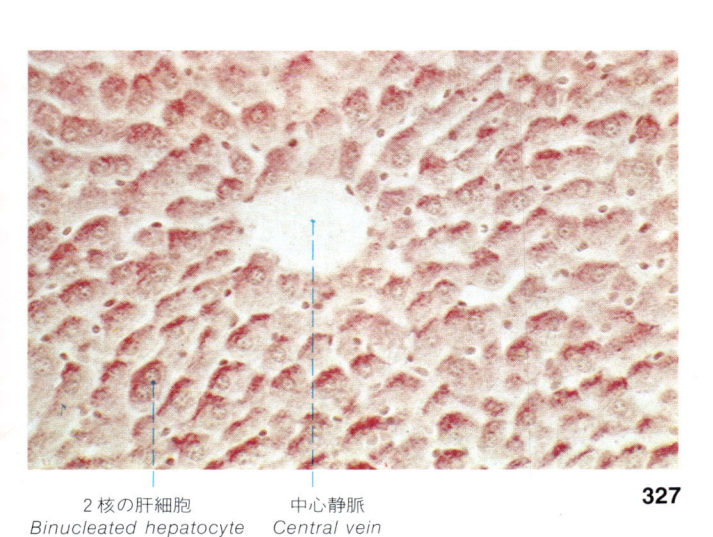

330

図327　肝細胞索。細胞内のグリコーゲンが赤く染まり大きな塊状の果粒の形で存在している(図53も参照)。PAS-ヘム明礬染色。240倍。

図328　ヒトの肝細胞索の強拡大像。肝細胞索の間を腔の広い洞様毛細血管(類洞)が走る。洞様毛細血管では腔内の血漿が淡い桃色に染まっているほか，クッペル(Kupffer)細胞や好中球も見えている。肝細胞の間には毛細胆管も見える(→)。プラスチック切片。ヘマトキシリン・エオジン染色。500倍。

図329　クッペル細胞は，小葉内の洞様毛細血管壁(類洞壁)に存在し，大食細胞系に属する細胞である。この細胞を光学顕微鏡で見るには，その強い食べこみ能を利用して，生体染色を施し，色素を食べこんでいる細胞を見つければよい。コロイド銀による生体染色と核ファスト赤による核染色。380倍。

図330　毛細胆管(bile canaliculi)の走行を示す模式図。毛細胆管を示すには渡銀法が用いられる。毛細胆管の壁は肝細胞の細胞膜そのものであり，毛細胆管自身の固有の壁というものはない(図333参照)。渡銀と明礬カルミンによる核染色。380倍。

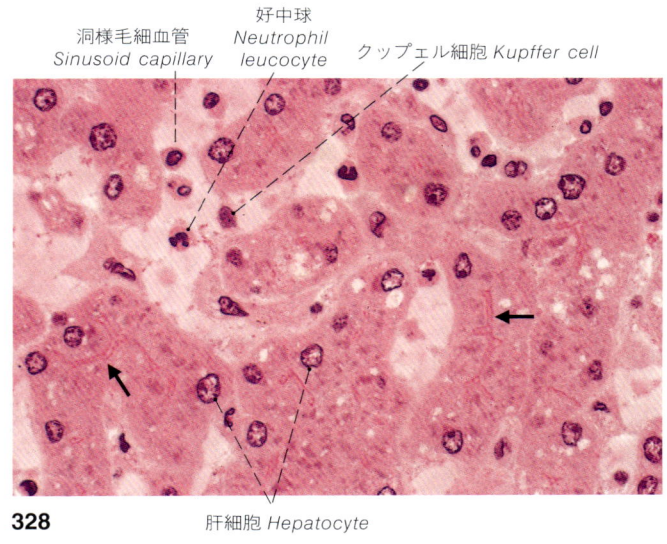

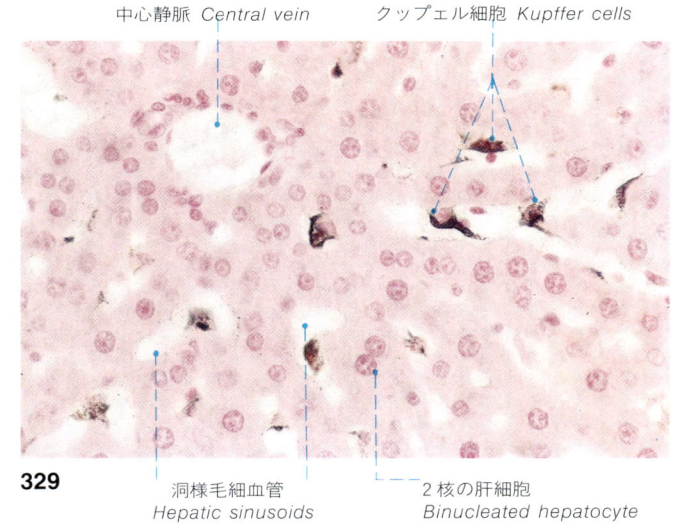

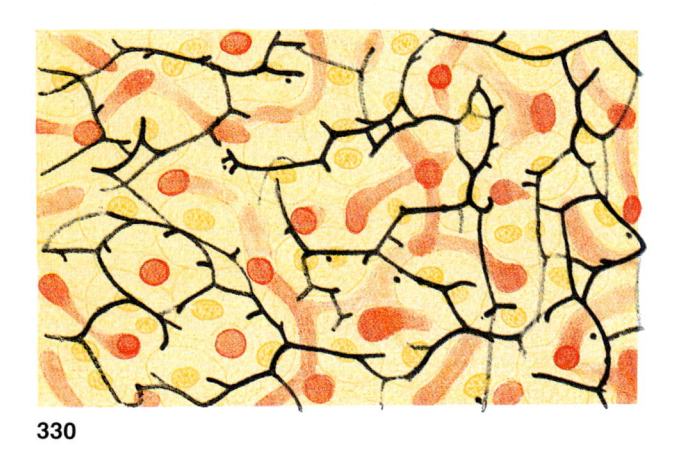

肝臓　電子顕微鏡像

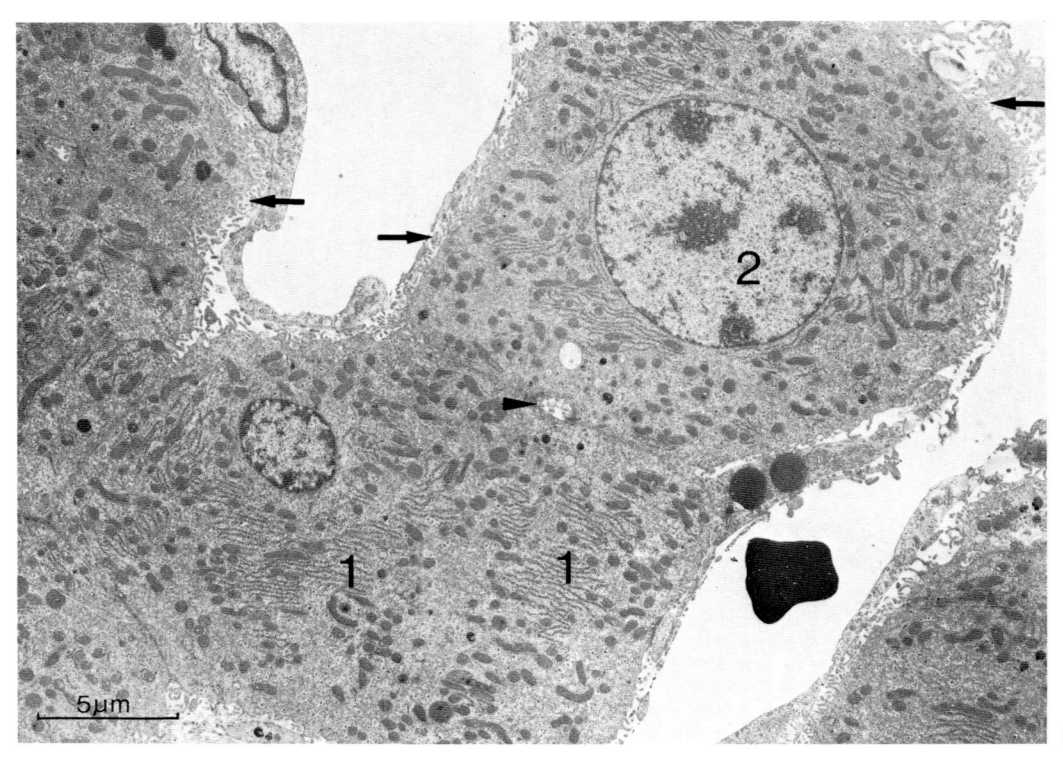

図331 肝細胞（hepatocyte）と2本の洞様毛細血管（類洞）（ラットの肝臓）。肝細胞では，ミトコンドリアが豊富なこと，規則正しく並んだ粗面小胞体（1）が存在することが特徴である。ディッセ腔（Disse space）に面する肝細胞の表面には多数の微絨毛（→）が存在する。微絨毛は毛細胆管（▶）の部分にも存在するが，ここでは数が少ない。2：肝細胞の核。3,500倍。

図332 洞様毛細血管（sinusoid capillary）の横断像（ラットの肝臓）。血管腔内にリンパ球が見える。肝細胞のディッセ腔側の表面には多数の微絨毛（2）が存在していることに注意せよ。1：洞様毛細血管の内皮細胞。洞様毛細血管内皮（類洞内皮）には大小種々の径を有する多数の孔（窓）が存在するために，超薄切片では内皮がとびとびにしか見えない（図322b参照）。14,000倍。

図333 ヒト肝細胞の毛細胆管（bile capillary）の周囲（図322c参照）。1：核。2：ミトコンドリア。3：水解小体と胆汁色素。4：毛細胆管。毛細胆管の壁はAとBの2個の肝細胞の細胞膜そのものである。毛細胆管に向かって多数の微絨毛（microvilli）が出ている。→：細胞間の接着装置（密着帯 zonula occludens と接着帯 zonula adherens）。18,000倍。

肝臓 | 電子顕微鏡像

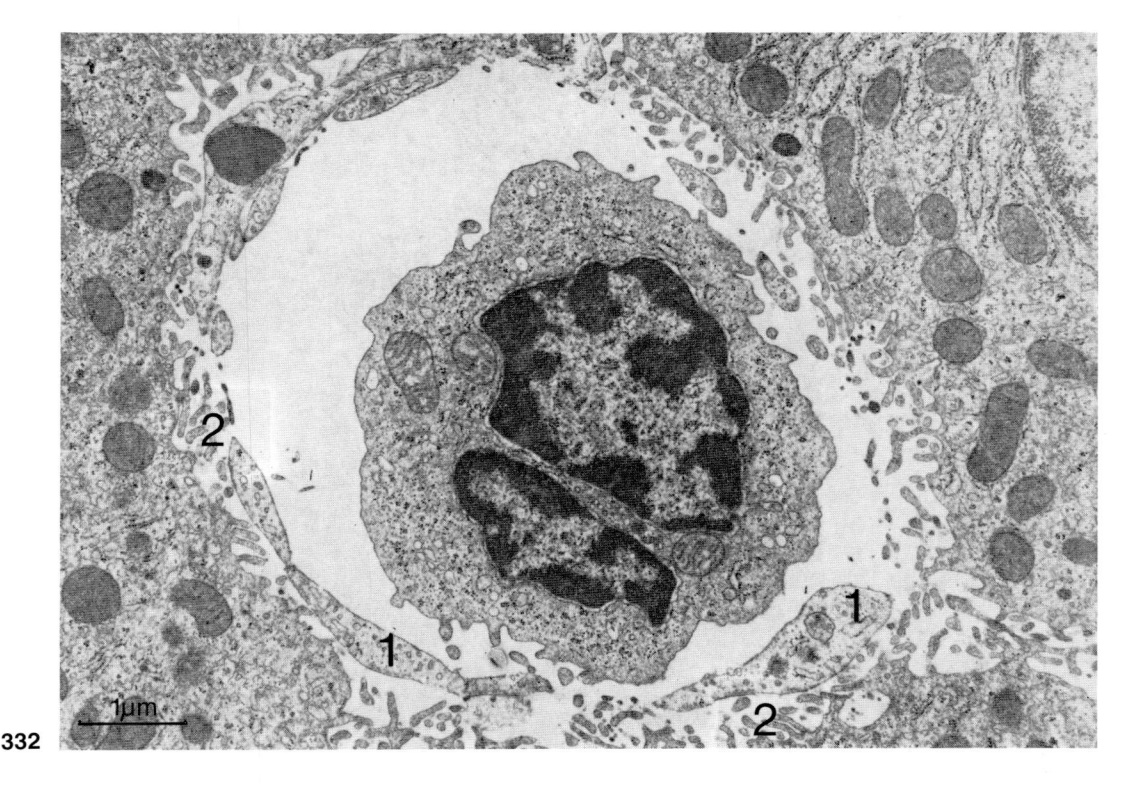

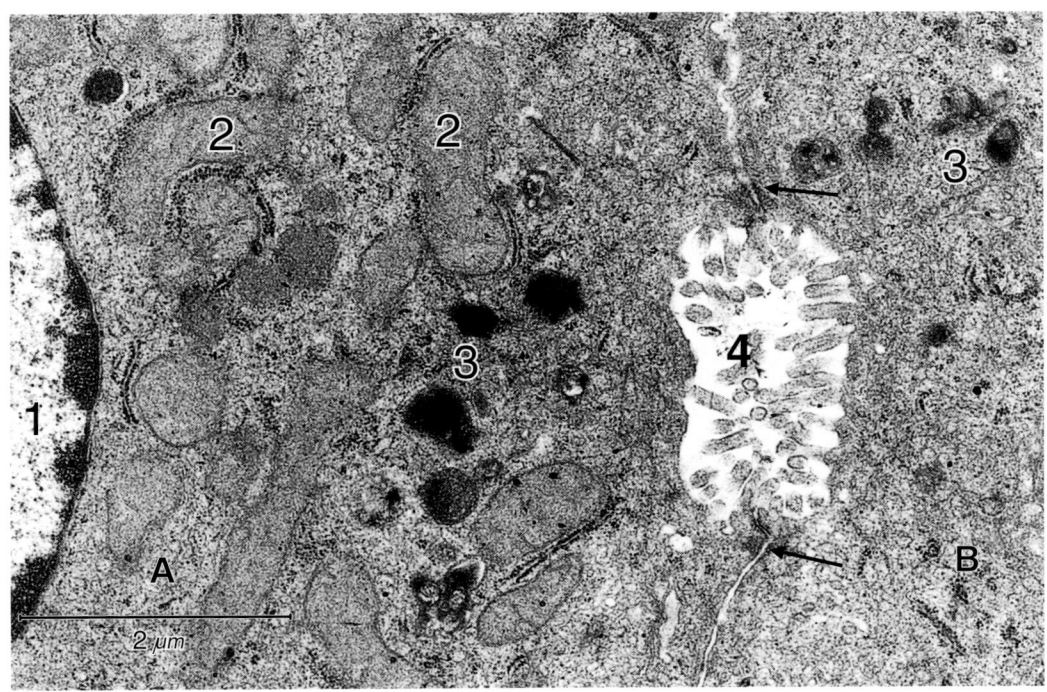

332

333

157

消化器系 – 膵臓 (pancreas)

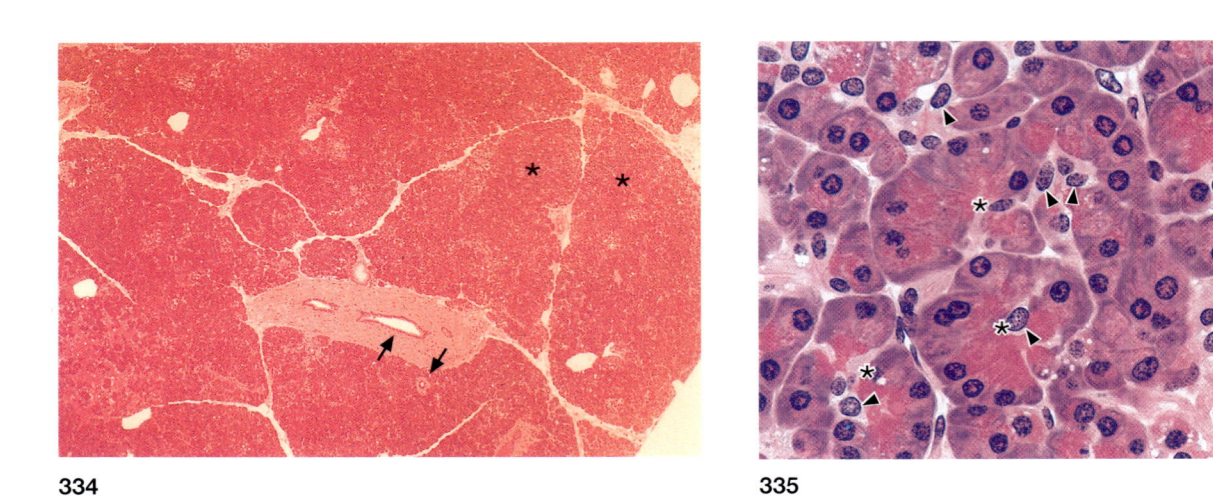

図334 ヒトの膵臓（pancreas）の弱拡大像。膵臓の実質は小葉間結合組織によって多数の小葉（＊）に分けられている。小葉内には外分泌部をなす多数の腺房，介在部のほか，内分泌部であるランゲルハンス島が存在するがこの拡大では分からない。➡：太い導管。ヘマトキシリン・エオジン染色。45倍。

図335 ヒトの膵臓外分泌部（exocrine pancreas）の強拡大像。外分泌部はいろいろな分泌状態の腺房（acinus：＊）からなる。腺房内には介在部の細胞が入りこみ，腺房中心細胞（centroacinar cell）（▶）と呼ばれる。唾液腺や涙腺と異なり，膵臓には筋上皮細胞はない。腺房細胞は典型的な漿液細胞である。基底側細胞質は塩基好性に染まり，丸い核は比較的基底側に位置する。核上部に存在する多数の赤く染まった分泌顆粒内には消化酵素が含まれている。1：介在部。プラスチック切片。ヘマトキシリン・エオジン染色。500倍。

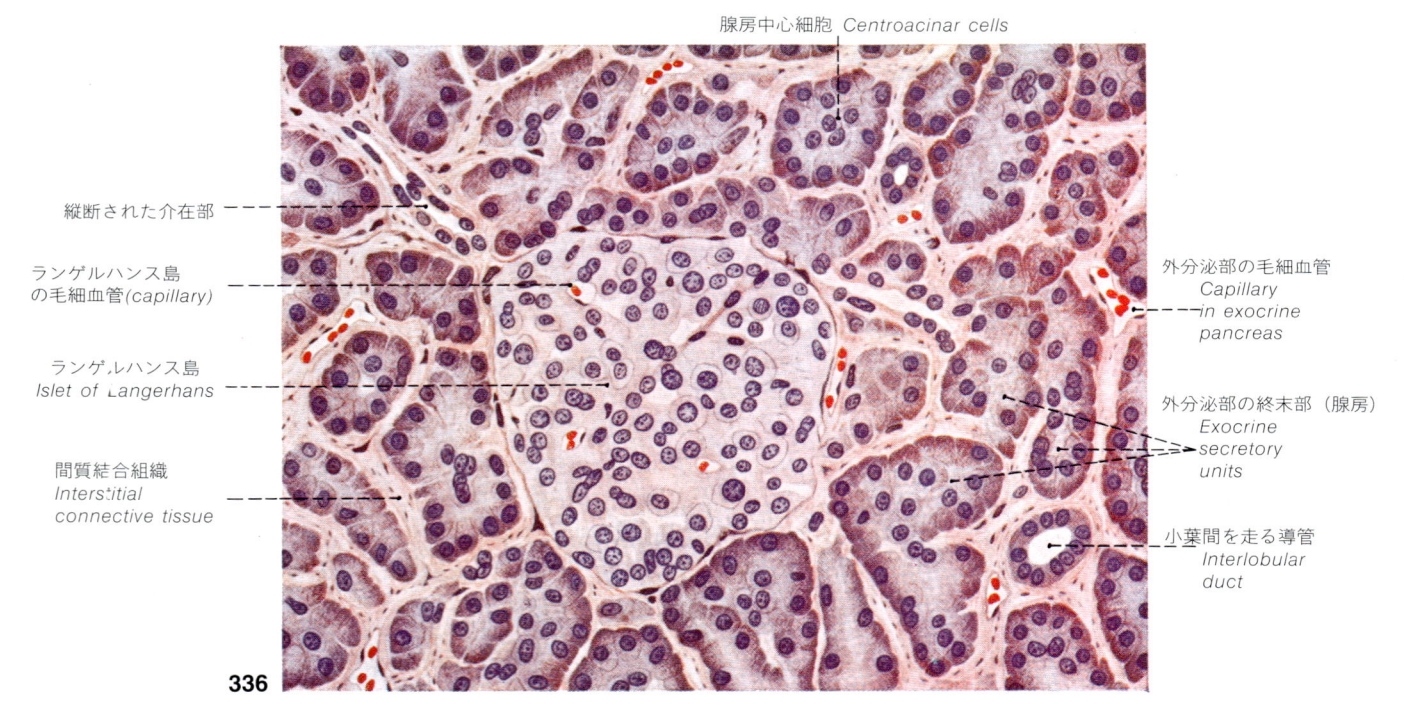

図336 強拡大で見ると，漿液性の腺終末部の細胞基底部に，明瞭な塩基好性の部分（これは粗面小胞体に相当する）が認められる。いわゆる腺房中心細胞（centroacinar cells）も認められる。腺房中心細胞は，導管の介在部が腺房（acinus）の奥まで入りこんで，外見上，細胞の核が腺終末部の中心にあるように見えるものである。ランゲルハンス島は弱拡大の方が見つけやすい。外分泌部に比べて染色性が弱く，丸い明調部として認められる。ランゲルハンス島の種々の細胞を区別するには特殊な染色が必要である（図337参照）。ヘマトキシリン・エオジン染色。700倍。

膵臓の内分泌部
呼吸器系 (respiratory system) – 鼻腔 (nasal cavity)

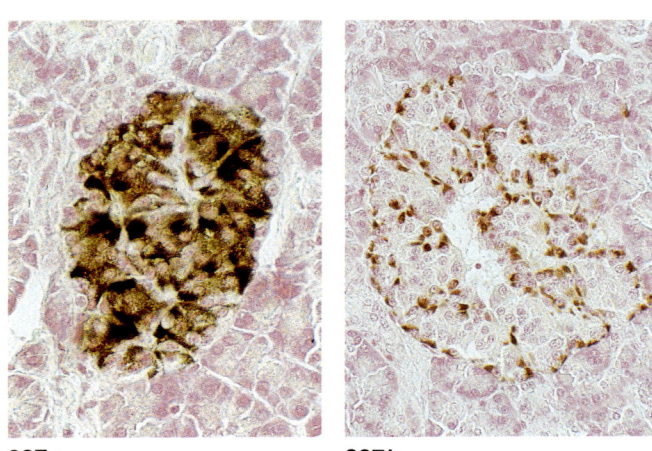

図337 a,b　ヒトのランゲルハンス島 (islet of Langerhans) のB細胞 (a) とA細胞 (b) の免疫組織化学。B細胞はランゲルハンス島細胞の約80％を占め，インスリン (insulin) を分泌する。A細胞はランゲルハンス島細胞の約15％を占め，グルカゴン (glucagon) を分泌する。(ハノーバーのD. Grube教授の標本。) a,bとも350倍。

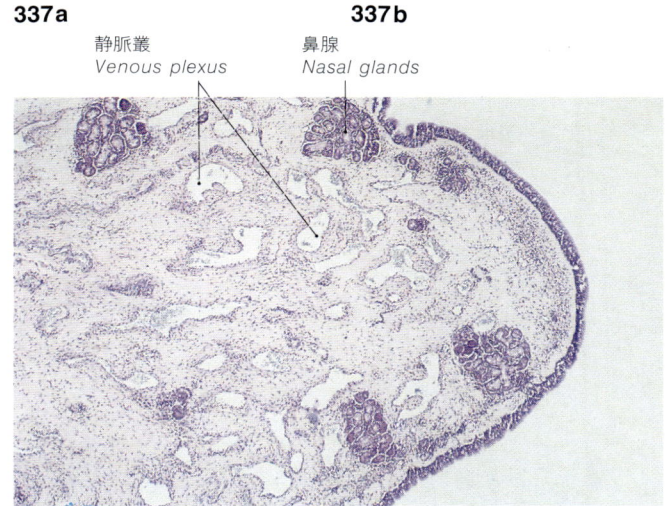

図338　ヒトの鼻粘膜 (中鼻甲介)。粘膜上皮は多列線毛上皮である。粘膜固有層には鼻腺 (粘漿混合腺) のほか，よく発達した静脈叢がある。この静脈叢が充血するといわゆる鼻づまり (鼻閉) を起こす。ヘマトキシリン・エオジン染色。40倍。

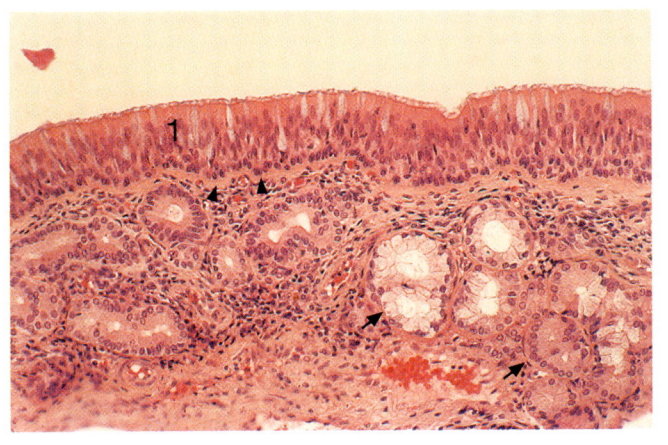

静脈叢　Venous plexus
鼻腺　Nasal glands

図339　ヒトの鼻粘膜。粘膜上皮は多列線毛上皮 (1) で多数の杯細胞を含む。上皮の下には厚い基底膜 (▲) が見られる。粘膜固有層には鼻腺 (→) や静脈叢のほか，形質細胞や肥満細胞などの自由細胞が多数存在する。鼻粘膜に慢性の炎症がある人では多数のリンパ球が，アレルギー性鼻炎の人では多数の好酸球が見られる。ヘマトキシリン・エオジン染色。250倍。

呼吸器系 – 喉頭蓋 (epiglottis)

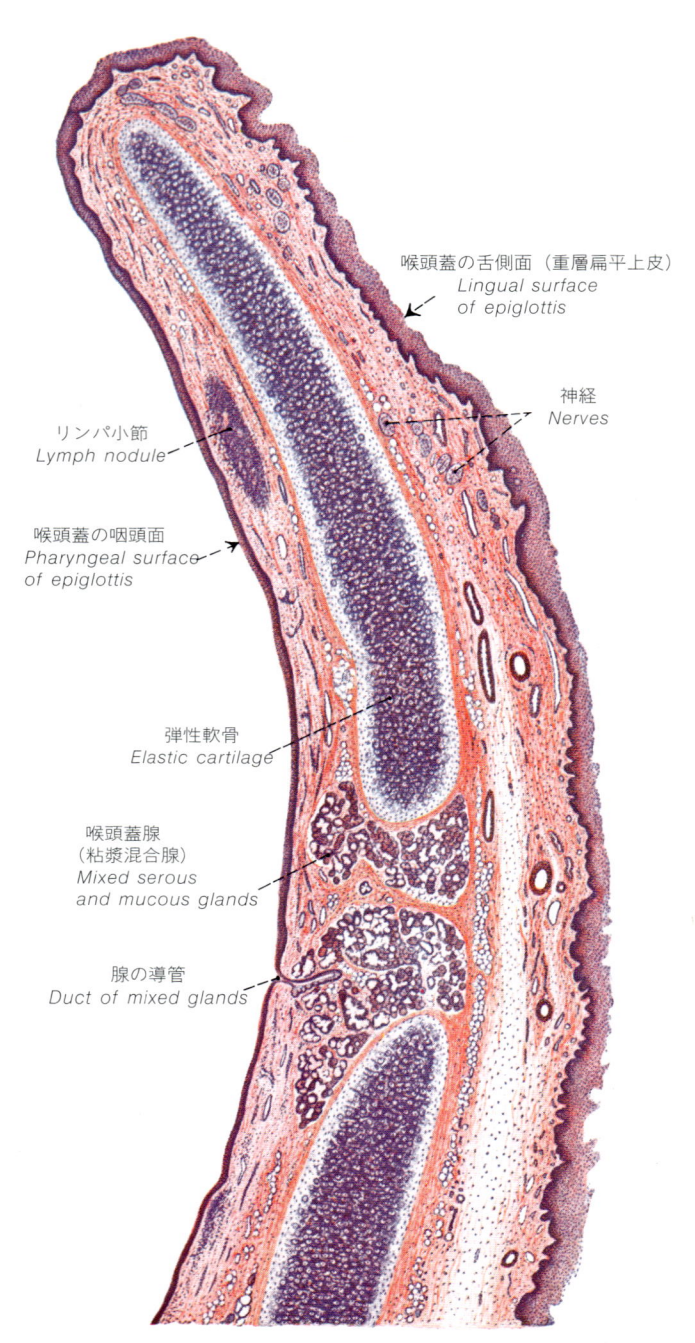

図340 ヒトの喉頭蓋の縦断(図の右が前)。表面は角化しない重層扁平上皮で覆われている。上皮の厚さは場所によりまちまちである。喉頭蓋の咽頭面の上皮の変化は喉頭蓋の上部で起こらず、もっと下部で起こるために、この切片ではよく分からない。喉頭蓋の軟骨は弾性軟骨である。鑑別のためには表11を参照。ヘマトキシリン・エオジン染色。16.5倍。

呼吸器系 – 喉頭（larynx）

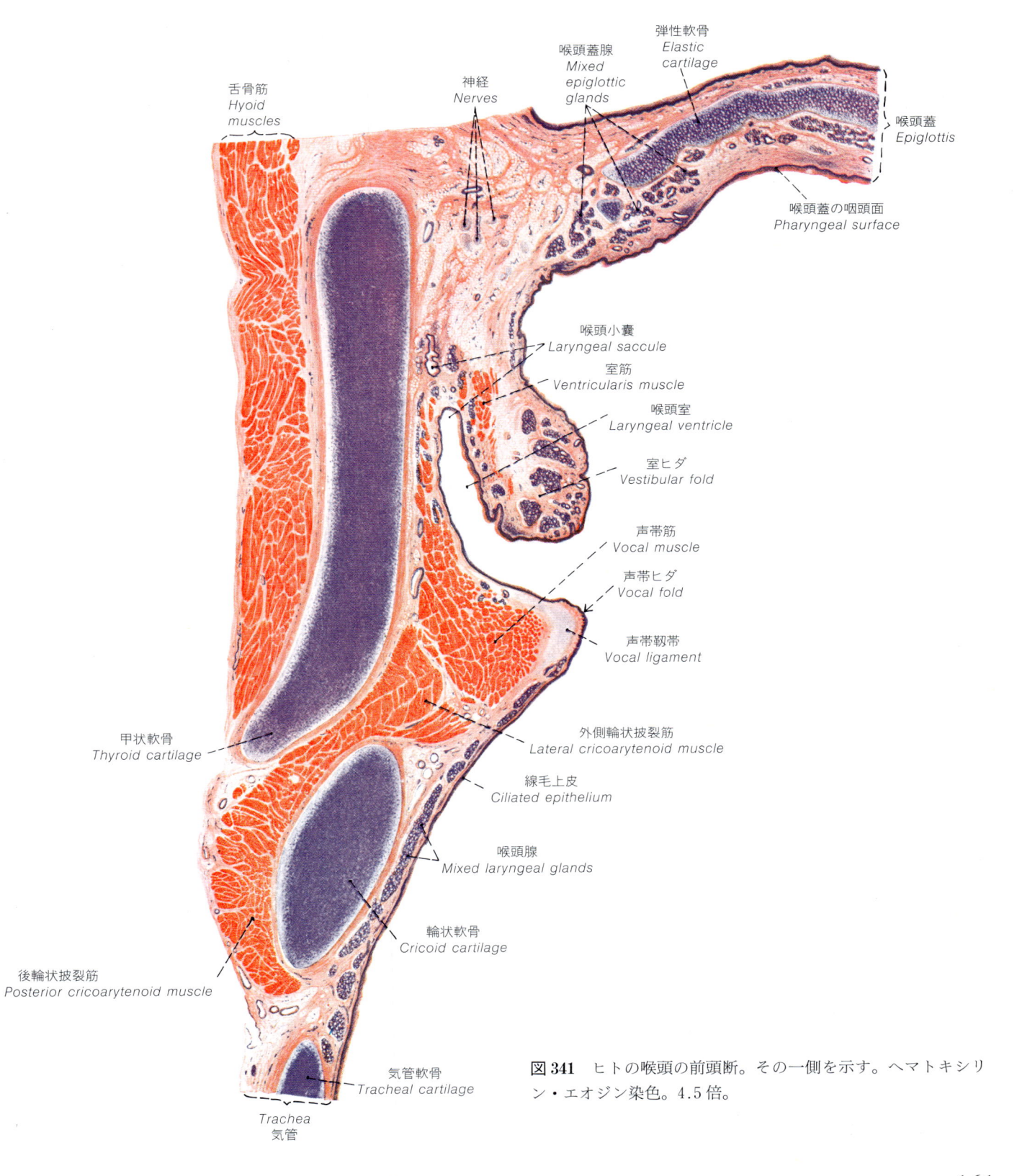

舌骨筋 Hyoid muscles
神経 Nerves
喉頭蓋腺 Mixed epiglottic glands
弾性軟骨 Elastic cartilage
喉頭蓋 Epiglottis
喉頭蓋の咽頭面 Pharyngeal surface
喉頭小嚢 Laryngeal saccule
室筋 Ventricularis muscle
喉頭室 Laryngeal ventricle
室ヒダ Vestibular fold
声帯筋 Vocal muscle
声帯ヒダ Vocal fold
声帯靱帯 Vocal ligament
甲状軟骨 Thyroid cartilage
外側輪状披裂筋 Lateral cricoarytenoid muscle
線毛上皮 Ciliated epithelium
喉頭腺 Mixed laryngeal glands
輪状軟骨 Cricoid cartilage
後輪状披裂筋 Posterior cricoarytenoid muscle
気管軟骨 Tracheal cartilage
Trachea 気管

図 341　ヒトの喉頭の前頭断。その一側を示す。ヘマトキシリン・エオジン染色。4.5倍。

呼吸器系 - 気管 (trachea)

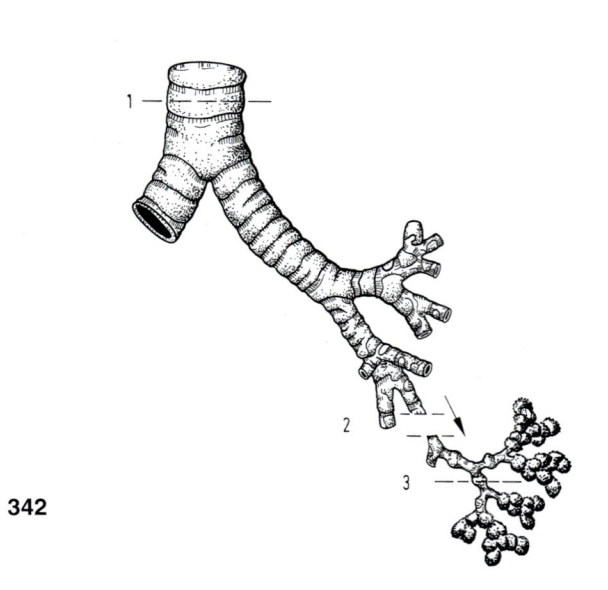

図342 気管および気管支の分岐状態を示す模式図。スペースの都合上，肺内気管支の大部分は省略してある。この図の1の位置の横断像が図343に相当する。以下，2,3の位置がそれぞれ図345と図347に相当する。

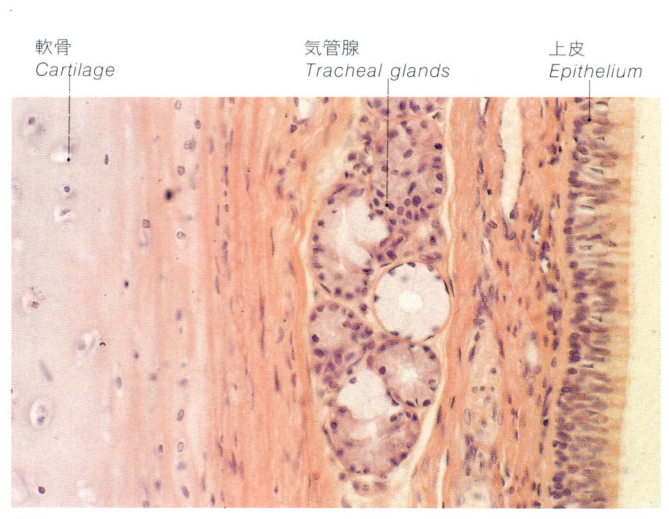

図343 ヒトの気管。上皮は多列線毛上皮で線毛細胞，杯細胞，基底細胞などからなり，呼吸上皮とも呼ばれる。膠原線維と弾性線維に富む粘膜固有層には気管腺（粘漿混合腺）が存在する。気管軟骨はガラス軟骨である。ヘマトキシリン・エオジン染色。200倍。

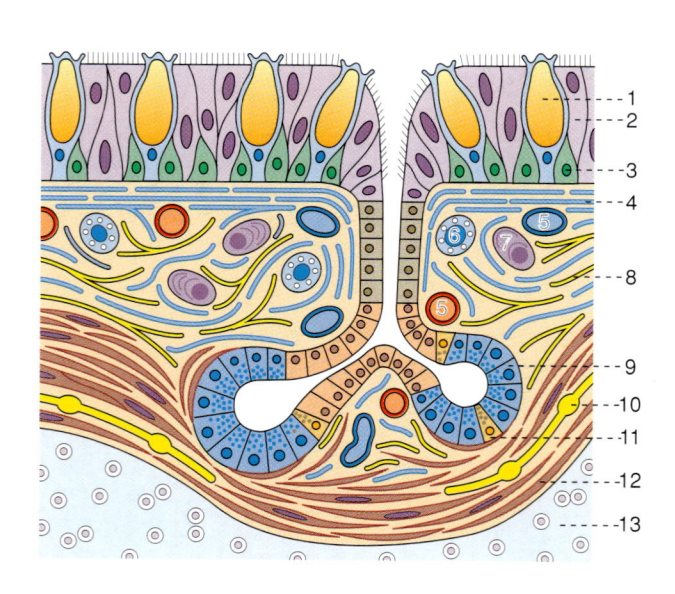

図344 気管支壁の構造を示す模式図。1：杯細胞（goblet cell）。2：線毛細胞（ciliated cell）。3：基底細胞（basal cell）。4：膠原線維（collagen fiber）。5：血管（blood vessel）。6：肥満細胞（mast cell）。7：形質細胞（plasma cell）。8：弾性線維（elastic fiber）。9：粘漿混合腺（mixed gland）。10：自律神経。11：内分泌細胞。12：平滑筋。13：ガラス軟骨（hyaline cartilage）。

呼吸器系 – 気管支 (bronchus) と細気管支 (bronchiole)

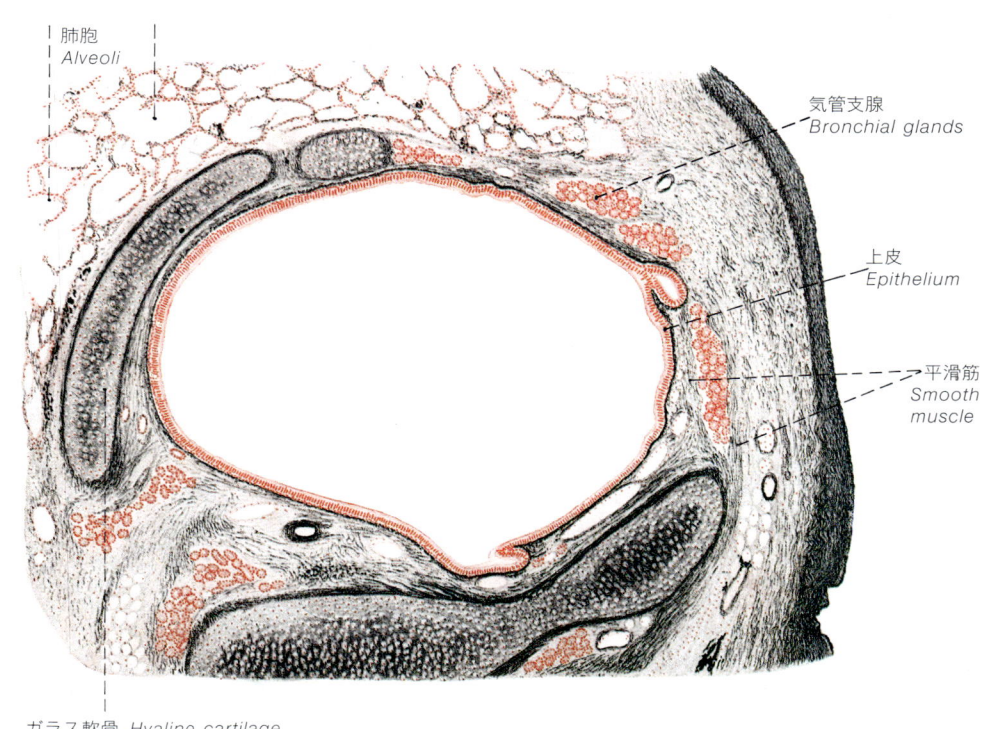

図345 小さい気管支の横断像。ただし，壁内にはまだいくつかの大きな軟骨片（ガラス軟骨）が存在する。弾性線維染色と核ファスト赤染色の併用。30倍。

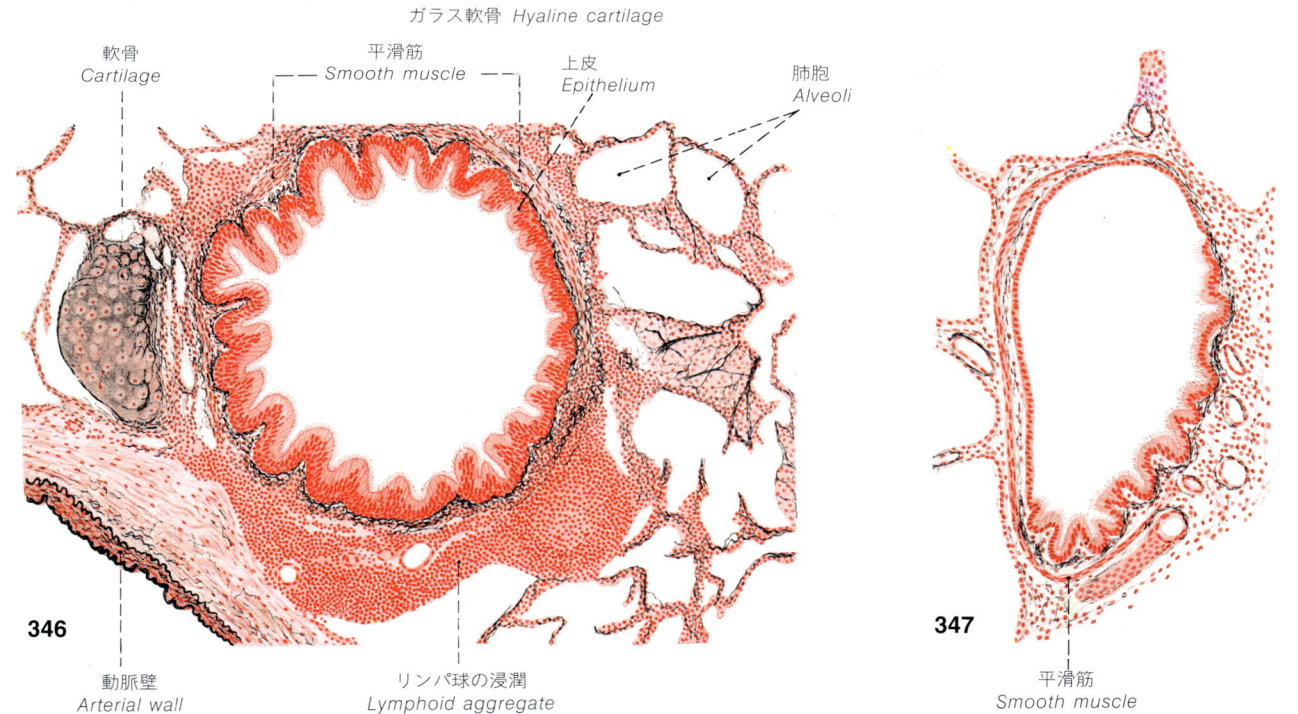

図346 かなり細い気管支。気管支壁内には小さい軟骨片が1個存在するのみである。粘膜内にリンパ球の浸潤が見られる。弾性線維染色と核ファスト赤染色の併用。50倍。

図347 細気管支。壁の大部分を輪状に平滑筋が走っており，軟骨はもはや見られず，腺もない。弾性線維染色と核ファスト赤染色の併用。60倍。

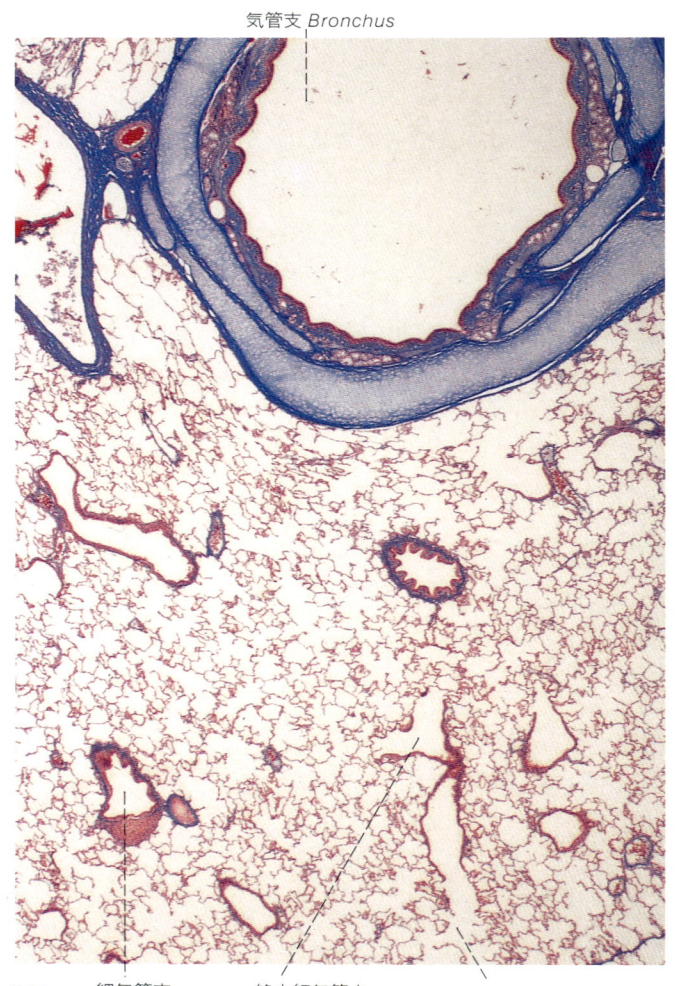

呼吸器系 – 肺 (lung)

348 気管支 Bronchus / 細気管支 Bronchiole / 終末細気管支 Terminal bronchiole / 毛細血管 Capillary / 肺胞管 Alveolar duct

350 肺胞 Alveolus / 赤血球を容れた毛細血管 Capillary with erythrocytes

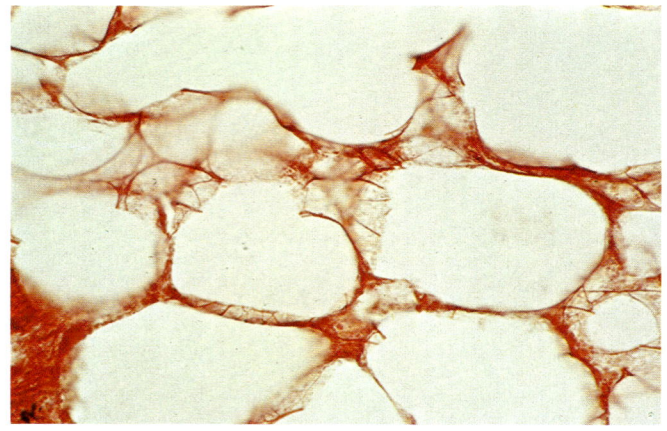

図349 肺胞壁（alveolar wall）の弾性線維網。弾性線維の網目状の広がりを見るためには，厚い切片のいろいろな部位に焦点を合わせながら観察することが必要である。オルセイン染色。96倍。

図348 ブタの肺の弱拡大像。気管支，細気管支，終末細気管支，呼吸細気管支，肺胞管，肺胞などが見られる。アザン染色。20倍。

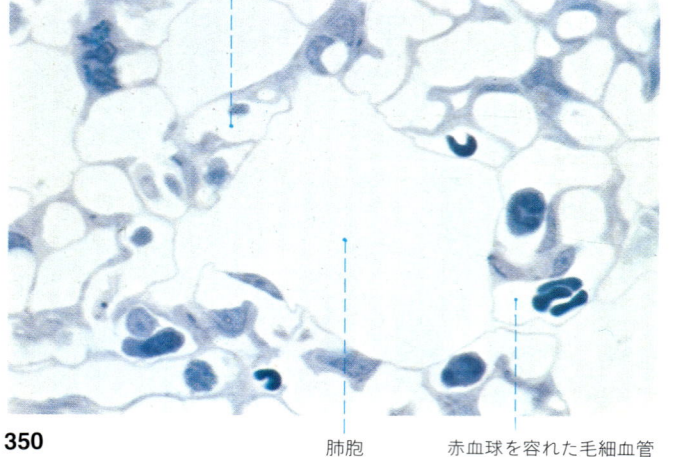

図350 肺胞（alveolus）を囲む毛細血管網（ネコの肺）（準超薄切片，厚さ約1μm）。肺胞壁に多数の毛細血管が接している様子がよく分かる。毛細血管腔と肺胞腔の間を隔てる壁が極めて薄いことに注意せよ（図355の電子顕微鏡像も参照すること）。メチレンブルー・アズールII染色。960倍。

肺　電子顕微鏡像

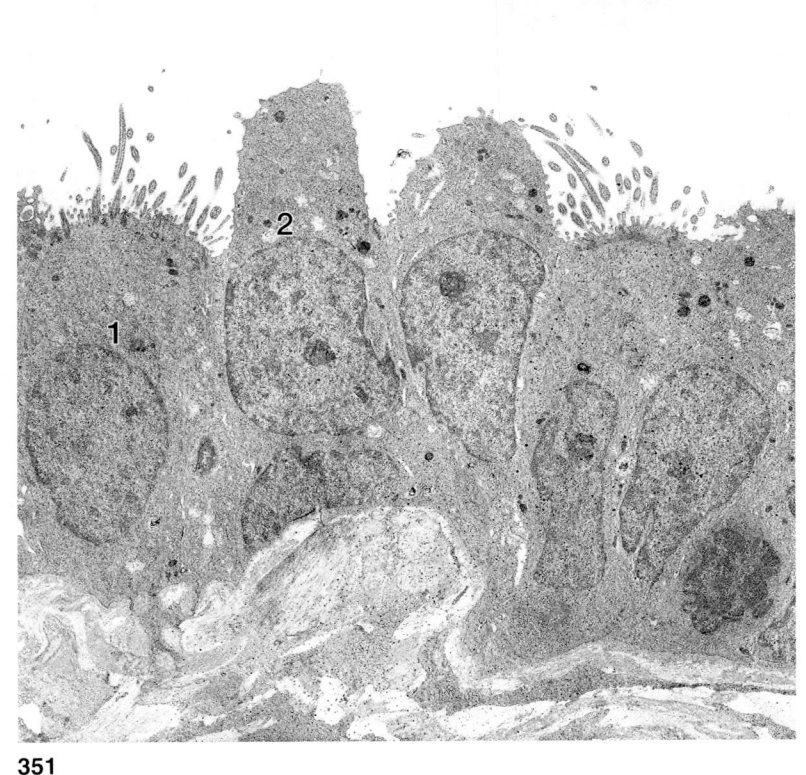

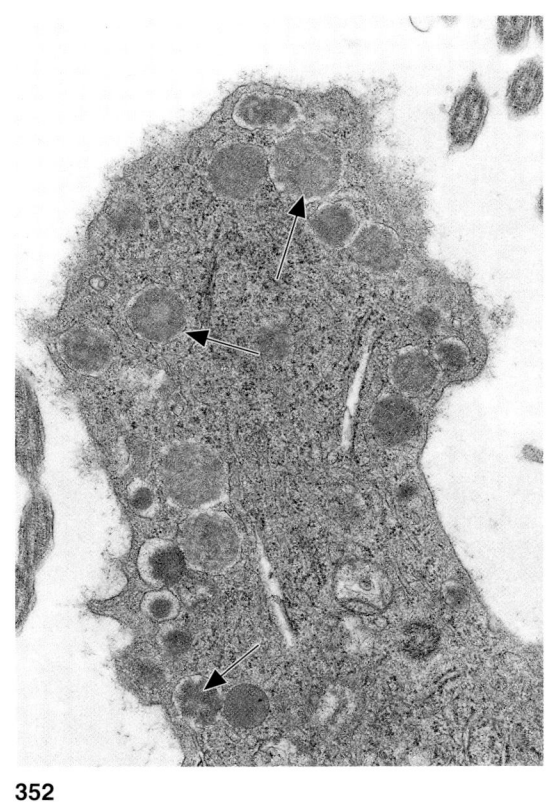

351

352

図351　ヒトの終末細気管支（terminal bronchiole）。
終末細気管支の上皮は単層立方上皮で線毛細胞（1）とクララ（Clara）細胞（2）とからなる。上皮下の粘膜固有層には膠原線維と弾性線維が豊富に存在する。3,800倍。

図352　クララ細胞の上部は細気管支腔に向かって著しく膨れ出している。細胞表面には微絨毛があり，糖衣（glycocalyx）も明瞭である。細胞内には糖蛋白性の内容を容れた分泌顆粒（→）が見られる。13,000倍。
[訳者註：クララ細胞は滑面小胞体が発達するのが特徴である。しかし，この図ではその特徴がよく出ていない。]

肺 – 肺胞壁の構造 ｜模式図

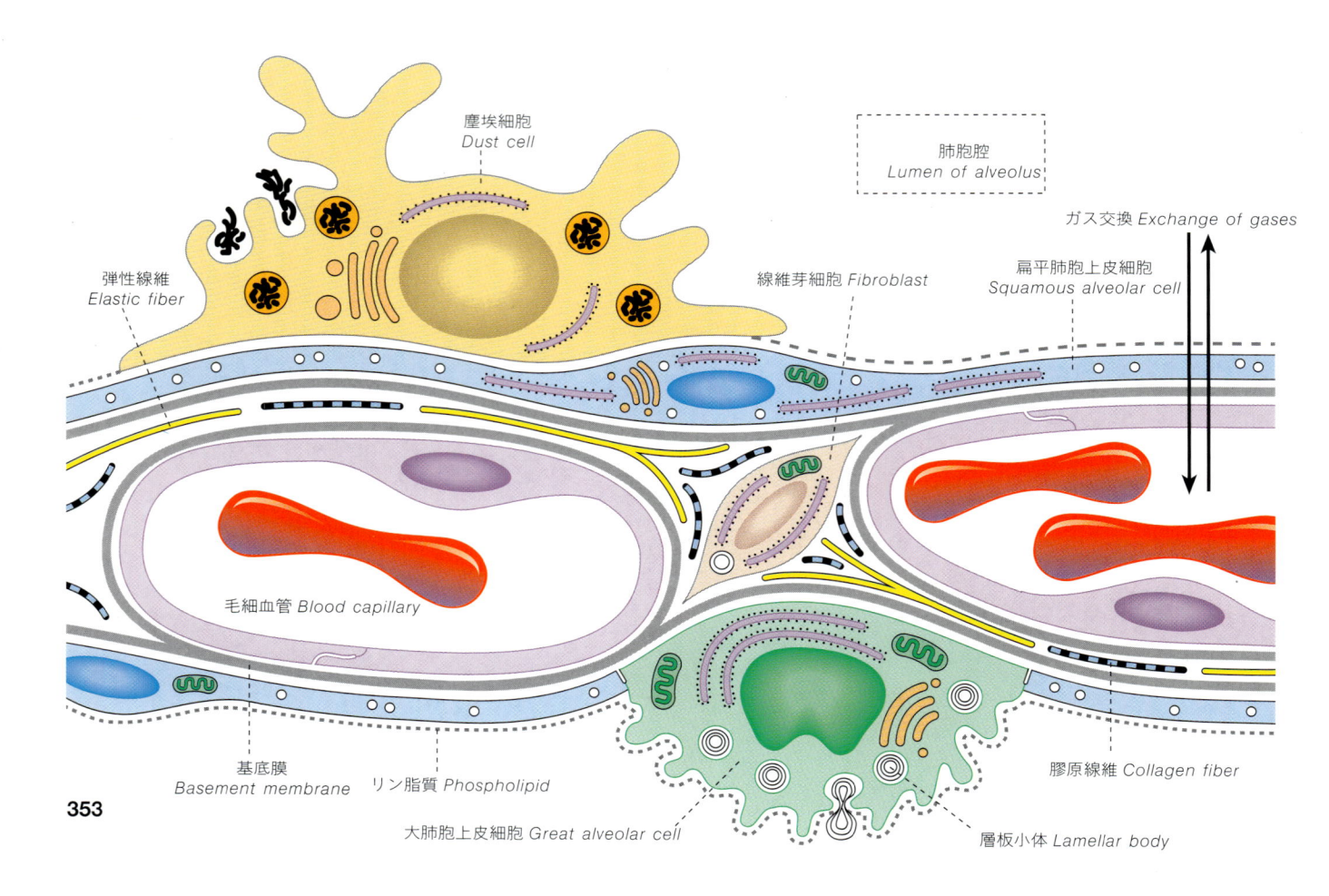

図353　肺胞中隔の構造を示す模式図。扁平肺胞上皮細胞（squamous alveolar cell）（Ⅰ型肺胞上皮細胞 type I alveolar epithelial cell）は扁平な細胞で薄く広がり，肺胞内面を覆っている。血液-空気関門（blood-air barrier）は扁平肺胞上皮細胞と毛細血管内皮細胞，両者の間の基底膜からなり，厚さ約 $0.2\,\mu m$ である。大肺胞上皮細胞（great alveolar cell）（Ⅱ型肺胞上皮細胞 type II alveolar epithelial cell）は丸い細胞で層板小体（lamellar body）をもつ。層板小体の中にはリン脂質（肺サーファクタント）が含まれている。大肺胞上皮細胞から肺サーファクタント（pulmonary surfactant）が分泌されて肺胞の内表面を覆い，表面張力を下げて肺胞の虚脱を防ぐ。

図354　ヒトの肺胞中隔。
1：扁平肺胞上皮細胞（Ⅰ型肺胞上皮細胞）。2：大肺胞上皮細胞（Ⅱ型肺胞上皮細胞）。多数の層板小体（lamellar bodies）をもっている。この小体には界面活性作用のあるリン脂質が豊富に含まれている。3：肺胞大食細胞（塵埃細胞）の一部。4：毛細血管。5：大食細胞。多数の水解小体（黒色の不整形の小体）をもっている。6：膠原線維。6,740倍。

図355　ヒトの肺胞中隔。
1：扁平肺胞上皮細胞。2：毛細血管の内皮細胞。3：基底膜。4：赤血球。5：線維芽細胞。6：膠原線維。7：肺胞腔。9,400倍。

肺胞中隔 | 電子顕微鏡像

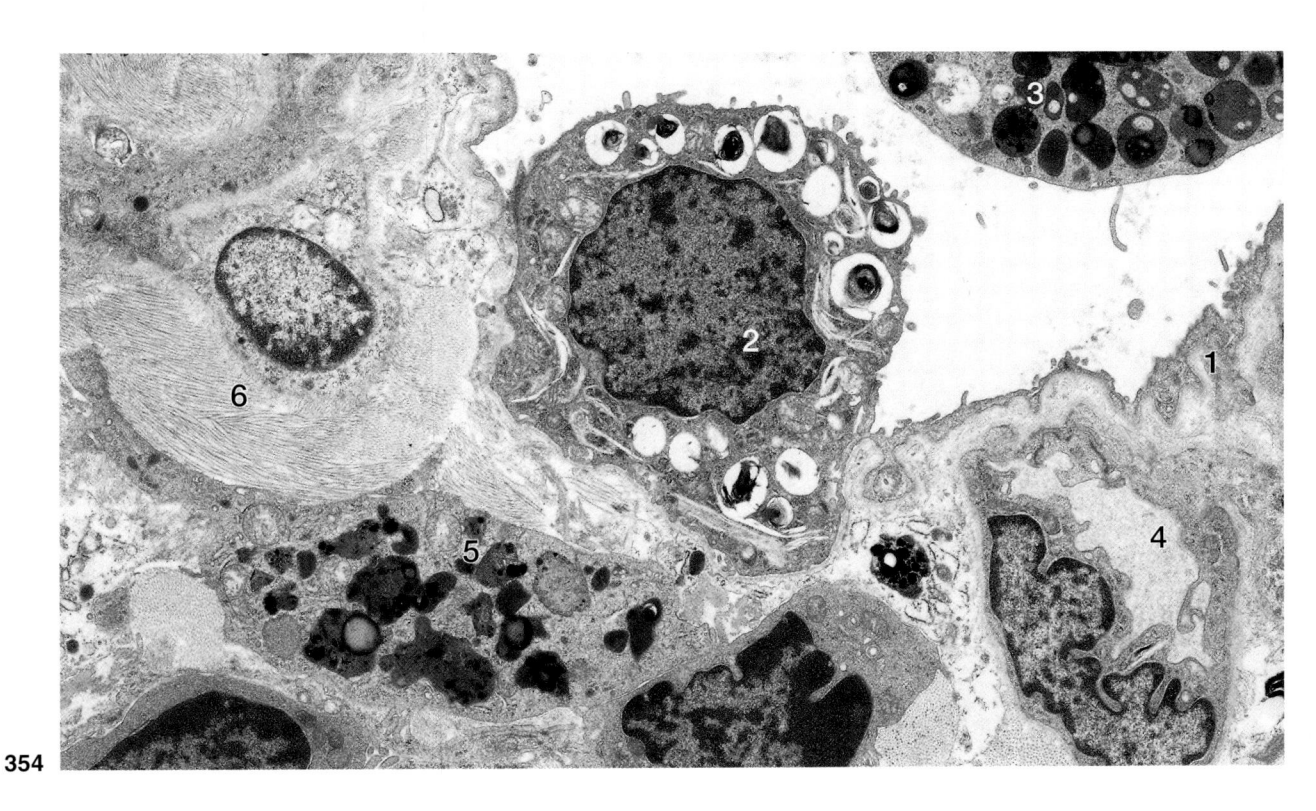

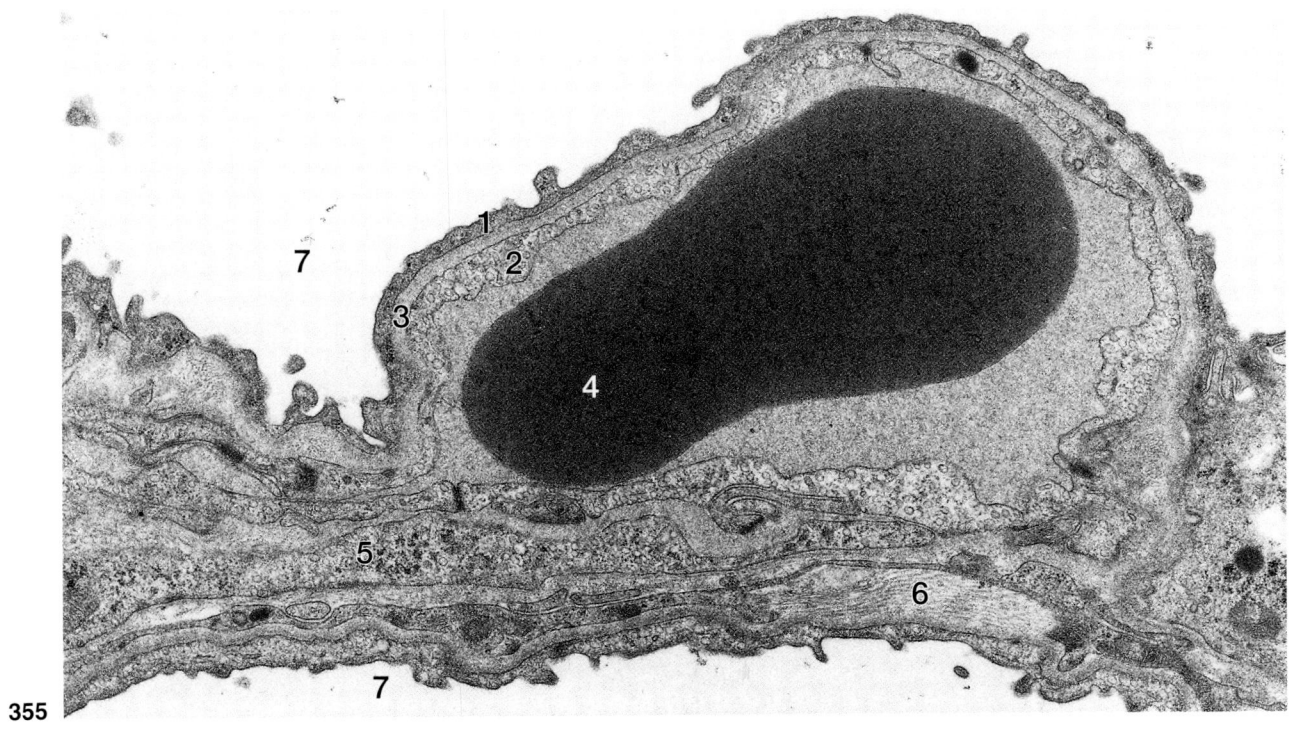

354

355

167

泌尿器系（urinary system）- 腎臓（kidney）- 腎単位（nephron）と血管系

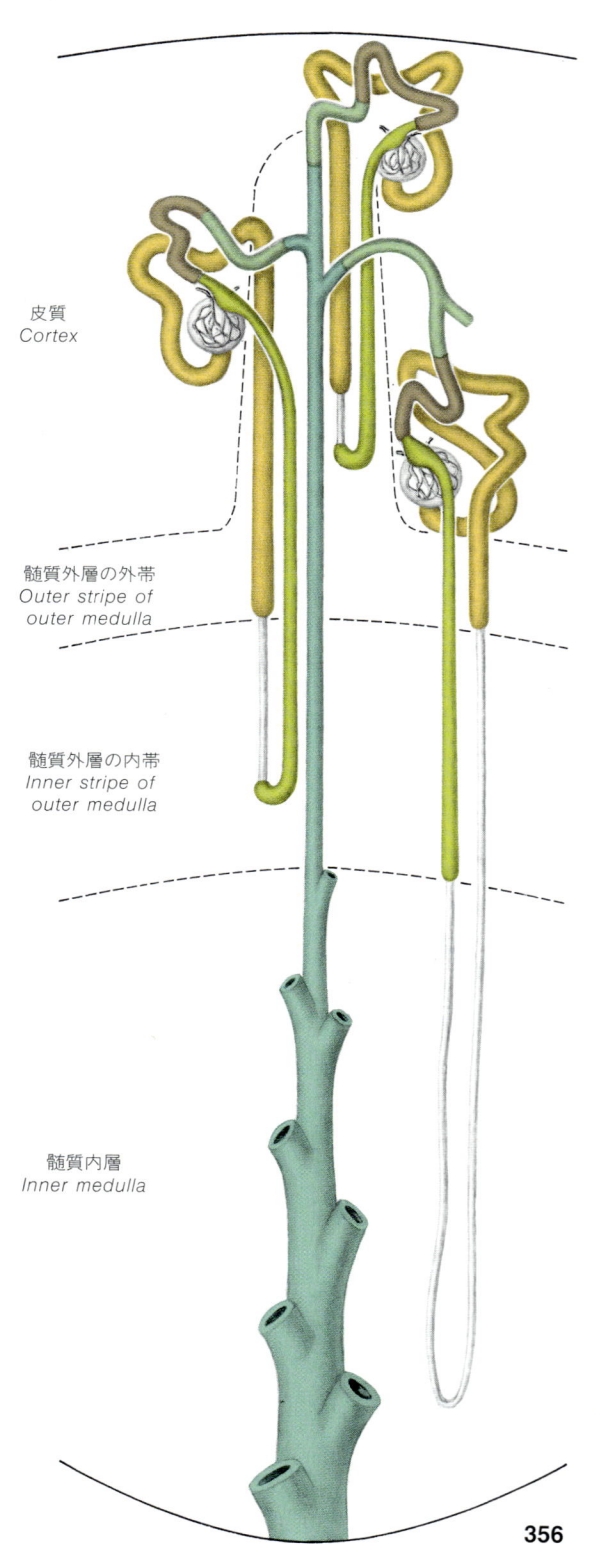

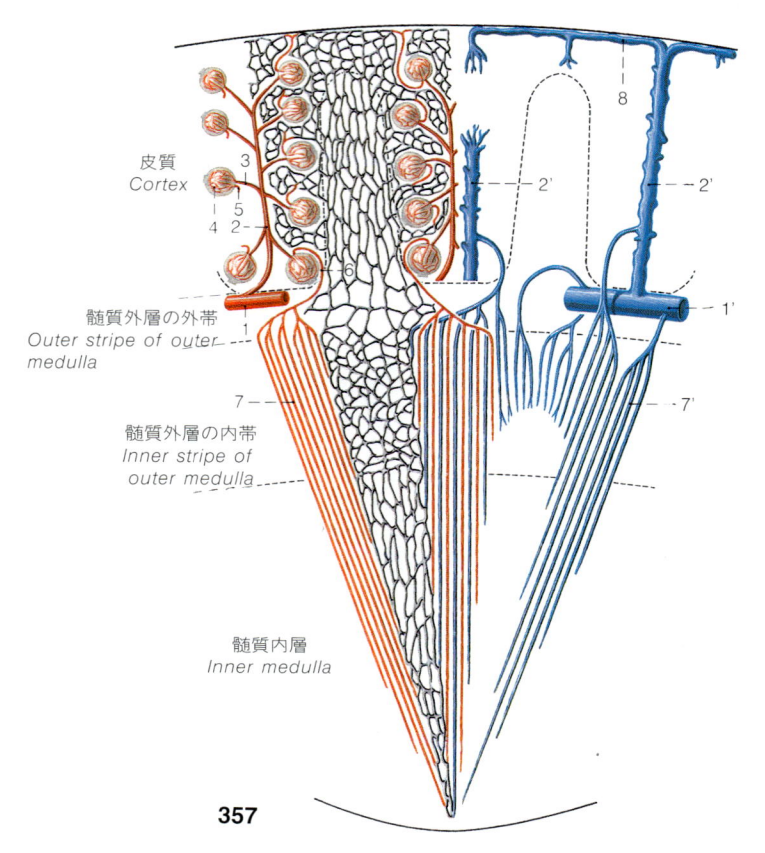

図356 腎皮質における腎小体の位置と尿細管の走行との関係を示す模式図。尿細管は腎小体の尿管極に始まり，近位尿細管（proximal tubule：黄土色）の曲部から，直部，中間尿細管（intermediate tubule：白色），遠位尿細管（distal tubule）へと続く。中間尿細管は腎小体が皮質のどのあたりにあるかによって長さが異なる。腎小体が髄質近くにあるもの（髄傍ネフロン）では長く，下行脚が髄質の先端近くまで行ってUターンし，上行脚となって皮質に向かい遠位尿細管直部に連続する。これに対して，腎小体が皮質の浅いところにあるものの中間尿細管は短く，すぐに遠位尿細管直部となり，髄質に深く入りこむことなく皮質へUターンしていく。遠位尿細管は直部（黄緑色）として腎小体の血管極を通過するところで緻密斑（macula densa）を形成した後に曲部（茶色）となる。遠位曲尿細管は結合小管（緑色）を経て集合管（青緑色）へと続く。近位尿細管直部と中間尿細管，遠位尿細管直部はヘンレのわな（Henle loop）を形成する。髄質は中に含まれる尿細管の部位の違いによって，さらに3部に分けられる。（Benninghoffによる。）

図357 腎臓の血管系を示す模式図。動脈を赤色，毛細血管を灰色，静脈を青色で表してある。皮質内の点線で囲んだ部分は髄放線を示す。1と1'：弓状動脈と弓状静脈。2と2'：小葉間動脈と小葉間静脈。3：輸入細動脈，4：糸球体。5：輸出細動脈。6：髄傍ネフロンの輸出細動脈。7と7'：直細動脈と直細静脈。8：星状静脈。（Benninghoffによる。）

泌尿器系 − 腎皮質（renal cortex）− 血管系（vascular organization）

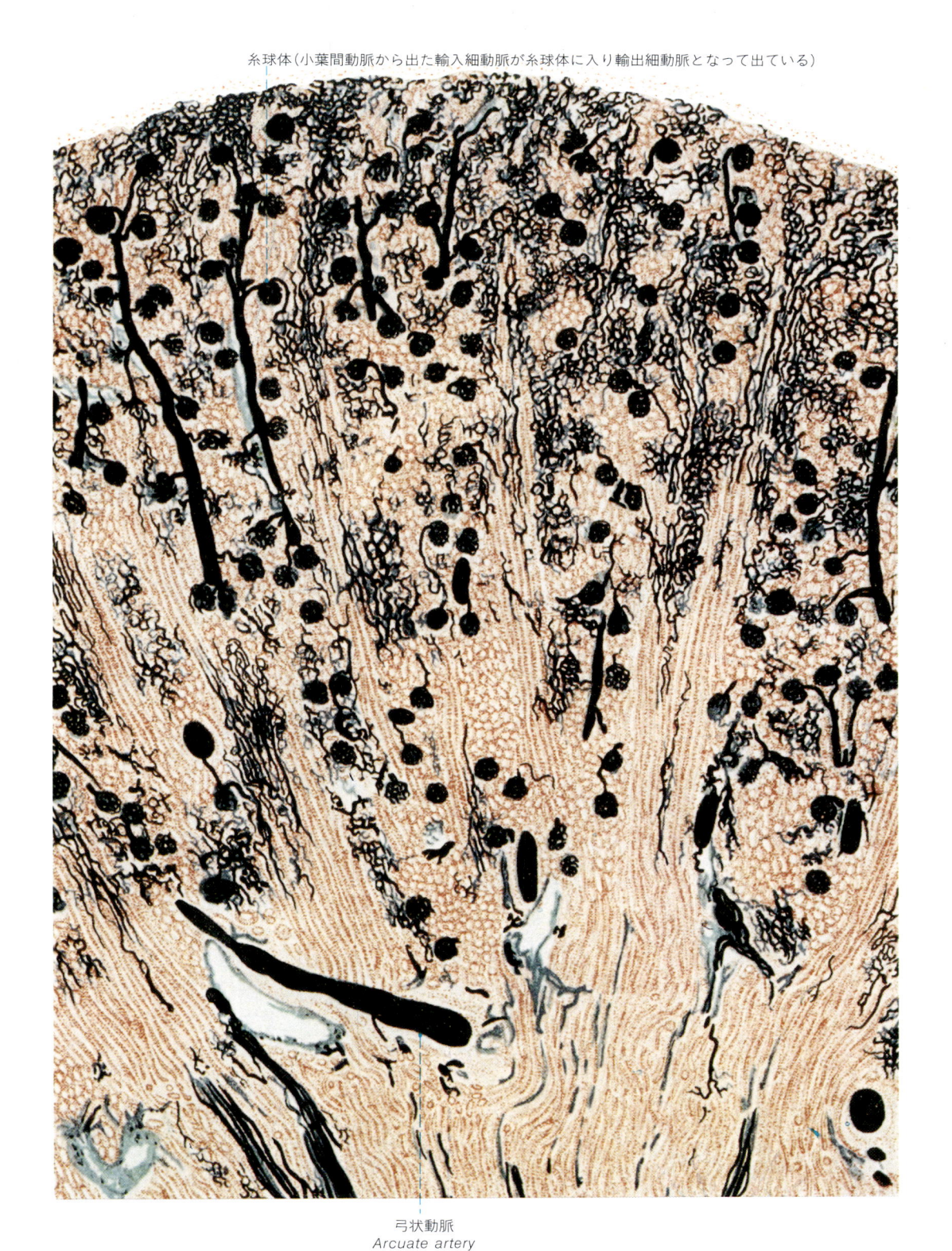

糸球体（小葉間動脈から出た輸入細動脈が糸球体に入り輸出細動脈となって出ている）

弓状動脈
Arcuate artery

図358 ヒトの腎臓。血管に色素（ベルリン青）を注入した標本。動脈から糸球体，尿細管周囲の毛細血管網まで色素が入っているが，静脈系には入っていない。核ファスト赤による核染色。20倍。

泌尿器系 – 腎臓の概観

359

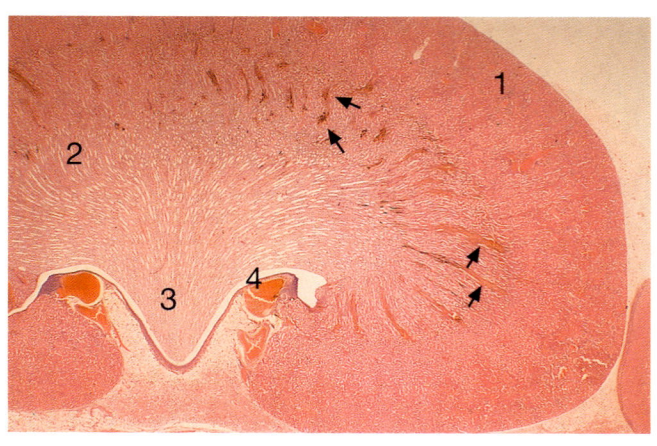

361
遠位尿細管
Distal tubule

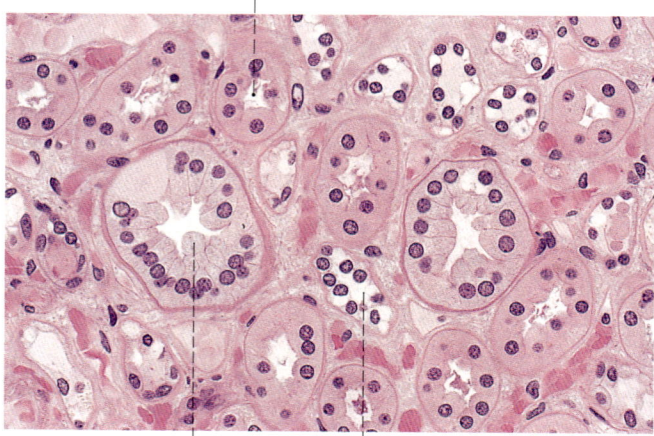

集合管　　中間尿細管
Collecting duct　Intermediate tubule

図359 ラットの腎臓の弱拡大像。濃く染まった皮質（1）とスジ状の明るい髄質（2）が分かる。髄質の先端は円錐状の腎乳頭（3）を形成し，腎杯（4）の中に突き出ている。髄質の尿細管の続きは髄放線となって皮質に入り込む。皮質に向かう太い血管（→）に注意。アザン染色。10倍。

図360 ヒトの腎皮質（renal cortex）。腎小体（renal corpuscle），近位尿細管曲部，遠位尿細管曲部が見えている。近位尿細管の上皮細胞は，細胞質がエオジン好性で刷子縁（brush border）が発達しており，細胞境界が不明瞭である。遠位尿細管の上皮はやや明るく，刷子縁がない（図376参照）。プラスチック切片。ヘマトキシリン・エオジン染色。100倍。

360
糸球体　　遠位尿細管　　近位尿細管
Glomerulus　Distal tubule　Proximal tubule

図361 ヒトの腎髄質（renal medulla）の横断像。集合管と中間尿細管（ヘンレのわなの細い部分），細い血管などが見られる。プラスチック切片。ヘマトキシリン・エオジン染色。200倍。

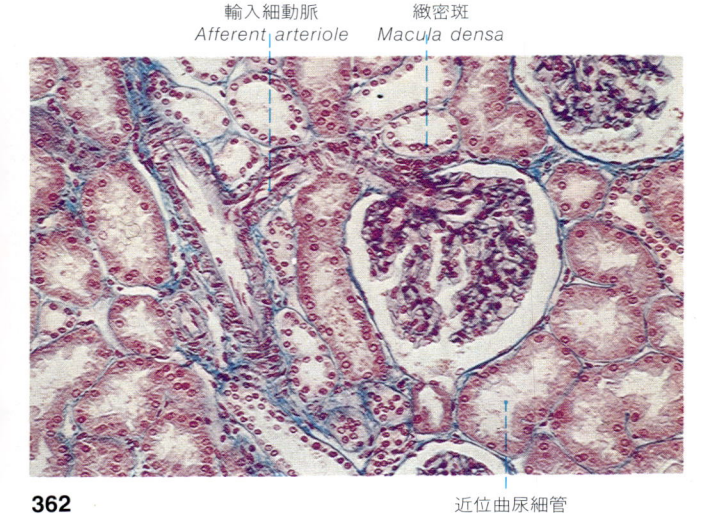

泌尿器系 – 腎単位（ネフロン）

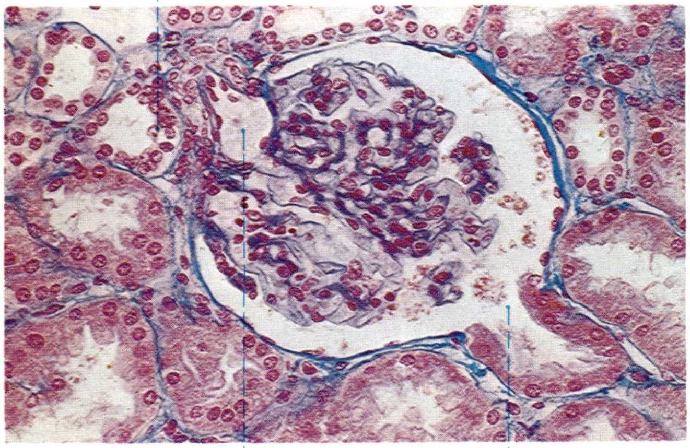

362 輸入細動脈 Afferent arteriole　緻密斑 Macula densa
近位曲尿細管 Proximal convoluted tubule

363 緻密斑 Macula densa
血管極 Vascular pole　尿管極 Urinary pole

364 遠位曲尿細管 Distal convoluted tubule　近位曲尿細管 Proximal convoluted tubule
近位（主部）曲尿細管 Proximal convoluted tubule

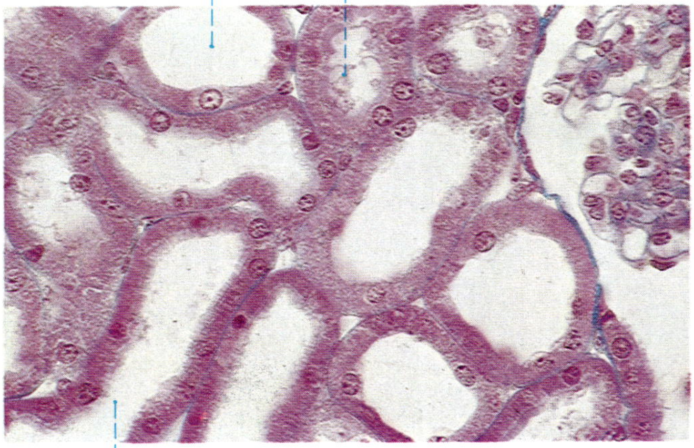

365 集合管 Collecting duct　遠位直尿細管 Distal tubule (straight portion)　近位直尿細管 Proximal tubule (straight portion)

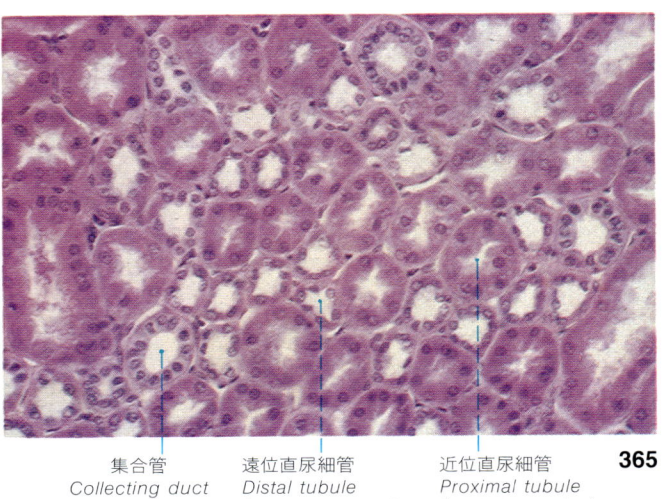

図362　ヒトの腎臓。図の左側に斜走する小葉間動脈（a. interlobularis）があり，これから輸入細動脈が出て，糸球体（図の右側）の血管極に入っている。糸球体の上方には，遠位曲尿細管（遠位曲部）と動脈が接する所に，緻密斑（macula densa）が見える。アザン染色。150倍。

図363　ヒトの腎臓の糸球体（glomerulus）。尿管極と血管極が分かる。尿管極の所で丈の低いボウマン囊（糸球体囊）上皮（外葉）が濃染した近位（主部）曲尿細管の丈の高い上皮に移行している。内葉は糸球体毛細血管を覆う被蓋細胞（タコ足細胞 podocytes）である。血管極のそばに緻密斑（macula densa）が明瞭に見える。糸球体の周囲の尿細管は近位および遠位曲尿細管である。アザン染色。240倍。

図364　モルモットの腎臓の曲尿細管。近位（主部）曲尿細管の上皮は酸性色素によく染まり，刷子縁が明瞭に認められるのに対し，遠位（中部）曲尿細管では上皮は明るく刷子縁もない。近位曲尿細管の上皮細胞では基底線条もよく認められる（例えば，図の上部中央）（図28も参照）。アザン染色。380倍。

図365　ヒトの腎臓の髄放線の強拡大像（横断）（図366も参照）。近位（主部）および遠位（中部）直尿細管の違いがよくわかる。近位部の上皮は丈が高く，濃染し（酸好性），管腔に向かって凹凸がある。また刷子縁のために管腔との境界が不明瞭である。これに対して遠位部では管腔との境界は明瞭で，管腔はなめらかである。上皮の丈も低いため，上皮の高さと管腔の径との比がかなりまちまちである。集合管は径も太く，上皮の丈が高くて，細胞の境界も明瞭である。ヘマトキシリン・エオジン染色。240倍。

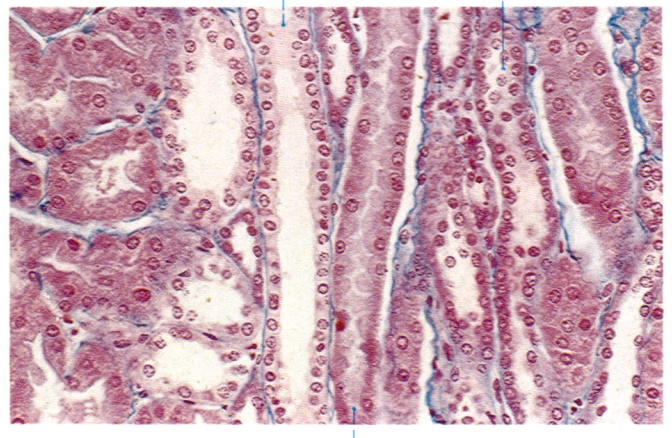

泌尿器系 — 腎臓の尿細管系

366
集合管 Collecting duct
遠位直尿細管（ヘンレのわなの太い部分）Thick limb of Henle loop
近位直尿細管 Straight portion of proximal tubule

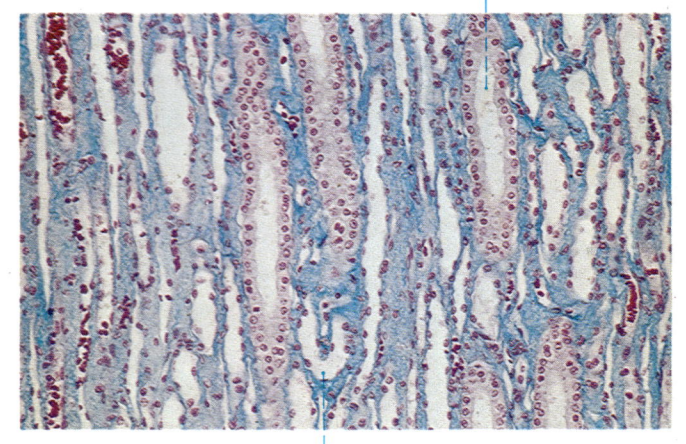

367
集合管 Collecting duct
ヘンレのわなの屈曲部 Bend of Henle loop

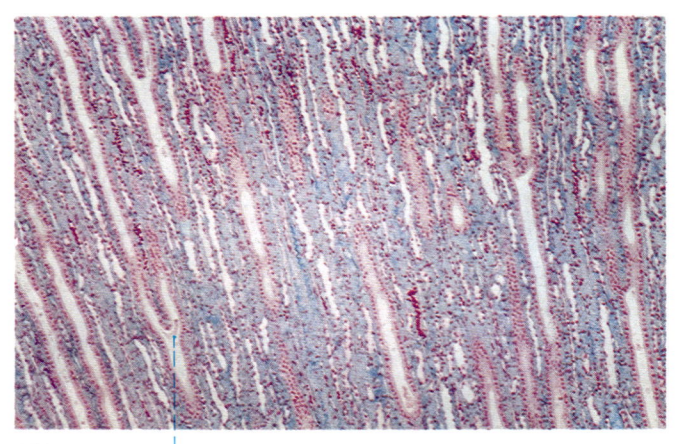

368
Fusion of collecting duct
2つの集合管の合流

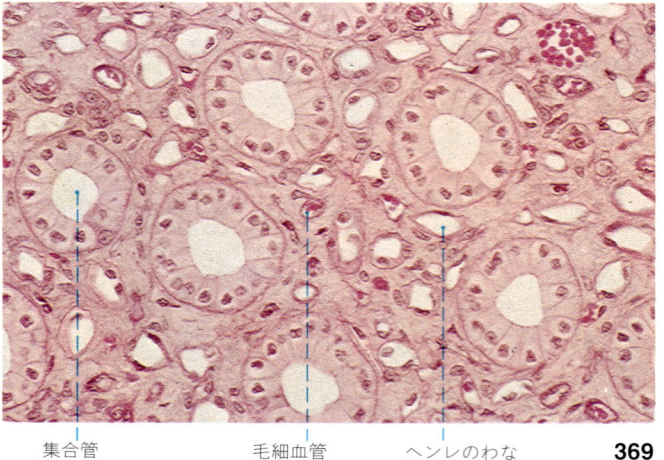

369
集合管 Collecting duct
毛細血管 Blood capillary
ヘンレのわなの細い部分 Thin segment of Henle loop

図366　ヒトの腎臓の髄放線（縦断）。図の左端には曲尿細管が見える。近位直尿細管の上皮細胞は管腔に向かって膨隆しており，尿細管腔は狭くなっている。これに対して，その左の集合管の腔は広く，上皮の並びも平らである。遠位直尿細管の断面には（図の右側），近位部に比べて多数の核が見える。アザン染色。240倍。

図367　腎髄質の内層を通る縦断像（ヒト）。特に丈の低い上皮をもったヘンレのわな（Henle loop）の細い部分がよく分かる。ヘンレのわなは必ず腎乳頭部でU字状に屈曲して下行脚から上行脚に移行している。アザン染色。150倍。

図368　腎髄質の内層を通る縦断像（ヒト）。縦走する多数の集合管は，次々と合流して次第に太くなり，腎乳頭の先端で乳頭管（ductus papillaris）となって終わる。集合管の間には壁の薄い尿細管（ヘンレのわなの細い部分）が平行して走っているのが分かる。アザン染色。60倍。

図369　腎乳頭の横断（ヒト）。集合管（collecting duct）は，平行して走る毛細血管やヘンレのわなの細い部分に比べて上皮の丈が高く管腔も広い。ヘンレのわなの細い部分は毛細血管に比べて上皮の丈がやや高く，上皮細胞の核が明らかに管腔の方へ突出しており，管腔も広い。これに対して，毛細血管は管腔が狭く，核の像はあまり見られないし，何よりも管腔中に赤血球が存在することで容易に同定できる。ヘマトキシリン・エオジン染色。240倍。

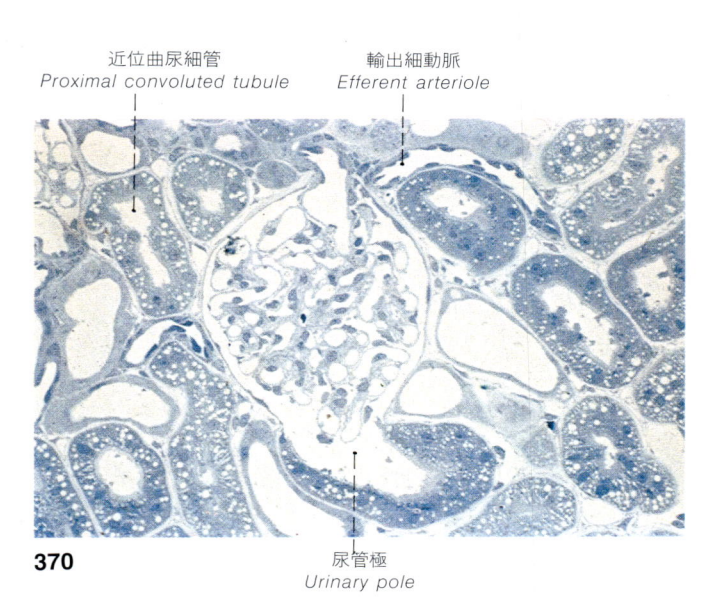

泌尿器系 – 腎臓 – 腎小体（renal corpuscle）と尿細管（urinary tubule）

370
近位曲尿細管 Proximal convoluted tubule
輸出細動脈 Efferent arteriole
尿管極 Urinary pole

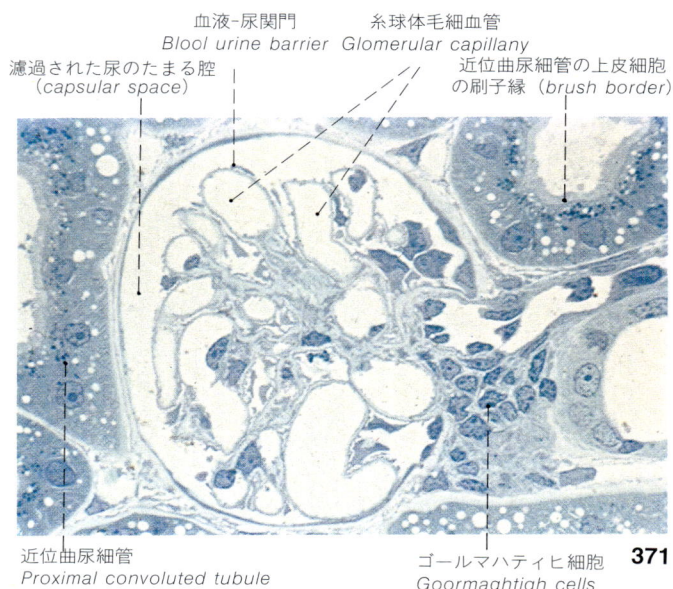

371
濾過された尿のたまる腔（capsular space）
血液-尿関門 Blool urine barrier
糸球体毛細血管 Glomerular capillany
近位曲尿細管の上皮細胞の刷子縁（brush border）
近位曲尿細管 Proximal convoluted tubule
ゴールマハティヒ細胞 Goormaghtigh cells

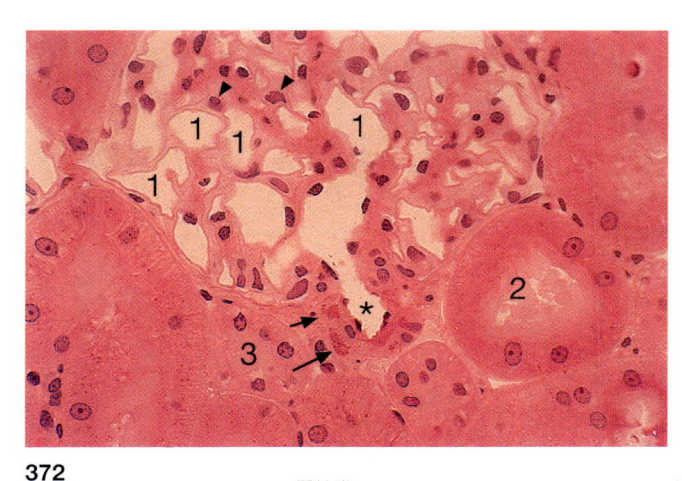

372

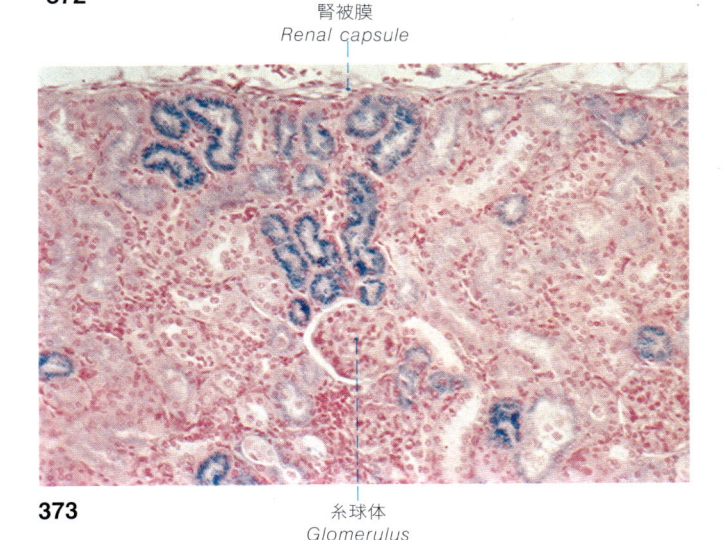

373
腎被膜 Renal capsule
糸球体 Glomerulus

図370　ラットの腎小体（renal corpuscle）（準超薄切片，厚さ約1μm）。血管極（vascular pole）（図の上方）と尿管極（urinary pole）が分かる。近位曲尿細管では，上皮の刷子縁と，上皮基底部の濃青色に染まった微細果粒物質が明瞭である。この物質は二次水解小体に相当する。明るくぬけて見える大きい空胞はおそらく脂肪滴である。メチレンブルー・アズールII染色。240倍。

図371　ヒトの腎小体の血管極。輸出細動脈（efferent arteriole）が見えている。輸入細動脈（afferent arteriole）と輸出細動脈に挟まれた部分にはゴールマハティヒ細胞（Goormaghtigh cells）が存在する。さらに，その右側には緻密斑（macula densa）が見えている（遠位曲尿細管の上皮の丈が高く，しかも密集している）。これらは，"いわゆる"糸球体傍装置（juxtaglomerular apparatus）に属する細胞である。輸入細動脈の上皮細胞様の中膜細胞（"Polkissen"，血管極のまくらの意）は，ここでは出ていない。メチレンブルー・アズールII染色。600倍。

図372　ヒトの腎小体（renal corpuscle）。血管極の輸入細動脈（afferent arteriole：★）と糸球体外メサンギウム細胞（ゴールマハティヒ細胞 Goormaghtigh cell. 図371参照），輸入細動脈壁の糸球体傍細胞（juxtaglomerular cell：→）に注意。糸球体傍細胞はレニン（renin）を分泌する。1：糸球体の毛細血管。2：近位尿細管。3：遠位尿細管。▶：メサンギウム細胞（mesangial cell）。プラスチック切片。ヘマトキシリン・エオジン染色。600倍。

図373　腎臓の皮質（ラット）。近位曲尿細管（proximal convoluted tubule）の上皮がトリパンブルーを取りこんで青色に染まっている。トリパンブルーによる生体染色と核ファスト赤による核染色。150倍。

腎小体 | 電子顕微鏡像

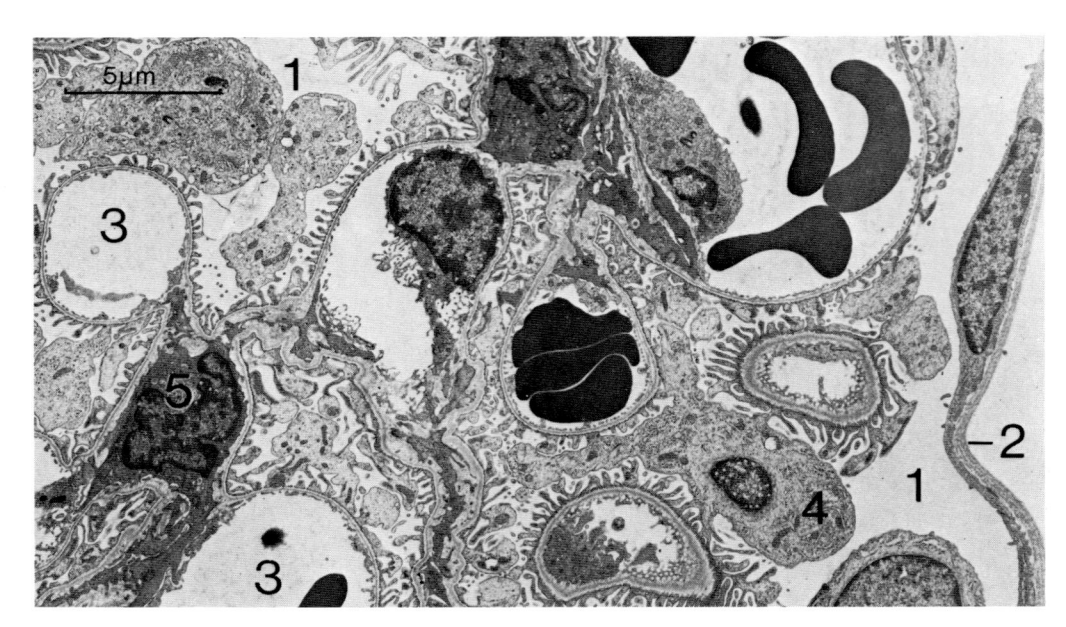

図374 腎小体（ラット）。1：ボウマン嚢（Bowman capsule）の腔。2：ボウマン嚢の壁。3：糸球体の毛細血管。中に赤血球を容れている。4：被蓋細胞（タコ足細胞）。細胞質が明るい。5：メサンギウム細胞（mesangial cell）。暗調の細胞質を有する。4,000倍。

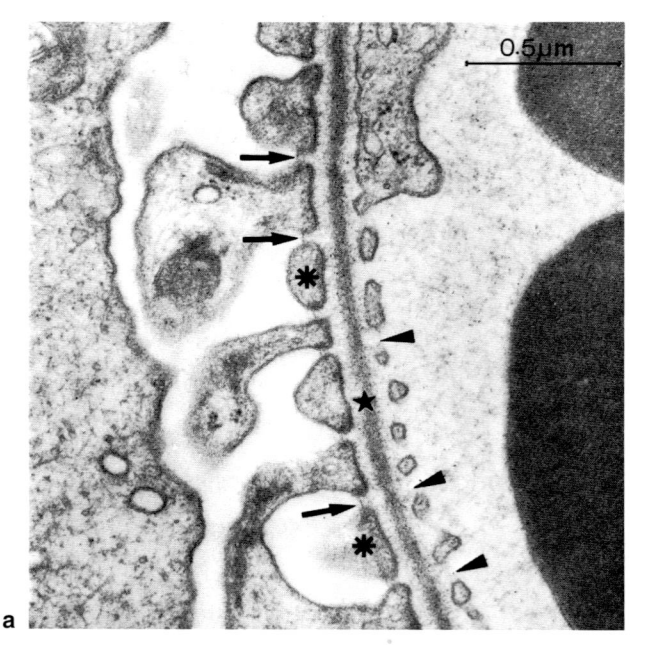

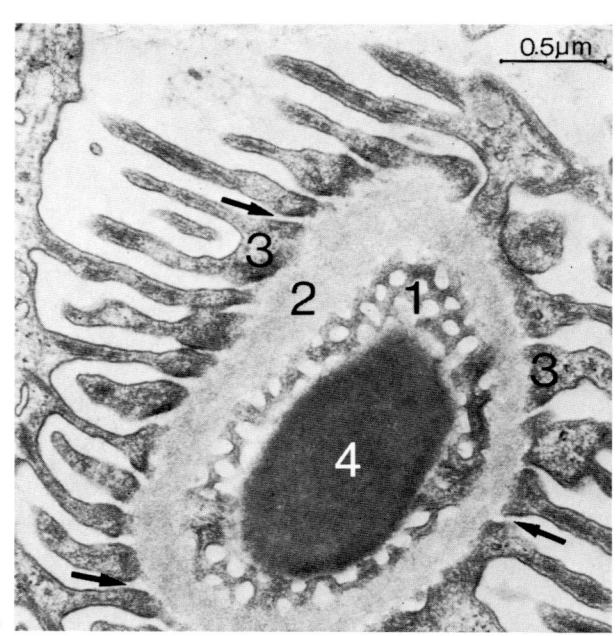

図375 a）いわゆる血液-尿関門（または糸球体濾過膜）の微細構造。糸球体の毛細血管はいわゆる窓あき型（fenestrated type）で，多数の小孔（pore）（◂）が存在する。この小孔には，隔膜（diaphragm）は見られない。血管内皮の外側には厚い基底膜の層があり，中央部の緻密板（lamina densa）（★）とその両側の透明板（lamina rara）からなる。緻密板の厚さは50〜60 nmである。糸球体における原尿の濾過には，この基底膜が重要な役割を果たしていると考えられている。被蓋細胞の終足（＊）の間には狭い隙間があり，ここにスリット膜（slit membrane）（→）と呼ばれる薄い膜が張っている。40,000倍。

b）接線方向に切れた毛細血管内皮。1：小孔をもつ内皮細胞。2：基底膜。3：被蓋細胞の終足。終足の間には，約40 nmほどの隙間（→）がある。4：赤血球。27,000倍。

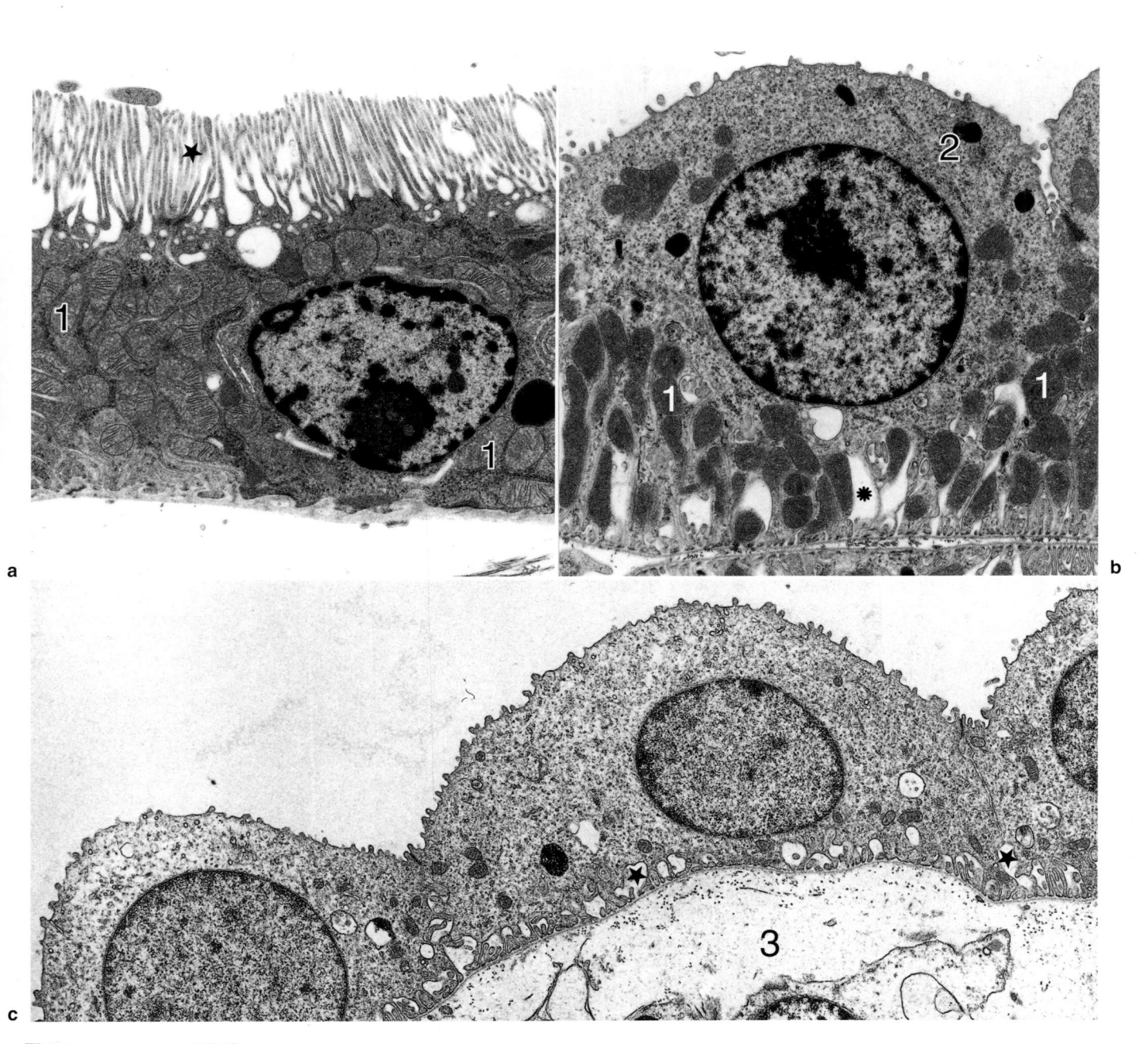

尿細管と集合管（collecting duct） | 電子顕微鏡像

図376 a〜c ラットの腎臓。

a） 近位尿細管の上皮細胞。光学顕微鏡で見える刷子縁（brush border）は自由表面に密生した長い微絨毛（microvilli）に相当する。微絨毛（★）の根元には多数の飲みこみ陥凹（pinocytotic pit）や飲みこみ小胞（pinocytotic vesicle）が見られる。細胞内には多数のミトコンドリア（1）が存在し，隣接する細胞膜はヒダをつくって深く複雑にかみ合っている。6,700倍。

b） 遠位尿細管の上皮細胞。微絨毛は短く少ない。基底側細胞膜はヒダが発達しており，この部分には多数のミトコンドリア（1）が存在する。2：水解小体。＊は基底側細胞膜のヒダの間が拡張しているところ。7,700倍。

c） 皮質の集合管上皮の主細胞。主細胞は皮質では比較的少ない。微絨毛は短くまばらである。ミトコンドリアも小さく少ない。基底側細胞膜には多数の小さいヒダ（★）がある。3：上皮下の結合組織。7,300倍。

泌尿器系 – 尿管（ureter）と膀胱（urinary bladder）

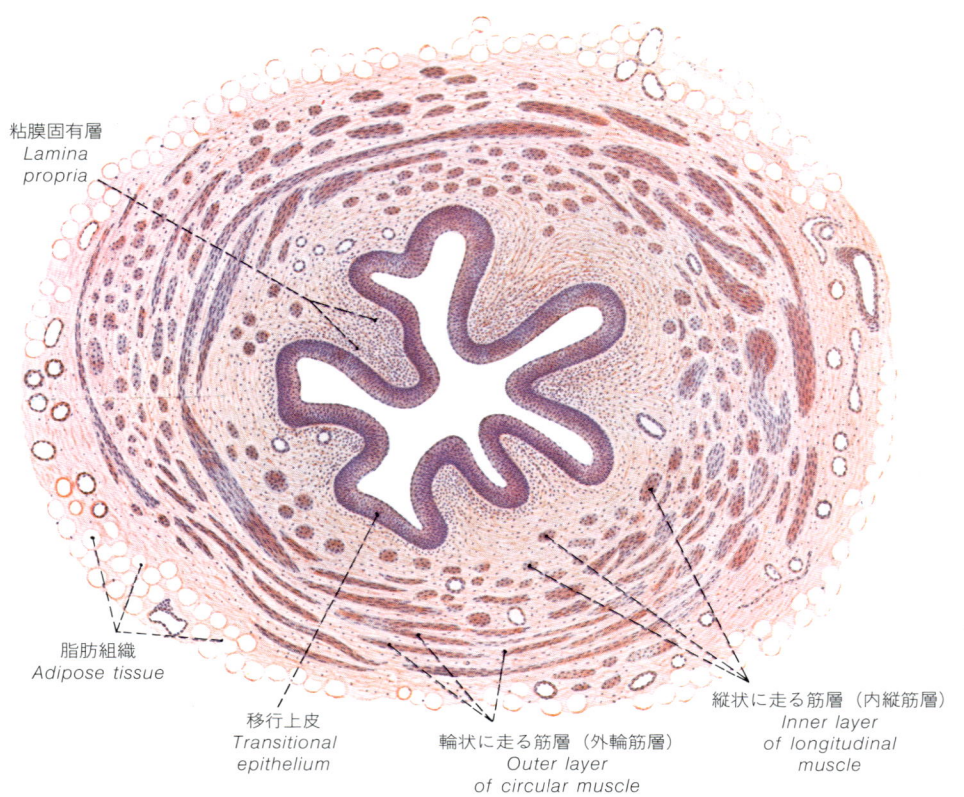

図377 ヒトの尿管（ureter）の横断像。上皮は移行上皮。粘膜筋板がなく，粘膜固有層と粘膜下組織は互いに移行している。尿管腔は平滑筋の収縮によって星形に狭くなっている（表15参照）。筋束の走行に注意。その内層は縦走筋が主，外層は輪走筋が多いが，縦走筋も一部入り混じっている。筋層のまわりに結合組織からなる外膜がある。ヘマトキシリン・エオジン染色。30倍。

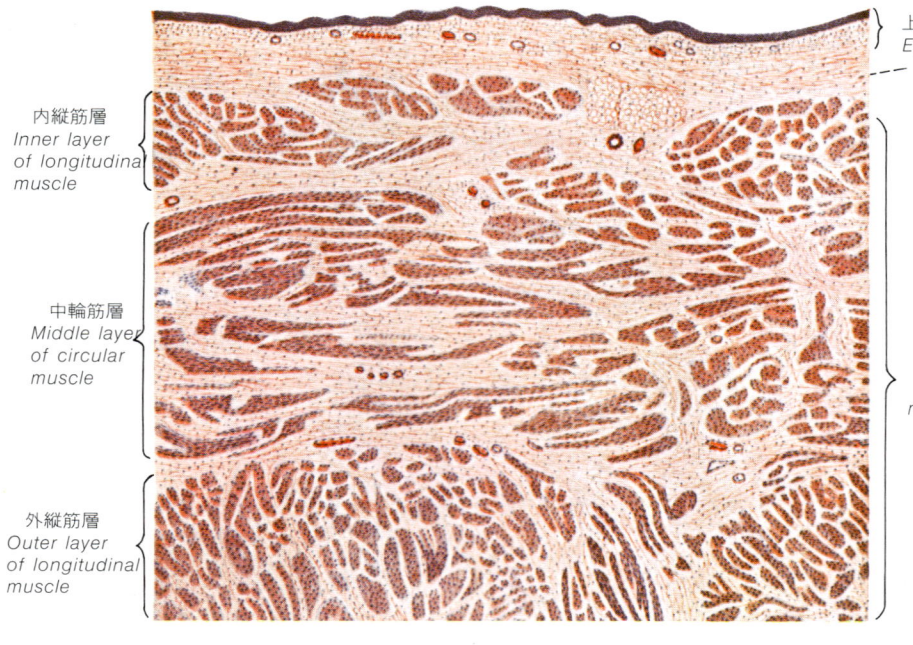

- 粘膜固有層 Lamina propria
- 脂肪組織 Adipose tissue
- 移行上皮 Transitional epithelium
- 輪状に走る筋層（外輪筋層） Outer layer of circular muscle
- 縦状に走る筋層（内縦筋層） Inner layer of longitudinal muscle

図378 ヒトの膀胱。尿管の場合と同様に各筋層の境界は明確でなく，筋束の一部はラセン状に走って正確な輪状または縦状の走行をとらず，膀胱の長軸に対して多少とも斜めになっている。図では，膀胱が拡張しているため上皮が比較的平坦になっている。ヘマトキシリン・エオジン染色。18倍。

- 上皮と粘膜固有層 Epithelium and lamina propria
- 粘膜下組織 Submucosa
- 内縦筋層 Inner layer of longitudinal muscle
- 中輪筋層 Middle layer of circular muscle
- 外縦筋層 Outer layer of longitudinal muscle
- 筋層 Tunica muscularis

泌尿器系 – 尿管と膀胱

尿管と膀胱（拡張時と収縮時）の横断像（ヒヒ）。壁の厚さを比較するために同じ倍率（100倍）にしてある。

図379 尿管。大きな粘膜ヒダと厚い移行上皮に注意。平滑筋からなる筋層は，ヒトのものと異なり，層構造が明瞭でない。1：上皮。2：筋層。ヘマトキシリン・エオジン染色。100倍。

379

上皮 *Epithelium* 　　平滑筋線維の束 *Bundle of smooth muscle cells*

図380 極度に拡張（伸展）した状態の膀胱壁。移行上皮の厚さが収縮時の半分以下の丈になっていることに注意（図381と比較せよ）。筋層も引き伸ばされて薄くなっているために壁の全体が見える。ヘマトキシリン・エオジン染色。100倍。

380

上皮 *Epithelium* 　　人工産物の隙間 *Artificial space*

図381 収縮した時（膀胱が空虚の時）の膀胱壁。粘膜のヒダと丈の高い移行上皮に注意。壁が厚くなっているために筋層の一部までしか見えない。ヘマトキシリン・エオジン染色。100倍。

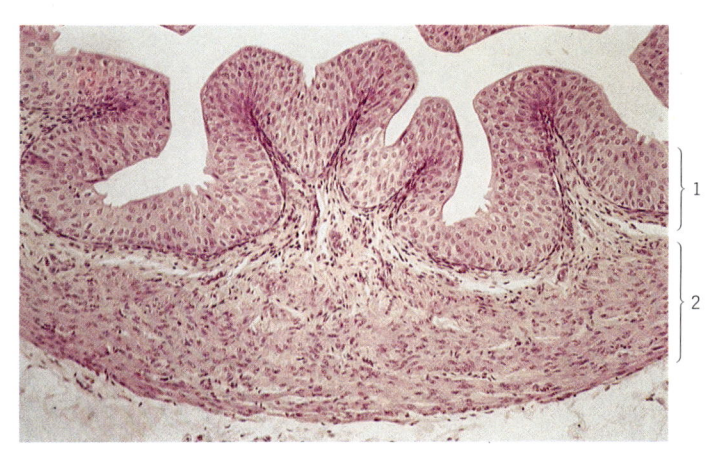

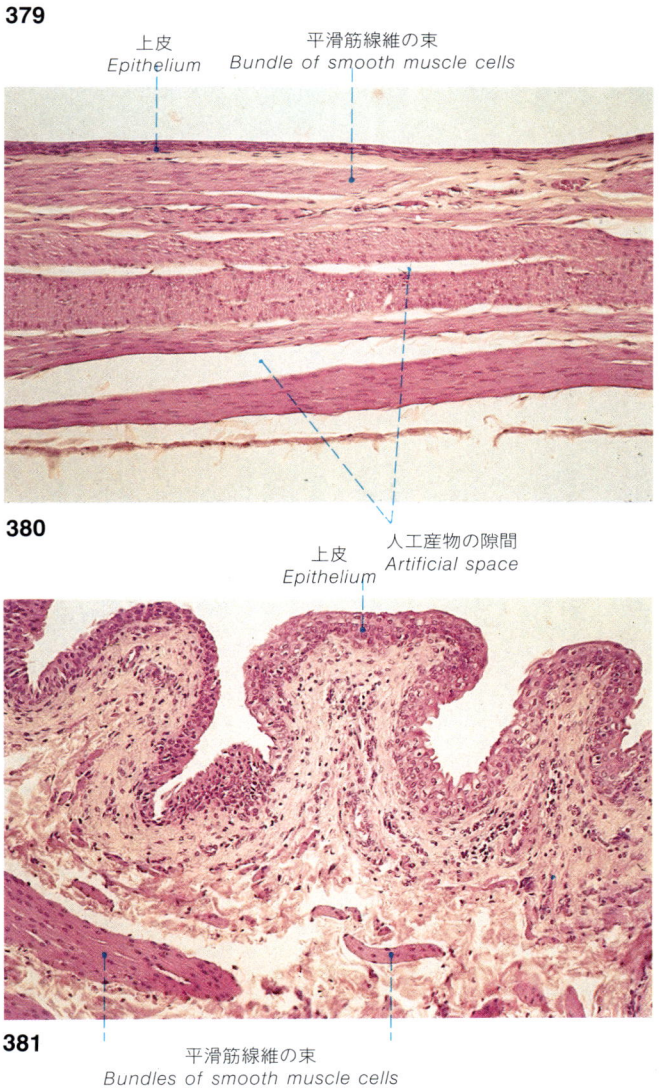

381

平滑筋線維の束 *Bundles of smooth muscle cells*

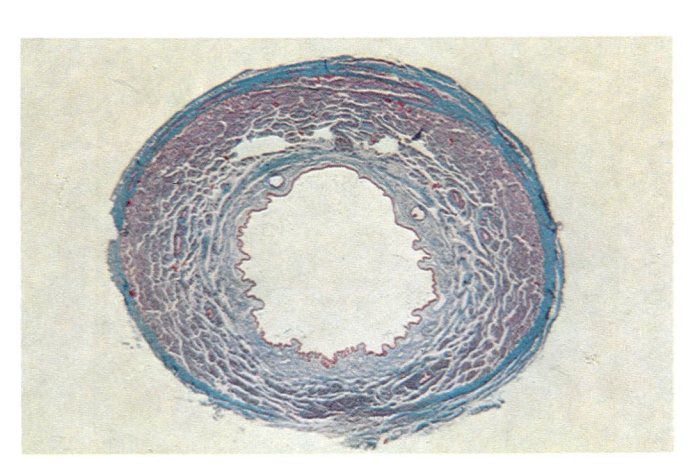

泌尿器系 – 尿道（urethra）

382

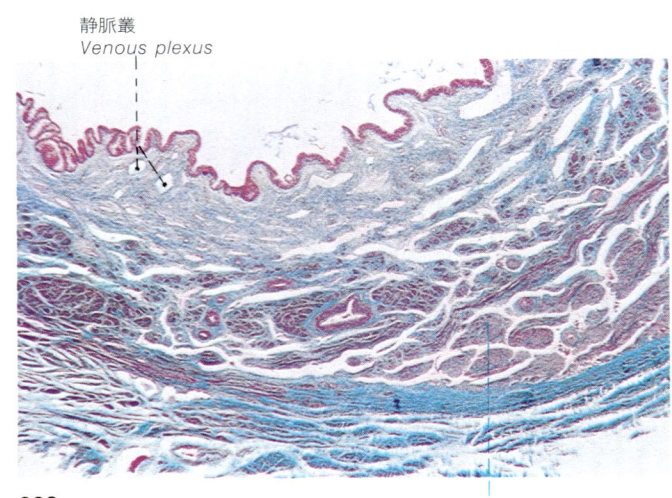

383
静脈叢 Venous plexus
平滑筋細胞の束 Bundle of smooth muscle cells

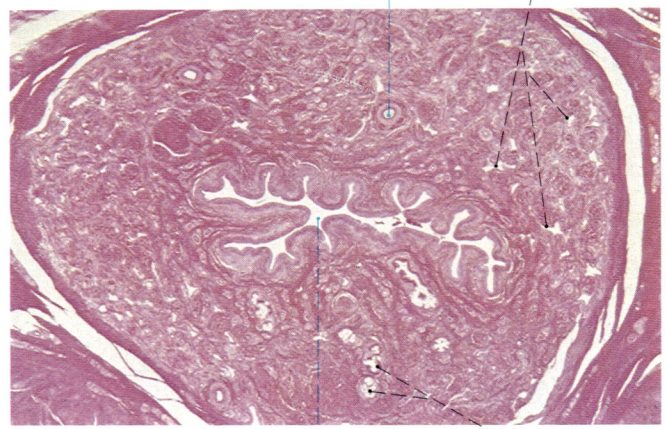

384
動脈 Artery
静脈叢 Venous plexus
尿道の内腔 Lumen of urethra
尿道腺 Urethral gland

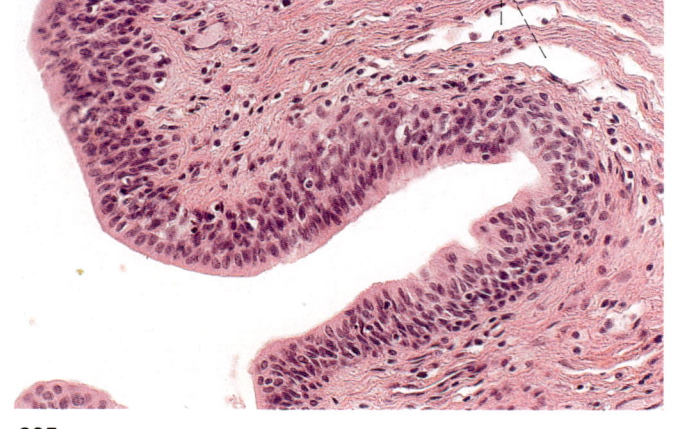

385
尿道海綿体 Corpus spongiosum

図382　女性の尿道（urethra）の横断像（ヒト）。尿道腔は比較的広い。平滑筋細胞の束は，内側では細いが，外側にいくにしたがって太くなっている。アザン染色。10倍。

図383　尿道（やや拡大したもの）。粘膜固有層の結合組織中には多数の静脈があって，尿道を閉じる際に血液を満たし，平滑筋と協同して働く。この切片では粘液性の尿道腺（urethral gland）は見えない。上皮は多列円柱上皮である（詳細は図84を参照）。アザン染色。62倍。

図384　男性の尿道の海綿体部の横断像（ヒト）。尿道を囲む非常に特徴的な海綿体のために鑑別は極めて容易である。ヘマトキシリン・エオジン染色。13倍。

図385　ヒトの尿道海綿体部（pars spongiosa）の上皮。上皮は多列ないしは重層円柱上皮である。ヘマトキシリン・エオジン染色。200倍。

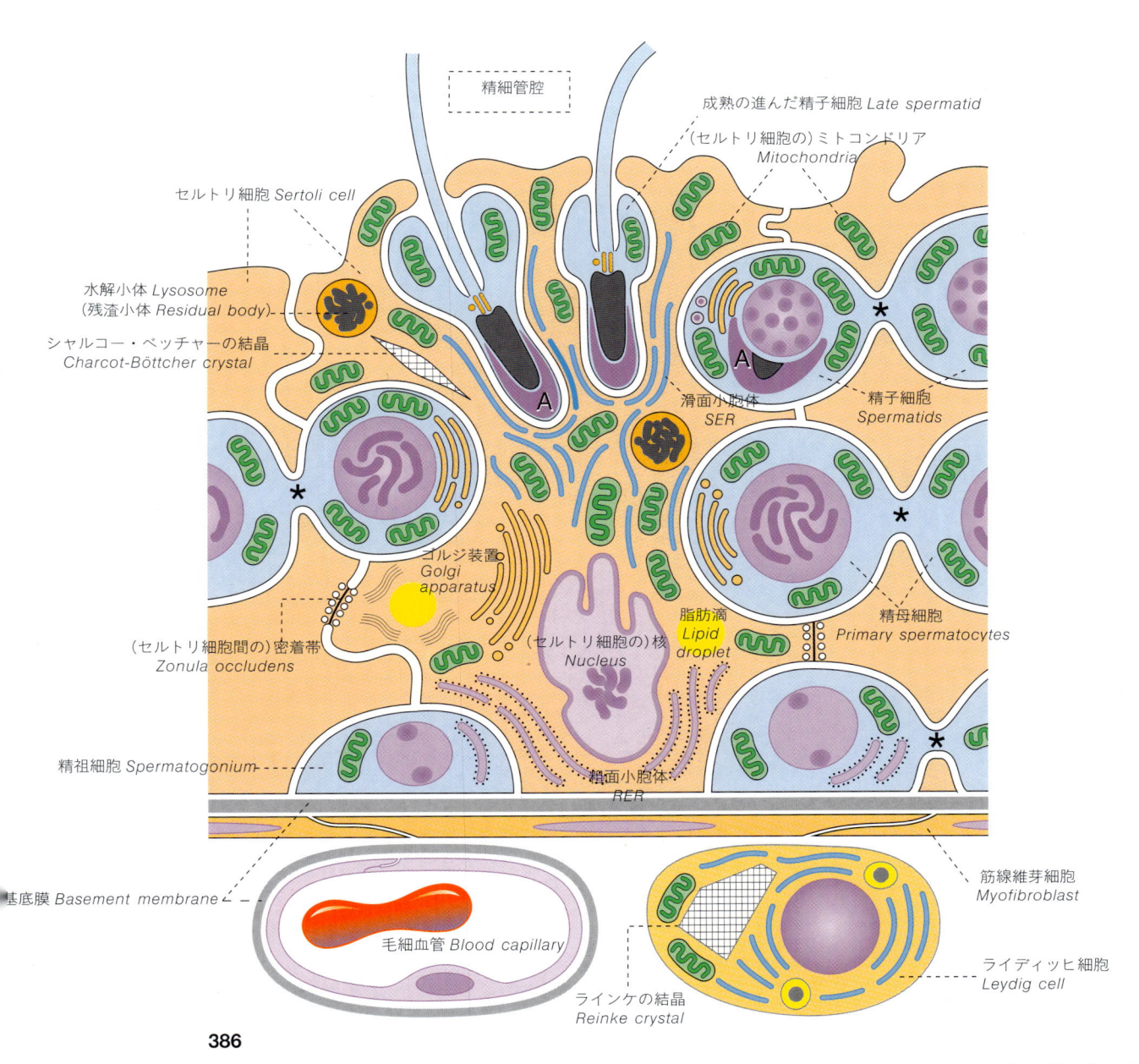

男性生殖器 (male reproductive system) - 精細管上皮 | 模式図

図386 精巣の精上皮（精細胞とセルトリ細胞）と間質結合組織の構造を示す模式図。セルトリ細胞（Sertoli cell）の間にある密着帯は血液-精巣関門（blood-testis barrier）をなし，精上皮を結合組織側と内腔側の2つの区域に分ける。セルトリ細胞の核は切れこみがあって明るく，明瞭な核小体をもつ。セルトリ細胞の細胞質にある水解小体は，精細胞の成熟の過程で生じる余分の細胞質を食べこんで処理しているものである。ライディッヒ細胞（Leydig cell）はテストステロンを産生する。老人のライディッヒ細胞内にしばしば見られるラインケの結晶（Reinke crystal）は変性の前兆である。＊：1つの精祖細胞から出発した精細胞の間には細胞質橋（intercelluar bridges）が存在する。A：先体（尖体 acrosome）。

男性生殖器 — 成熟した精巣

387
- 白膜 Tunica albuginea
- 精巣中隔 Septulum testis
- 曲精細管 Convoluted seminiferous tubules
- ライディッヒ細胞（間細胞）を含む間質 Interstitial tissue with Leydig cells

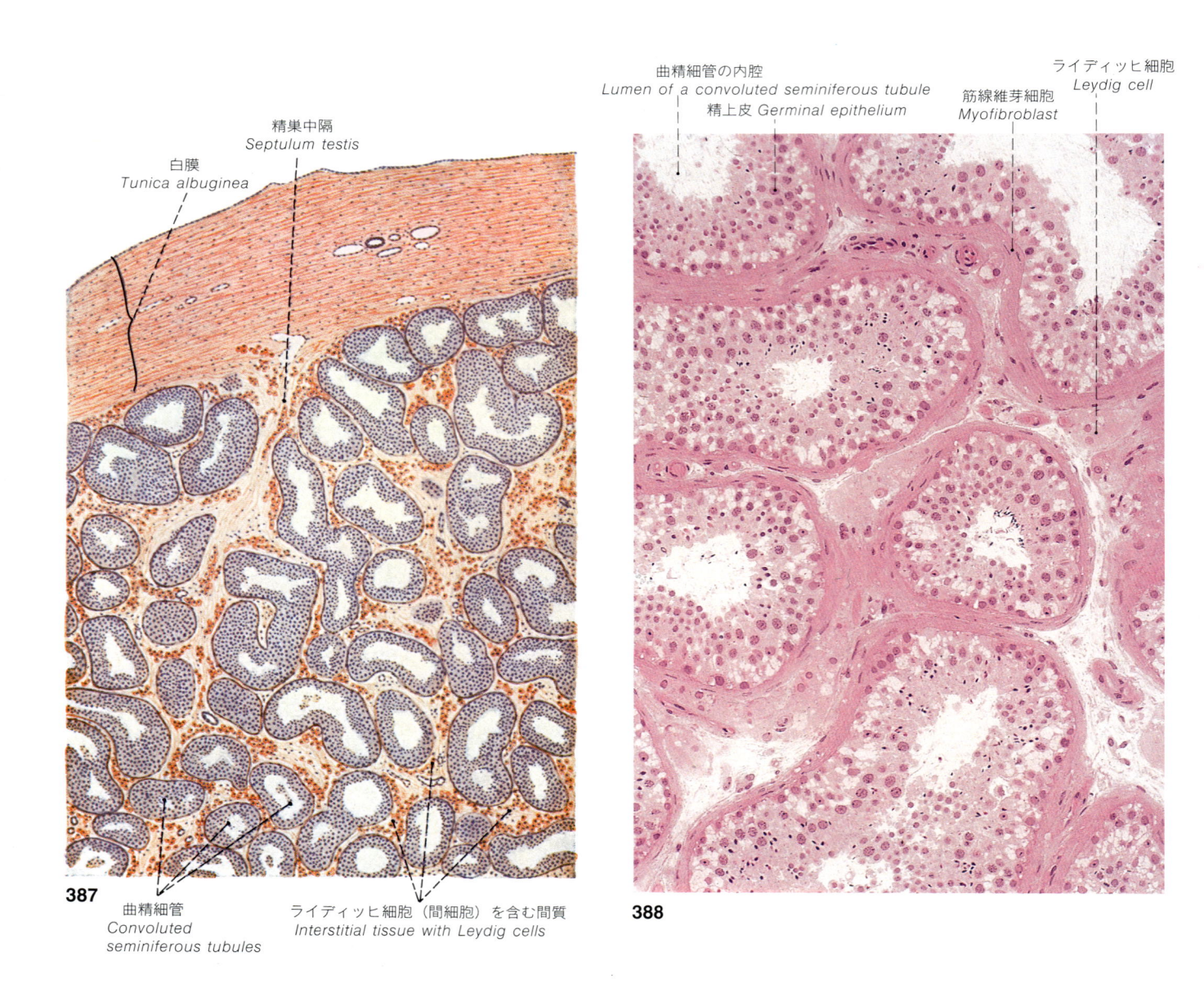

388
- 曲精細管の内腔 Lumen of a convoluted seminiferous tubule
- 精上皮 Germinal epithelium
- 筋線維芽細胞 Myofibroblast
- ライディッヒ細胞 Leydig cell

図387　成熟した精巣の一部と白膜（tunica albuginea）。白膜は緻密結合組織で，外側は中皮性の精巣鞘膜に覆われている。曲精細管の間には酸性色素に強く染まるライディッヒ（Leydig）の間細胞（interstitial cells）が小集団をつくって散在している。ヘマトキシリン・エオジン染色。40倍。

図388　ヒトの精巣。曲精細管の壁は種々の成熟段階にある精細胞とセルトリ細胞（Sertoli cell）からなる。セルトリ細胞の核は明るく核小体が明瞭で，基底寄りにあるので同定しやすい。精細胞は最も基底側に位置する精祖細胞から内腔側に向かって精母細胞，精娘細胞，精子細胞，精子と成熟段階に従った重層をなす。精子の頭部は最も内腔側で小さな暗い点のように見える。精細胞はこの成熟の過程を通じて常にセルトリ細胞と接している。曲精細管の周囲はエオジンによく染まった筋線維芽細胞に取り囲まれている。曲精細管の間の間質結合組織中にはライディッヒ細胞が存在する。プラスチック切片。ヘマトキシリン・エオジン染色。100倍。

男性生殖器 − 精子形成（spermatogenesis）

図389 ヒトの精巣の曲精細管の横断。精子形成の各段階の細胞の形がわかる。基底膜に接して存在する丸い核をもった細胞が精祖細胞（spermatogonia）である。その上の同様に丸い核をもった大きな細胞は，前述の精祖細胞が分裂，増殖してできた精母細胞（primary spermatocytes）である。ついで，その管腔側に第一成熟分裂によってできた，かなり小さい精娘細胞（secondary spermatocytes）が存在する（ここでは非常に数が多い）。第二成熟分裂によって精娘細胞から形成された精子細胞（spermatids）は見分けにくいが，精子（sperm）の頭部が，コンマ状の形をとって濃染するようになると，再び明瞭に認められるようになる。間質結合組織には多数のライディッヒ（Leydig）細胞（間細胞）があり，図の上方のものはラインケ（Reinke）の結晶（染色されてない）を含んでいる（詳細は図51を参照）。アザン染色。240倍。

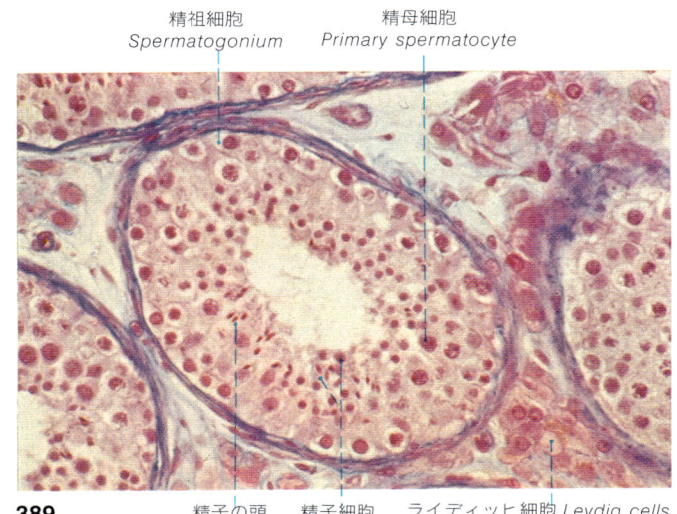

図390 胚上皮の強拡大像（ヒトの精巣）。セルトリ細胞の核が見えている。セルトリ細胞の核は，常に核小体が明瞭なことと，核の染色質が乏しいことで，精子形成過程の各細胞とは異なっている。曲精細管の左下隅に細胞分裂終期（telophase）の精祖細胞が見える。アザン染色。380倍。

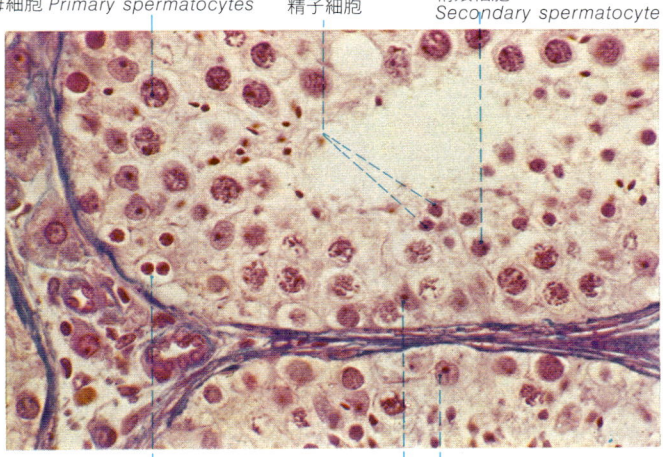

図391 ヒトの精巣のライディッヒ細胞（Leydig cell）。ライディッヒ細胞は多面体状の大きい細胞で，エオジンに淡く染まる細胞質をもつ。核は丸く核小体が明瞭である。プラスチック切片。ヘマトキシリン・エオジン染色。200倍。
［訳者註：ライディッヒ細胞（間細胞）は，脂溶性のステロイドホルモンである男性ホルモン（テストステロン testosterone）を分泌する。］

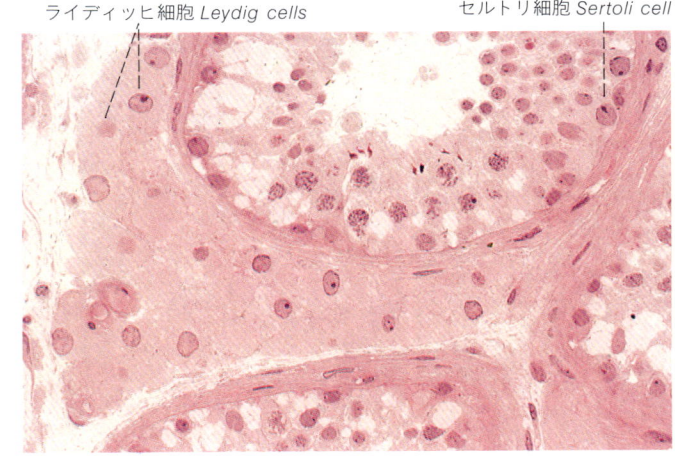

男性生殖器 — 精巣網（rete testis）と精巣上体（epididymis）

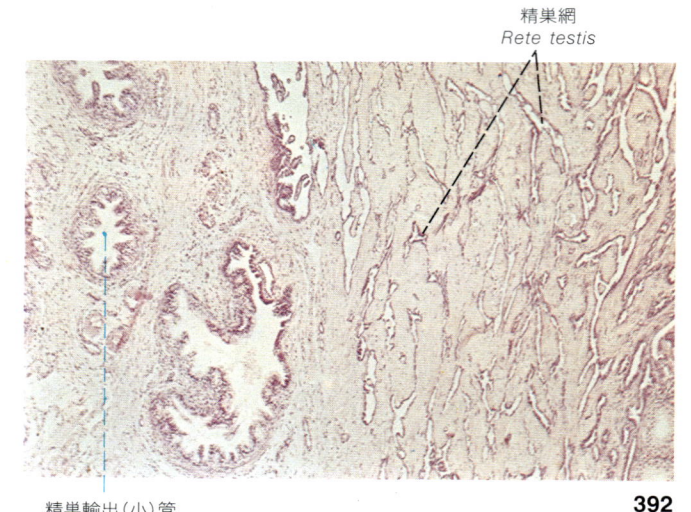

図392 精巣縦隔（mediastinum testis）と精巣上体（epididymis）の頭部（ヒト）。精巣縦隔（図の右側）内の精巣網（rete testis）は分岐や吻合の多い管系で、精路の始まりをなす。精巣網に続く精巣輸出（小）管（ductuli efferentes）は精巣上体の頭部に存在する。ヘマトキシリン・エオジン染色。38倍。

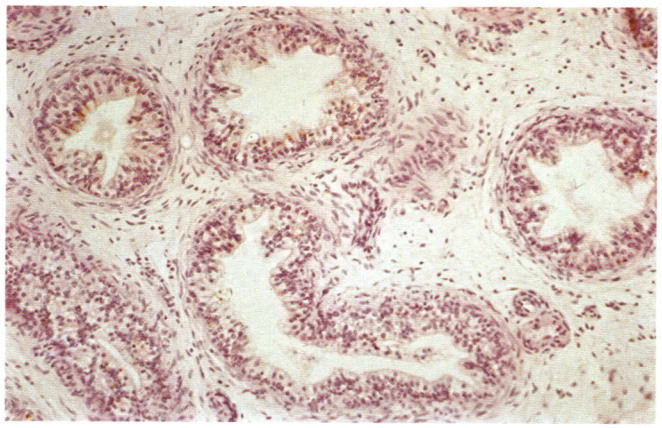

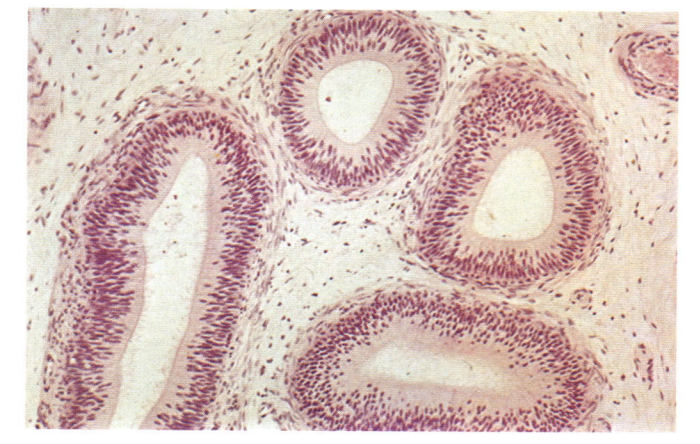

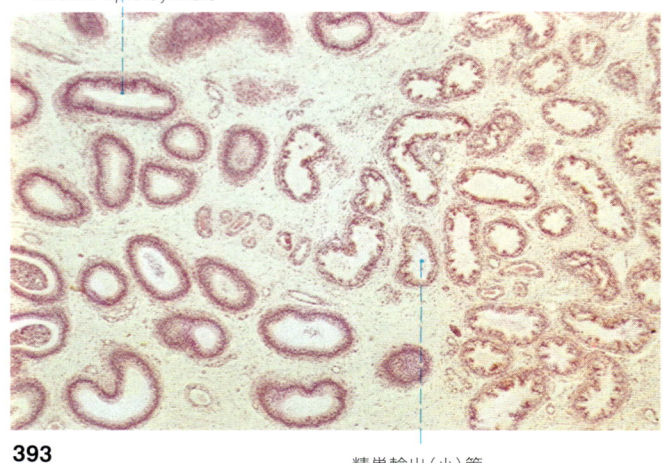

図393 ヒトの精巣上体。頭部（図の右側）の精巣輸出（小）管と体部（図の左側）の精巣上体管（ductus epididymidis）。両方とも非常に曲がりくねった管なので多数の断面が出現する。精巣輸出（小）管の内腔が凹凸不整なのに対して、精巣上体管の方は内腔が平滑である。ヘマトキシリン・エオジン染色。25倍。

図394 精巣輸出（小）管の強拡大像。円柱状の上皮細胞の高さおよび上皮細胞の層の厚さが、比較的規則的な波状を呈している。管腔に突出している部分は、線毛をもった高円柱状の多列上皮で形成されている。一方、凹部の方は、1列もしくは2列の線毛をもたない円柱上皮であるが、倍率が低いため明瞭には分からない。ヘマトキシリン・エオジン染色。96倍。

図395 精巣上体管（ductus epididymidis）。内腔の輪郭が平滑である。上皮は多列円柱上皮で不動毛をもっている。しかし、ここでも拡大が小さいため上皮の鑑別は容易でない（詳細は図85, 93参照）。管腔の中には、しばしば多数の精子が見出される。ヘマトキシリン・エオジン染色。96倍。

男性生殖器 – 精索（spermatic cord）と精管（vas deferens）

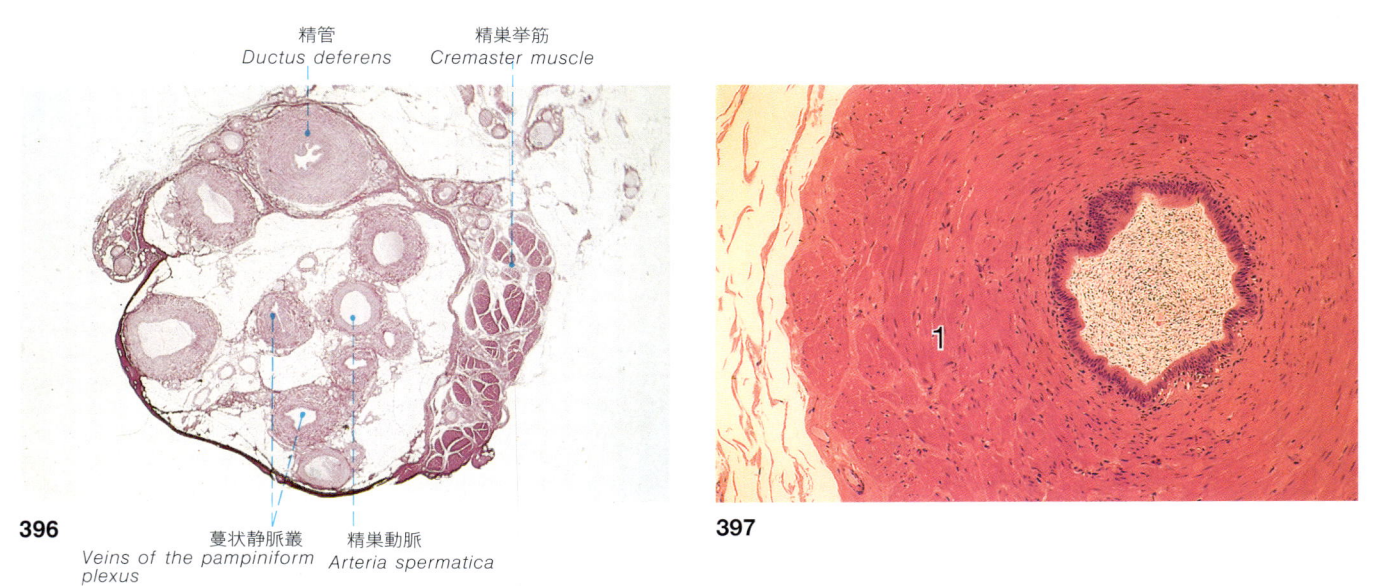

396
- 精管 Ductus deferens
- 精巣挙筋 Cremaster muscle
- 蔓状静脈叢 Veins of the pampiniform plexus
- 精巣動脈 Arteria spermatica

397

図396　ヒトの精索（funiculus spermaticus）の横断像。精管（ductus deferens）と多数の血管の断面が出ている。これらの血管は主として，蔓状静脈叢のものであるが，この静脈は，かなり厚い壁を有するために動脈と間違えやすい。精巣挙筋が図の右側に見える。ヘマトキシリン・エオジン染色（退色している）。7倍。

図397　アカゲザルの精管（ductus deferens）の横断像。精管の上皮は多列円柱上皮であるが，この図では少し分かりにくい。筋層（1）は厚く，内縦，中輪，外縦の3層からなる。精管の腔内に見える点状のものは精子である。ヘマトキシリン・エオジン染色。130倍。

図398　ヒトの精管。筋層が非常に厚く，明瞭な3層構造を有するのが特徴である。この筋層は，全体として精管の長軸に対してラセン状に巻きついた平滑筋細胞束からなるが，内・外層は傾きが急であり，中層がほぼ輪状に走るために，横断像では外縦層，中輪層，内縦層となって見える。粘膜上皮は多列円柱上皮で，不動毛をもっているが，この不動毛は精管の末端では存在しない。管腔は筋肉の収縮のために，他の管腔性臓器（例えば尿管）のように星形になっている（表15参照）。ヘマトキシリン・エオジン染色。50倍。

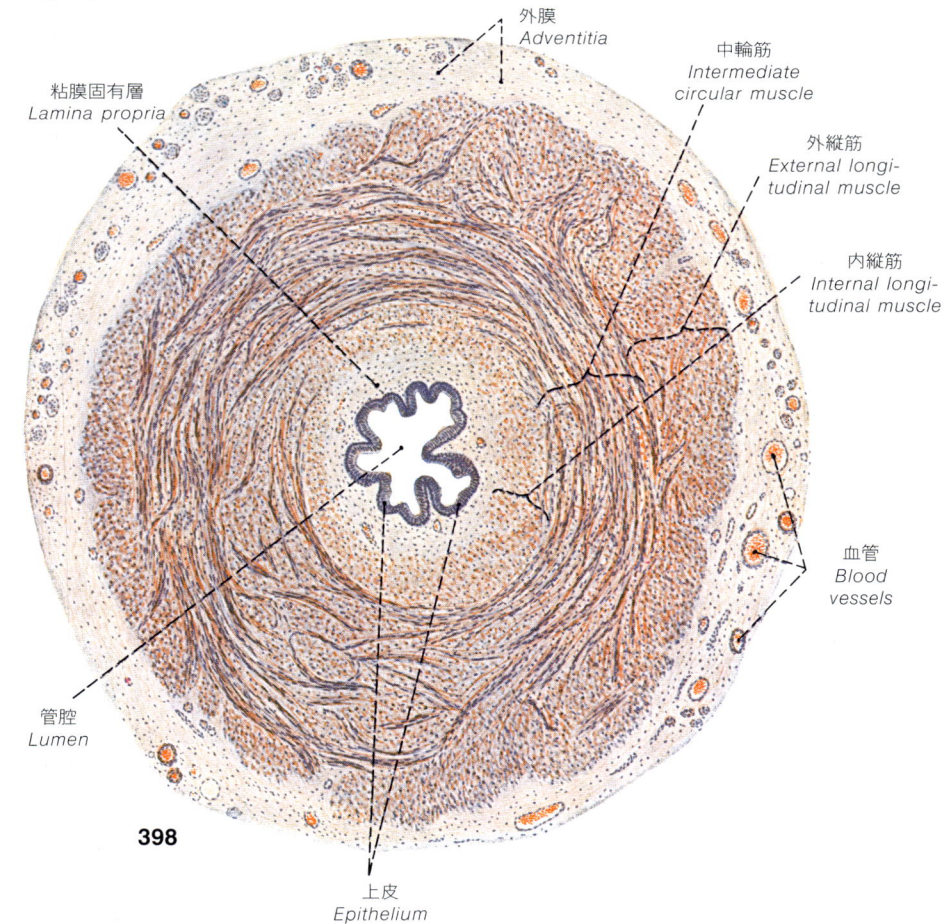

398
- 外膜 Adventitia
- 中輪筋 Intermediate circular muscle
- 外縦筋 External longitudinal muscle
- 内縦筋 Internal longitudinal muscle
- 粘膜固有層 Lamina propria
- 血管 Blood vessels
- 管腔 Lumen
- 上皮 Epithelium

男性生殖器 – 精管膨大部（ampulla of deferent duct）と精嚢（seminal vesicle）

分泌物を容れた腺腔 / Lumen with secretory material

粘膜のヒダ / Folds of mucous membrane

筋層 / Muscular layer

精管膨大部 / Ampulla of deferent duct

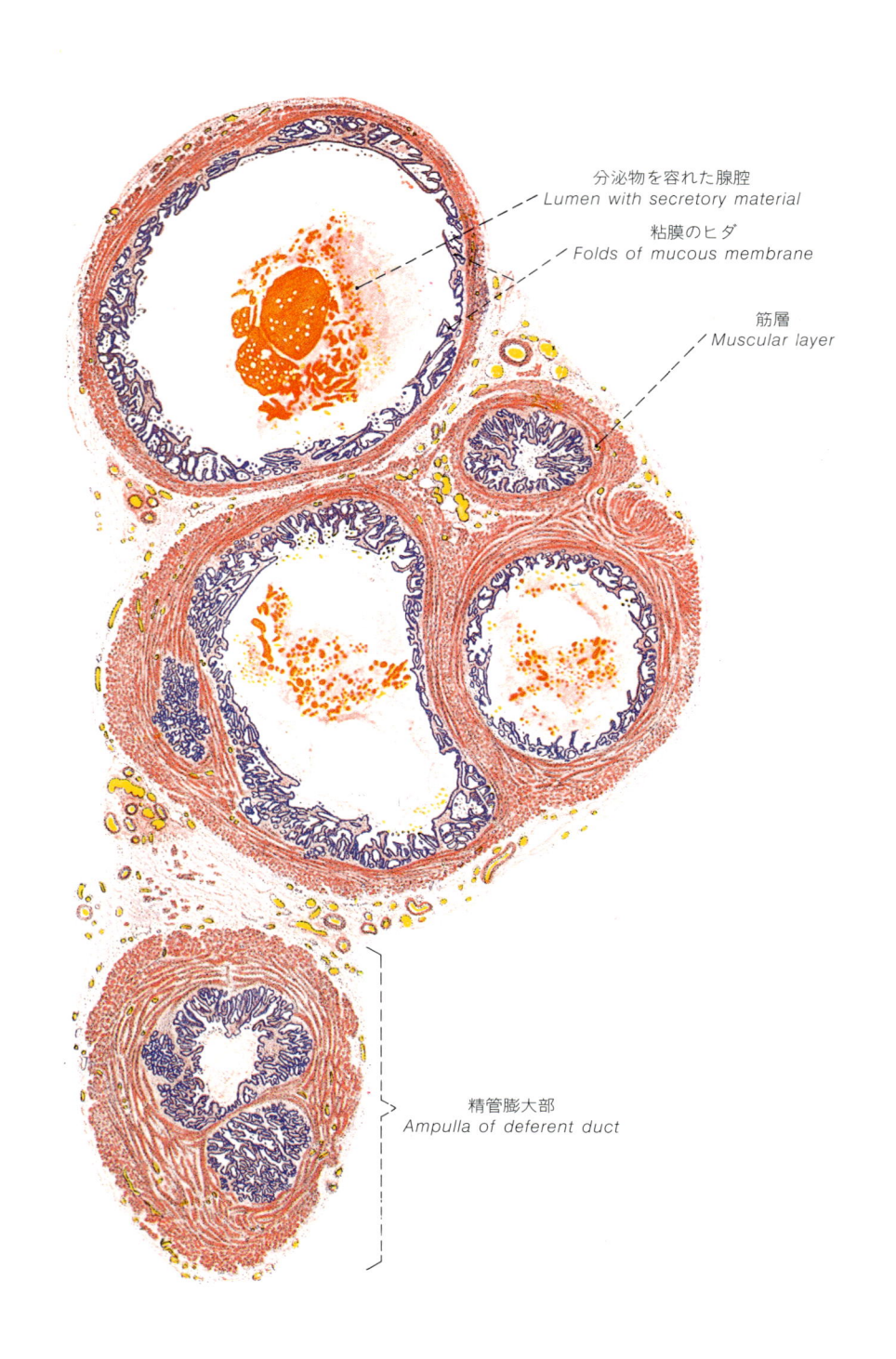

図399 精嚢（seminal vesicle）と精管膨大部（ampulla of deferent duct）（スケッチ）。双方ともよく似た構造をもっている。鑑別の要点は，内腔の広さと筋層の厚さが異なることである（図397と400も参照すること）。ヘマトキシリン・エオジン染色。13倍。

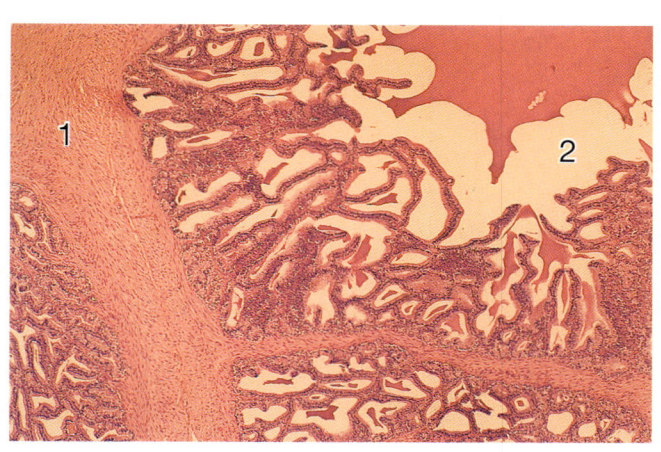

男性生殖器 — 精嚢と前立腺（prostate）

図400 アカゲザルの精嚢（seminal vesicle）の強拡大像。非常に発達した薄い粘膜ヒダが複雑に吻合している。胆嚢のように，粘膜で囲まれた腔が多数あるように見えるが，これらはすべて中央の腔につながっており，独立しているわけではない。胆嚢に比べて粘膜ヒダがはるかに多く，筋層（1）もよく発達しているので胆嚢と間違えることはない。腺腔（2）の中に赤く染まっている塊は分泌物が凝固したものである（図320参照）。ヘマトキシリン・エオジン染色。120倍。

図401 ヒトの前立腺（prostate）。前立腺は複合管状腺で腺腔の広さは終末部によってかなり異なる。老人ではしばしば腺腔内に前立腺石（prostatic concretion）が見られる。これは分泌物が凝固したものである。粘膜にはヒダが多く，単層または多列円柱上皮の下には多数の平滑筋細胞，膠原線維，弾性線維を含む結合組織が存在する。ヘマトキシリン・エオジン染色。40倍。

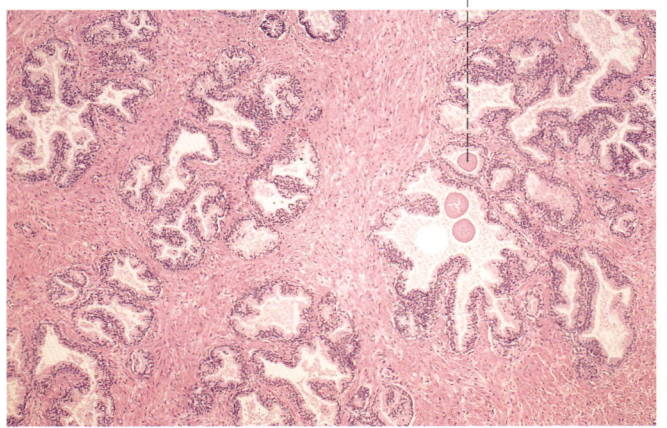

図402 ヒトの前立腺。腺上皮は単層または多列性で男性ホルモンの支配下にあり，男性ホルモンが多い時は高い円柱状であるが，少ない時は扁平になる。分泌物は白色の液状で糖や蛋白（酸性ホスファターゼなど）を含み，開口分泌またはアポクリン分泌で腺腔内に放出される。間質結合組織には多数の平滑筋細胞が存在する。ヘマトキシリン・エオジン染色。100倍。

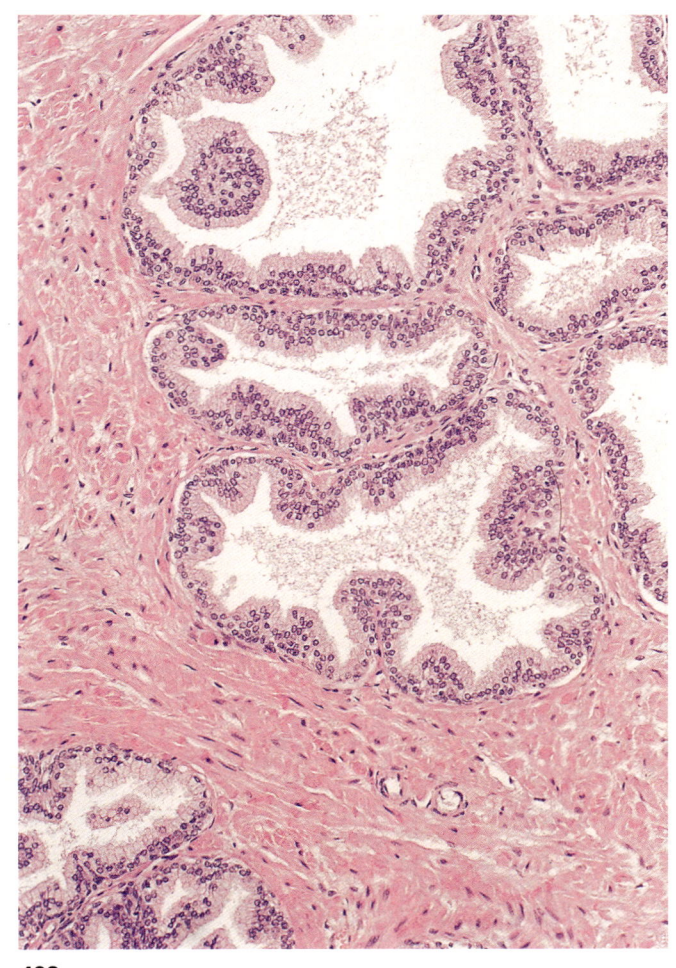

男性生殖器 – 陰茎（penis）

陰茎背動脈 Arteria dorsalis penis
神経 Nerves
陰茎中隔 Septum penis
白膜 Tunica albuginea
陰茎海綿体 Corpus cavernosum penis
陰茎筋膜 Fascia penis
陰茎深動脈 Arteria profunda penis
表皮 Epidermis
尿道海綿体 Corpus spongiosum penis
尿道の上皮 Urethral epithelium

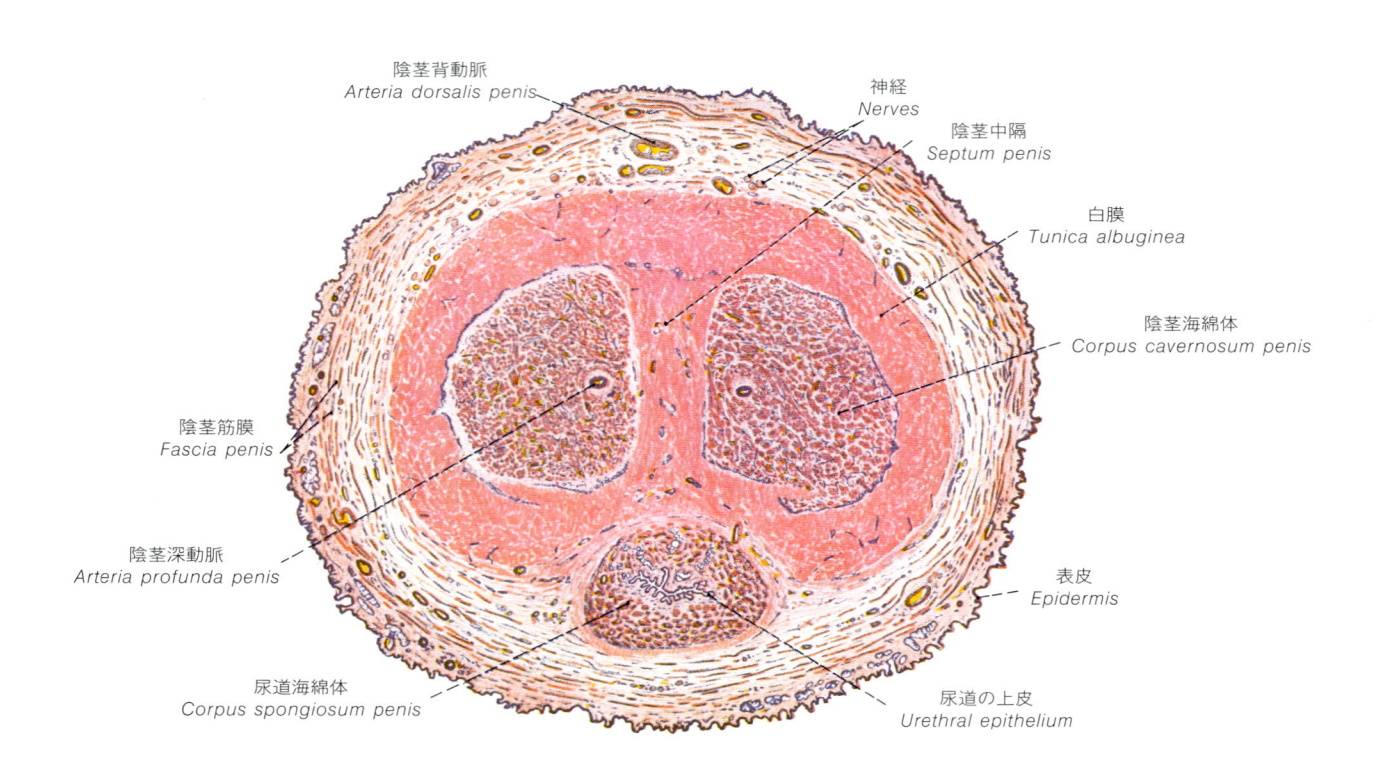

図403 ヒトの陰茎（penis）の横断。男性尿道と陰茎海綿体の詳細は図384および385を参照。ヘマトキシリン・エオジン染色。4倍。

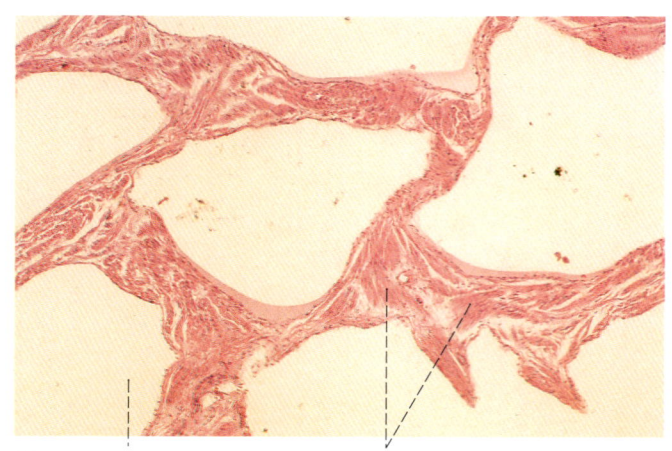

404 海綿体洞 Cavernous space　海綿体小柱の中の平滑筋線維 Smooth muscle fiber in trabeculae

図404 ヒトの陰茎海綿体（corpus cavernosum penis）。海綿体は海綿体洞とこれを囲む海綿体小柱からなり，ラセン動脈が弛緩して海綿体洞に血液が充満すると勃起が起こる。海綿体小柱は平滑筋線維，膠原線維，弾性線維を含む結合組織で内皮によって覆われている。ヘマトキシリン・エオジン染色。40倍。

女性生殖器 (female reproductive system) – 卵巣 (ovary)

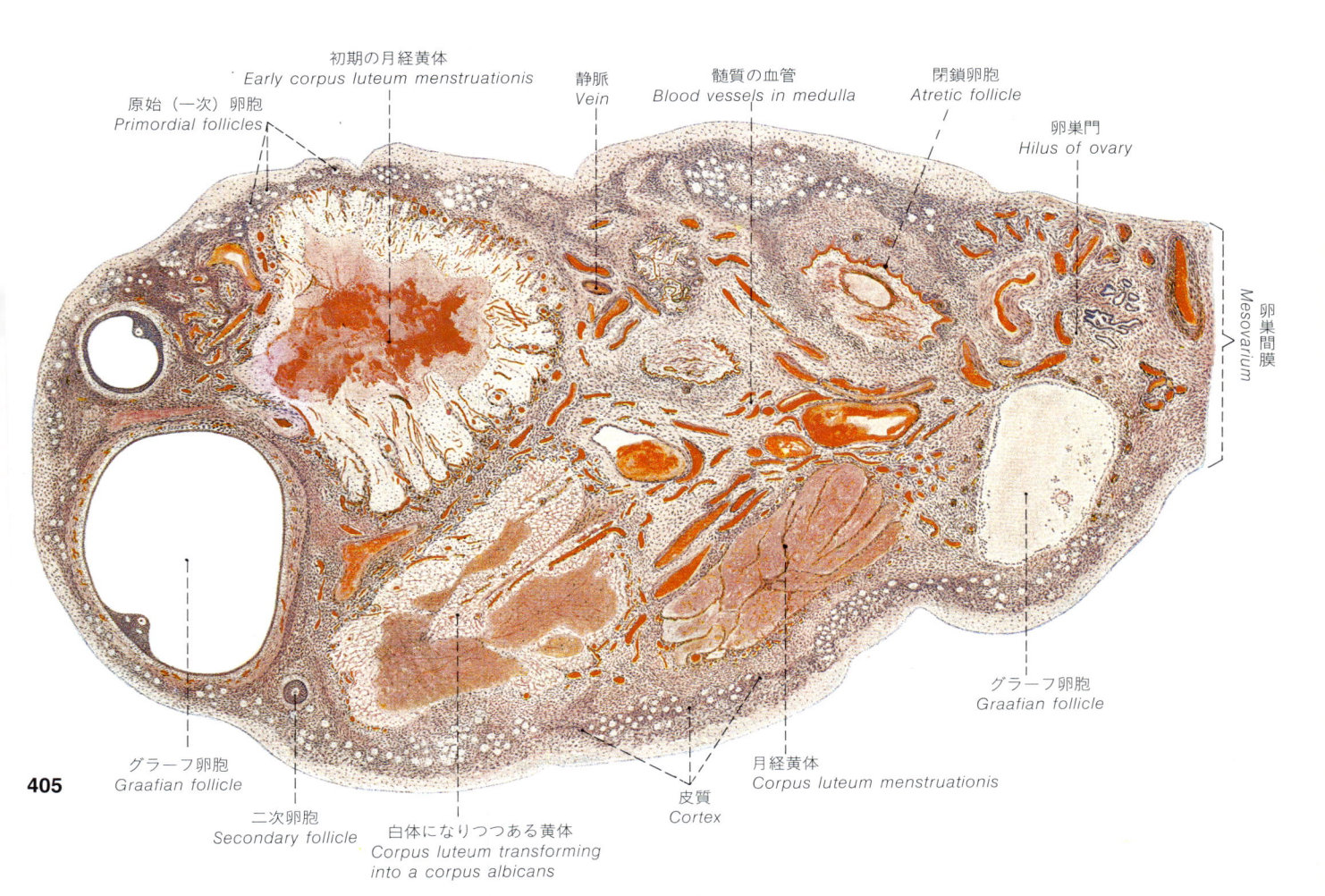

405

- 原始（一次）卵胞 Primordial follicles
- 初期の月経黄体 Early corpus luteum menstruationis
- 静脈 Vein
- 髄質の血管 Blood vessels in medulla
- 閉鎖卵胞 Atretic follicle
- 卵巣門 Hilus of ovary
- 卵巣間膜 Mesovarium
- グラーフ卵胞 Graafian follicle
- 月経黄体 Corpus luteum menstruationis
- 皮質 Cortex
- 白体になりつつある黄体 Corpus luteum transforming into a corpus albicans
- 二次卵胞 Secondary follicle
- グラーフ卵胞 Graafian follicle

図405 ヒトの卵巣 (ovarium) と卵巣間膜 (mesovarium)（やや模式図化したもの）(Patzelt の Histologie, 第3版, 1948年から)。種々の成熟段階の卵胞 (follicle) を見つけるためには、顕微鏡を用いて適当な場所をさがす必要がある。ただし、これはヒトの卵巣では困難なことが多いので、普通の顕微鏡標本にはいろいろの動物の卵巣が用いられる（マウスやネコなど）。ヘマトキシリン・エオジン染色。15倍。

図406 アカゲザルの卵巣の皮質。一次卵胞 (primary follicle) が見えている。一次卵胞（1）を取り囲む卵胞上皮細胞 (follicle epithelial cell) は初め扁平であるが、成長が始まると立方状（2）になる（原始卵胞と一次卵胞はほぼ同義語として用いられるが、卵胞上皮細胞が扁平なものを原始卵胞 primordial follicle, 少し丈が高くなり始めたものを一次卵胞 primary follicle として区別することもある）。卵胞の周囲の間質には結合組織細胞が多い。原始卵胞は神経節細胞に似ており、鑑別のためには臓器の全体を注意深く観察しなくてはならない。➡：腹膜上皮 (peritoneal epithelium)。ヘマトキシリン・エオジン染色。100倍。

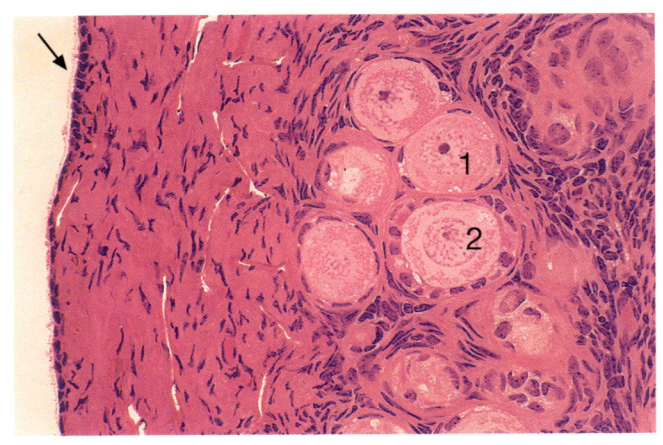

女性生殖器 - 卵巣　｜電子顕微鏡像

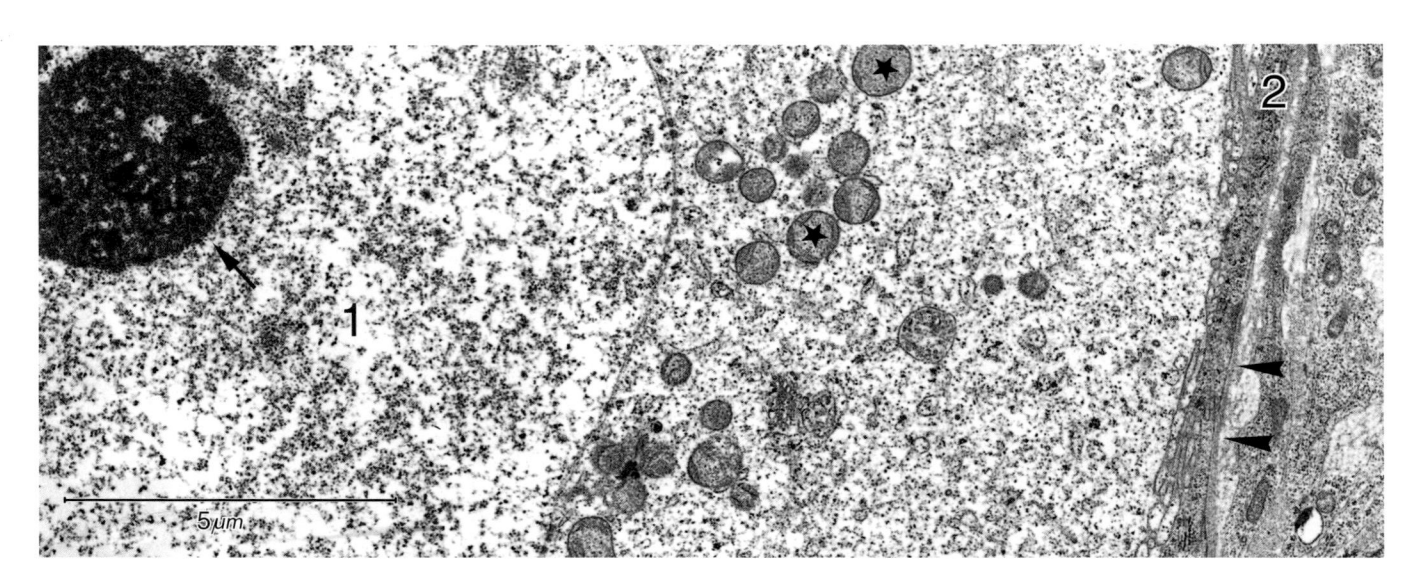

図407　ヒトの一次卵胞（primary follicle）の一部。卵母細胞（oocyte）の核（1）内に大きな核小体（→）が見える。細胞質には小さく丸いミトコンドリア（★），多数のリボゾームが存在する。卵胞上皮細胞（follicle epithelial cell）（2）は扁平である。◀：基底膜。8,830倍。

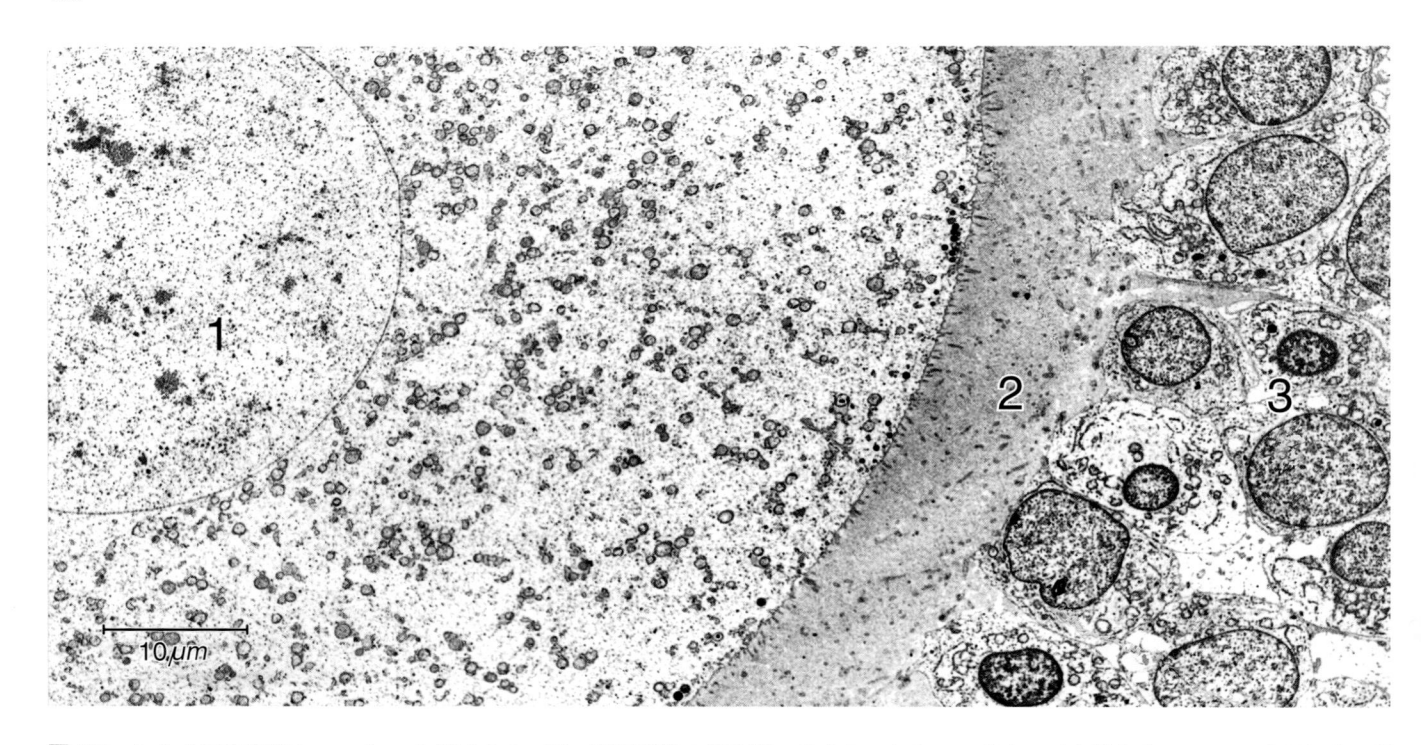

図408　ヒトの二次卵胞（secondary follicle）の一部。卵母細胞の細胞質には小さいミトコンドリアが多数存在する。1：卵母細胞の核。2：透明帯（zona pellucida）。3：果粒層細胞（granulosa cell）。透明帯の中には卵母細胞と周囲の果粒層細胞から微絨毛様の突起が多数入りこみ，互いに接触している。2,100倍。

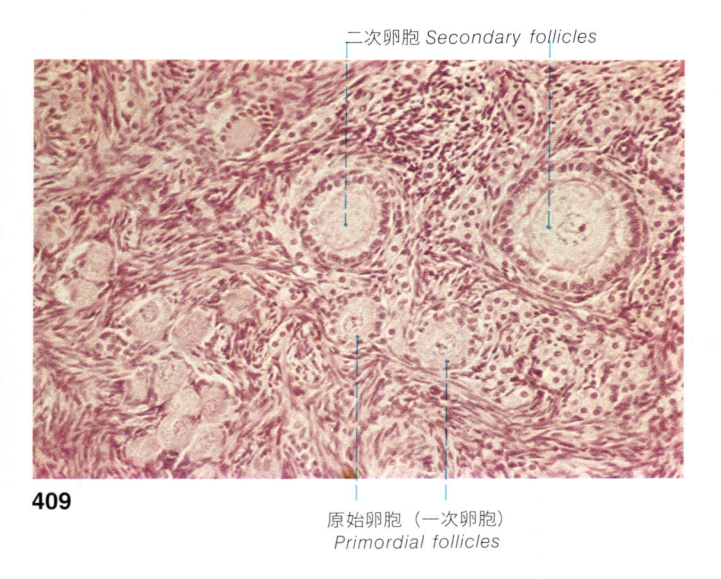

女性生殖器 — 卵巣

409　二次卵胞 Secondary follicles
原始卵胞（一次卵胞）Primordial follicles

410　果粒層 Stratum granulosum
卵胞膜 Theca folliculi　卵胞腔 Antrum folliculi

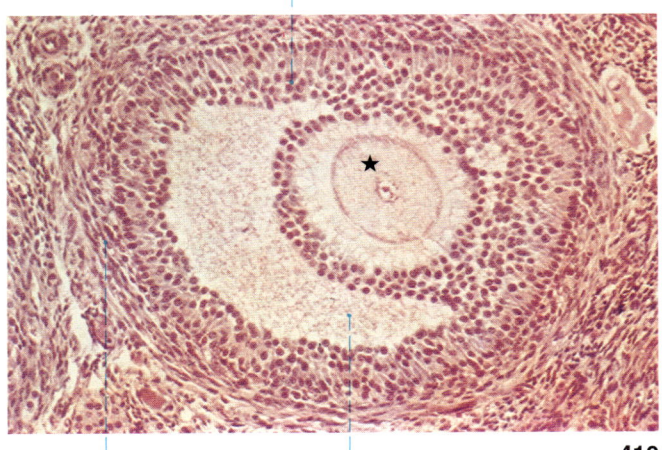

411

412　静脈腔 Lumen of vein
果粒層黄体細胞の核 Nucleus of a granulosa lutein cell

図409　多数の原始卵胞（一次卵胞）と2個の二次卵胞（ヒトの卵巣の皮質）。二次卵胞では，卵胞上皮細胞が立方状ないし円柱状になっており，層の数も増えている。また，卵細胞と卵胞上皮の間に粘液多糖類を主成分とする透明帯（zona pellucida）ができている。ヘマトキシリン・エオジン染色。150倍。

図410　成熟卵胞（グラーフ卵胞 Graafian follicle）。三日月形の卵胞腔（antrum folliculi）とその中に突き出した卵丘（cumulus oophorus）が明瞭である。卵胞腔は卵胞液（liquor folliculi）で満たされている。卵胞上皮の細胞は増殖して多層化しており，この状態のものを果粒層（stratum granulosum）と呼ぶ。果粒層の外側には間質の結合組織に由来する卵胞膜（theca folliculi）が存在する。卵胞膜は細胞成分の多い内卵胞膜（theca interna）と線維成分の多い外卵胞膜（theca externa）とからなっている。内卵胞膜細胞から女性ホルモンの一種である卵胞ホルモン（estrogen）を分泌する。卵母細胞（★）と果粒層の間の明るい層は透明帯である。ヘマトキシリン・エオジン染色。150倍。

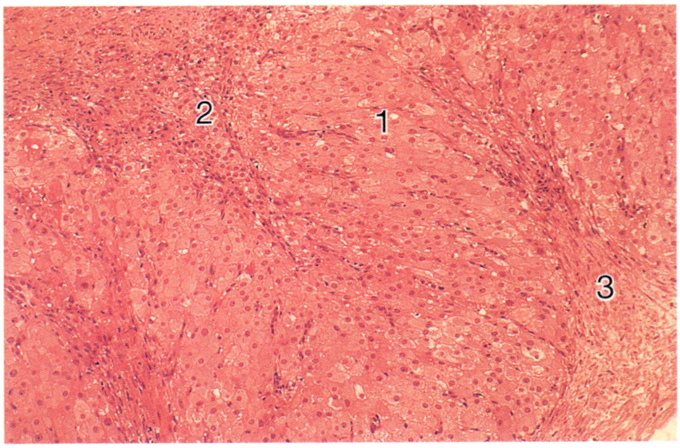

図411　ヒトの黄体（corpus luteum）の一部。黄体は大きい果粒層ルテイン細胞（果粒層黄体細胞 granulosa lutein cell）(1) と小さい卵胞膜ルテイン細胞（卵胞膜黄体細胞 theca lutein cell）(2) からなる。どちらも黄体ホルモン（progesterone）を分泌する。黄体の中央 (3) はもと卵胞腔だったところで，結合組織で埋められている。ヘマトキシリン・エオジン染色。120倍。

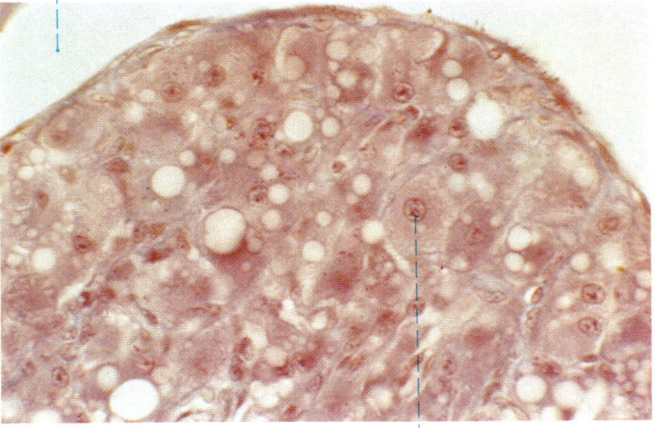

図412　黄体の強拡大像。果粒層黄体細胞は非常に大きく，細胞質は空胞状に見える。アザン染色。380倍。

女性生殖器 - 卵管（uterine tube）

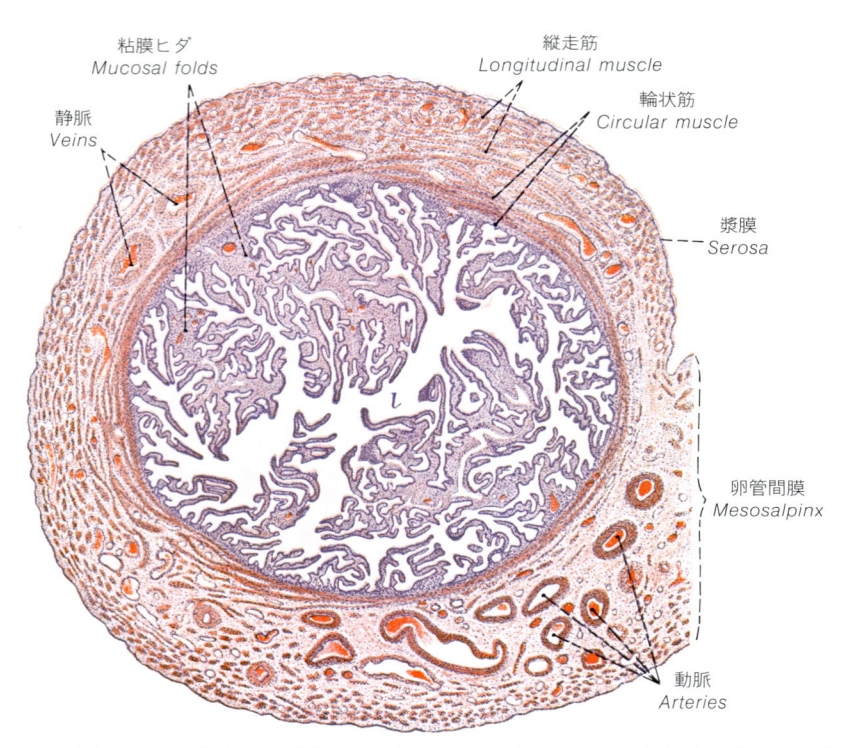

図413 ヒトの卵管（uterine tube）。膨大部での横断像。細く分岐の多い粘膜ヒダと、ゆるく結合した層構造の明瞭でない筋層が特徴である。卵管全体をとり出して、注意深く標本を作製すれば、卵管を覆う漿膜が分かるが、はげ落ちてしまうことも多い。鑑別診断のためには表15を参照。ヘマトキシリン・エオジン染色。22倍。

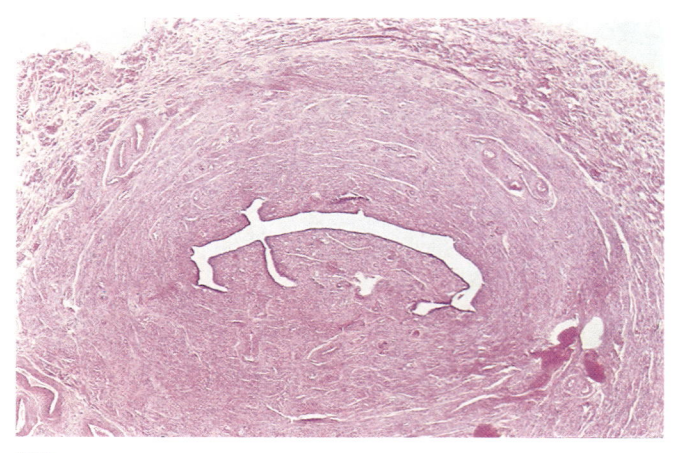

図414 ヒトの卵管峡部（isthmus）の横断像。ほぼ全体が出ている。粘膜ヒダがないこと、膨大部に比べて筋層がより密で、輪状になっていることに注意。ヘマトキシリン・エオジン染色。24倍。

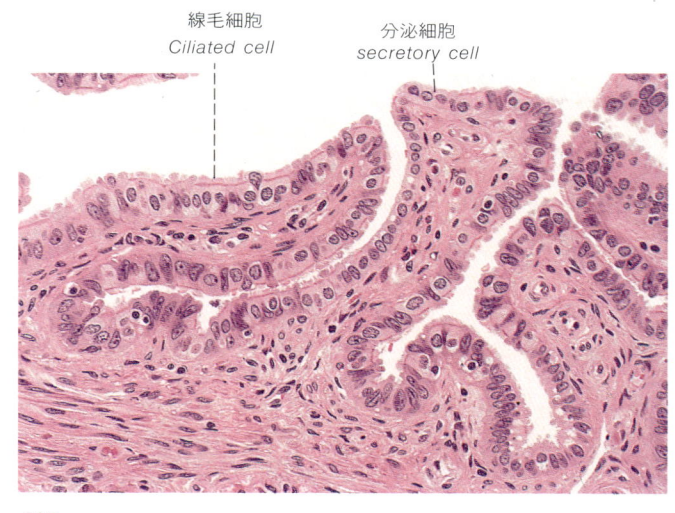

図415 ヒトの卵管（uterine tube）。膨大部の近くの粘膜を示す。粘膜上皮は単層円柱線毛上皮で、線毛細胞と分泌細胞からなる。これらの細胞の比率や活動状態は月経周期に伴って変化する。排卵の頃には線毛細胞が上皮の約50％を占めるが、黄体期の終わり頃には5％程度になる。上皮内に見られる細胞質の暗い細長い細胞は変性していく細胞である。プラスチック切片。ヘマトキシリン・エオジン染色。200倍。

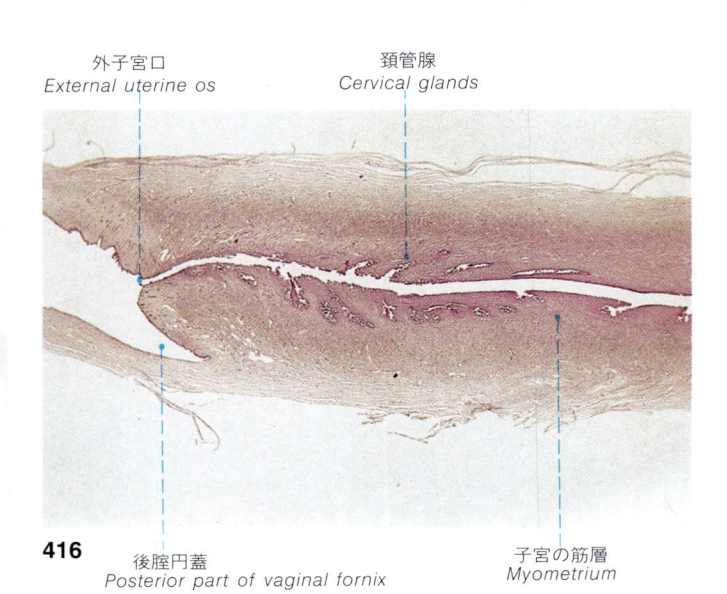

女性生殖器 – 子宮（uterus）

図416 子宮頸部の縦断像（15歳のヒトの子宮）。腟円蓋（fornix）や子宮腟部（portio vaginalis cervicis）も出ている。狭い子宮腔が頸管を通じて外子宮口に開いている。ヘマトキシリン・エオジン染色。5倍。

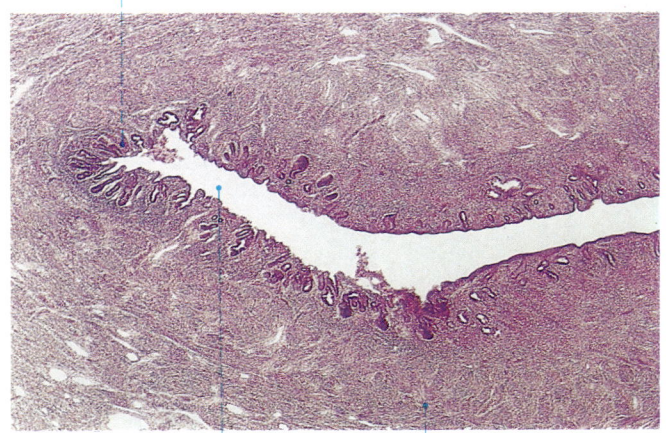

図417 子宮の底部の縦断像。子宮内膜（endometrium）と単一管状腺状の子宮腺が見える。ヘマトキシリン・エオジン染色。23倍。

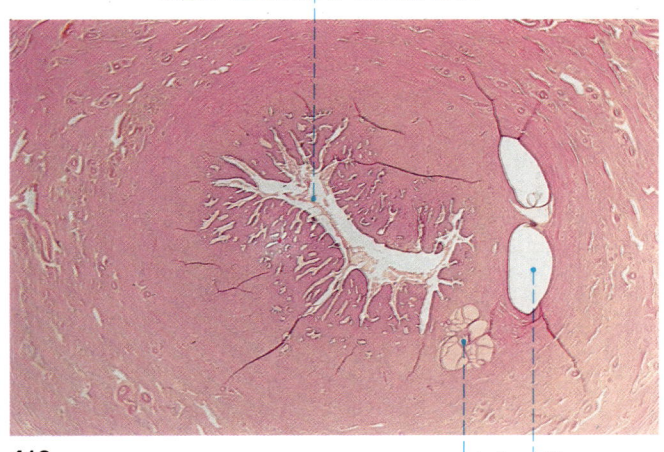

図418 子宮頸部の横断像。3個のナボット卵（Nabothian cysts）が見える。これは頸管腺の導管が詰まったために分泌物が貯留して腺腔が嚢腫状に拡張したものである。ヘマトキシリン・エオジン染色。5倍。

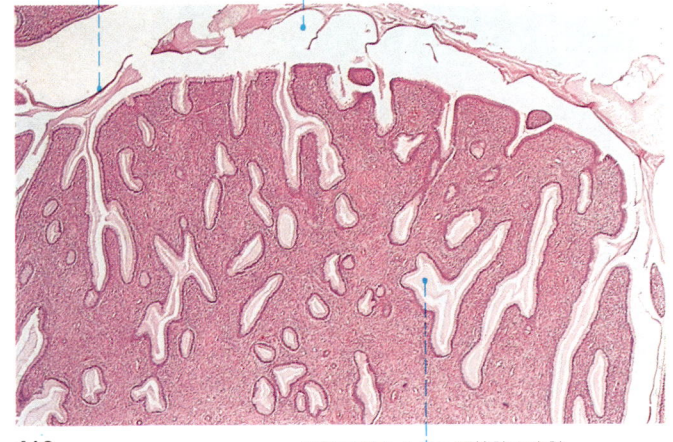

図419 頸管の粘膜の拡大像。分枝の多い頸管腺がよく分かる。腺の上皮は丈の高い単層円柱上皮で、上皮細胞は多量の粘液をもっている。頸管や頸管腺の内腔に粘液があるのが分かる。ヘマトキシリン・エオジン染色。23倍。

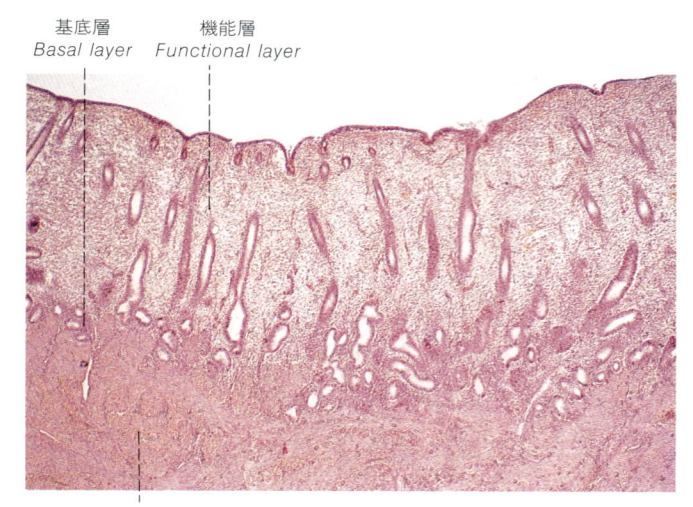

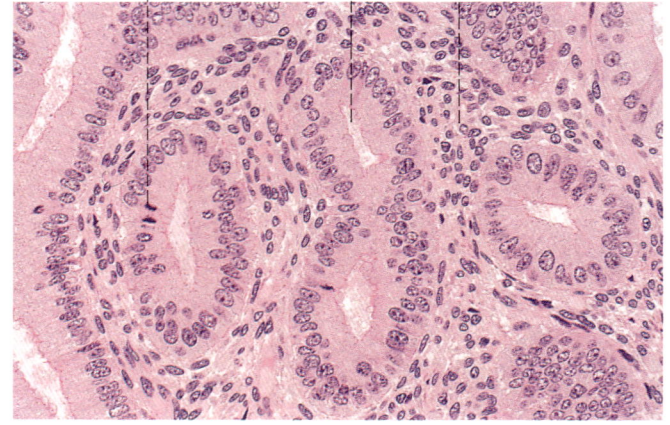

女性生殖器 – 子宮

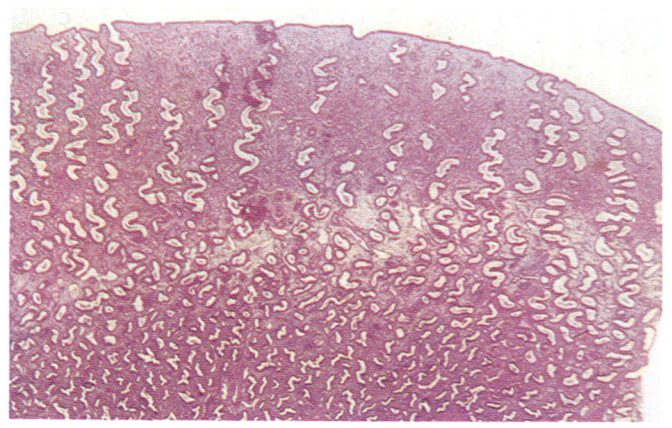

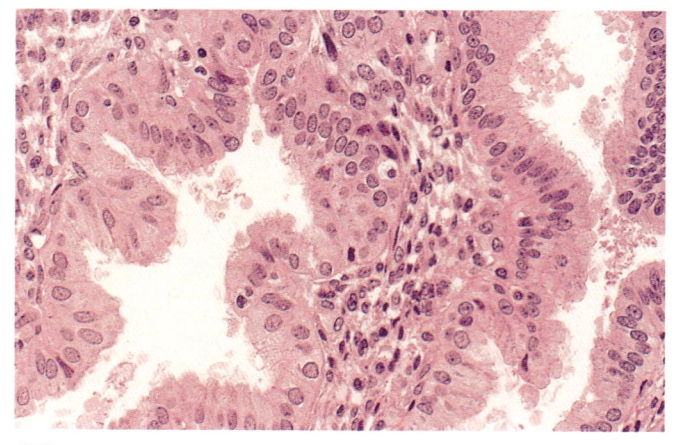

ヒトの子宮内膜の周期的変化。

図420 増殖期（proliferative phase：月経周期の第5日から第14日まで）の早期の子宮内膜。月経期に剥脱した機能層が基底層から再生される。基底層の子宮腺は蛇行しているが，機能層の子宮腺はまだ蛇行していない。プラスチック切片。ヘマトキシリン・エオジン染色。20倍。

図421 増殖期の子宮腺（uterine gland）の強拡大像。子宮腺の上皮は単層円柱上皮からなり，しばしば細胞分裂像が見られる。間質の結合組織は結合組織細胞が豊富である。プラスチック切片。ヘマトキシリン・エオジン染色。200倍。

図422 分泌期（secretory phase：月経周期の第15日から第28日まで）の内膜。分泌期の末期には，子宮腺（単一管状腺）は強く蛇行してラセン状となり，鋸歯状構造を示す。分泌期の機能層のうち上方の層は，細胞成分が豊富なことと，脱落膜細胞様に変化した，大きくて扁平な結合組織細胞のために密に見え，「緻密層」と呼ばれる。これに対して，機能層のうち緻密層より下方の層は子宮腺がよく発達し，「海綿層」と呼ばれる（図は月経周期第26日のもの）。ヘマトキシリン・エオジン染色。20倍。

図423 分泌期（secretory phase）の末期の子宮腺の強拡大像。分泌細胞の上部は盛り上がり，活発に粘液を分泌する。分泌期の早期には核下部に大量のグリコーゲンが蓄積し，切片で空胞状を呈するが，この段階ではほとんど見られない。プラスチック切片。ヘマトキシリン・エオジン染色。200倍。

女性生殖器 – 胎盤（placenta）

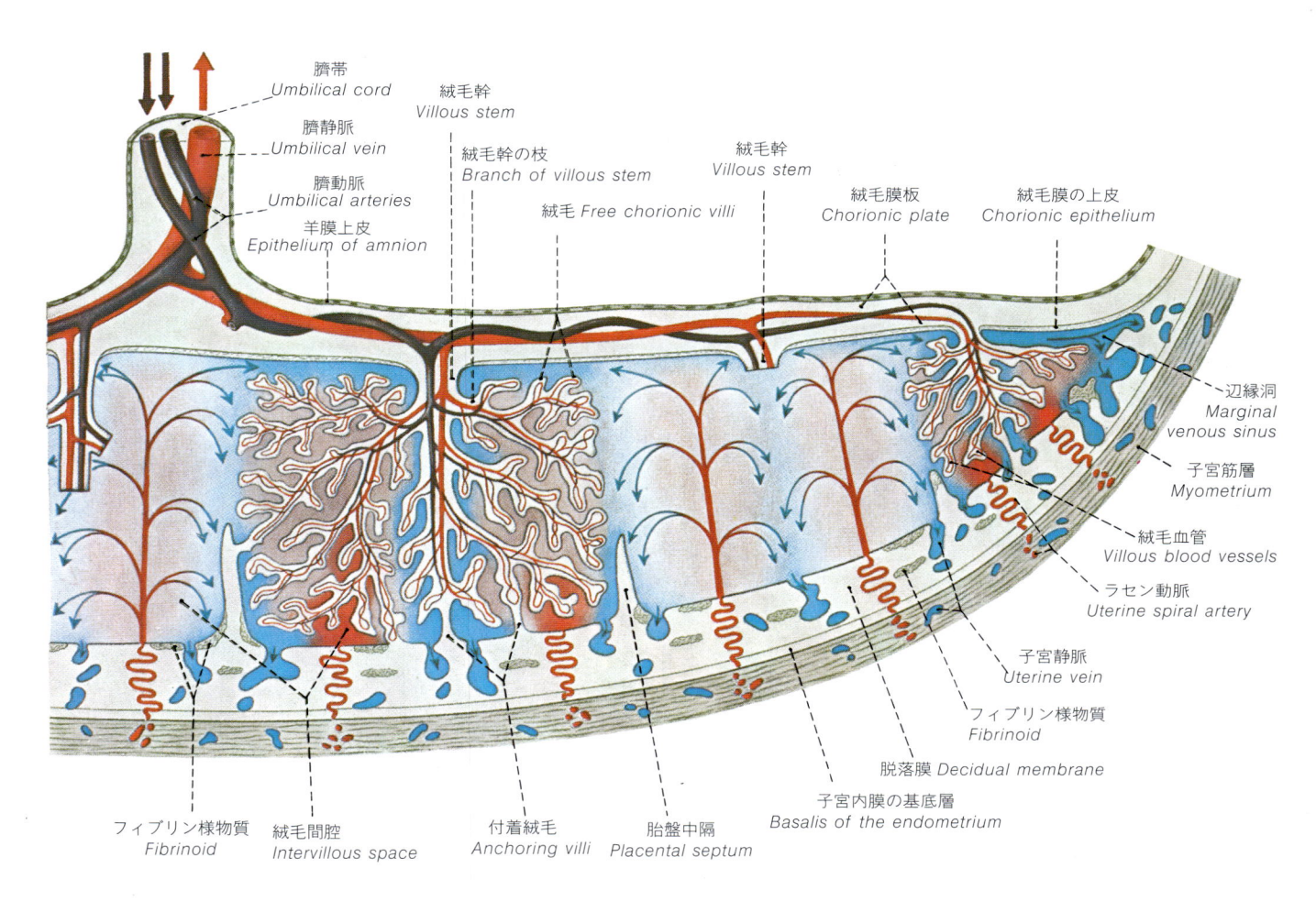

図424 胎盤（placenta）における血流を示す模式図（v. Heidegger と Starck の図から改変）。基底板のラセン動脈から絨毛間へ高い圧で流入する血液は，絨毛膜板の方へ上昇し，そこから方向を変えて絨毛の周囲を流れ，最後に子宮静脈に帰ってくる（図425も参照）。

女性生殖器 - 胎盤

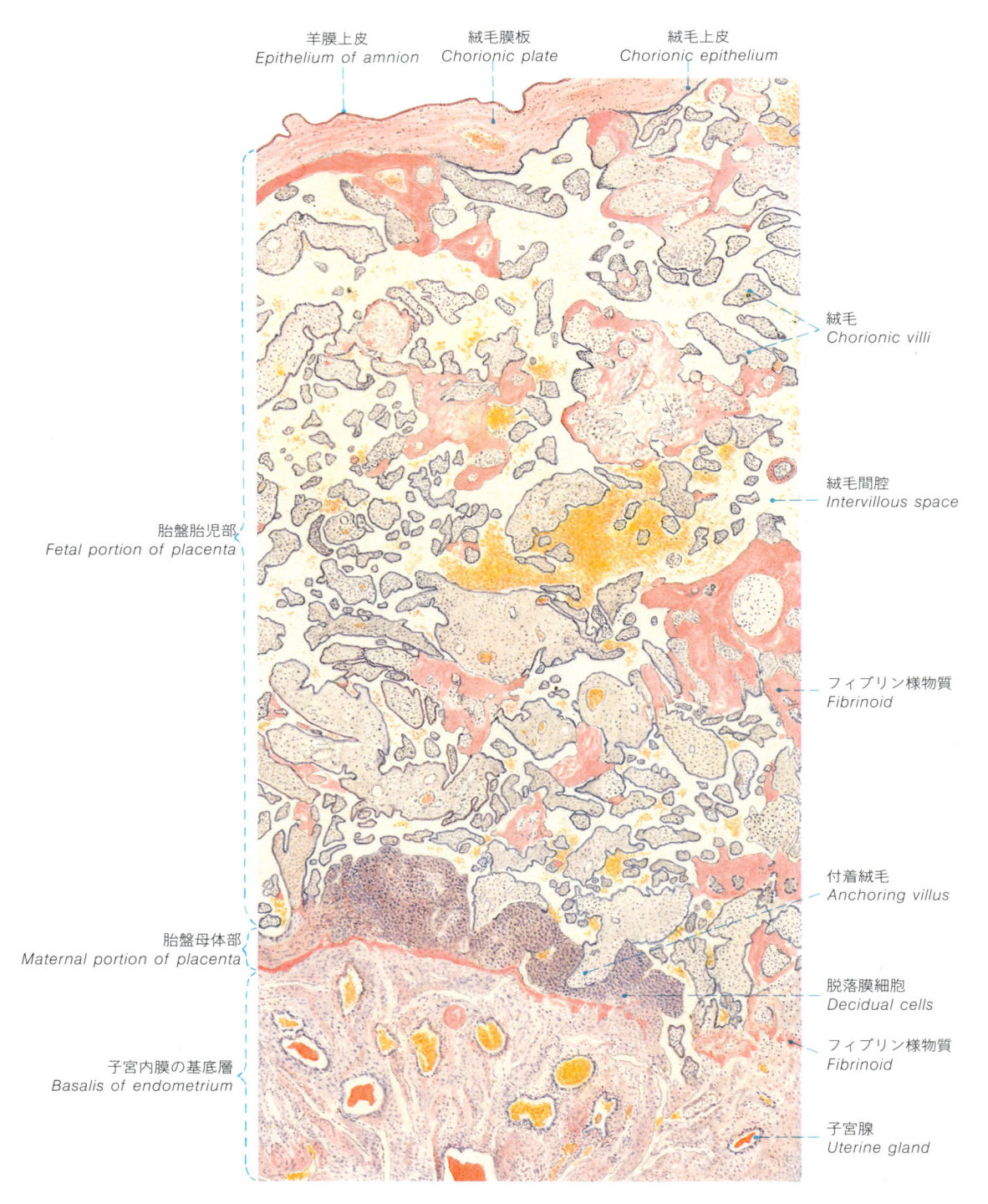

図中ラベル:
- 羊膜上皮 Epithelium of amnion
- 絨毛膜板 Chorionic plate
- 絨毛上皮 Chorionic epithelium
- 絨毛 Chorionic villi
- 絨毛間腔 Intervillous space
- 胎盤胎児部 Fetal portion of placenta
- フィブリン様物質 Fibrinoid
- 付着絨毛 Anchoring villus
- 胎盤母体部 Maternal portion of placenta
- 脱落膜細胞 Decidual cells
- フィブリン様物質 Fibrinoid
- 子宮内膜の基底層 Basalis of endometrium
- 子宮腺 Uterine gland

図425 胎盤（placenta）は複雑な構造をしているが，これを全層にわたって見てみると個々の構成要素を理解しやすい。

胎盤胎児部の構成：①絨毛膜板とこれを覆う羊膜上皮および絨毛上皮。②絨毛膜板から出て数多く分岐する絨毛樹。これは所々で付着絨毛によって胎盤母体部につなぎ止められている（図426参照）。

胎盤母体部の構成：①基底板。これは基底脱落膜によって形成される。②基底板から出る胎盤中隔。これは，絨毛叢の間を不完全に分けるのみで絨毛膜板へは達しない。

ヘマトキシリン・エオジン染色。27.5倍。

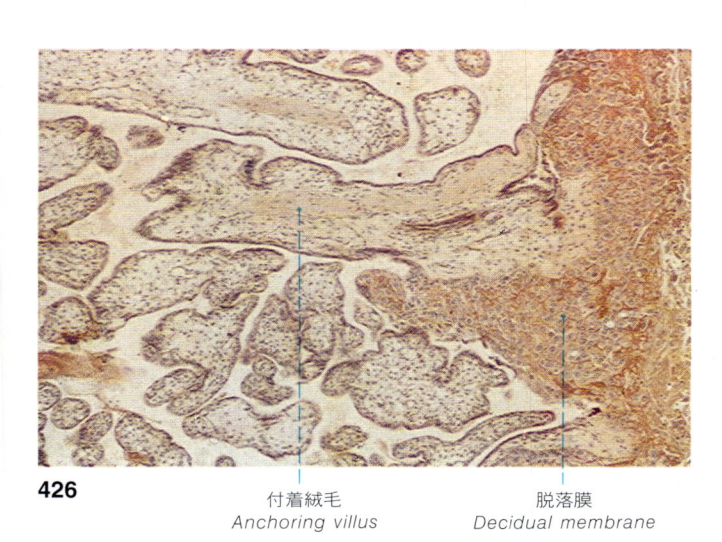

女性生殖器 – 胎盤

| 426 | 付着絨毛 Anchoring villus | 脱落膜 Decidual membrane |

| 427 | 血管 Blood vessel | 増殖蕾 Proliferative buds |

図426　ヒトの成熟した胎盤。付着絨毛が基底板に付いている部分。脱落膜細胞の間の橙色に濃染した索状物はフィブリン様物質である（図425も参照）。ヘマトキシリン・クロモトロープ染色。60倍。

図427　ヒトの成熟した胎盤。種々の大きさの絨毛の断面が見られる。絨毛内には赤血球を容れた多数の血管が見える。絨毛の表面を覆うのは多核の合胞体性栄養膜で，一部，この細胞が結節状に増殖して増殖蕾（proliferative buds）を形成している。ヘマトキシリン・エオジン染色。100倍。

図428　ヒトの約4か月胎児（10 cm）の胎盤（placenta）の低倍率写真。成熟胎盤（図425）と比べると，フィブリン様物質（fibrinoid）が欠けていることに気づく。ヘマトキシリン・エオジン染色。24倍。

| 428 | 細胞性栄養膜細胞 Cytotrophoblast | 胎盤の絨毛 Placental villus | 合胞体性栄養膜細胞 Syncytiotrophoblast |

図429　妊娠早期の胎盤の絨毛の横断（ヒト，姓娠4か月，胎児の頭尾長10 cm）。上皮は明らかに2層である。絨毛表面は合胞体性栄養膜細胞（syncytiotrophoblast）に覆われ，その下に細胞性栄養膜細胞（cytotrophoblast）（ラングハンス Langhans 細胞）が存在する。この細胞性栄養膜細胞は後に消失する。絨毛支質の結合組織中には，よく染まる細胞がある。これは組織球類似のホーフバウエル（Hofbauer）の細胞である。ヘマトキシリン・エオジン染色。240倍。

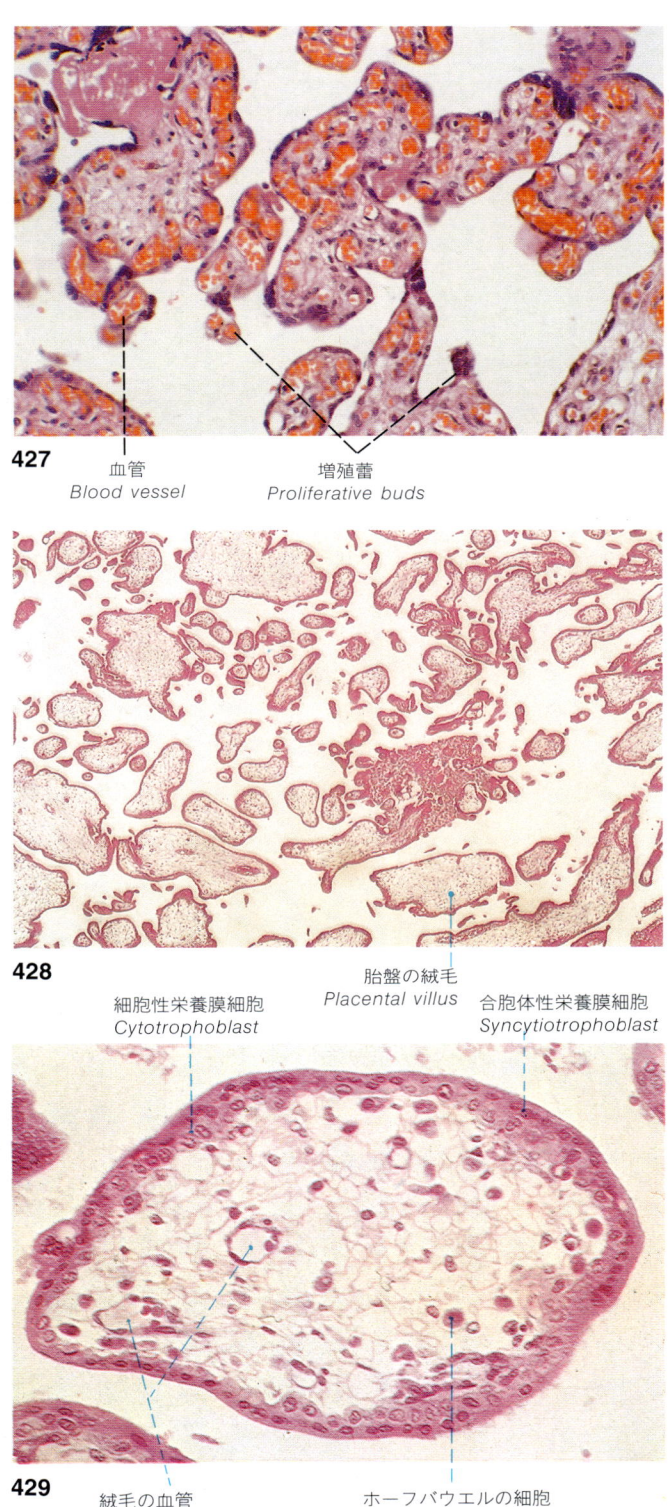

| 429 | 絨毛の血管 Blood vessels of placental villus | ホーフバウエルの細胞 Hofbauer cell |

女性生殖器 – 腟（vagina），小陰唇（labium minus），臍帯（umbilical cord）

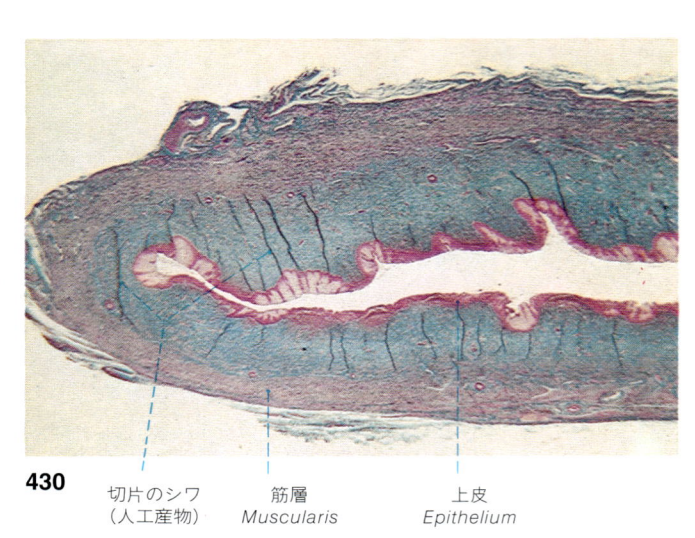

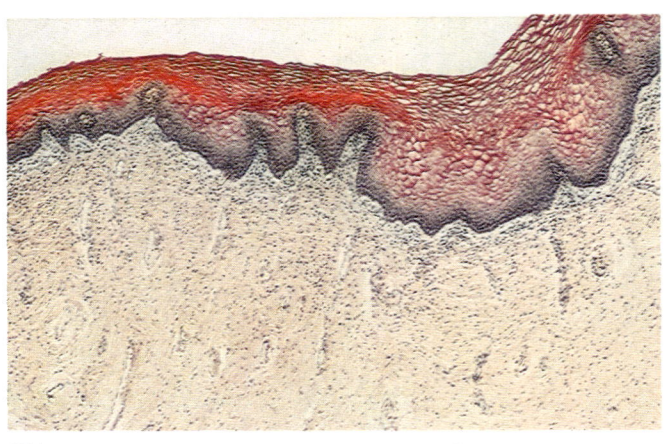

430
切片のシワ（人工産物）　筋層 Muscularis　上皮 Epithelium

431

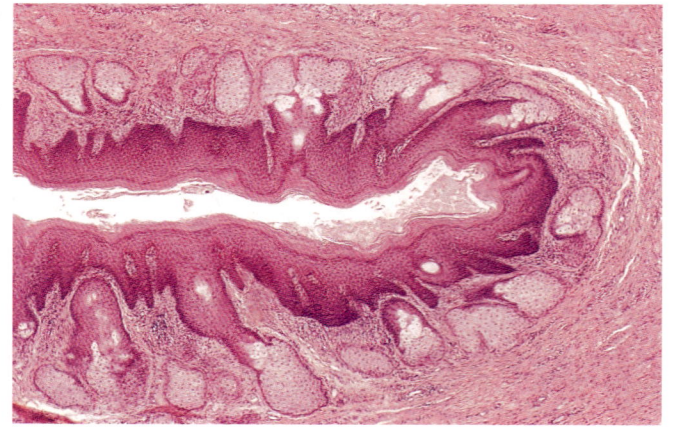

432

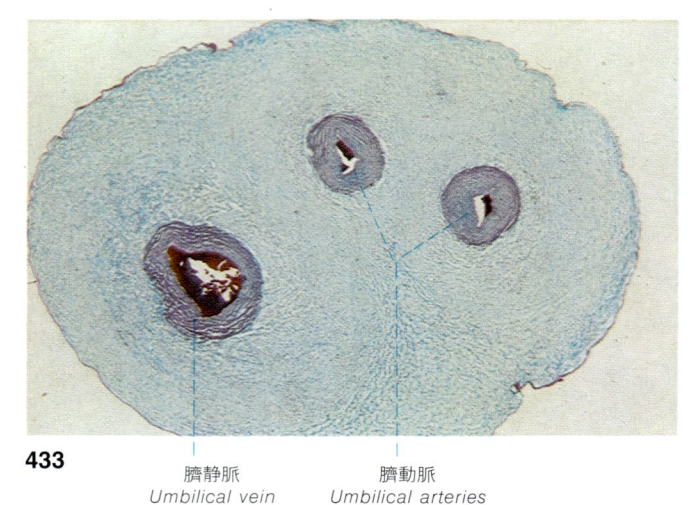

433
臍静脈 Umbilical vein　臍動脈 Umbilical arteries

図430　ヒトの腟（vagina）の横断。腟壁を構成する各層がよく分かる。角化しない重層扁平上皮（詳細は図81を参照）の所々にリンパ球の集団が浸潤している。結合組織からなる幅の広い粘膜固有層には腺がなく血管が豊富である（特に，静脈叢が発達している）。筋層は種々の方向に走る平滑筋線維束からなっている。鑑別のためには図305を参照。アザン染色。7倍。

図431　腟上皮は重層扁平上皮からなり，極めてグリコーゲンに富んでいる。グリコーゲンは特殊な染色法で染めることができる（ここでは，Bestのカルミン染色で赤く染まっている）。上皮細胞が剝離すると，中のグリコーゲンが腟腔に出て，デーデルライン杆菌（Döderlein杆菌）の作用で乳酸になる。ヘマトキシリンとBestのカルミン染色。60倍。

図432　ヒトの小陰唇（labium minus）。上皮は非角化性ないし軽度の角化を示す重層扁平上皮である。皮脂腺は多いが，毛，汗腺や脂肪細胞はない。皮下組織には静脈叢が発達しており，これは男の尿道海綿体（corpus spongiosum urethrae）に相当する。プラスチック切片。ヘマトキシリン・エオジン染色。40倍。

図433　ヒトの完成した臍帯（umbilical cord）の横断面。臍帯の自由表面は単層の羊膜上皮で覆われている。内部は膠様結合組織（ワルトンの膠様質 Wharton jelly。図114参照）で占められ，この中を2本の臍動脈と1本の臍静脈が走っている。これらの動・静脈は出生後，収縮して閉鎖する。尿膜管の遺残物もしばしば存在するが，この標本では見られない。アザン染色。10倍。

内分泌腺（endocrine gland）- 各内分泌腺の関係

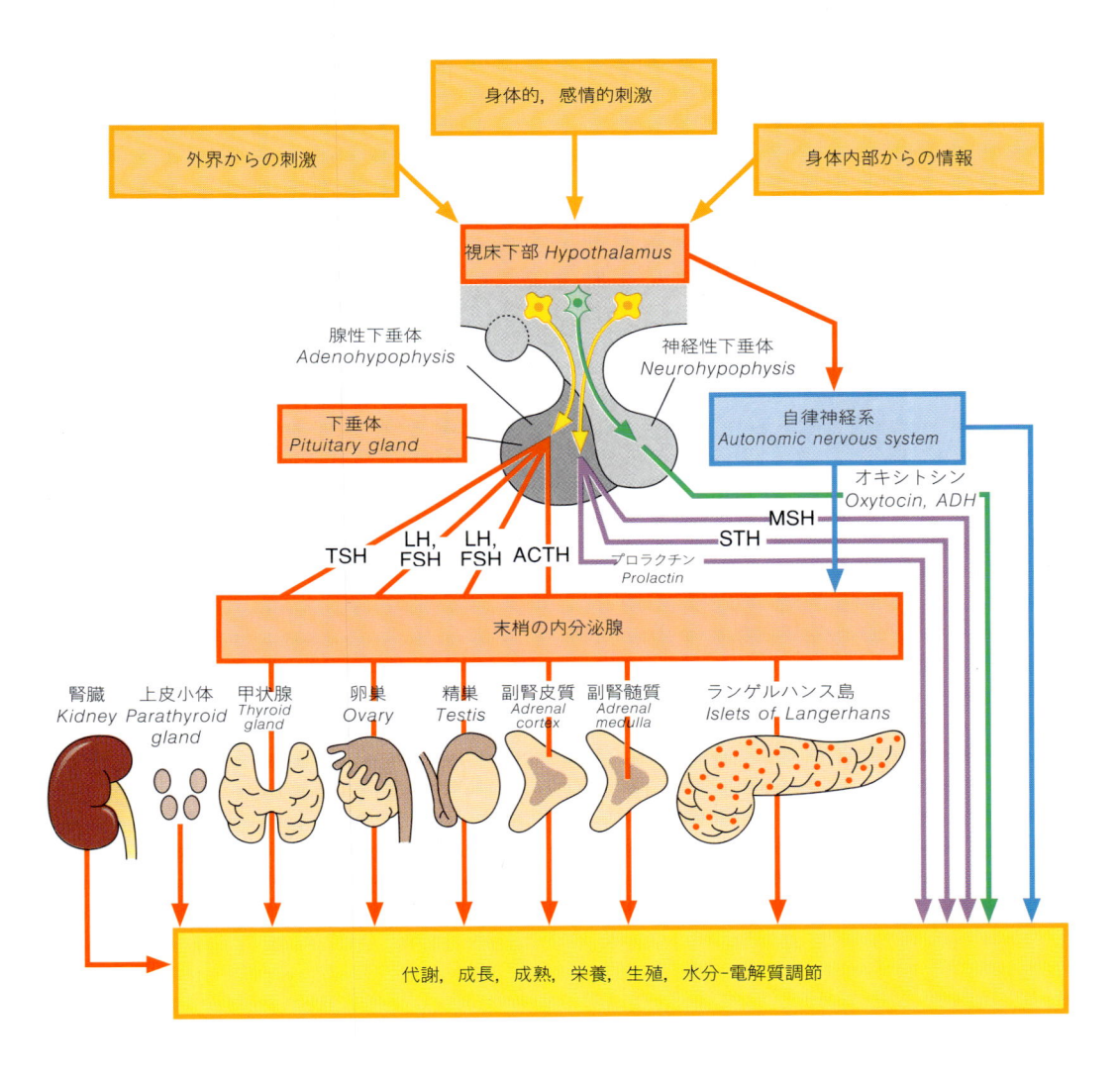

図434 内分泌腺の相互関係を示す模式図。TSH：甲状腺刺激ホルモン。LH：黄体化ホルモン。FSH：卵胞刺激ホルモン。ACTH：副腎皮質刺激ホルモン。STH：成長ホルモン。MSH：メラニン細胞刺激ホルモン。ADH：抗利尿ホルモン。

内分泌腺 – 下垂体（hypophysis）

隆起部 Pars tuberalis
漏斗柄 Infundibular stalk
結合組織からなる被膜（capsule）
コロイドを貯えたチステをもつ中間部 Pars intermedia with colloidal cysts
前葉（主部）Anterior lobe（pars distalis）
後葉 Posterior lobe（pars nervosa）
コロイド Colloid

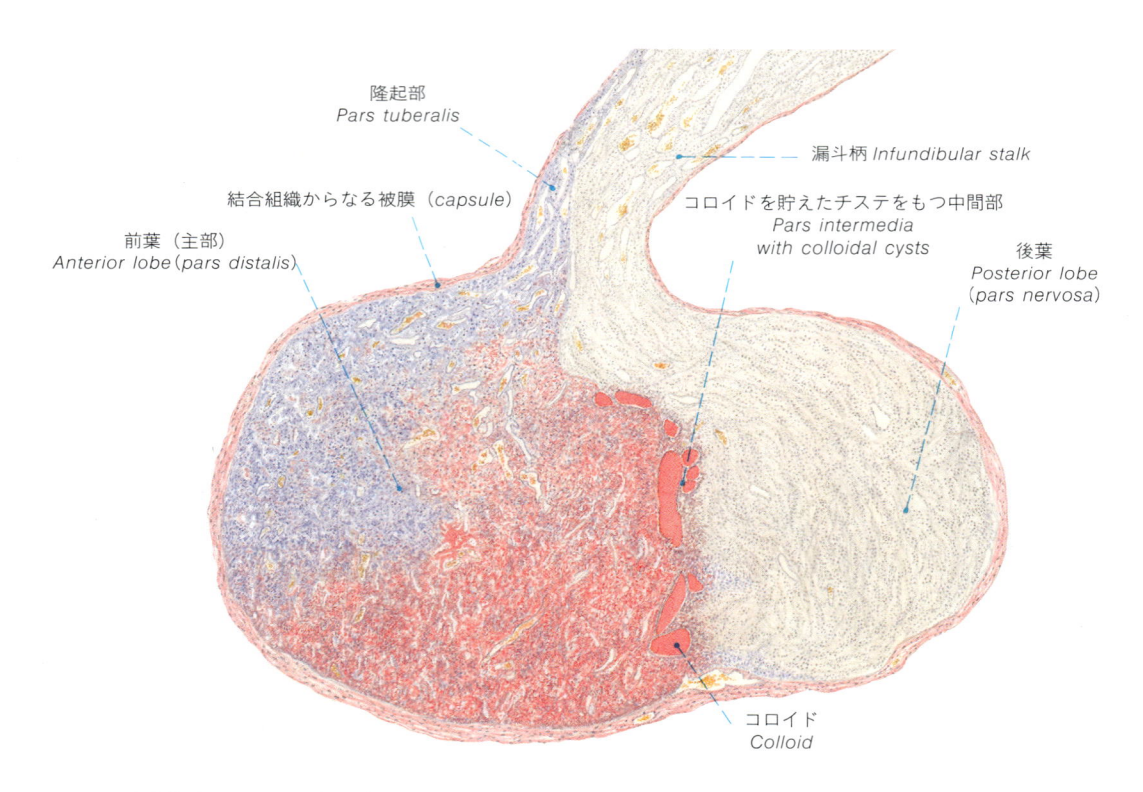

図 435　ヒトの下垂体（hypophysis）の矢状断面。前葉（主部）と後葉の関係を示す（各部の名称を見よ）。この標本では漏斗背側のいわゆる頸部は出ていない。漏斗（infundibulum）は隆起部（pars tuberalis）とともに下垂体柄（広義の漏斗）を形成する。前葉内が種々の色に染色されていることに注意せよ。これは前葉内の種々の細胞が不規則に分布しているためである。ヘマトキシリン・エオジン染色。10倍。

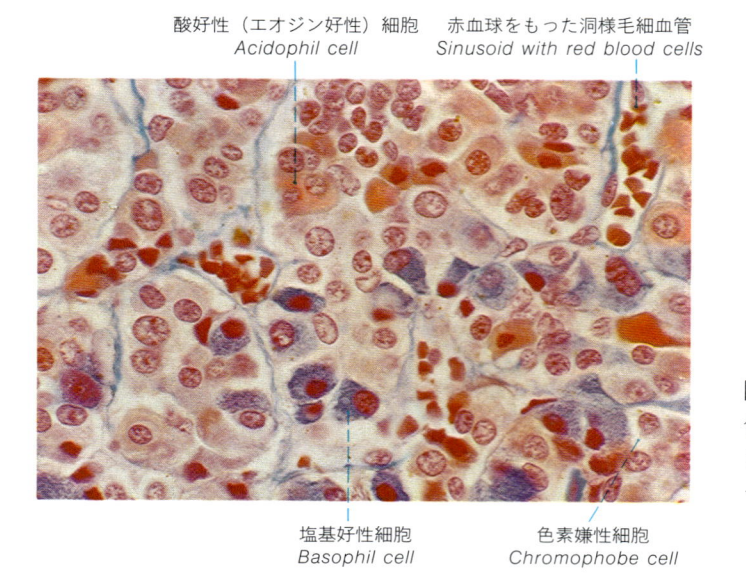

酸好性（エオジン好性）細胞 Acidophil cell
赤血球をもった洞様毛細血管 Sinusoid with red blood cells
塩基好性細胞 Basophil cell
色素嫌性細胞 Chromophobe cell

図 436　ヒトの下垂体前葉（anterior pituitary）。酸好性細胞（赤色ないしは橙色），塩基好性細胞（青色ないし紫色），色素嫌性（色素に染まらない）細胞が分かる。実際には，1つの視野ですべての種類の細胞を見つけるのは困難である。アザン染色。480倍。

内分泌腺 – 下垂体

図437 ヒトの下垂体の正中断面に見られる隆起部（pars tuberalis）と漏斗（infundibulum）。下垂体前葉に比較して、隆起部の細胞が均一であることに注意せよ。いわゆる隆起部細胞（tuberalis cells）は、上皮性細胞索の配列をとって、下垂体柄に沿って上方に伸びており、その間に多数の比較的管腔の広い血管（下垂体門脈系の第一次毛細血管）が存在する。アザン染色。60倍。

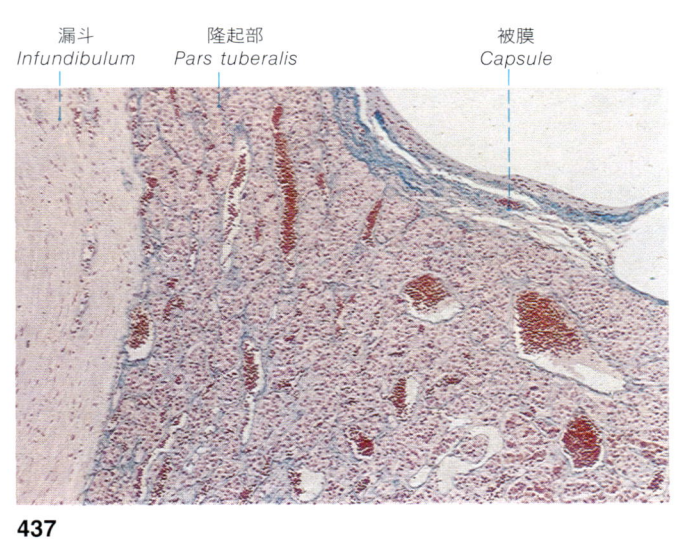

漏斗 *Infundibulum*　隆起部 *Pars tuberalis*　被膜 *Capsule*

図438 下垂体の中間部（中間葉）（pars intermedia）。中央に大きなチステ（下垂体腔の遺残）が見えるが、その内容物（コロイド）は、脱水の際に収縮して、壁との間に隙間ができている。図の右側には前葉の一部が、左側には後葉（神経葉の一部）が見られる。前葉と後葉の間に位置する中間部には上皮で覆われた小さな多数の腔と、大きいチステが見られ、中にコロイドを貯えている。アザン染色。38倍。

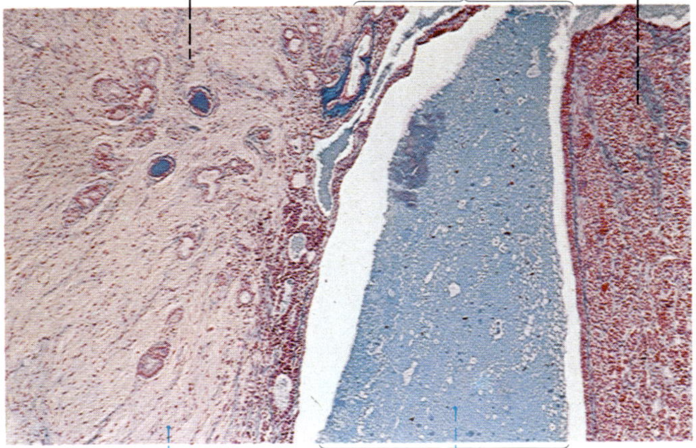

後葉 *Posterior lobe*　中間部 *pars intermedia*　前葉 *Anterior lobe*

後葉（神経葉）*Posterior lobe (Neural lobe)*　チステ（下垂体腔の遺残）の中のコロイド *Colloid in cyst (remnant of hypophyseal space)*

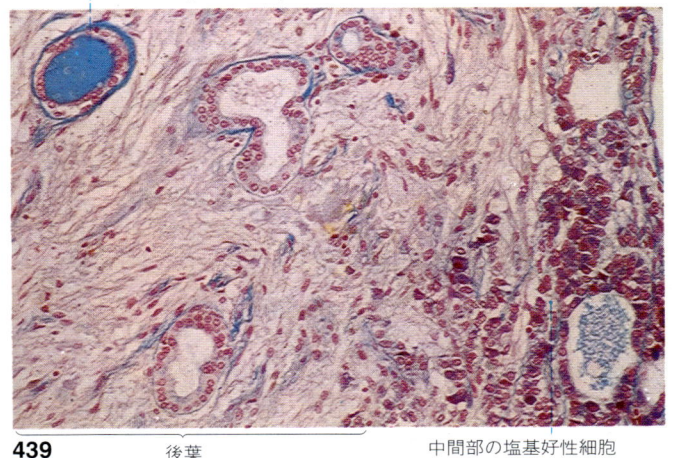

コロイドの充満したチステ *Colloid in epithelial cyst*

図439 図438の一部を拡大したもの。コロイドで満たされたチステと、図の右側には、中間部から後葉内に入りこんだ多数の塩基好性細胞が見える（"いわゆる" basophile invasion）。後葉の細胞構成や線維構造の詳細を知るためには、それぞれの目的に応じた染色標本を必要とする。アザン染色。150倍。

後葉　中間部の塩基好性細胞 *Basophils of pars intermedia*

内分泌腺 – 松果体（pineal gland）と甲状腺（thyroid gland）

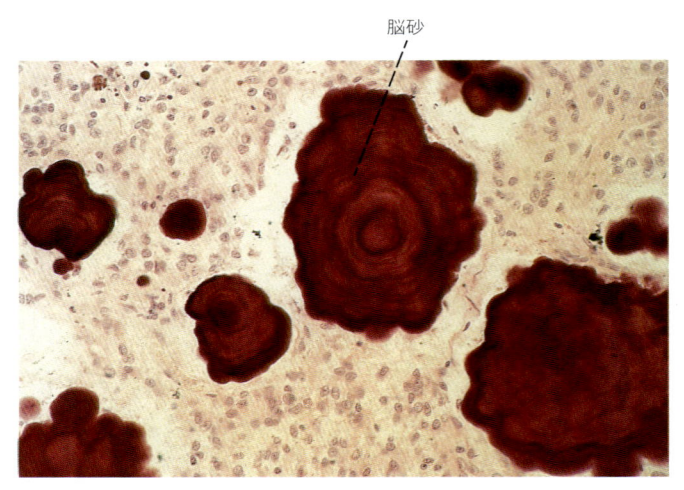

440

脳砂

図440 ヒトの松果体（pineal gland）。松果体は松果体細胞（pinealocyte），神経膠細胞，無髄神経線維からなる。松果体細胞は変形した神経細胞で，神経膠細胞より大きくて明るい核をもつ。松果体細胞はメラトニン（melatonin）を分泌する。神経膠細胞は一種の星状膠細胞である。老人の松果体では細胞間隙に脳砂（acervulus）が散在している。脳砂は石灰の層状の沈着で表面に金平糖のようないぼがある。脳砂はX線で写るので，かつて松果体の位置を知る目印として使われた（Dartmouth 医科大学の St. Carpenter 教授の標本）。ヘマトキシリン・エオジン染色。100倍。

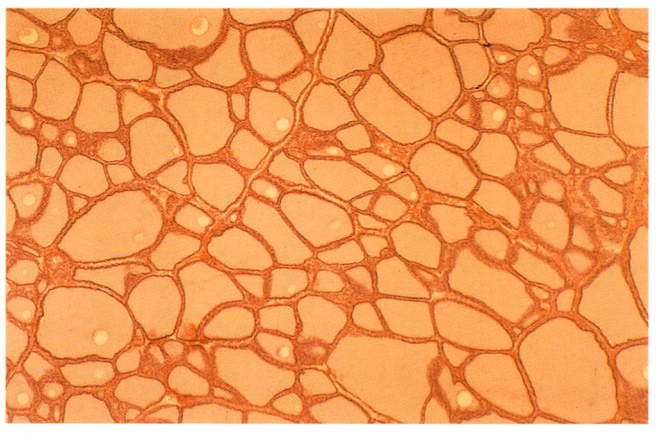

441a

図441a ヒトの甲状腺（thyroid gland）の弱拡大像。種々の大きさの濾胞（follicle）が見られる。それぞれの濾胞は単層の濾胞上皮と，それに囲まれた濾胞腔からなる。濾胞腔の中には淡赤色に染まるコロイド（colloid）が詰まっている。ヘマトキシリン・エオジン染色。45倍。

濾胞上皮　コロイド（濾胞腔の中を満たす）
Follicle epithelium　Colloid

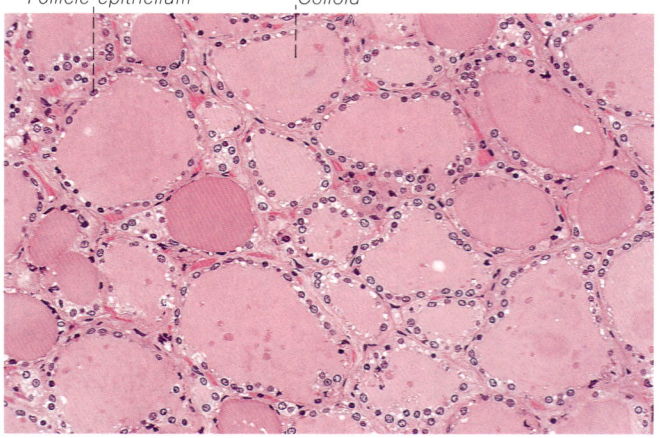

441b

図441b ヒトの甲状腺。それぞれの濾胞は直径 0.2〜1 mm で，単層の濾胞上皮（follicle epithelium）が濾胞腔を囲んでいる。濾胞腔にはコロイドが充満し，ヘマトキシリン・エオジン染色で淡赤色に染まる。コロイドの主成分はサイログロブリン（thyroglobulin）で，サイログロブリンは，濾胞上皮細胞の中で加水分解されて，甲状腺ホルモン，すなわちサイロキシン（T_4）とトリヨードサイロニン（triiodothyronine：T_3）となり，濾胞間の毛細血管の中へ分泌される。なお甲状腺には濾胞傍細胞（parafollicular cell）も存在するが，この図で見分けるのは難しい（図3参照）。濾胞傍細胞はサイロカルシトニン（thyrocalcitonin）を分泌する。プラスチック切片。ヘマトキシリン・エオジン染色。100倍。

内分泌腺 - 甲状腺

濾胞腔　　　　　濾胞上皮　　　　毛細血管
follicle lumen　　Follicle epithelium　Blood capillary
（中にコロイド colloid を貯える）

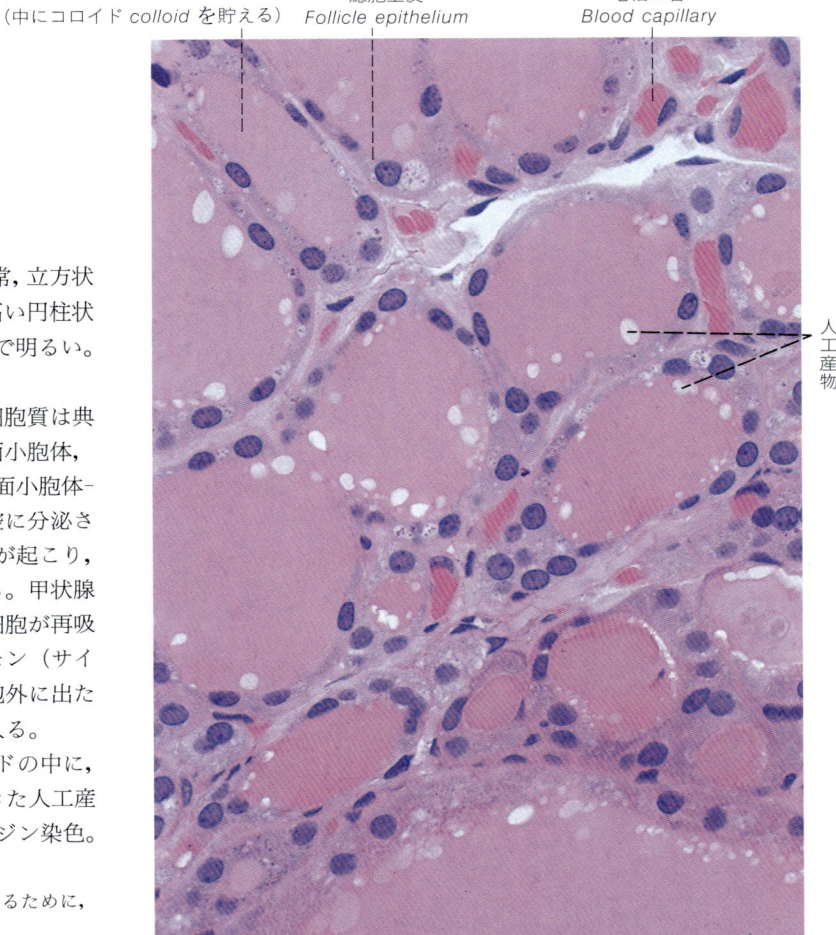

人工産物

図442 ヒトの甲状腺の強拡大像。濾胞上皮細胞は通常，立方状であるが，機能低下時には扁平に，機能亢進時には高い円柱状になる。濾胞上皮細胞の核は大きく，正染色質に富んで明るい。この図は光学顕微鏡像である。

電子顕微鏡で観察すると，以下のことが分かる。細胞質は典型的な蛋白分泌細胞の構造を示し，よく発達した粗面小胞体，ゴルジ装置，多数の小胞（vesicles）が見られる。粗面小胞体-ゴルジ装置系でつくられたサイログロブリンは濾胞腔に分泌され，コロイドとして貯えられる。ここでヨードの結合が起こり，サイログロブリン分子の中に甲状腺ホルモンができる。甲状腺ホルモンを中に含んだサイログロブリンを濾胞上皮細胞が再吸収し，水解小体によって加水分解すると甲状腺ホルモン（サイロキシンとトリヨードサイロニン）が遊離する。細胞外に出た甲状腺ホルモンは濾胞を取り囲む豊富な毛細血管に入る。

光学顕微鏡像を見ると，濾胞腔に貯えられたコロイドの中に，空胞状に抜けた部分があるが，これは固定の際にできた人工産物である。プラスチック切片。ヘマトキシリン・エオジン染色。500倍。

[訳者註：右の写真は電子顕微鏡写真でなく光学顕微鏡写真であるために，このような詳細はよく分からない。]

442

濾胞腔

図443 ネコの甲状腺の低倍率の電子顕微鏡像。図の左端にコロイドを容れた濾胞腔（★）と，これを囲む3個の濾胞上皮細胞（1）が見えている。図の中央右側にも小さい濾胞腔が見える。2：濾胞傍細胞（parafollicular cell）。この細胞は暗調の分泌果粒を多数もっている。この分泌果粒の中にはサイロカルシトニン（thyrocalcitonin）というホルモンが含まれる。3：毛細血管。2,000倍。

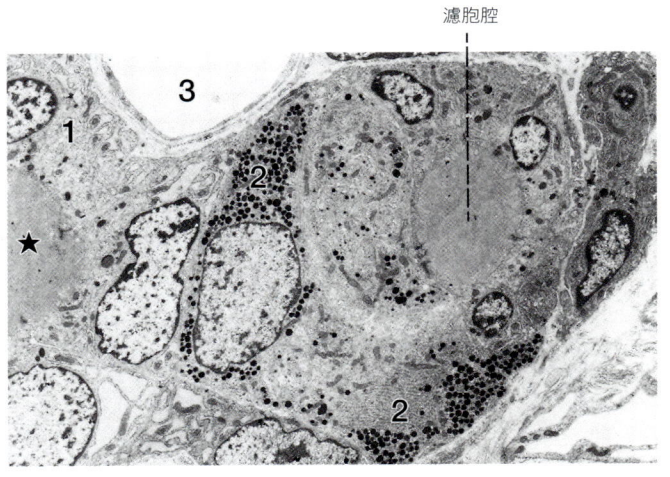

443

内分泌腺 – 上皮小体（parathyroid glands）

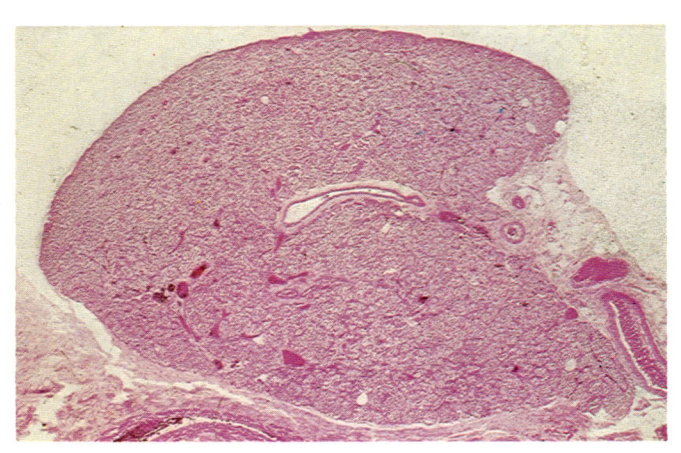

図444 上皮小体（parathyroid gland）。4個ある上皮小体の中の1個を正中断したもの。上皮小体の確認を容易にするため，多くの場合，甲状腺組織を一部つけたまま組織標本にしてある。上皮小体のみの場合は松果体と間違える可能性があるが，次のことから区別するのは容易である。①両器官の大きさが違うこと（図440も参照）。②上皮小体では結合組織性の中隔（被膜）が貧弱なこと。③上皮小体では上皮細胞様（このことから上皮小体と命名されている）の実質細胞が密集しており，かつ細胞どうしの境界が明瞭であること。ヘマトキシリン・フロキシン（phloxin）染色。38倍。

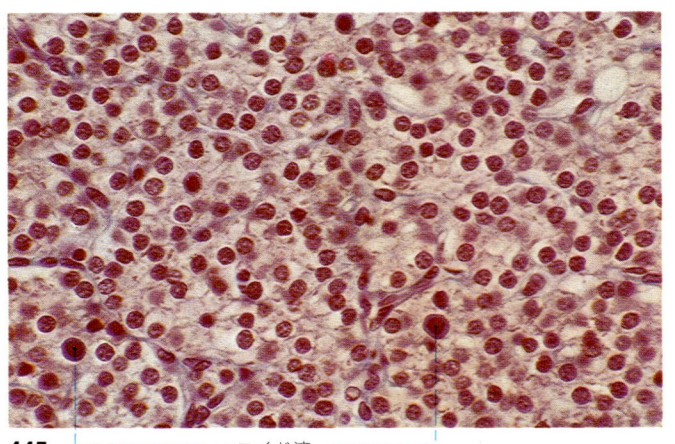

図445 上皮小体の強拡大像。実質細胞は上皮細胞様の細胞索をつくっている。上皮小体細胞からはパラトルモン（parathormone）が分泌される。個々の細胞の細胞質は種々の濃さに染まっている。図の下方の左右に，特に強く酸好性に染まって見える2つの球形の構造は，この腺で時に見られるコロイド滴である。アザン染色。380倍。

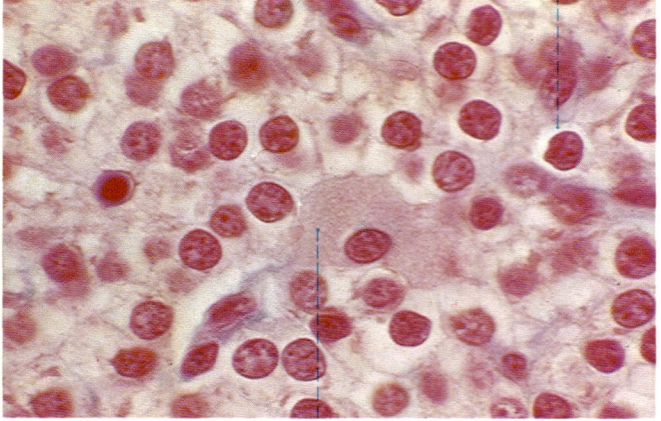

445 ----- コロイド滴 -----
Colloid droplet

主細胞（明るい）
Light chief cell

図446 上皮小体には主細胞（principal cell）と酸好性細胞（oxyphil cell）がある。図では多くの主細胞にまじって，中央に大型の酸性色素に赤く染まる酸好性細胞が見える。主細胞が上皮小体ホルモン（parathormone）を分泌する。酸好性細胞が赤く染まるのは細胞質にぎっしり詰まったミトコンドリアのためである。アザン染色。960倍。

446
酸好性細胞
Oxyphil cell

内分泌腺 – 副腎 (adrenal gland)

図447 副腎（adrenal gland）の横断。肉眼でも，あるいは図のような弱拡大による観察でも，その層構造が明瞭に分かる。ただし染色標本では髄質と皮質の区別はそれほど容易ではない。図では最外層の比較的淡く染まっている層，中間の狭いが濃染している層，および最内層の明るく見える層の3層が見える。このうち最内層のみが副腎髄質であり，他は2層とも皮質である（図448も参照）。腔の広い，極めて壁の厚い静脈のあるのが髄質の特徴である。アザン染色。15倍。

図448 少し拡大を大きくして見ると，皮質の3層構造が分かる。おのおのの層は，それぞれ細胞の配列のしかたによって球状帯（zona glomerulosa）（細胞がほぼ球状に集まっている），束状帯（zona fasciculata）（細胞索が平行に走っている），網状帯（zona reticularis）（細胞索が網目をつくっている）と名づけられている。網状帯は多くの場合，特に強く染色されるため，初学者は髄質と間違えやすい。副腎皮質ホルモンのうち，電解質コルチコイド（mineralocorticoid）は主として球状帯から，糖質コルチコイド（glucocorticoid）は主として束状帯から分泌される。また網状帯からは男性ホルモン（アンドロジェン androgen）が分泌される。アザン染色。48倍。

図449 髄質細胞（medullary cells）のクロム反応。できるだけ新鮮な材料を重クロム酸カリウムを含む固定液につけると，髄質細胞は褐色に染まる（このためクロム親性細胞 chromaffin cells と呼ばれる）。これは，髄質細胞の分泌顆粒の中に含まれているアドレナリンおよびノルアドレナリン，ないしはその前駆物質が容易に酸化される性質をもっているためである。ここでも皮質の網状帯が強く染色されている。構造の細部が分かりにくいのは，分解能の低い対物レンズを使用したためである。クロム反応 – 核ファスト赤染色。24倍。

447 髄質の静脈（中心静脈） Medullary vein | 網状帯 Zona reticularis | 髄質 Medulla | 皮質 Cortex

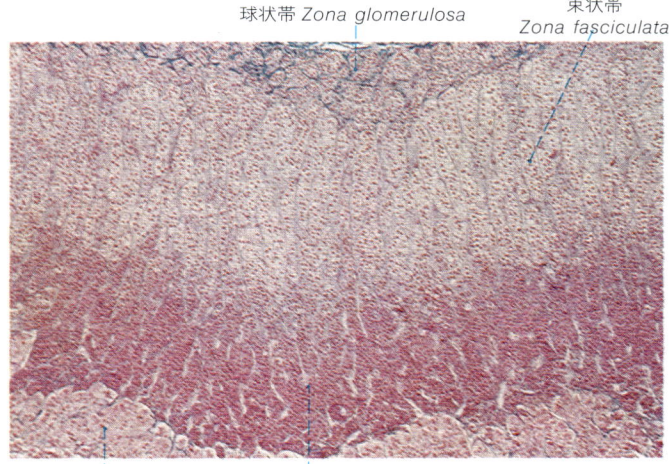

448 球状帯 Zona glomerulosa | 束状帯 Zona fasciculata | 髄質 Medulla | 網状帯 Zona reticularis

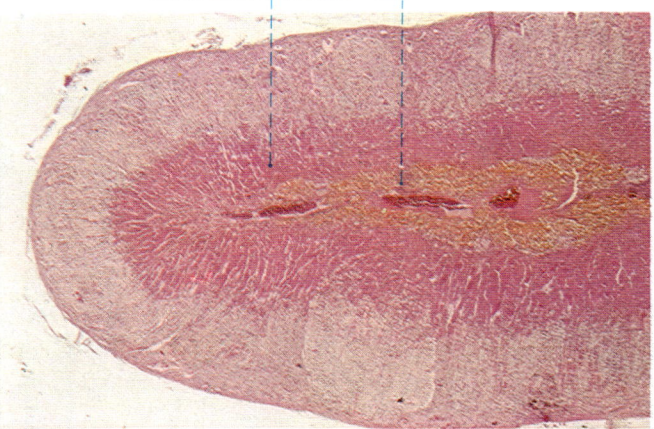

449 網状帯 Zona reticularis | 髄質 Medulla

内分泌腺 — 副腎

副腎皮質の3層と髄質。同一の副腎標本から。アザン染色。150倍。

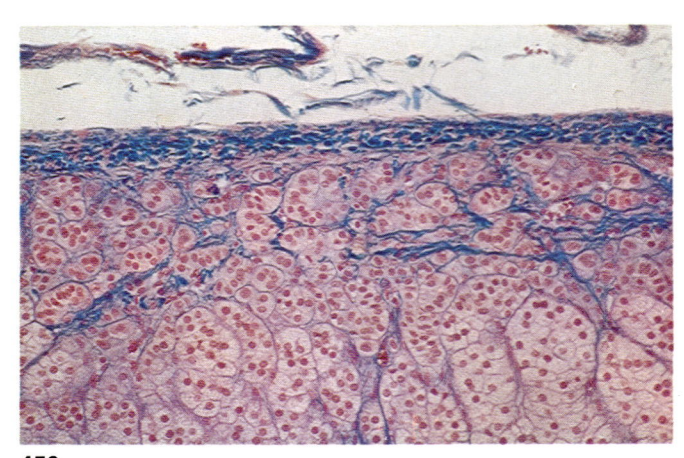

450

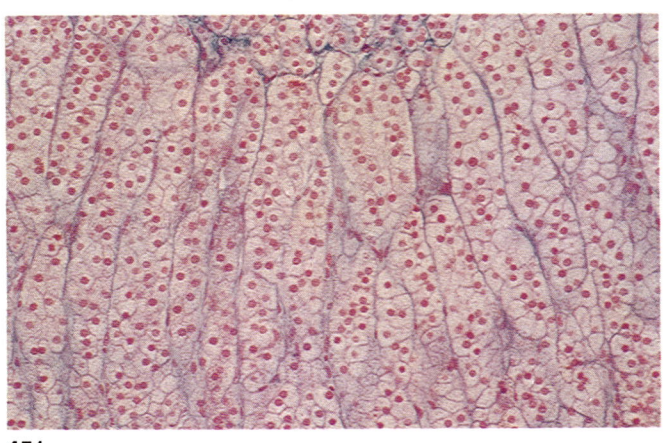

453

451

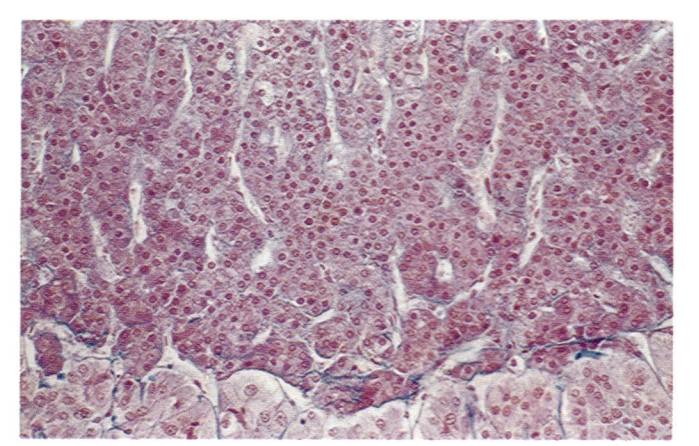

452

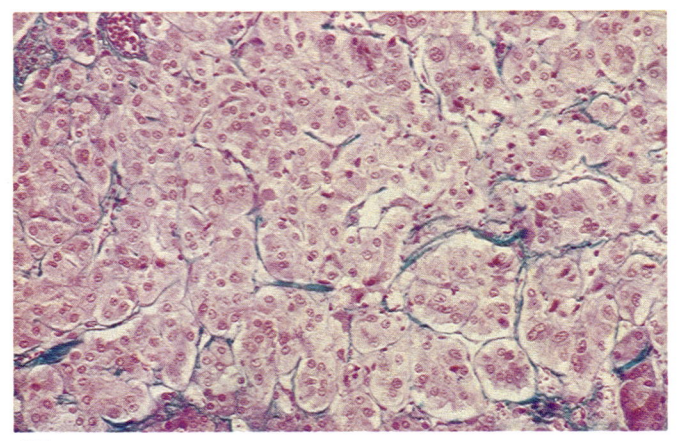

図450　柔らかい結合組織性の被膜の下に小さい細胞からなる薄い球状帯（zona glomerulosa）がある。被膜からは，結合組織線維が皮質細胞の間に網状に伸びている。被膜直下の細胞群は未分化の"いわゆる"胚芽層を形成している。
［訳者註：被膜直下の球状帯細胞が未分化であるとの考えは否定的であり，胚芽層の名称はあまり用いられない。］

図451　ハチの巣状の細胞質を有する束状帯（zona fasciculata）の細胞は，細胞索をなして並行に配列している。細胞質がハチの巣状になるのは，標本作製の途中で，細胞内の脂質滴が脂溶性の溶剤（アルコールなど）に溶けるためである（図41d, 55参照）。

図452　エオジンに対して強い染色性を示す網状帯（zona reticularis）の細胞群。細胞索が網状に配列しており，その間隙を管腔の広い毛細血管が走っている。図の下方に副腎髄質の一部が見える。
［訳者註：副腎皮質細胞，精巣のライディッヒの間細胞，卵巣の内卵胞膜細胞，黄体細胞などの電子顕微鏡像では，ミトコンドリアのクリステが小管状であり，細胞質は管状の滑面小胞体に富み，大きい脂質滴が散在するのが特色である。脂質滴の中に含まれるコレステロールを材料としてミトコンドリアと滑面小胞体の中の酵素作用をうけて，ホルモン（ステロイドホルモン）が作られる。］

図453　副腎髄質は交感神経に由来し，傍節（paraganglion）の一つである。細胞内の果粒は，この図のように通常の標本では分からないが，その強い還元性（ノルアドレナリンあるいはその前駆物質による）のために，重クロム酸カリウムのような酸化剤で処理すると，褐色を呈する（図449参照）。これらのことから髄質細胞は，クロム親性細胞とも呼ばれる。

皮膚（skin） - 表皮（epidermis）

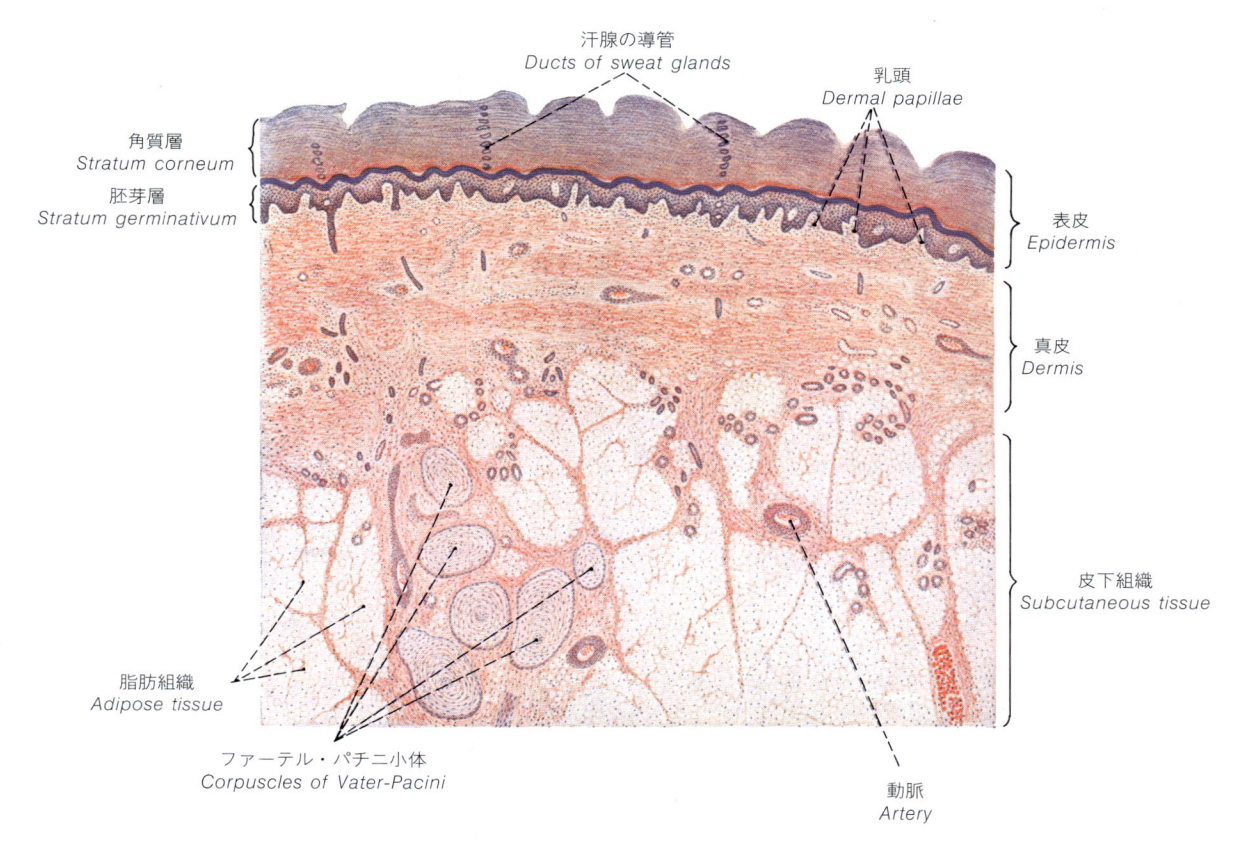

図454　ヒトの手掌の皮膚。手掌や足底のような角化の強い皮膚では，その層状構造が特に明瞭に分かる。表皮は，重層扁平上皮である。表層の角質層（stratum corneum）とその下の胚芽層（stratum germinativum）が大きく2層をなし，その2層の間に果粒層（stratum granulosum）と淡明層（stratum lucidum）からなる暗い帯状の層が挟まれている（図455参照）。表皮の下の真皮とその下の皮下組織は結合組織である。真皮（corium, dermis）は緻密結合組織であり，その乳頭の部分で，表皮（epidermis）とかみ合い，それに続く厚い緻密結合組織によって皮膚の強さが保たれている。真皮と皮下組織との境界部には，多くの腺と血管が分布している。皮下組織には脂肪組織が豊富である。ヘマトキシリン・エオジン染色。18倍。

皮膚 - 表皮

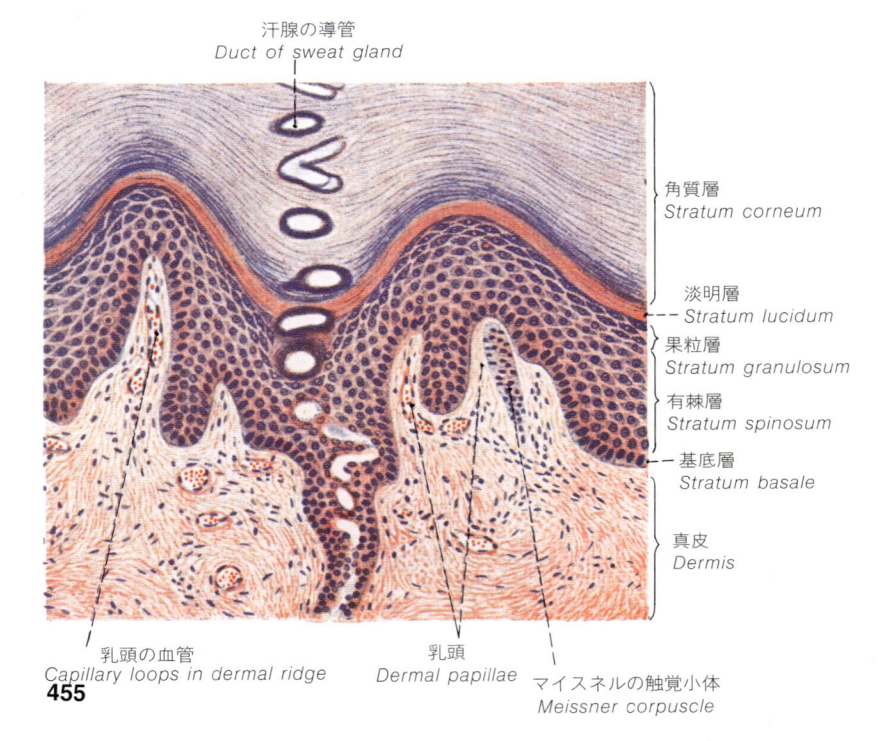

図455 表皮の強拡大。その層がさらによく分かる。すなわち最も下に円柱状の細胞からなる1層の基底層（stratum basale）があり，その上の有棘層（stratum spinosum）とともに胚芽層（stratum germinativum）を形成する。その上に強染するケラトヒアリン果粒によって，明らかに区別される果粒層（stratum granulosum）があり，さらに均質で，強い光屈折性を示す淡明層が続いている。最上部は角質層で，ケラトヒアリン果粒と張細糸（張フィラメント）は融合し，細胞質は濃縮し，細胞核や小器官は，次第に崩壊する。ヘマトキシリン・エオジン染色。170倍。

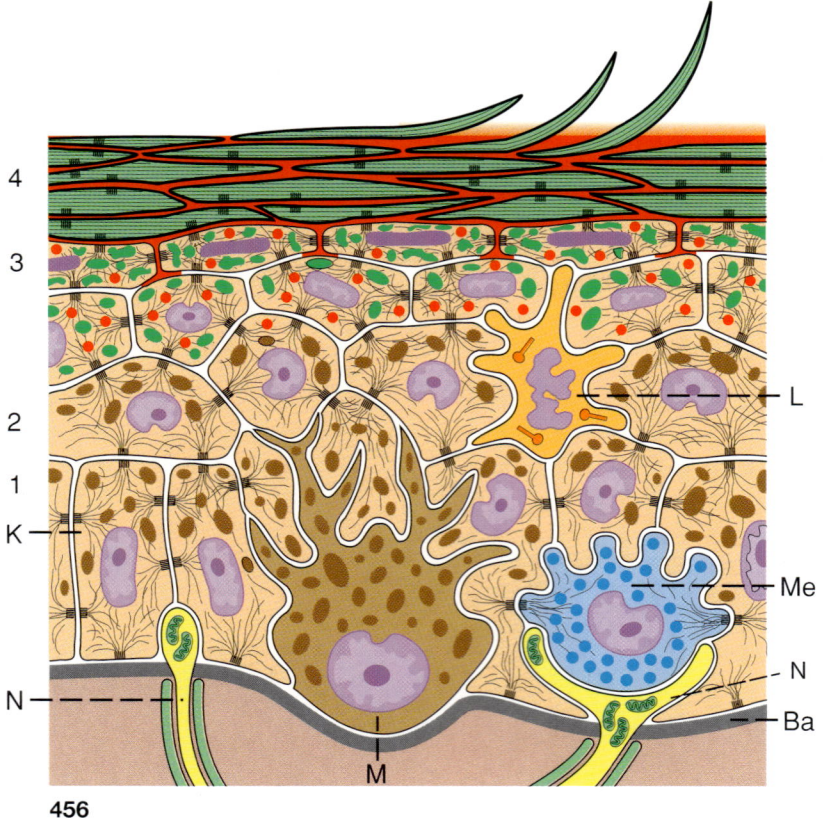

図456 表皮の模式図。重層扁平上皮である表皮の主体をなすのはケラチノサイト（角化細胞）(K)である。表皮には深層から表層に向かって次の層が区別される。1：基底層。2：有棘層。3：果粒層。4：角質層。果粒層のケラチノサイトは多数のケラトヒアリン果粒（図の緑色の果粒）と層板果粒（赤い丸）をもっているのが特徴である。ケラトヒアリン果粒は細胞の角化に関係するという。層板果粒には脂質性の物質が含まれており，これが細胞外に放出されてケラチノサイトの周囲を覆う。ケラチノサイトは基底層で増殖し，順次上方に押しあげられ，角質層で表層のものから剥げ落ちてゆく。メラノサイト(M)は基底層に存在し，茶褐色のメラニン果粒をつくって，周囲のケラチノサイトに分配する。メルケル細胞(Me)も基底層に存在し，神経線維(N)が接着している。この細胞は狭い範囲での圧を感受する感覚細胞である。ランゲルハンス細胞(L)は有棘層に存在し，リンパ球に抗原提示をする大食細胞の一種と考えられている。N：感覚（知覚）神経の自由終末。Ba：基底膜。

皮膚 – 表皮 | 電子顕微鏡像

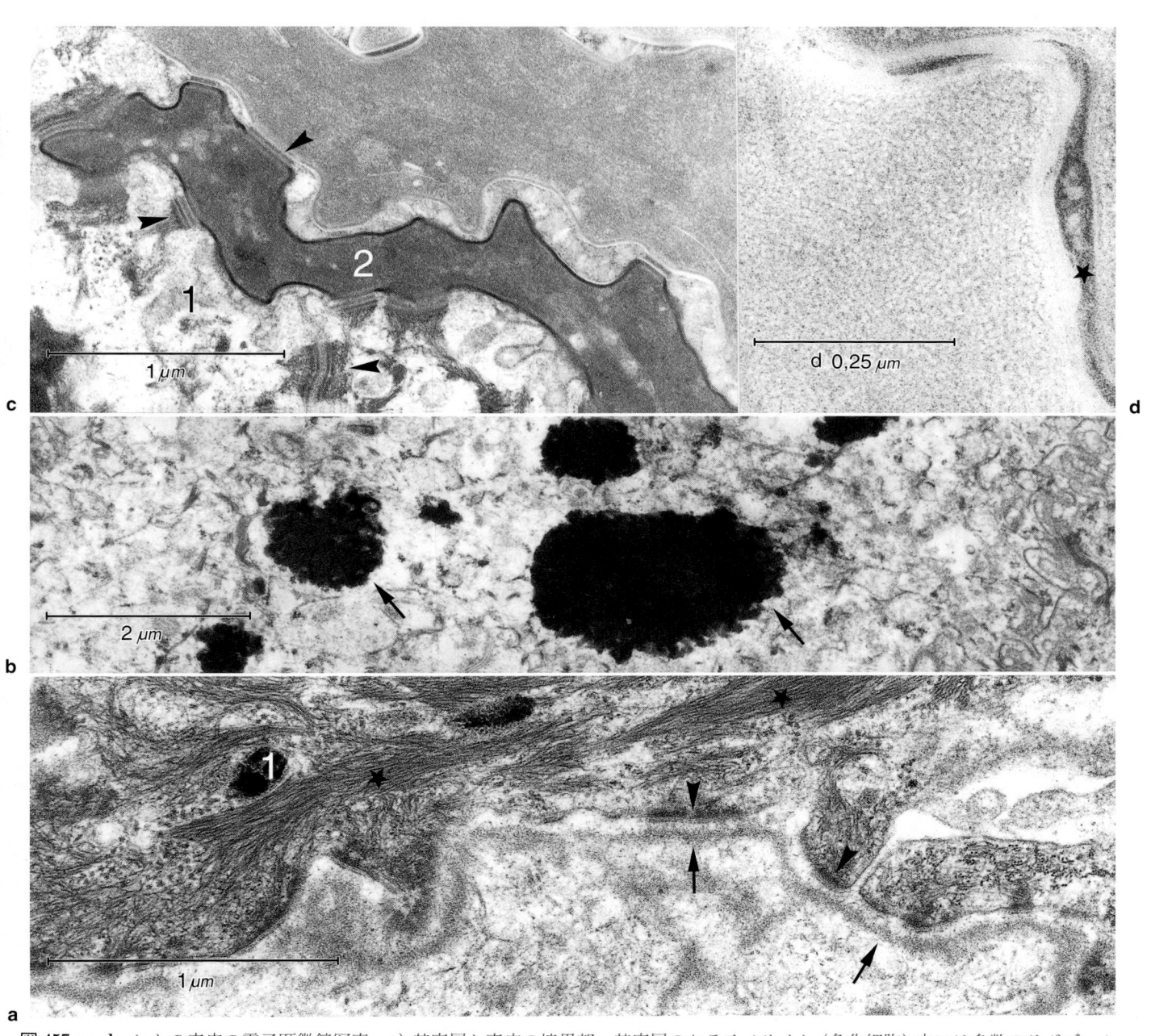

図 457 a〜d　ヒトの表皮の電子顕微鏡写真。a) 基底層と真皮の境界部。基底層のケラチノサイト（角化細胞）内には多数のリボゾームと中間径フィラメントすなわち，張フィラメント（tonofilament）の太い束（★）が存在する。1：メラニン果粒（melanin granule）。▶：ヘミデスモゾーム。→：基底板。50,000 倍。b) 果粒層のケラチノサイトのケラトヒアリン果粒（keratohyaline granule：→）。ケラトヒアリン果粒は張フィラメントにからめられたように存在し，限界膜をもたない。18,300 倍。c) 果粒層（1）と角質層（2）の移行部。▶：デスモゾーム。角質層のケラチノサイトでは細胞膜が肥厚し，細胞質は張フィラメントと暗調の物質で占められている。18,300 倍。d) 角質層のケラチノサイトの強拡大像。無数の張フィラメントが暗調の物質の間でかえって明るく見える。細胞間隙（★）には脂質（セラミド）が存在する。50,000 倍。

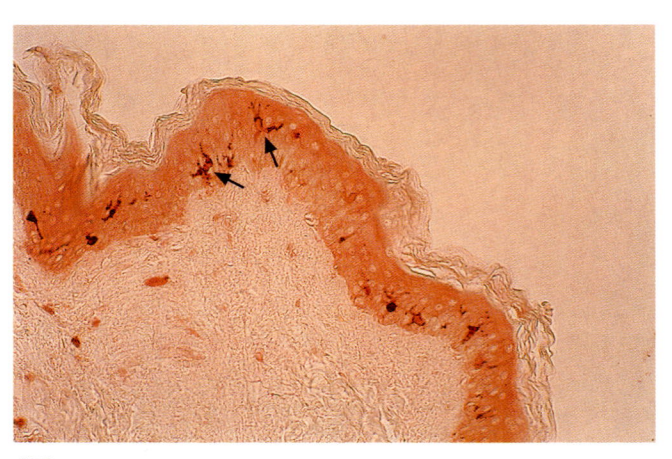

皮膚 — 種々の部位

458

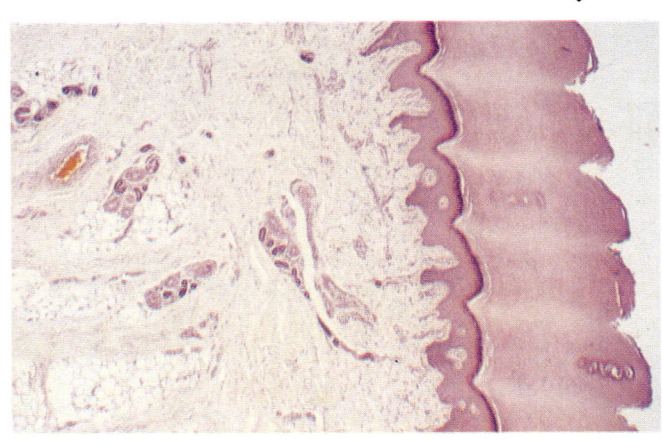

461

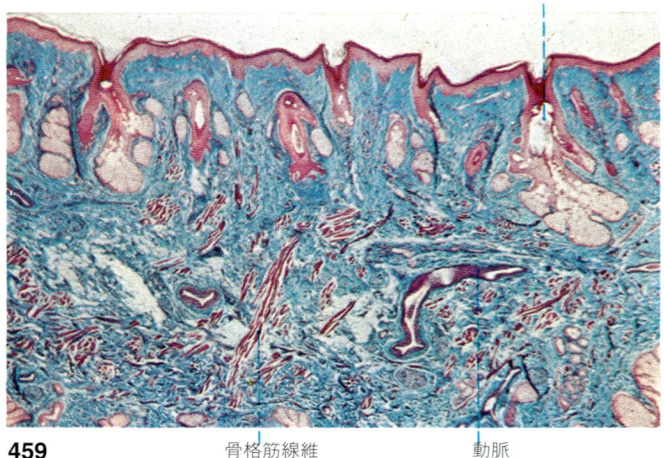

皮脂腺
Sebaceous gland

459 骨格筋線維　動脈
Skeletal muscle fibers　Artery

腋窩，手掌，足底，頭皮，陰唇，陰囊のような特定の皮膚領域は，それぞれ特徴的な構成要素を有している。

図458　ヒト表皮内のランゲルハンス細胞（Langerhans cell）の免疫組織化学。暗褐色に染まっているのがランゲルハンス細胞（→）である。ランゲルハンス細胞は樹枝状の突起をもち，Tリンパ球に抗原提示する。S-100蛋白の免疫組織化学。250倍。

図459　鼻翼の皮膚には，毛のない皮脂腺が豊富に存在するのが特色である。「鼻翼」の同定のためには，表11を参照。アザン染色。40倍。

図460　黒人の皮膚。表皮の基底層の細胞が，とりわけ多量のメラニン果粒（茶褐色）をもっている。メラニン果粒はメラノサイトにもケラチノサイトにも存在する。100倍。

図461　ヒトの指腹の皮膚。指紋の隆線のために表皮の表面（図の右端↓）が波状に見える。角質層が非常に厚く，果粒層は濃く染まっている。エックリン汗腺の終末部が真皮から皮下組織にかけて見られる。ヘマトキシリン・エオジン染色。20倍。

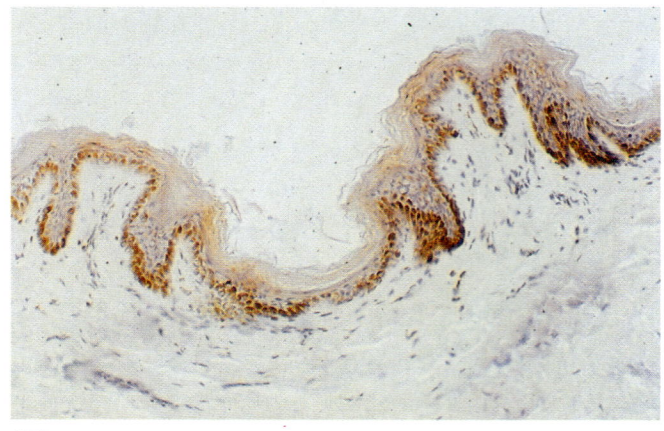

460

皮膚 - 毛 (hair)

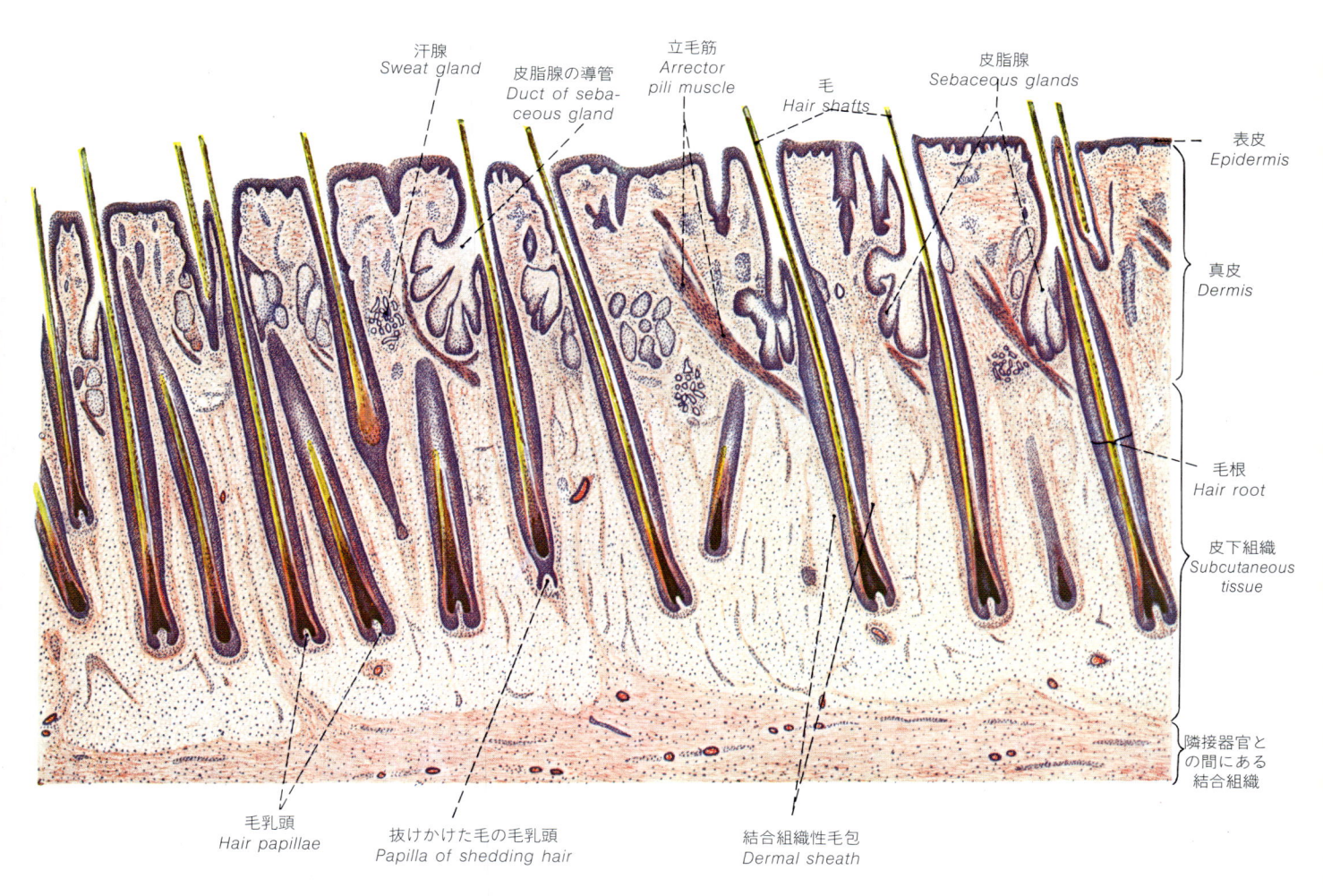

図462 毛の縦断（頭皮，ヒト）。上皮から上に出ている毛幹と試験管状の形をした上皮の鞘の中にはまりこんでいる毛根が分かる。これらは上皮性の根鞘によって包まれ，その外側がさらに結合組織性毛包によって包まれている。ヘマトキシリン・エオジン染色。40倍。（図463を参照のこと）。

皮膚 - 毛

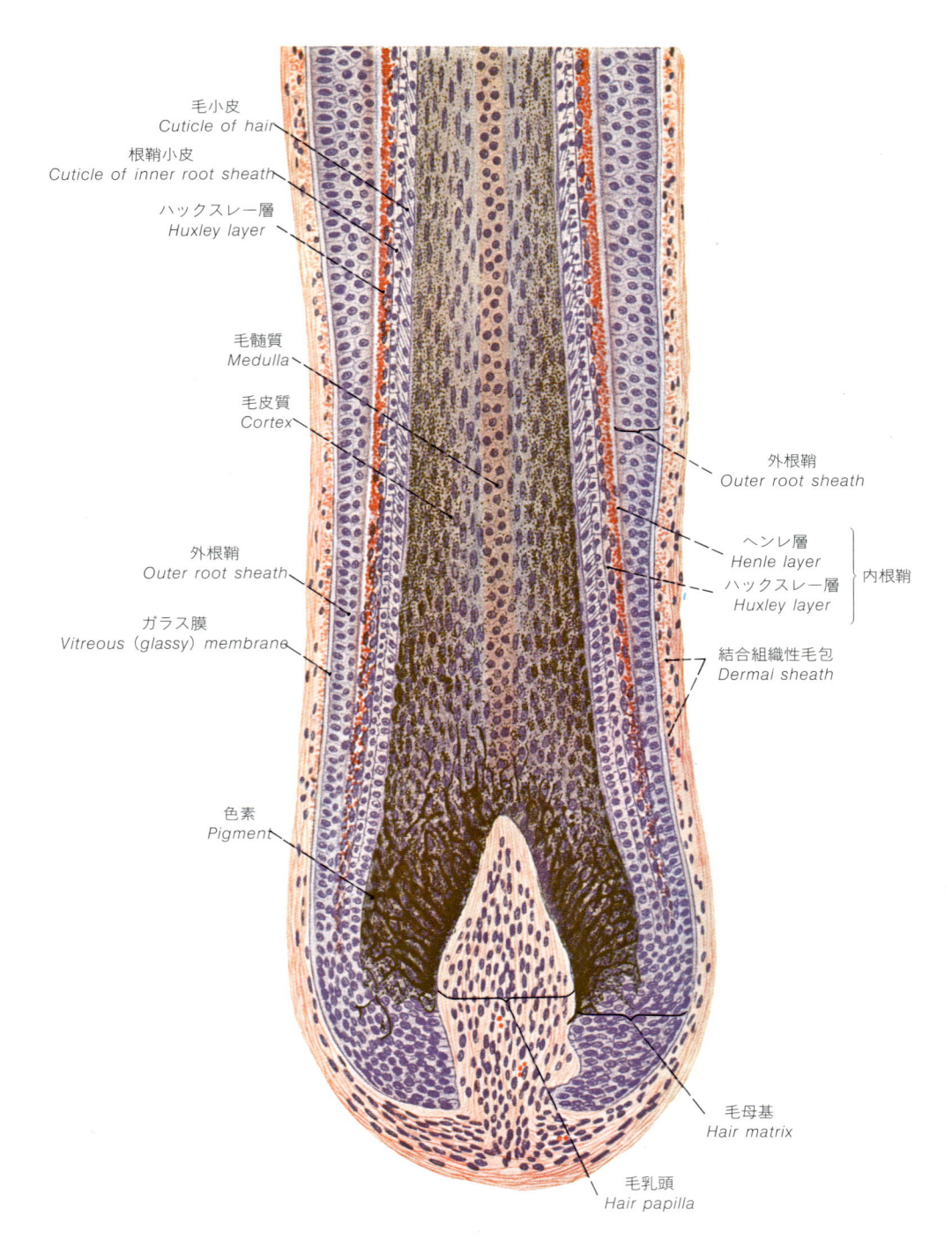

図463 上皮性の根鞘の強拡大像。複雑な層構造がよく分かる。内根鞘の内側には根鞘小皮があり，これは毛小皮とかみ合って，毛根を根鞘の中に固定するのに役立っている。内根鞘は1ないし2層のハックスレー (Huxley) 層と非常に薄いヘンレ (Henle) 層からなる。その外側にある外根鞘は多層の上皮で，毛漏斗の高さで，胚芽層に移行する。胚芽層と結合組織性毛包との境界にはガラス膜がある。ヘマトキシリン・エオジン染色。200倍。

皮膚 – 毛, 爪 (nail)

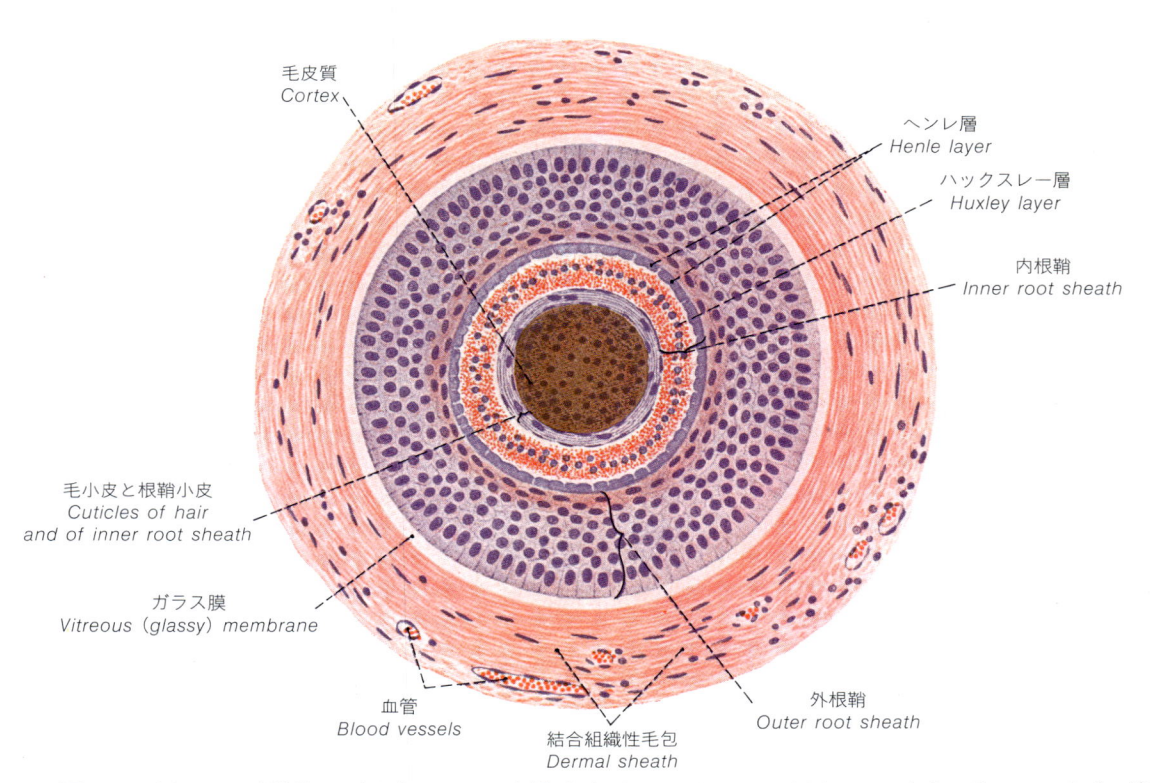

図464 毛根を通る横断図。毛を包んでいる各層が示されている（図463参照）。ヘマトキシリン・エオジン染色。300倍。

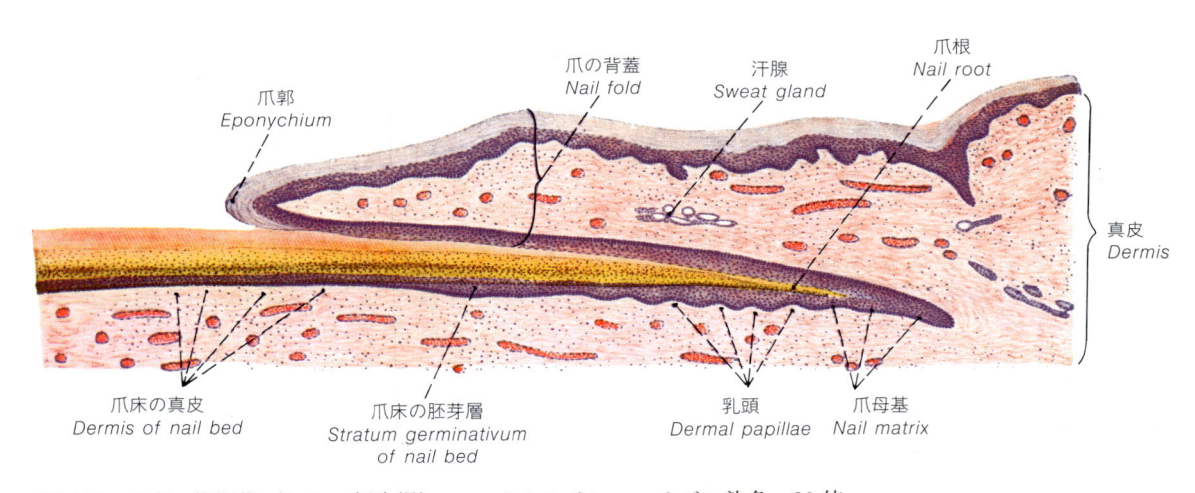

図465 爪床の縦断像（ヒトの新生児）。ヘマトキシリン・エオジン染色。30倍。

皮膚 - 汗腺（sweat gland）と脂腺（sebaceous gland）

エックリン汗腺の終末部 Secretory segment of eccrine sweat gland

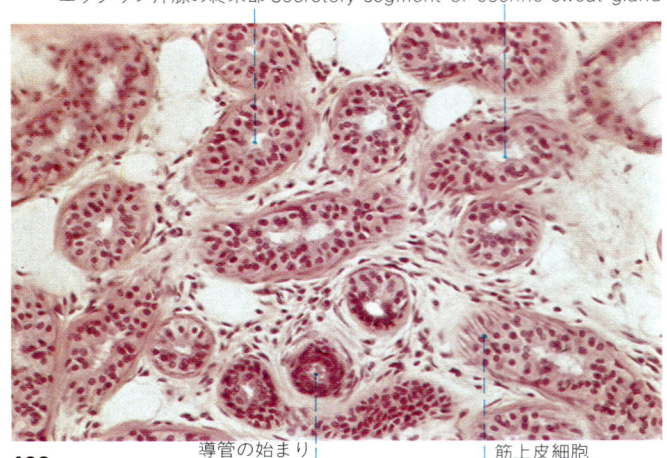

466
導管の始まり　　　　　　　　筋上皮細胞
Origin of excretory duct　　　Myoepithelial cells
細胞質の分泌突起 Cellular apices with secretion product

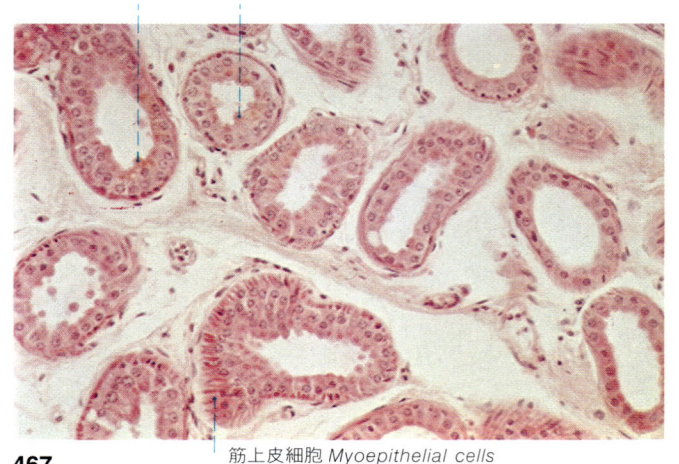

467
筋上皮細胞 Myoepithelial cells
アポクリン分泌を示す腺細胞の突起
Cytoplasmic hoods formed by the apocrine secretion mechanism

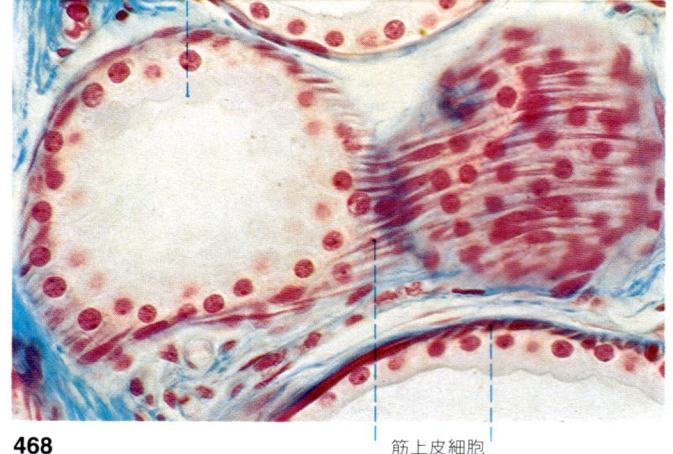

468
筋上皮細胞
Myoepithelial cells

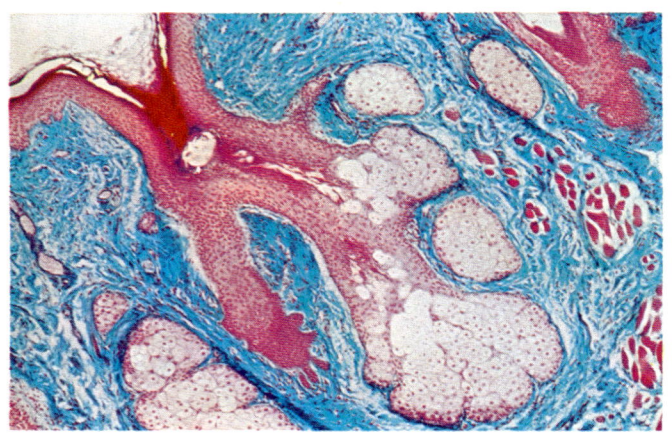

469

図466　エックリン汗腺（eccrine sweat gland）は単一管状腺である。その終末部は種々の程度に弯曲しており（図99も参照）。主として真皮と皮下組織の境界部に沿って存在している。この腺の長い導管部は分泌部に比べて狭い管腔を有し，上皮とその核も強く染まっている（指腹，ヒト）。ヘマトキシリン・エオジン染色。95倍。

図467　分枝胞状腺の腋窩汗腺は，アポクリン汗腺（apocrine sweat gland）とも呼ばれ，特定の皮膚領域にしか存在しない。その腺の特徴は，終末部の腺腔が広いことと，上皮の高さがまちまちであることである。腺上皮細胞の高さがまちまちなのは，1つの腺を構成する細胞の分泌の相がそれぞれ異なるためである（図105参照）（腋窩の皮膚，ヒト）。ヘマトキシリン・エオジン染色。150倍。

図468　アポクリン汗腺の終末部。収縮能のある紡錘形の筋上皮細胞（myoepithelial cells）（籠細胞）が特によく見える。ただし，このような細胞はこの種の腺のみに特異なものではなく，ヒトの外耳道の耳道腺にも見られる。アザン染色。380倍。

図469　ホロクリン分泌（holocrine secretion）を示す脂腺（sebaceous gland）も分枝胞状腺である。アポクリン腺との相違は，次第に分泌物に変化しつつある上皮細胞によって腺腔がうずめられており，切片で腺腔が認められないことである。腺細胞そのものが分泌物に化するのである。アザン染色。60倍。

皮膚 - 乳腺 (mammary gland)

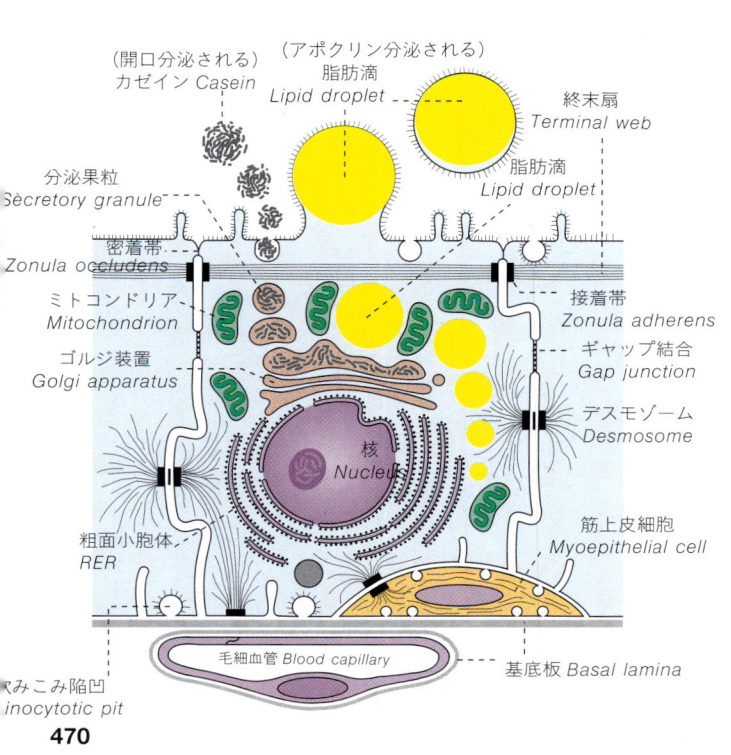

図470 乳汁分泌中の乳腺細胞の模式図。腺細胞は脂肪性と蛋白性の2種類の分泌物を産生する。これらのうち，脂肪性の分泌物は細胞質でつくられ大きい突起（アポクリン突起）となり，ちぎれて腺腔に落ちる。つまりアポクリン分泌によって放出される。カゼインなどの蛋白性の分泌物は粗面小胞体-ゴルジ装置の系でつくられ，乳糖やリン酸，カルシウムと一緒に分泌果粒の中に詰めこまれ開口分泌によって放出される。腺細胞の基底側細胞膜には飲みこみ陥凹や飲みこみ小胞がある。これらは免疫グロブリン（IgA）を取りこんで腺腔に運ぶ。腺細胞の下には筋上皮細胞が存在する。

図471 休止期の乳腺。乳腺は大きい導管と，終末部の小集塊とからなっている。終末部はまばらな結合組織性の被膜で包まれている。ヘマトキシリン・エオジン染色。38倍。

図472 ヒトの乳汁分泌時の乳腺。乳腺は管状胞状腺で，終末部は立方〜円柱状の腺細胞とその下の筋上皮細胞からなる。腺腔は広く，1mmほどにもなる。腺腔内には乳脂肪や，塩基好性に染まる乳蛋白が存在する。腺細胞の上部から腺腔に向かってアポクリン突起（→）が出ている。アポクリン突起の中には大きさ約5μmの脂肪滴を含む。腺細胞の細胞質は塩基好性に染まる。これはよく発達した粗面小胞体の存在を反映したものである。ヘマトキシリン・エオジン染色。200倍。

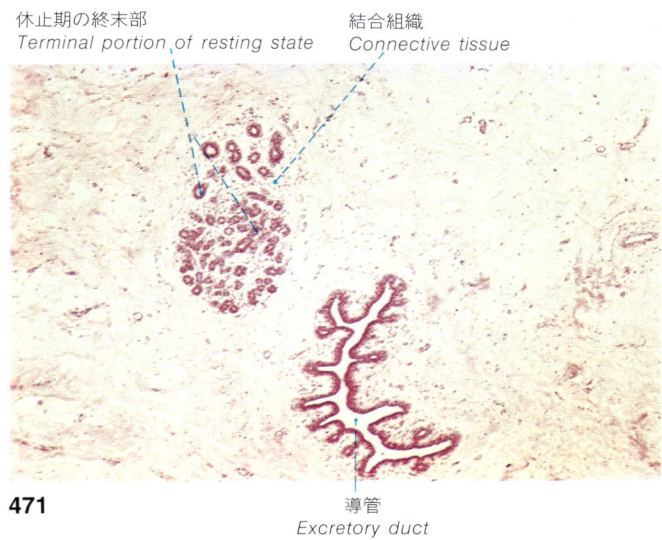

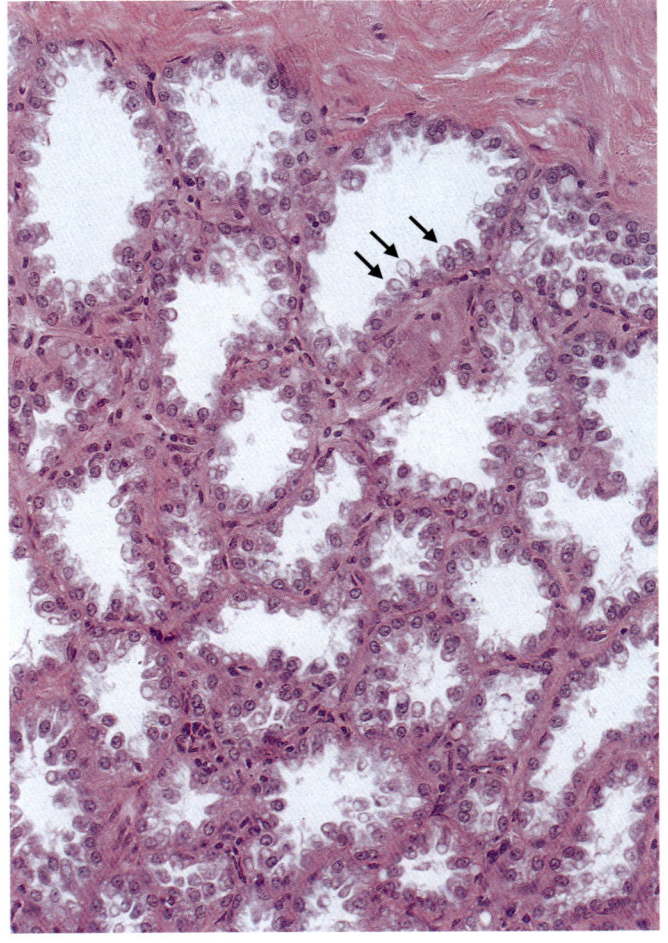

末梢神経の終末 － 求心性線維のさまざまな装置

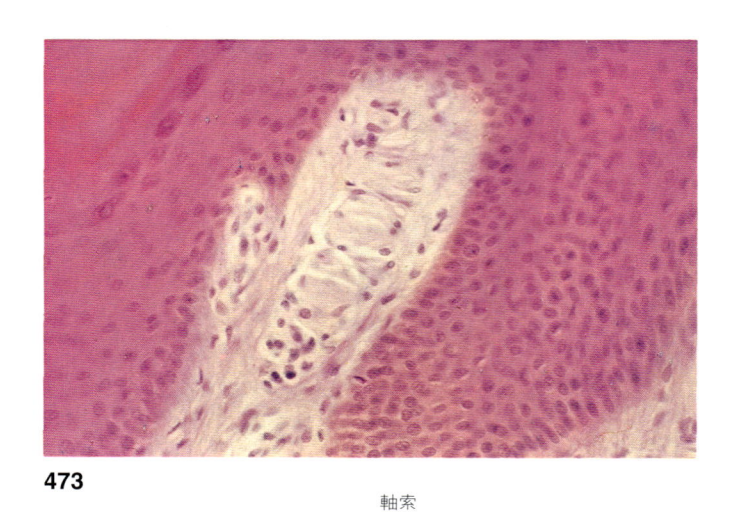

473

図473 マイスネル（Meissner）の触覚小体の縦断像（指腹，ヒト）。これは真皮の結合組織乳頭中にある圧受容器で，棍棒状の上下に積み重なった細胞群で構成されている。求心性の神経線維はこの小体に入る所で髄鞘を失い，細胞の間を不規則に走りながら多数の枝を出す。ヘマトキシリン・エオジン染色。240倍。

軸索
Axon

474

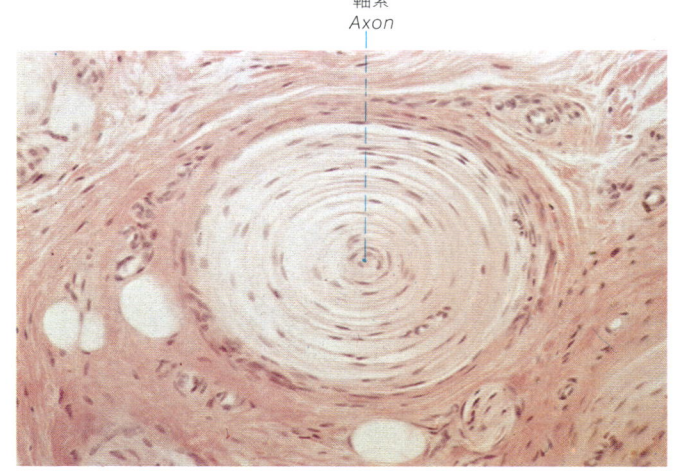

図474 ファーテル・パチニ（Vater-Pacini）の層板小体の横断像（指掌，ヒト）。この小体は，明瞭な結合組織性被膜によって包まれており，機械的刺激を受容する感覚器として，主に皮下組織に存在する。これは，その縦軸の中心を走る軸索と，これのまわりに同心円状に積み重なった薄い細胞の層板とで構成されている。各層板は液体を満たした隙間によって互いに隔てられている。鉄ヘマトキシリン・ベンツォプルプリン染色。150倍。

結合組織性被膜
Connective tissue capsule

475

紡錘内筋線維
Intrafusal muscle fiber

骨格筋線維
Skeletal muscle fiber

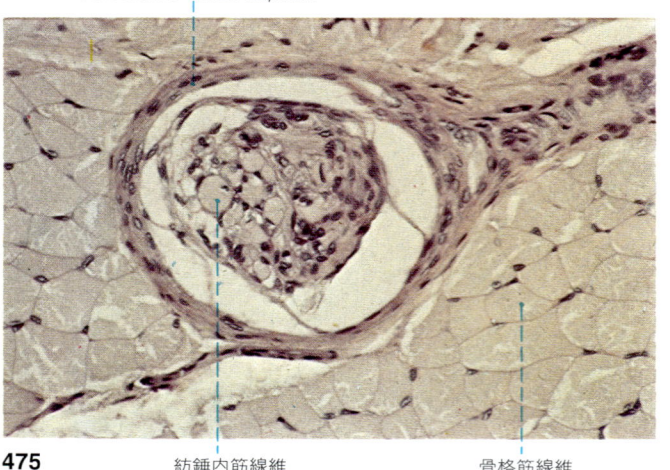

図475 筋紡錘（muscle spindle）の横断像（虫様筋，ヒト）。筋紡錘は深部感覚（知覚）受容器で，厚い結合組織性被膜に包まれている。その中には，"いわゆる"紡錘内筋線維が，周囲の骨格筋線維と平行に走っているが，両者の間に接続はない。紡錘内筋線維は径が小さいこと，特別な神経の分布があることで，他の骨格筋線維とは区別される。ヘマトキシリン染色。240倍。

感覚器（sensory organ）- 味蕾（taste bud）と嗅上皮（olfactory epithelium）

味蕾 Taste buds

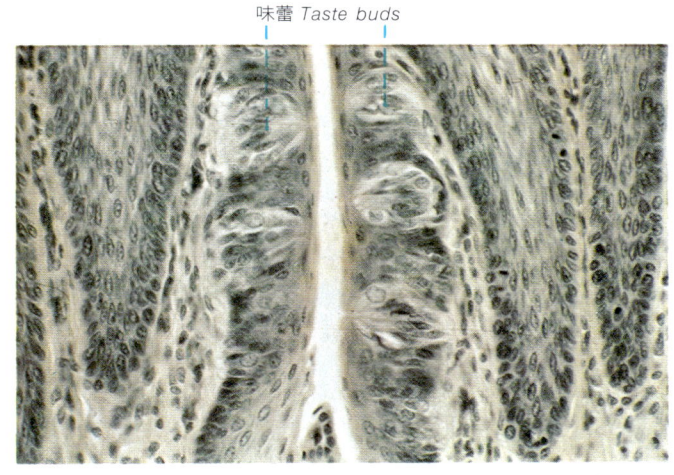

476

図476 葉状乳頭の上皮内の数個の味蕾（taste buds）（舌，ウサギ）。染色性が低いため，明るく見える（図290も参照）。ワイゲルト・鉄ヘマトキシリン染色。240倍。

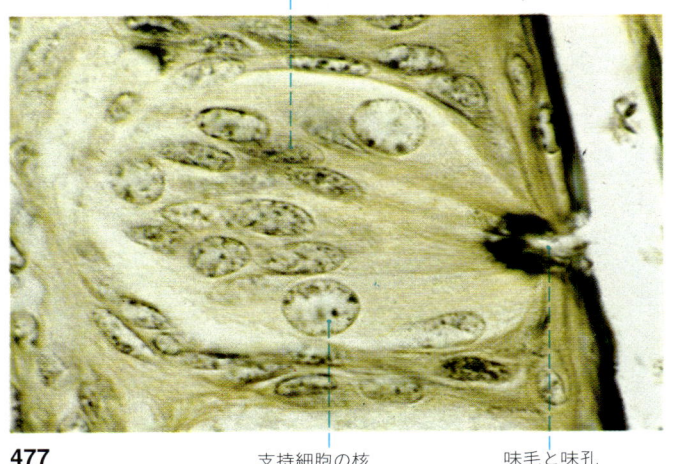

味細胞（感覚細胞）の核
Nucleus of a neuroepithelial (taste) cell

477

支持細胞の核
Nucleus of a supporting (sustentacular) cell

味毛と味孔
Taste pore containing "taste hairs"

図477 高倍率で見ると，味蕾の中には，大きさ，形の異なる核をもった2種類の細胞が区別される（葉状乳頭，ウサギ）。そのうちの1種類は支持細胞で，大きな丸い核をもち，先端は味孔に達していない。他の1種類の細胞は味細胞（gustatory cell, neuroepithelial cell）（感覚細胞）で，卵円形の核をもち，細胞の端は小さくくぼんだ味孔にまで達していて，味孔の中に味毛（長い微絨毛の小さな束）を出している（ここでは，切片が厚すぎるために均質に黒く染まって見えるだけである）。ハイデンハイン（Heindenhain）の鉄ヘマトキシリン染色。960倍。

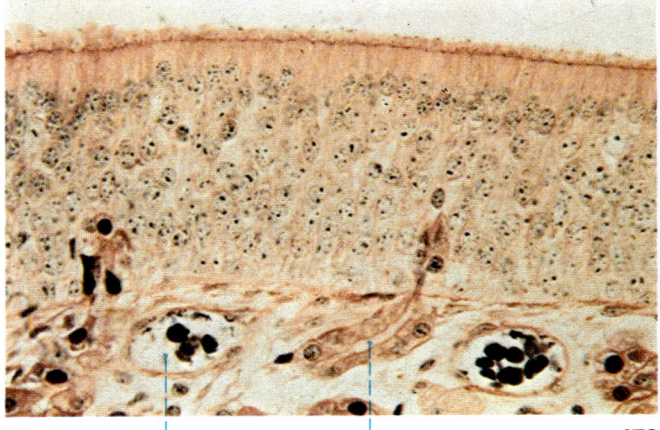

図478 多列状を呈する嗅上皮（olfactory epithelium）は，上皮の丈が高いことと，杯細胞がないことで，呼吸部の線毛上皮と区別される（鼻粘膜嗅部，イヌ）。ヒトの場合は，死後時間の関係で良い状態に保存するのが難しいので，顕微鏡標本には動物の鼻粘膜が使われる。ここでもヒトのものと同様に，支持細胞と嗅細胞（olfactory cell）（感覚細胞）が見られる。ただし，この標本では，両者を見分けるのは困難である。これらの双極神経細胞は，鼻腔側に突起を伸ばし，突起の先端の嗅小胞を介して嗅小毛を出しているが，その詳細は，粘液の層があることと切片が厚すぎるために見分けることができない。鉄ヘマトキシリン・ベンツォリヒトボルドー染色。380倍。

中に赤血球をもった静脈
Vein containing red blood cells

嗅腺（ボウマン腺）
Olfactory gland

478

感覚器 – 眼 (eye)

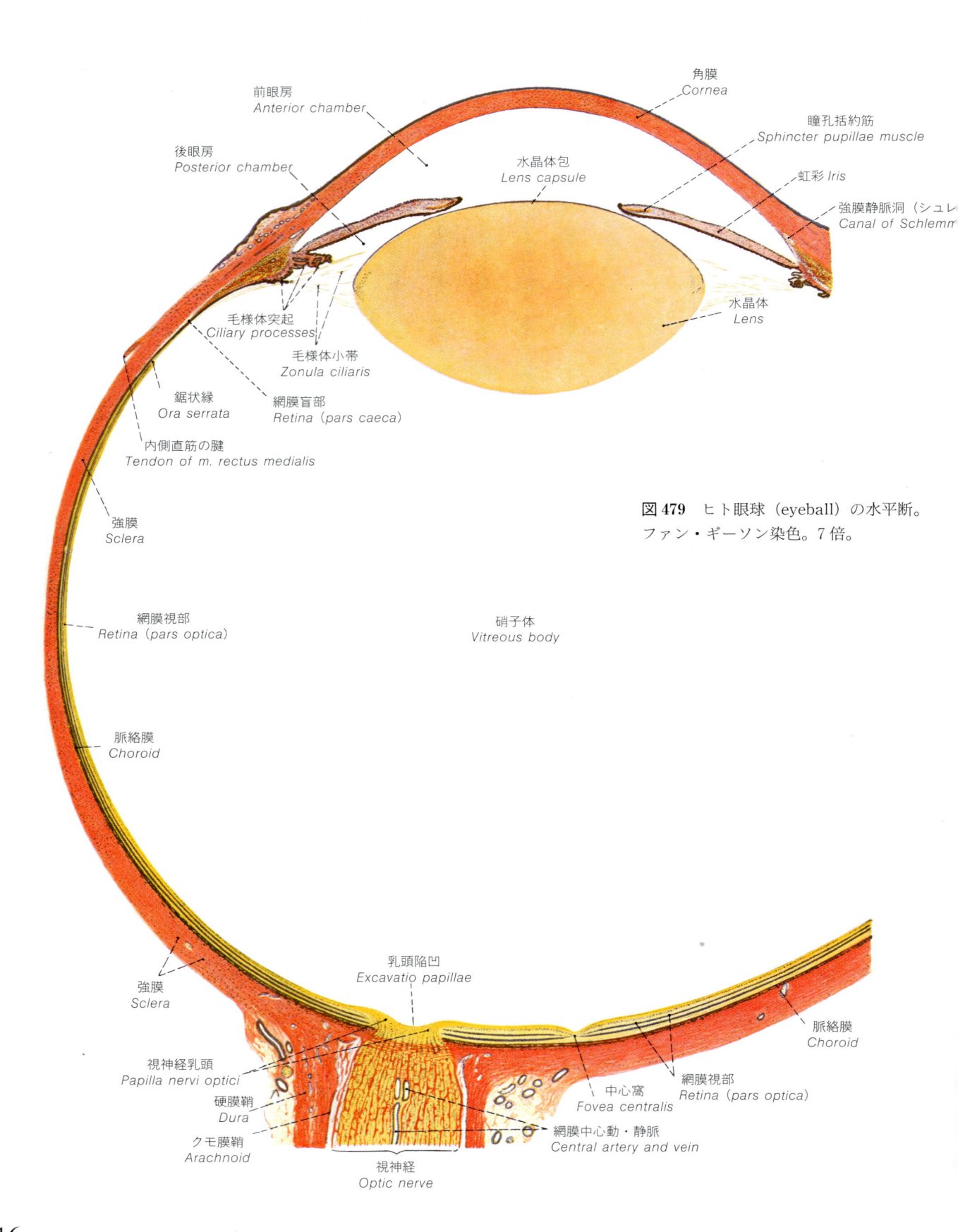

前眼房 Anterior chamber
後眼房 Posterior chamber
角膜 Cornea
水晶体包 Lens capsule
瞳孔括約筋 Sphincter pupillae muscle
虹彩 Iris
強膜静脈洞（シュレム管）Canal of Schlemm
毛様体突起 Ciliary processes
毛様体小帯 Zonula ciliaris
水晶体 Lens
鋸状縁 Ora serrata
網膜盲部 Retina (pars caeca)
内側直筋の腱 Tendon of m. rectus medialis
強膜 Sclera
網膜視部 Retina (pars optica)
硝子体 Vitreous body
脈絡膜 Choroid
強膜 Sclera
乳頭陥凹 Excavatio papillae
視神経乳頭 Papilla nervi optici
硬膜鞘 Dura
クモ膜鞘 Arachnoid
視神経 Optic nerve
網膜中心動・静脈 Central artery and vein
中心窩 Fovea centralis
網膜視部 Retina (pars optica)
脈絡膜 Choroid

図479　ヒト眼球（eyeball）の水平断。ファン・ギーソン染色。7倍。

感覚器 − 眼 − 網膜（retina）

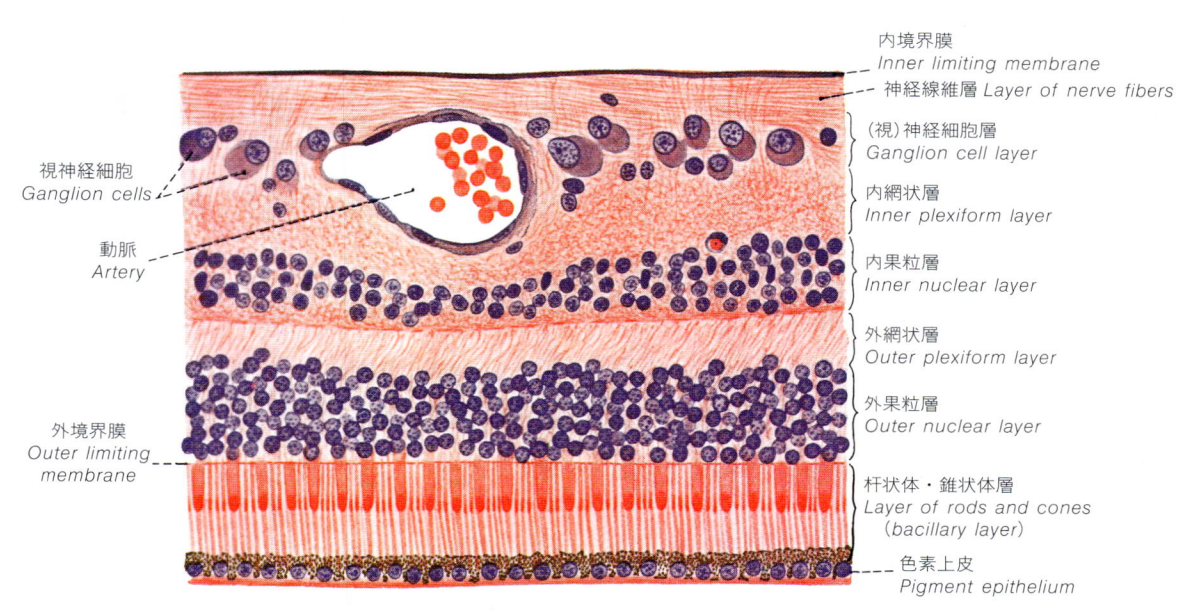

図480 網膜視部（pars optica retinae）の複雑な層構造。これは，次々と連絡する神経の機能的な構成である。これの最も外側の層が第一ニューロン，すなわち第一知覚細胞（杆状体細胞と錐状体細胞）である。その核が外果粒層を形成する。その内側に2層の神経細胞層が続く。その核は内果粒層と神経細胞層にある。これが第二，第三ニューロンである。これら3層のニューロンの核とその突起とが，境界の明瞭な層を形成するため，一見，網膜の層構造が複雑になっている。整理すると，①杆状体細胞と錐状体細胞（外果粒層），②双極細胞（内果粒層），③視神経細胞（神経細胞層）となる。2層の網状層は，それぞれ隣接する神経細胞の突起を含んでいる。すなわち外網状層（outer plexiform layer）では，杆状体細胞，錐状体細胞の神経突起が，双極細胞の樹状突起とシナプスをつくっており，内網状層（inner plexiform layer）では，双極細胞の神経突起と視神経細胞の樹状突起とがシナプス接合している。最内側には，神経線維層（layer of nerve fibers）が続いている。内・外境界膜（inner and outer limiting membranes）は，特殊なグリア（ミュラーMüllerの支持細胞）の足が集まってできているが，この標本では分からない。ヘマトキシリン・エオジン染色。400倍。

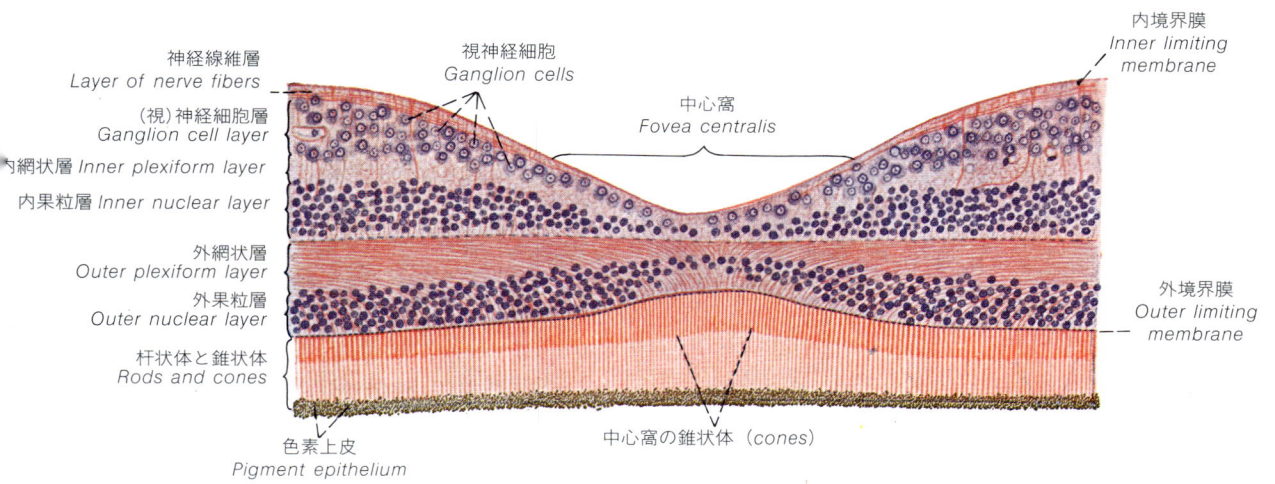

図481 黄斑（macula lutea）の中心窩（物が最もはっきり見える部位）を通る切片。網膜の層が非常に薄くなっているために，外からきた光は，ほとんど錐状体細胞しか存在しないこの部分に容易に到達できる。ヘマトキシリン・エオジン染色。175倍。

感覚器 – 眼 – 網膜（retina）

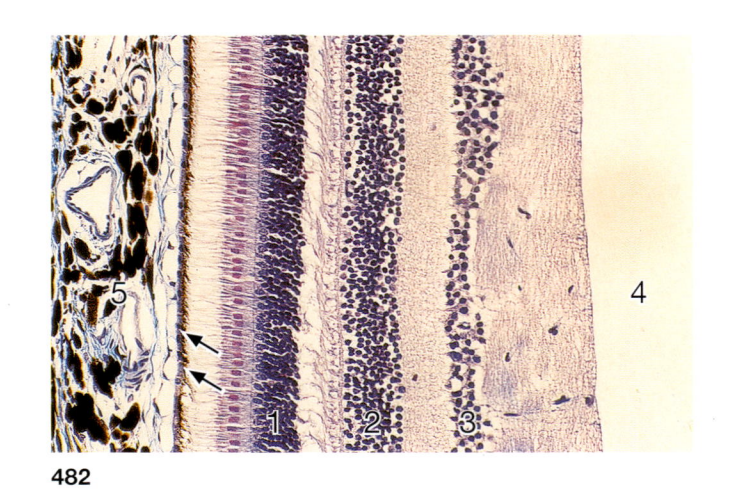

図482 アカゲザルの網膜視部と脈絡膜。1：外果粒層。2：内果粒層。3：視神経細胞層。4：硝子体。5：脈絡膜。➡：網膜色素上皮層。杆状体・錐状体層では紫色に染まった糸状の杆状体、卵円形の錐状体が分かる。ヘマトキシリン・エオジン染色。250倍。

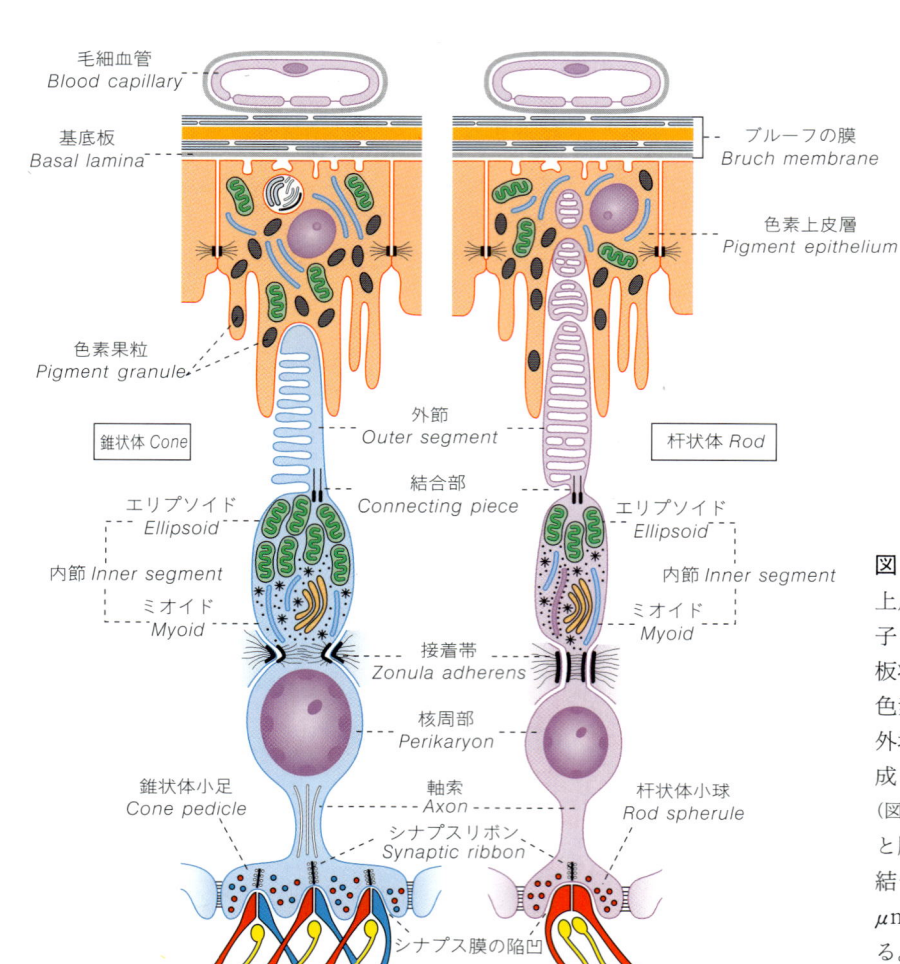

図483 錐状体細胞（左）、杆状体細胞（右）と色素上皮細胞との関係、外網状層におけるシナプスの様子を示す模式図。錐状体、杆状体とも外節中には円板状の膜が積み重なって存在する。杆状体の外節は色素上皮細胞に食べこまれる。光学顕微鏡で見える外境界膜は、視細胞とミュラーの支持細胞の間に形成される接着帯が連なって線状に見えるものである（図480参照）。ブルーフの膜は色素上皮細胞の基底膜と脈絡毛細管板の毛細血管の基底膜、これらの間の結合組織腔とを合わせたもので、厚さがおよそ2μmある。ここには膠原線維や弾性線維網が存在する。脈絡毛細管板の毛細血管は窓あき型である。

感覚器 – 眼 – 眼球の前方部

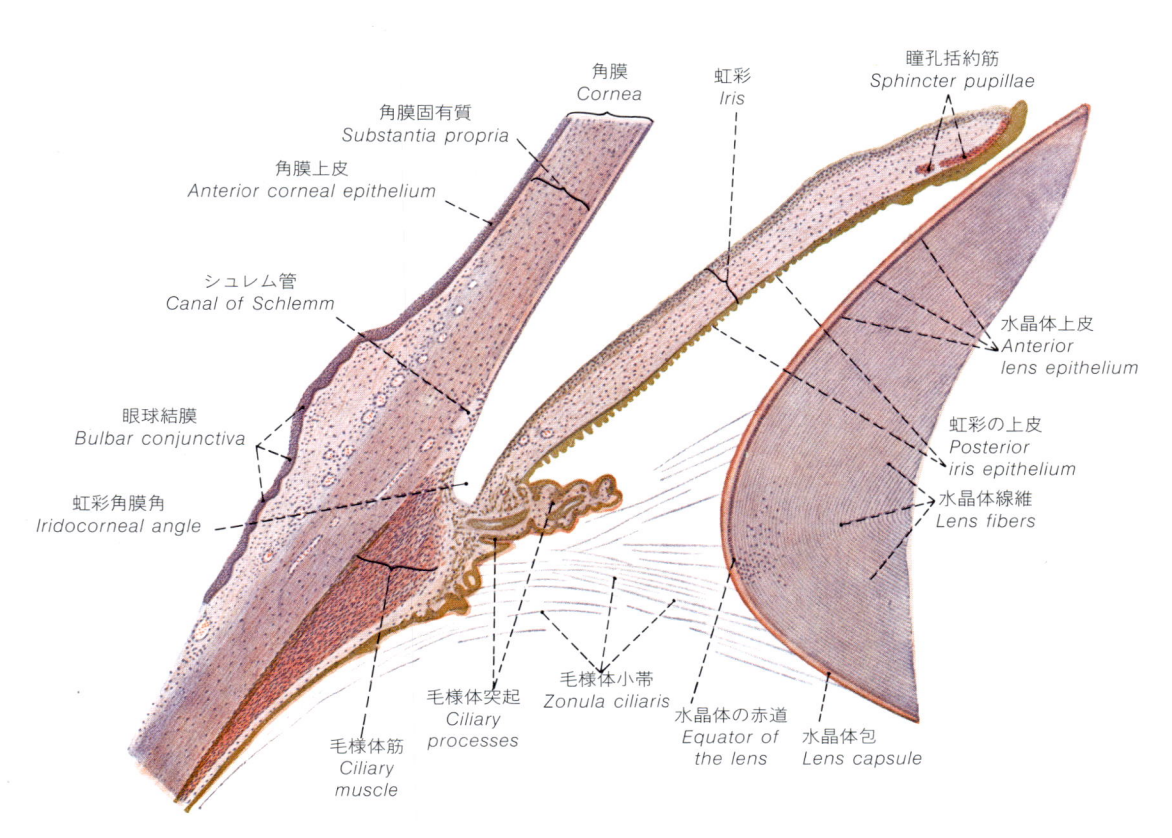

図484 眼球の水平断。前部の左側（図479参照）。毛様体，前眼房と後眼房，虹彩角膜角，虹彩，および角膜縁を示す。ヘマトキシリン・エオジン染色。35倍。

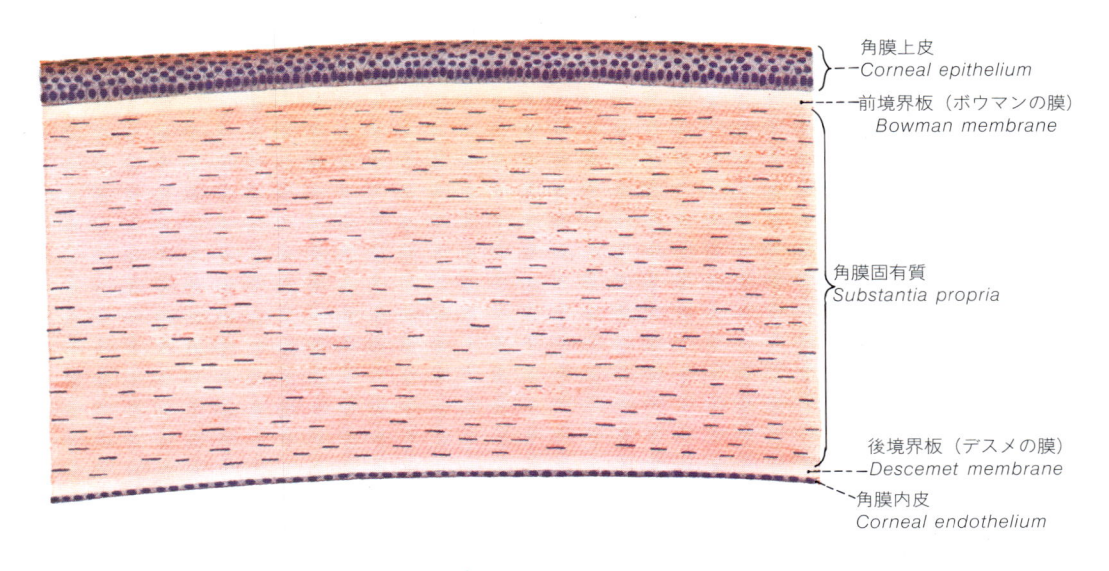

図485 角膜（cornea）の強拡大像。角膜には血管はない。角膜固有質は膠原線維の束からなっており，その間に散在する多数の結合組織細胞（角膜細胞または角膜小体）（この細胞は，例えば渡金法によって選択的に染色できる）の核だけ見える。角膜上皮は角化しない重層扁平上皮の実例である。ヘマトキシリン・エオジン染色。80倍。

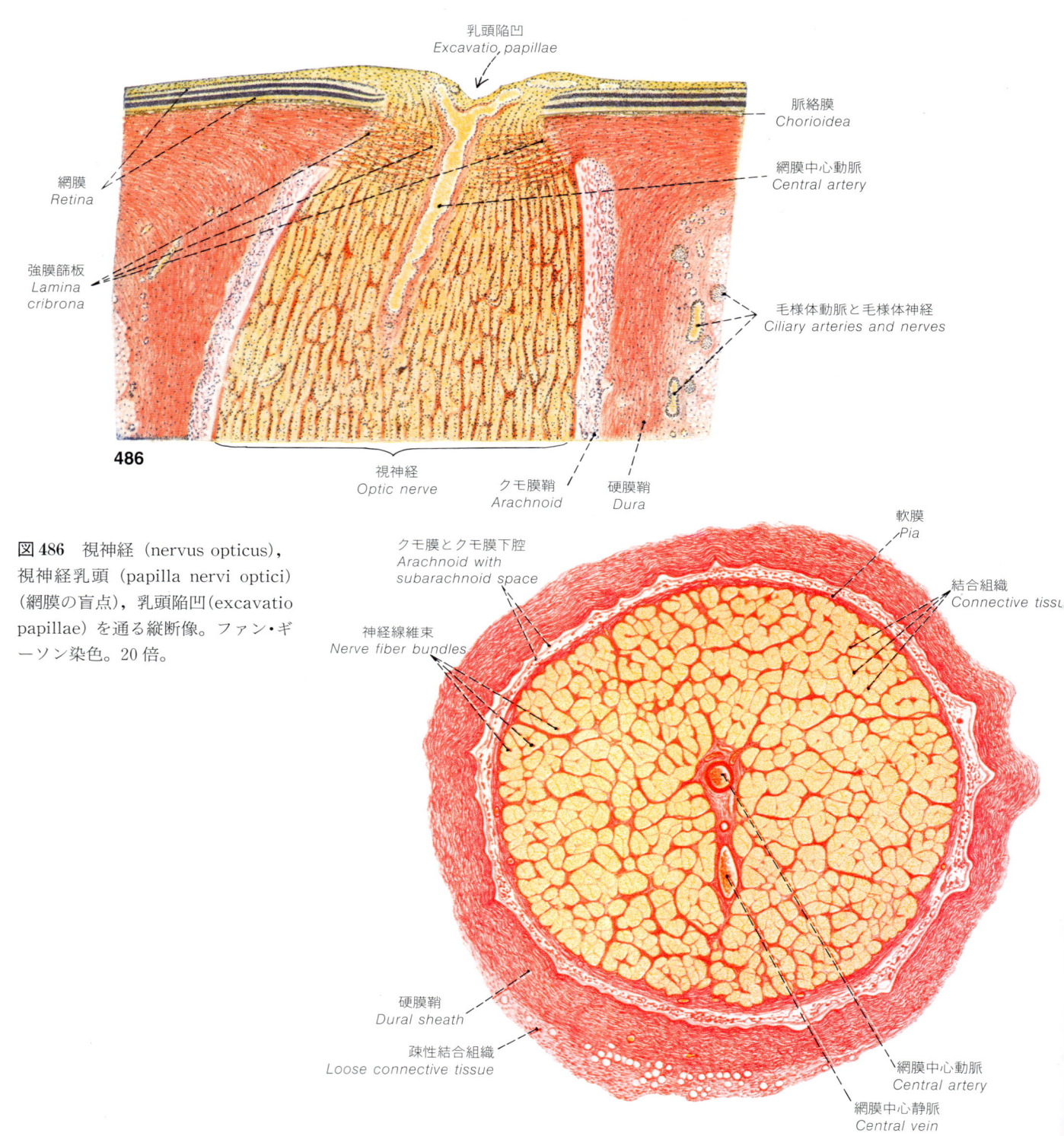

感覚器 - 眼 - 視神経（optic nerve）

図486 視神経（nervus opticus），視神経乳頭（papilla nervi optici）（網膜の盲点），乳頭陥凹（excavatio papillae）を通る縦断像。ファン・ギーソン染色。20倍。

図487 視神経の横断像。視神経は脳の一部である。完全に3層の脳膜によって包まれており，その間に髄液で満たされた狭いクモ膜下腔がある。網膜中心動・静脈は眼球の後方1cmの所から視神経の中に入る。この範囲のもの（網膜中心動・静脈をもつ視神経）が，しばしば特徴的な標本として使用される。したがって，これより脳に近い部分の標本では，網膜中心動・静脈は欠けている。このことから，網膜中心動・静脈の有無は視神経を鑑別するときの必須条件とはならない。ファン・ギーソン染色。22倍。

感覚器 – 眼 – 眼瞼 (eyelid)

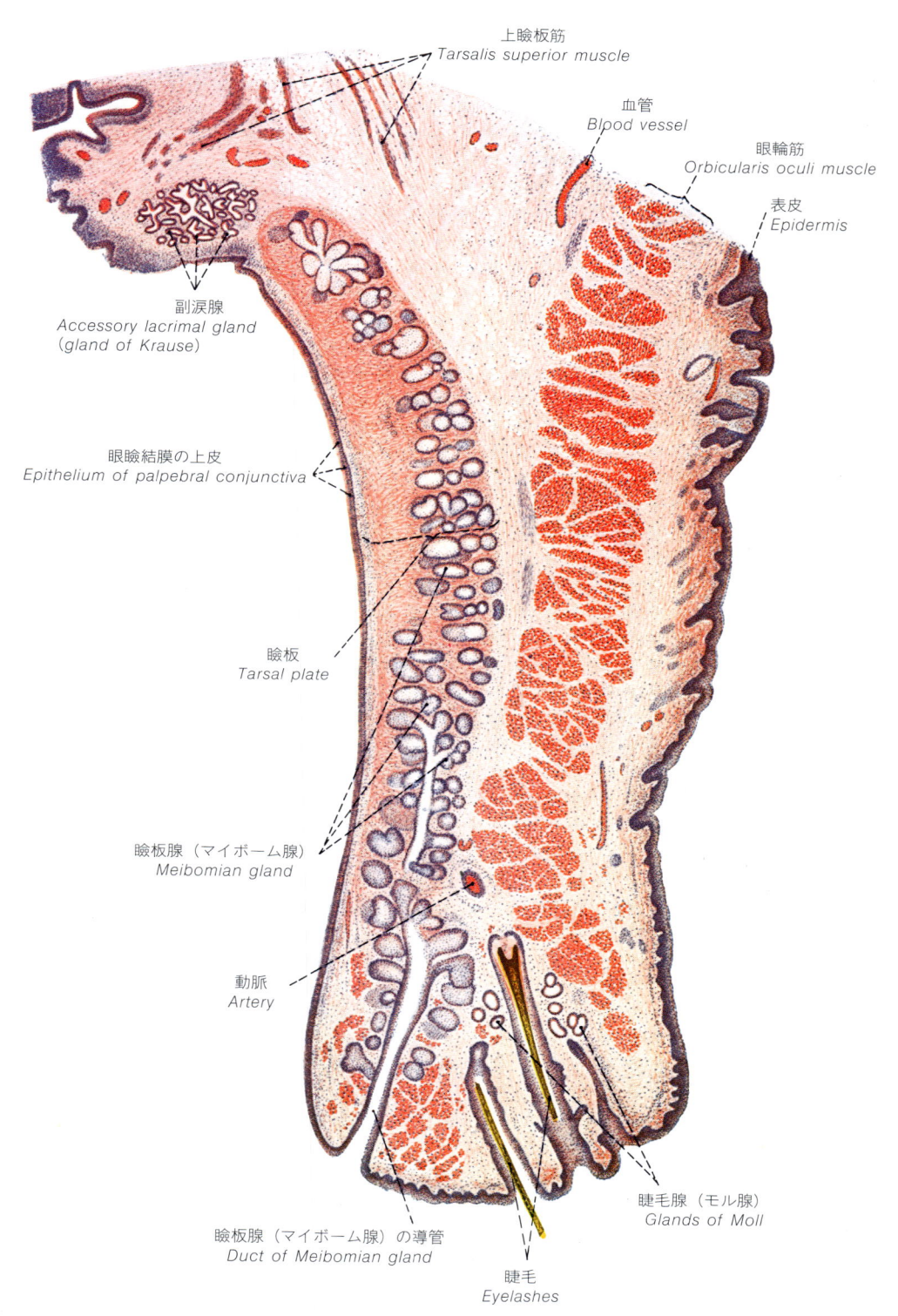

図488 上眼瞼 (upper eyelid) の矢状断像（ヒト）。非常に強い線維成分を有し，結合組織の骨格としての役目をもつ板状の瞼板の中に，皮脂腺（マイボーム Meibom 腺，瞼板腺）が長い列をなして存在している。この皮脂腺は，睫毛とは位置的に無関係である。睫毛の近くには，アポクリン性の睫毛腺（モル Moll 腺）がある。瞼板の上方には不髄意性の上瞼板筋が入りこんでいる。この筋の緊張も瞼裂をあけておくのに関与している。鑑別のためには表11を参照。ヘマトキシリン・エオジン染色。17倍。

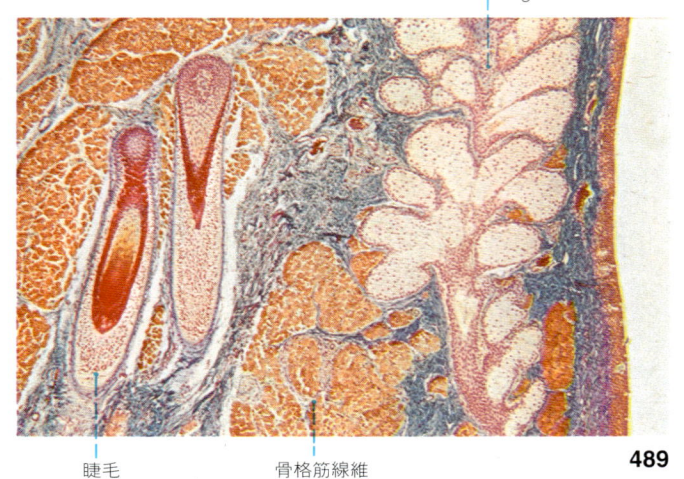

感覚器 - 眼 - 眼瞼と涙腺 (lacrimal gland)

瞼板腺（マイボーム腺）
Meibomian gland

睫毛
Eyelash

骨格筋線維
Skeletal muscle fibers

図489 眼瞼 (eyelid)（ヒト）。その遊離縁の近くの矢状断の強拡大。図の右側の丈の低い上皮（重層，角化しない）が眼球の方向に向いている。上皮に続いて，瞼板腺（マイボーム腺），眼輪筋の眼瞼部の線維があり，2本の睫毛が見える。アザン染色。38倍。

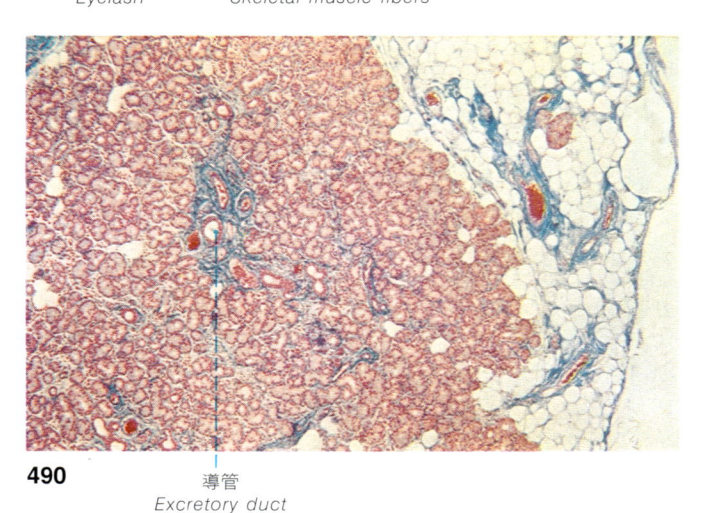

導管
Excretory duct

図490 ヒトの涙腺 (lacrimal gland) は，強拡大で見ると他の漿液腺（耳下腺や膵臓）と異なり，腺の終末部に明瞭な腺腔が必ず認められる。その構造は管状胞状腺である。導管系の各部分は明確に区別できず，小葉内および小葉間の導管が分かるのみである（鑑別のためには表12参照）。アザン染色。38倍。

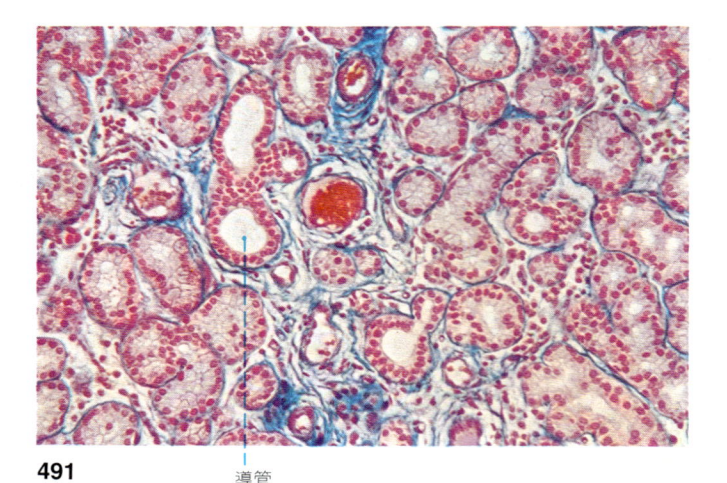

導管
Excretory duct

図491 涙腺の終末部。分泌細胞は，たいていの場合丸い核を有する（耳下腺の終末部に似ている）。細胞成分の多い間質結合組織には，多数のリンパ球や形質細胞が小さい集団をなして存在している（図122，133も参照）。アザン染色。150倍。

感覚器 – 中耳（middle ear）と外耳（external ear）

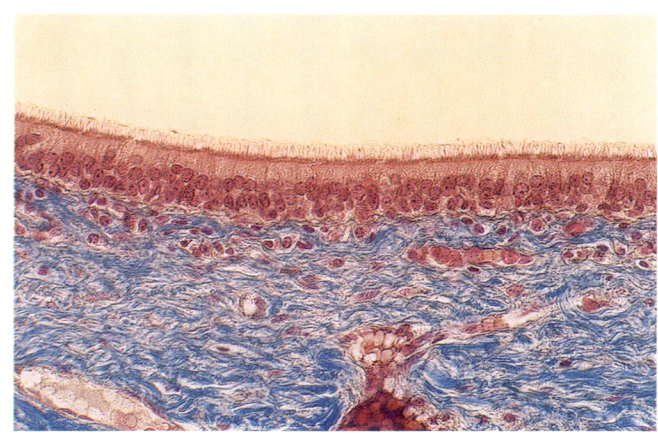

図492　アザラシの中耳の粘膜。多列線毛上皮と粘膜固有層。マッソン（Masson）のトリクローム染色。500倍。

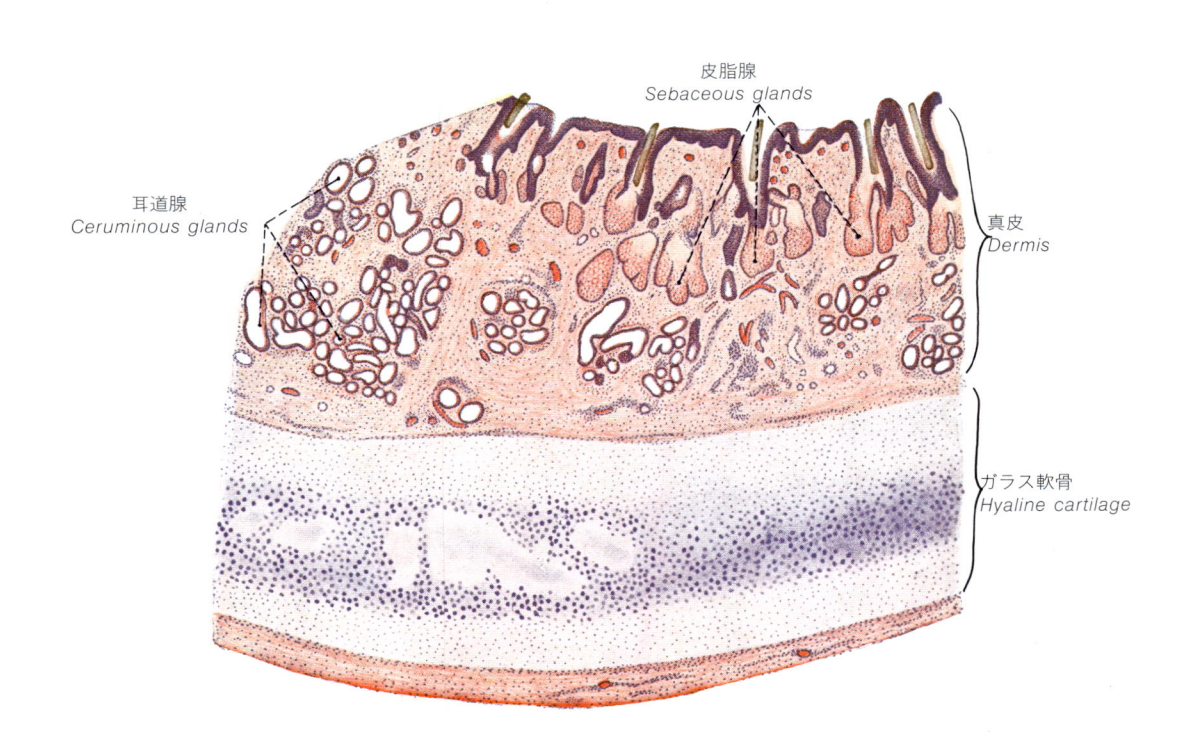

図493　外耳道（meatus acusticus externus）の軟骨部を通る横断像（ヒト）。表面は皮膚で覆われ、その中に脂腺をもった耳毛と一緒に、管状のアポクリン性の耳道腺（耳垢腺）が数多く見られる（詳細は図104、468を参照）。ヘマトキシリン・エオジン染色。16倍。

感覚器 – 内耳のコルチ器（Corti organ） | 模式図

蝸牛管 Cochlear duct

歯間細胞 Interdental cell
内有毛細胞 Inner hair cell
ヌエル腔 Nuel space
蓋膜 Tectorial membrane
外有毛細胞 Outer hair cell
基底膜 Basement membrane
内指節細胞 Inner phalangeal cell
外トンネル Outer tunnel
内境界細胞 Inner border cell
外境界細胞 Outer border cell
ヘンゼン細胞 Hensen cell
ラセン板縁 Limbus spiralis
内ラセン溝 Internal spiral sulcus
内トンネル Inner tunnel
クラウディウス細胞 Claudius cell
ラセン靱帯 Spiral ligament
神経 Nerve
内柱細胞 Inner pillar cell
ラセン血管 Vas spirale
基底板 Basilar membrane
ベッチャー細胞 Boettcher cell
骨ラセン板 Lamina spiralis ossea
外柱細胞 Outer pillar cell
外指節細胞 Outer phalangeal cell
鼓室階被層 Tympanal connective layer
鼓室階の上皮 Epithelium of scala tympani

鼓室階 Scala tympani

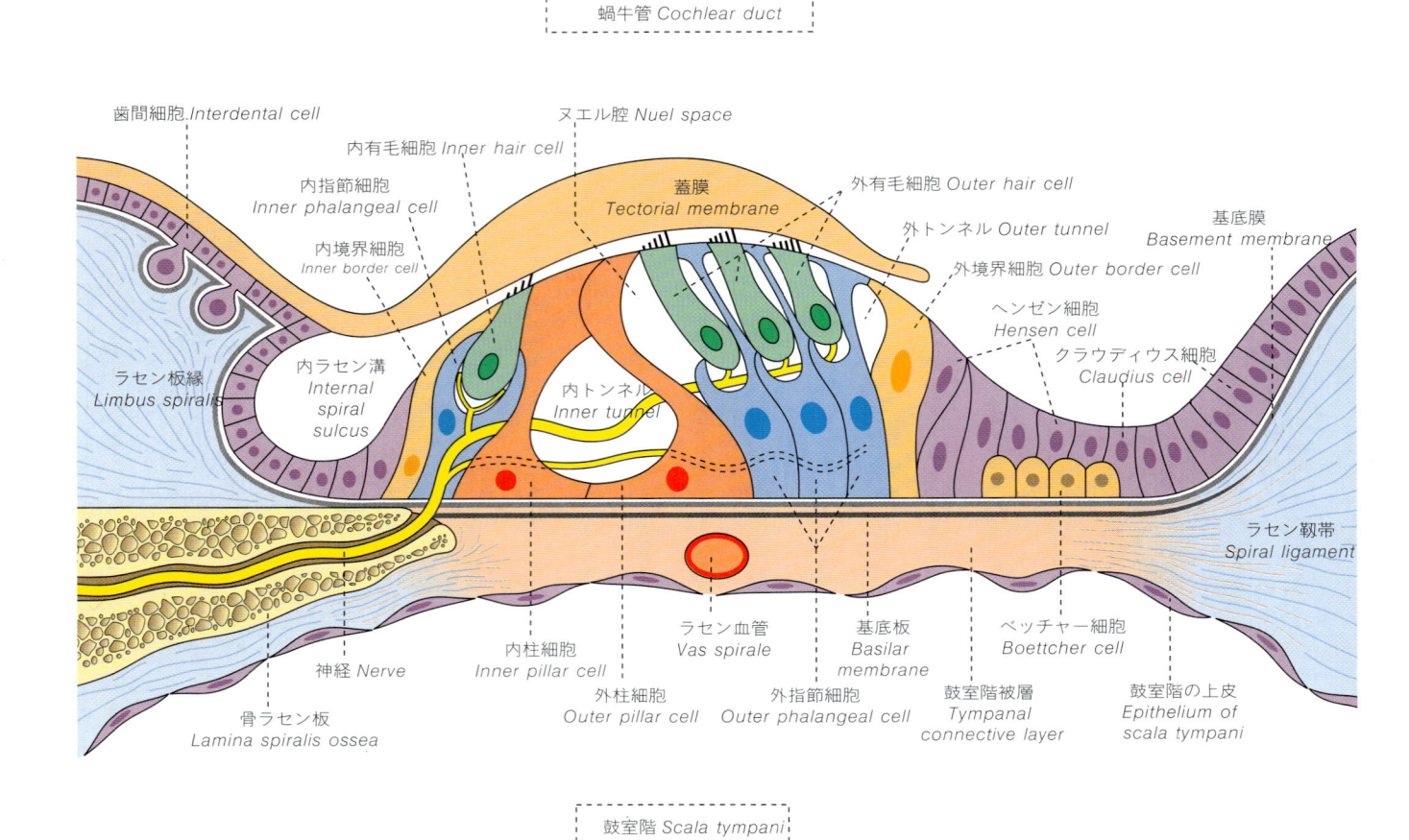

図494 コルチ器の構造を示す模式図。コルチ器は基底板の上にのっており，基底板は鼓室階の外リンパを通じて伝わってきた音波によって振動する。有毛細胞には遠心性神経と求心性神経がシナプスしているが，図では単純化して1本しか描いてない。内および外境界細胞はそれぞれ内および外指節細胞に接している。内柱細胞と外柱細胞には丈夫な細胞骨格があり，コルチ器全体を支える骨格の役割も果たしている。内柱細胞と外柱細胞の間にある内トンネルは閉じられた腔ではなく，外側に位置するヌエル腔と通じている。内柱細胞の内側に接して内有毛細胞が1列に並ぶ。内有毛細胞は内指節細胞の上に腰掛けるように位置している。外柱細胞の外側には3〜5列の外有毛細胞が並び，外指節細胞の上にのっている。ラセン板縁の上にある歯間細胞は蓋膜をつくる。

感覚器 − 内耳 (internal ear)

図495 周囲は ラセン神経節 Spiral cochlear ganglion／前庭階 Scala vestibuli／蝸牛管 Cochlear duct／鼓室階 Scala tympani／聴神経 Acoustic nerve

図496 血管条 Stria vascularis／蝸牛管 Cochlear duct／ライスナーの膜（前庭壁）Vestibular membrane／前庭階 Scala vestibuli／基底板 Basilar membrane／鼓室階 Scala tympani／ラセン神経節 Spiral cochlear ganglion

図497 外トンネル Outer tunnel／外有毛細胞 Outer hair cells／蓋膜 Tectorial membrane／外支持細胞 Outer phalangeal cells／ヌエル腔 Nuel space／内トンネル Inner tunnel／柱細胞 Pillar cells

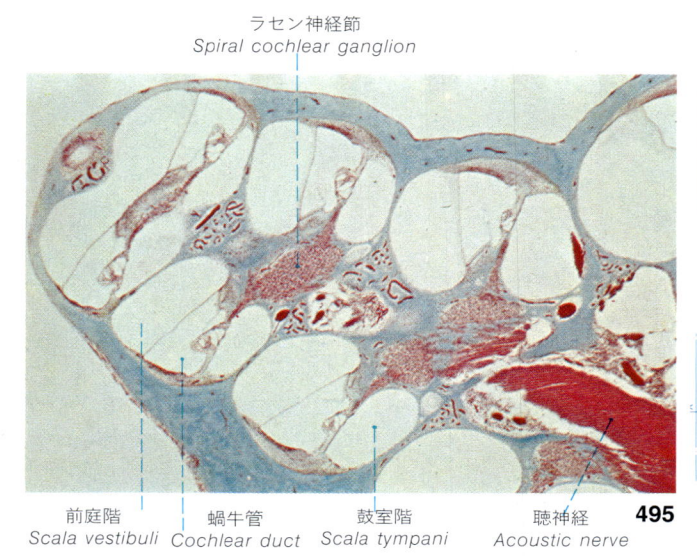

図498 有毛細胞 Hair cells／膨大部の膜迷路 Lumen of ampulla／有髄神経線維 Myelinated nerve fibers

図495 骨迷路である蝸牛（cochlea）の縦断像（モルモット）。ヒトでは，蝸牛軸のまわりの回転は，2巻き半ぐらいである。蝸牛軸の中を蝸牛神経が走り，その両側に規則的に蝸牛のラセン神経節（双極神経の細胞体からなる）の断面が並んでいる。この神経節の高さで，骨ラセン板が膜迷路に向かって突出している。アザン染色。24倍。

図496 蝸牛の横断像（モルモット）。液体で満たされた3つの室のうち，まん中のものが膜迷路の蝸牛管（cochlear duct）である。内リンパ（endolymph）で満たされた蝸牛管は，外リンパで満たされた2つの管，すなわち鼓室階（scala tympani）（下）と前庭階（scala vestibuli）（上）の間に位置する。蝸牛管は前庭階とは薄いライスナー（Reissner）の膜で境され，下は基底板が境界になっている。外側壁は毛細血管に富む血管条（stria vascularis）で，ここで内リンパが産生される。アザン染色。96倍。

図497 コルチ器（Corti organ）（ラセン器）の強拡大像。コルチ器は感覚細胞である有毛細胞（hair cells）と種々の支持細胞（内柱細胞，外柱細胞，内支持細胞，外支持細胞，ヘンゼン細胞，クラウディウス細胞など）とからなる。コルチ器内には内側から外側（図の右側から左側）に向かって内トンネル（inner tunnel），ヌエル腔（Nuel space），外トンネル（outer tunnel）の3つの腔が存在する。細胞のうち，図では内柱細胞（inner pillar cell），外柱細胞（outer pillar cell），外支持細胞（outer phalangeal cell），外有毛細胞（outer hair cell），ヘンゼン（Hensen）細胞，クラウディウス（Claudius）細胞などが明瞭である。ラセン板縁の上皮からは，蓋膜（tectorial membrane）がコルチ器の上に伸びている。アザン染色。240倍。

図498 半規管内の膨大部稜（crista ampullaris）。図では小帽（cupula）は出ていない。膨大部稜の結合組織内を走る有髄神経線維（前庭神経）が明瞭である。アザン染色。150倍。（図495〜498はミュンヘン大学解剖学研究室組織学講師 L. Thorn 医学博士の標本による。）

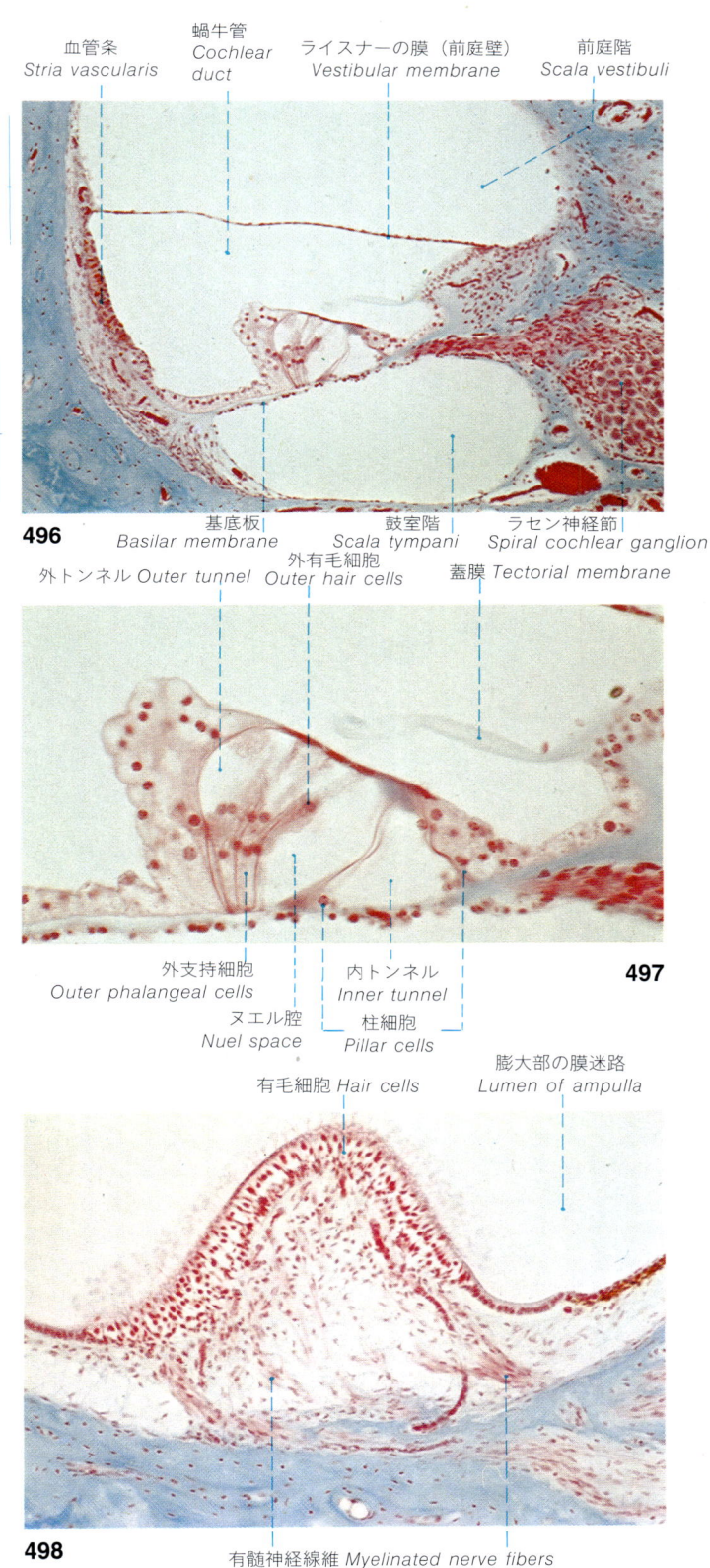

末梢神経系 (peripheral nervous system) – 脊髄神経節 (spinal ganglion)

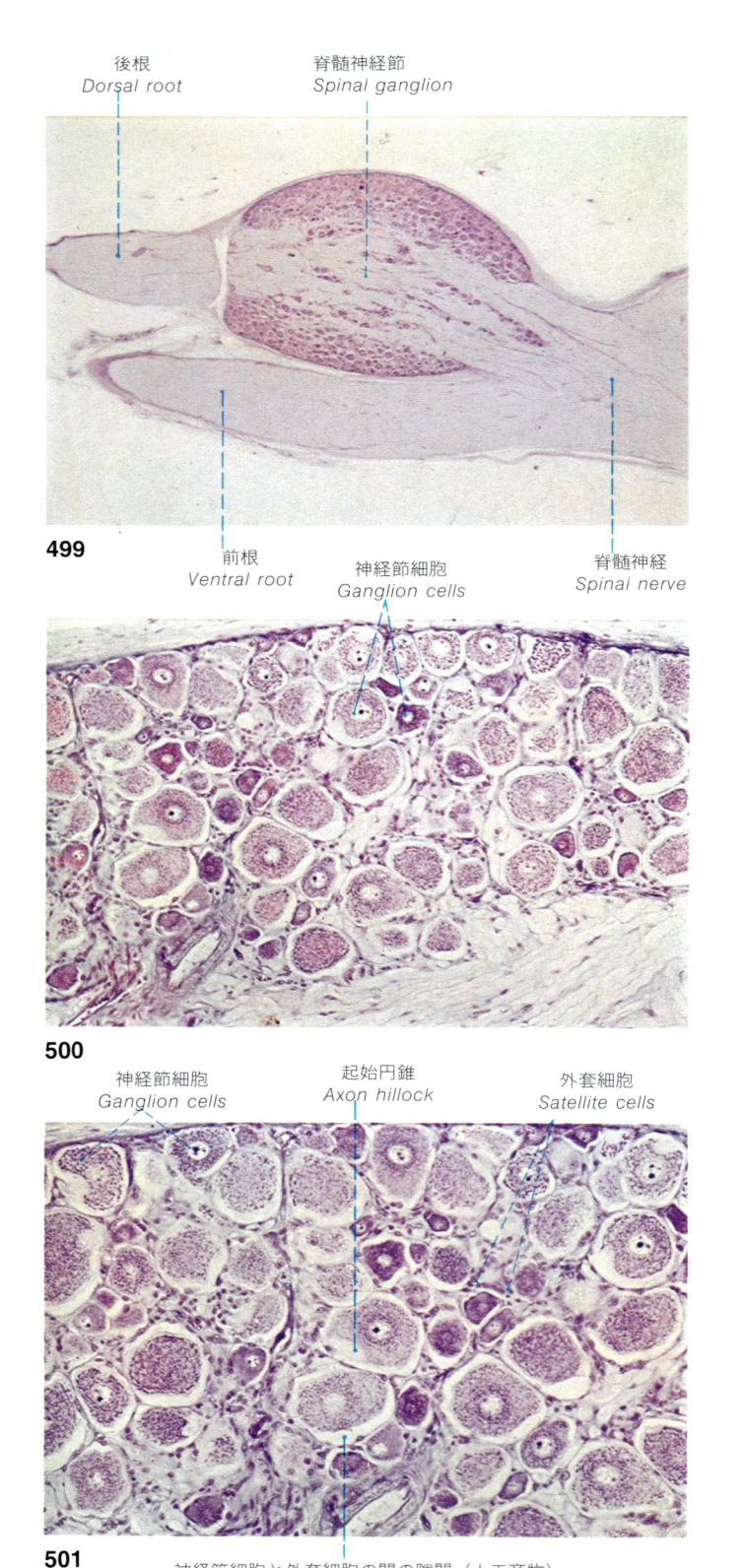

499
- 後根 Dorsal root
- 脊髄神経節 Spinal ganglion
- 前根 Ventral root
- 脊髄神経 Spinal nerve

図499 脊髄神経節 (spinal ganglion) の縦断像 (イヌ)。これらの神経細胞の集まりは，後根 (感覚性) (図の左側) が前根 (運動性) と一緒になって，脊髄神経 (spinal nerve) (図の右側) になる直前の位置に，その後根内に結合組織性被膜に包まれた小結節として見出される。この神経節を，大部分有髄で縦走する神経線維が貫いている。クレシル紫染色。21倍。

500
- 神経節細胞 Ganglion cells

図500 脊髄神経節において，主にその辺縁部にかたまって存在する神経節細胞 (ganglion cells) は，「偽単極神経細胞」であり，その求心性の神経突起が，脊髄の感覚性の後根を形成する。これらの大きくて丸い細胞の間に，暗調に染まる，より小さな核をもつ細胞 (外套細胞) が見られる (脊髄神経節，イヌ)。クレシル紫染色。120倍。

501
- 神経節細胞 Ganglion cells
- 起始円錐 Axon hillock
- 外套細胞 Satellite cells
- 神経節細胞と外套細胞の間の隙間 (人工産物)

図501 それぞれの偽単極神経細胞 (pseudounipolar nerve cell) は，末梢性神経膠細胞 (外套細胞 satellite cells と呼ばれる) によって，外套状に包まれている。神経細胞と外套細胞の間には，しばしば細胞の収縮による隙間が見られる (図19も参照)。ニッスル物質は，これらの神経細胞では塊状をなさず，細粒状をなして細胞体の中に一様に散在している。著しく大きい起始円錐が多数見られることに注意。クレシル紫染色。150倍。

末梢神経系 − 自律神経系 (autonomic nervous system)

神経節細胞の塊
Small group of ganglion cells

クロム親性細胞
Chromaffin cells

図502 副腎髄質内に見られた自律神経節（autonomic ganglion）（ヒト）。これらの植物性の多極神経細胞の小さな集団は，交感神経細胞に由来するクロム親性傍節（クロム親性パラガングリオン paraganglion）として，特に副腎髄質中によく見出されるものである。この神経節細胞は，大きな細胞体と明瞭な核小体をもった丸い核によって，容易に髄質細胞と区別される。アザン染色。95倍。

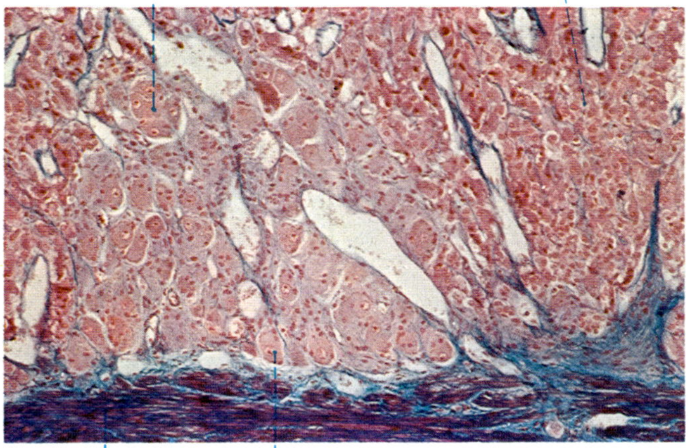

中心静脈の血管壁
Wall of central vein

神経節細胞 Ganglion cell

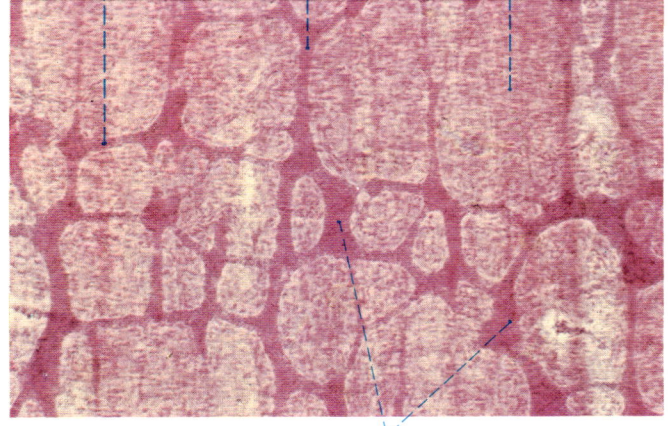

筋間神経叢の神経線維束
Bundle of nerve fibers of the myenteric plexus

平滑筋
Smooth muscle

502

図503 筋間神経叢（plexus myentericus）（アウエルバッハ Auerbach の神経叢）。腸の輪状筋と縦走筋の間で表面に平行に切ったもの。これらの種々の太さの神経線維束からなる網工（やや濃く染まっている部分）の結び目の中に自律神経細胞の集団が見出される。メチレンブルーによる超生体染色。95倍。

503

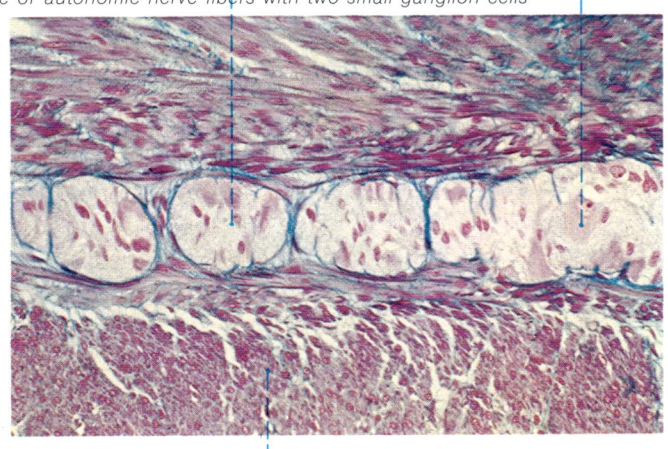

2つの小さい神経節細胞と自律神経線維
Bundle of autonomic nerve fibers with two small ganglion cells

神経節 Ganglions

神経節細胞
Ganglion cell

図504 筋間神経叢（結腸，ヒト）（写真の中央部の横に並ぶ，やや明るい部分）。無髄神経線維の間に，数個の小さい神経節細胞が見える（特に図の右端に，明瞭に認められる）。アザン染色。240倍。

504

平滑筋の横断
Smooth muscle, cross-sectioned

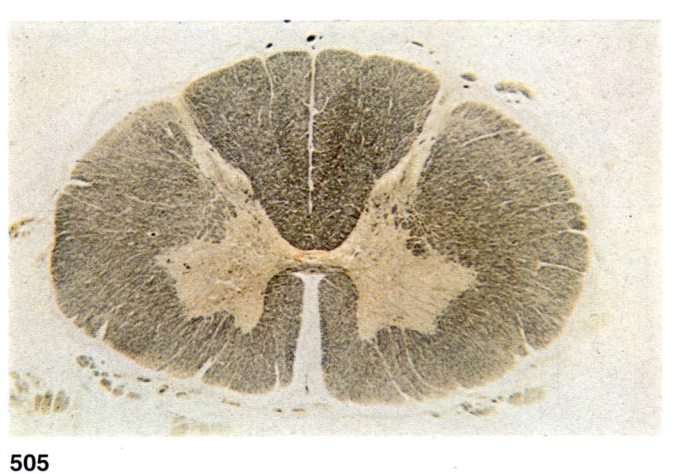

中枢神経系 (central nervous system) – 脊髄 (spinal cord)

505

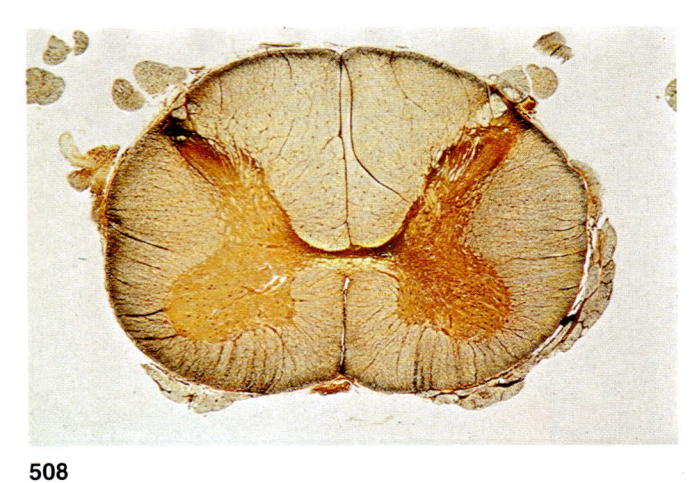

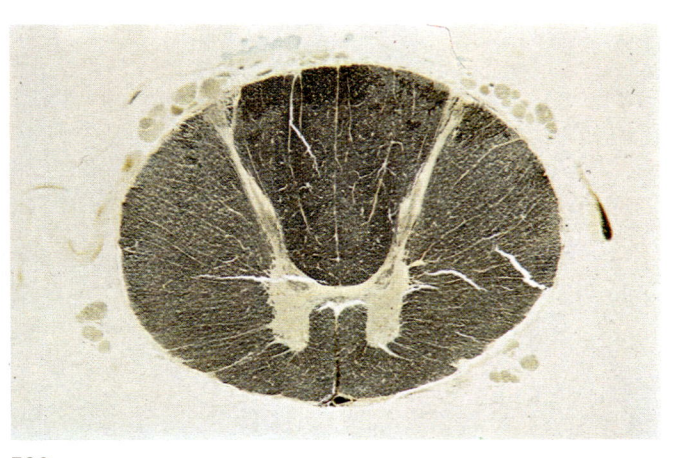

506

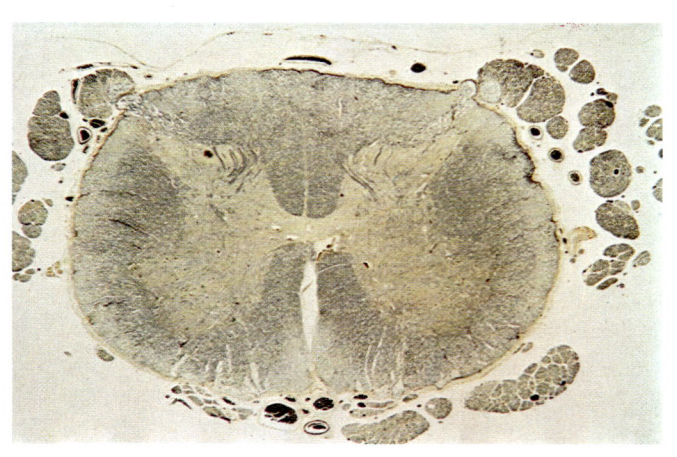

507

508

図505〜507 脊髄 (spinal cord) の横断像(ヒト)。図505：頚髄。図506：胸髄。図507：腰髄。髄鞘染色。6倍。
　髄鞘 (myelin sheath) が染色されているために，有髄神経線維の多い「白質」の方が神経線維の少ない「灰白質」よりも暗く(黒く)見える。灰白質（H型をなす明るい部分）の大きさと形の違い，および胸髄の明瞭な側角に注意せよ。各部の名称については図509, 511を参照すること。

図508 頚髄の横断像(ヒト)。神経細線維（神経原線維）(neurofibrils)を示すために渡銀染色を施してある。主として神経細胞を染めるニッスル染色では，肉眼で標本を見るとほとんど染色されていないように見えるが，渡銀染色を施すと神経細胞とその突起が茶褐色に染まる。とくに神経細胞体の多い前角を顕微鏡で見るとよく分かる。シュルツェ・シュテール (Schultze-Stöhr) による渡銀染色。6倍。

中枢神経系 - 頚髄と延髄 (medulla oblongata)

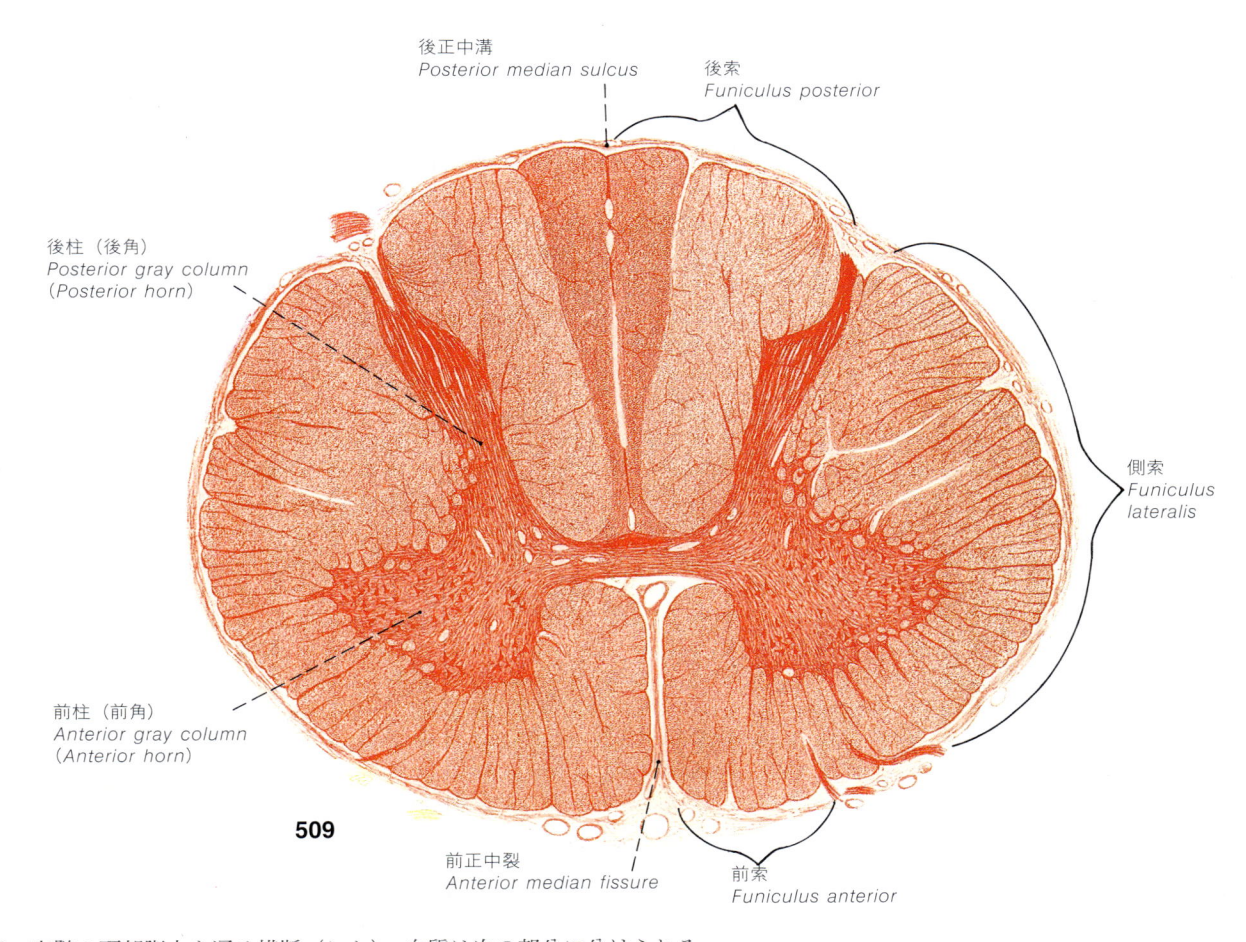

図509 脊髄の頚部膨大を通る横断（ヒト）。白質は次の部分に分けられる。
① 後索（funiculus posterior）（後角と後正中溝の間）
② 側索（funiculus lateralis）（前根および後根の神経線維が走るその間）
③ 前索（funiculus anterior）（前正中裂と前角ないしは前根に入る神経線維との間）
図では下が前方（上が後方）（脊髄の図はこのように描くのが通例）。カルミン染色。8倍。

図510 延髄（medulla oblongata）の横断像（ヒト）。オリーブ核の上1/3の高さに相当する。髄鞘染色を施してあるだけなので，神経細胞の多い下オリーブ核はほとんど染色されていない。前正中裂の両側を走る錐体路（皮質脊髄路）の線維束に注目せよ。ワイゲルト（Weigert）の髄鞘染色により黒く染まっている。6倍。

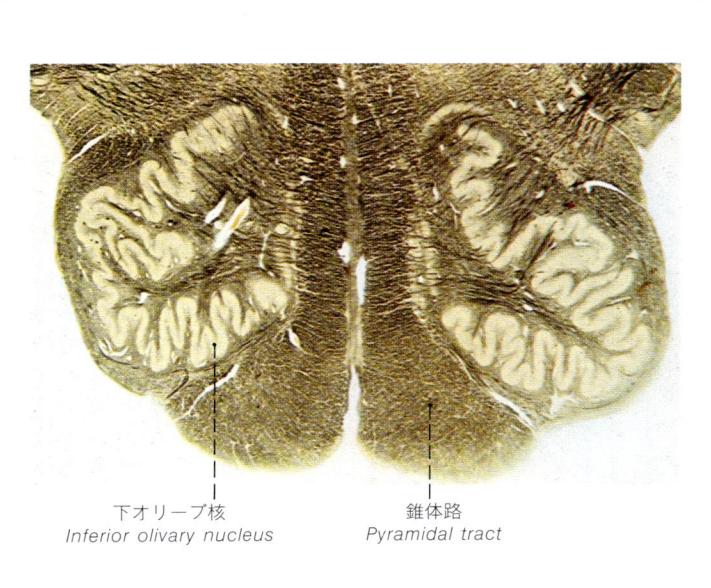

中枢神経系 - 腰髄

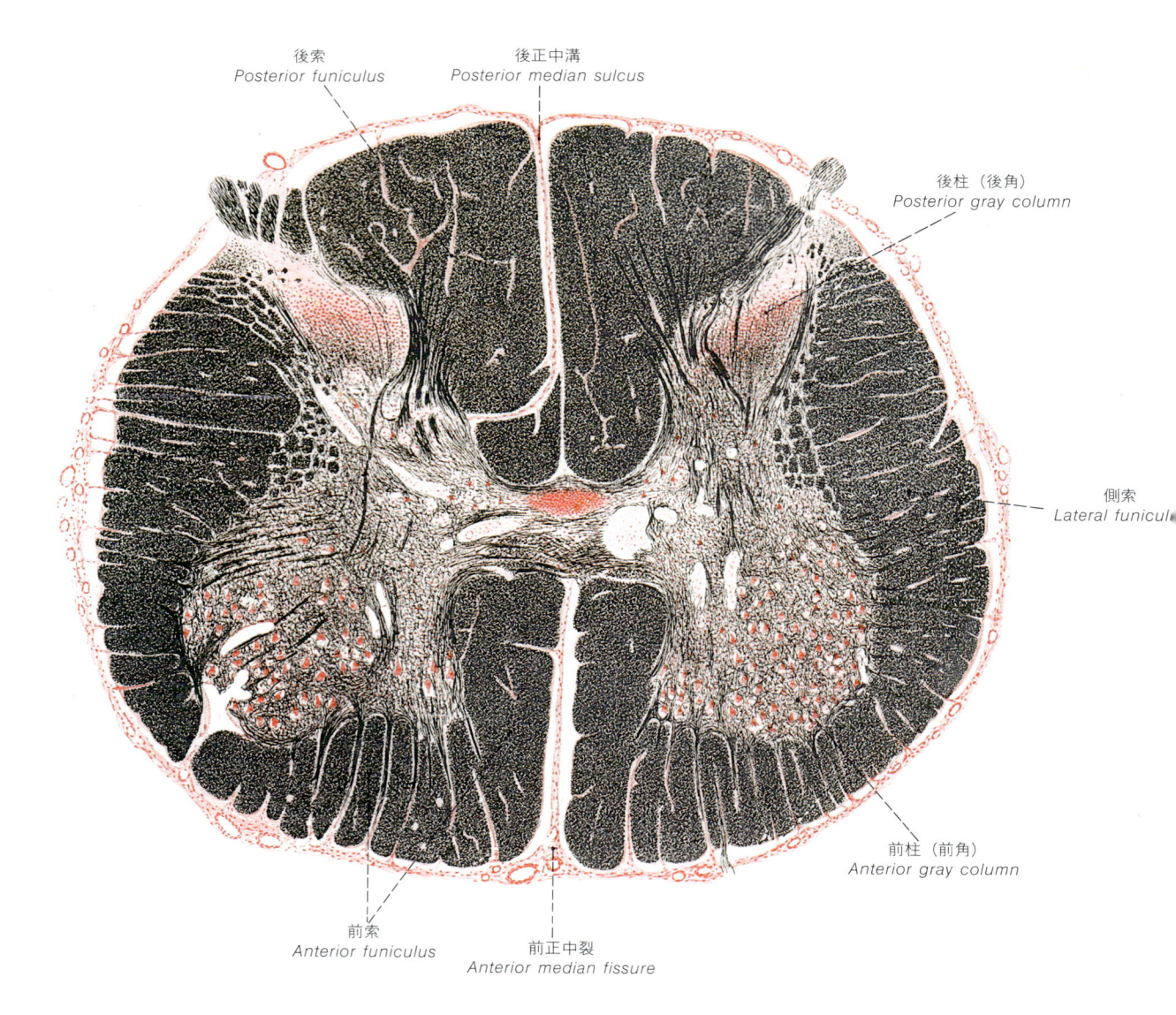

図 511 ヒトの腰髄膨大部の横断面。ワイゲルト（Weigert）の髄鞘染色とカルミン（carmine）染色を併用したもの。髄鞘は黒く，神経細胞体は赤く染まっている。11 倍。

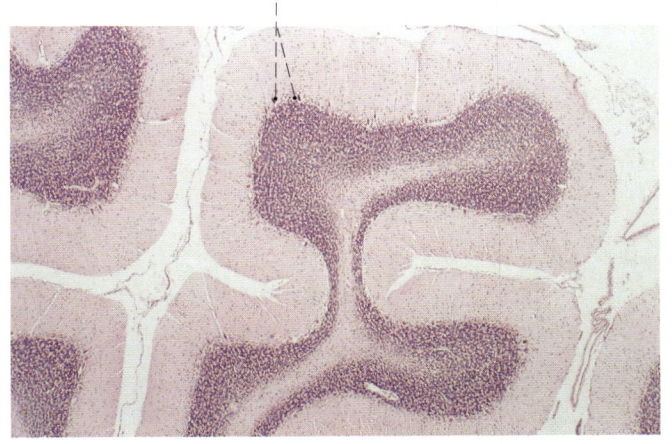

中枢神経系 – 小脳 (cerebellum)

512 神経細胞層 Stratum gangliosum

513 皮質 Cortex　小脳の髄質（白質）White matter

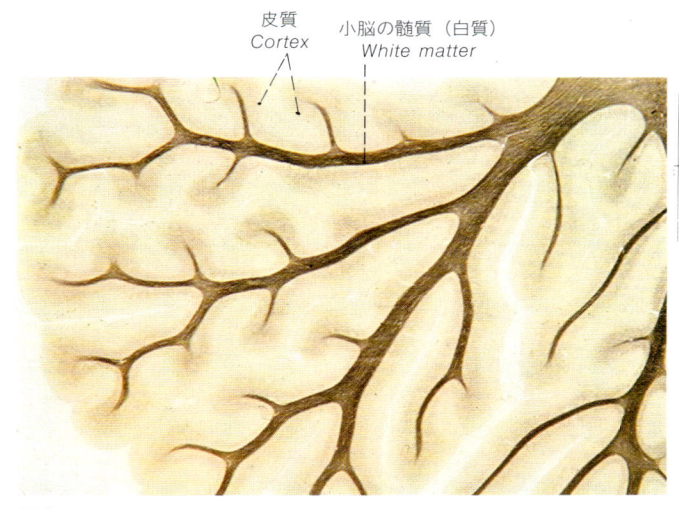

514 小脳の髄質（白質）White matter　分子層 Stratum moleculare　果粒層 Stratum granulosum

515 プルキンエ細胞の樹状突起 Dendrites of Purkinje cell　ゴルジ細胞 Golgi cell　果粒細胞 Granular cells　プルキンエ細胞 Purkinje cell

図512〜514はヒトの小脳の矢状断面。それぞれ染色が異なる。

図512 ヘマトキシリン・エオジン染色。皮質の3層構造と髄質がおおまかに区別できる（図516参照）。皮質は外側から分子層（stratum moleculare），神経細胞層（stratum gangliosum），果粒層（stratum granulosum）となっている。分子層は最も厚い層で，細胞成分が少ないため明るく見える。果粒層は神経細胞，神経膠細胞が多いので濃く染まって見える。分子層と果粒層の間に，神経細胞層があり，プルキンエ（Purkinje）細胞の大きな細胞体が見える。果粒層の内側の淡く染まっている所が髄質である。20倍。

図513 ワイゲルト（Weigert）の髄鞘染色。髄質の有髄線維が樹枝状に染めだされている。7倍。

図514 カルミン染色とワイゲルトの髄鞘染色の併用。皮質の層構造が明瞭である。厚さ約1mmの小脳皮質は，表層から深層へ向かって，細胞成分の少ない分子層（黄ないし橙色に染まっている），神経細胞層（プルキンエ細胞の細胞体が1列に並んでいる），髄質との境界をなし，細胞成分の多い果粒層（赤褐色に染まっている）の3層からなっている。7倍。

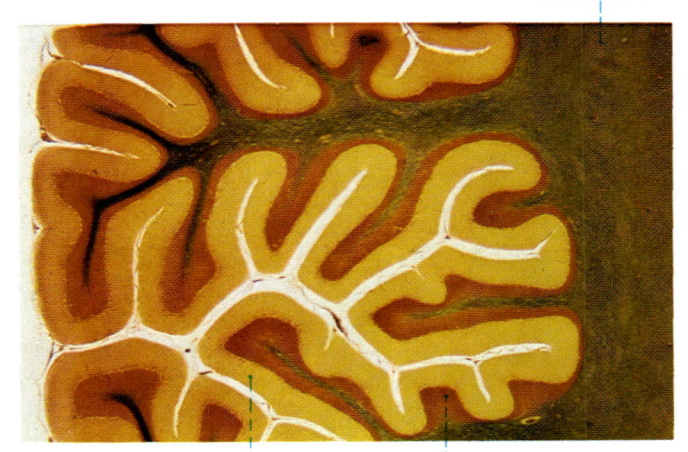

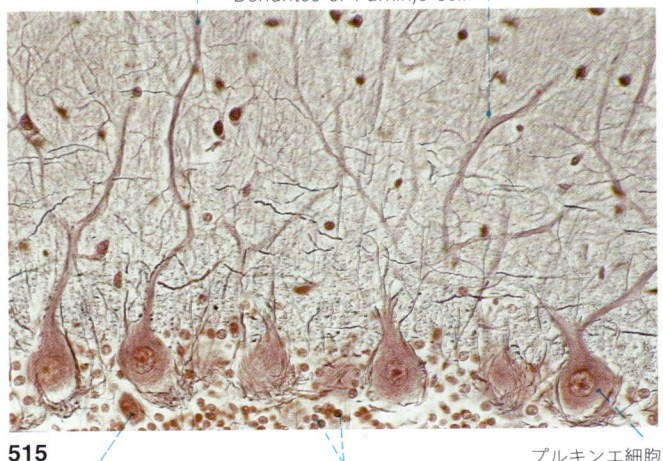

図515 小脳皮質（cerebellar cortex）のプルキンエ細胞（Purkinje cells）。プルキンエ細胞の樹状突起が分岐を繰り返しながら皮質の表層に向かって伸びている。細胞の下極から出る軸索突起は果粒層と髄質を通って小脳核に至る。ボディアン（Bodian）の渡銀染色。240倍。

中枢神経系 – 小脳皮質（cerebellar cortex）と大脳皮質（cerebral cortex）

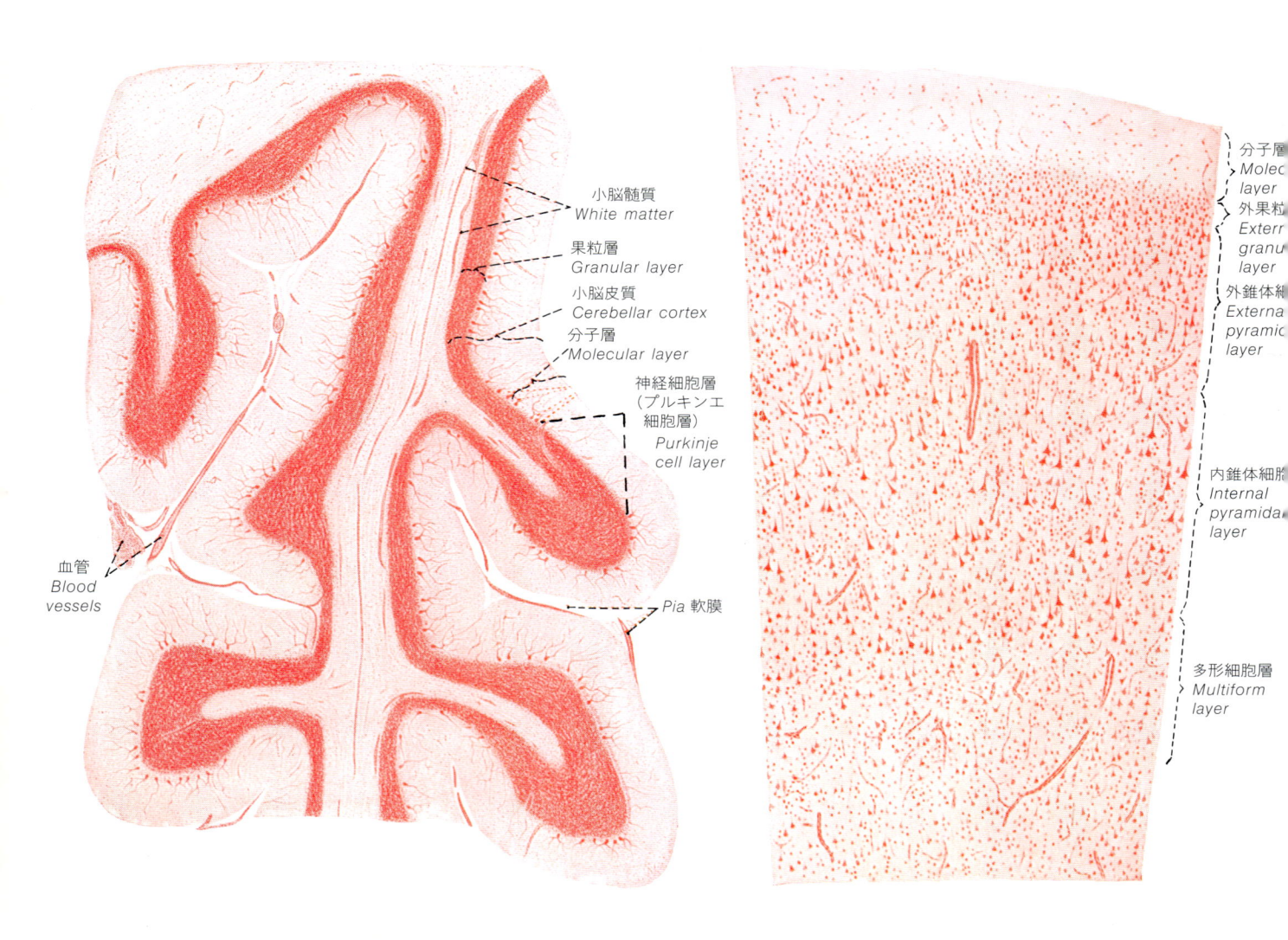

図516 小脳皮質各層の概観（ヒト）。カルミンのみの細胞染色。20倍。

図517 皮質第一次運動領の細胞層（ヒト）。やや模式図化したもの。この領域では，実際には，内果粒層が欠けているため，内外の錐体層が大部分を占めている（無果粒皮質型）。カルミン染色。50倍。

中枢神経系 – 大脳皮質 – 運動領（motor area）と感覚領（sensory area）

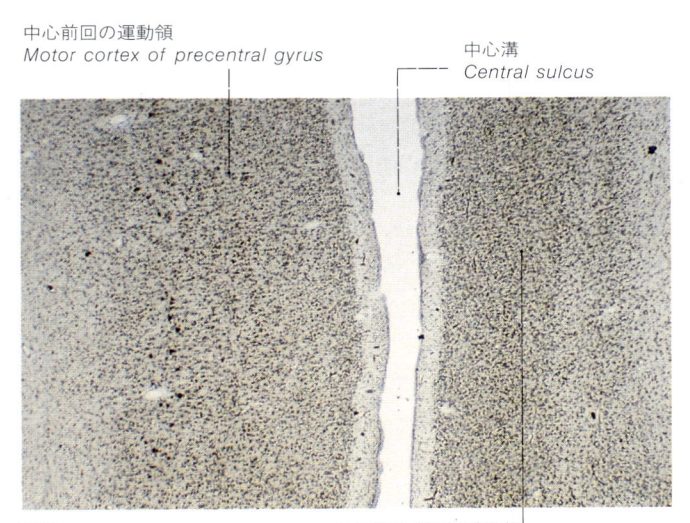

中心前回の運動領
Motor cortex of precentral gyrus

中心溝
Central sulcus

518

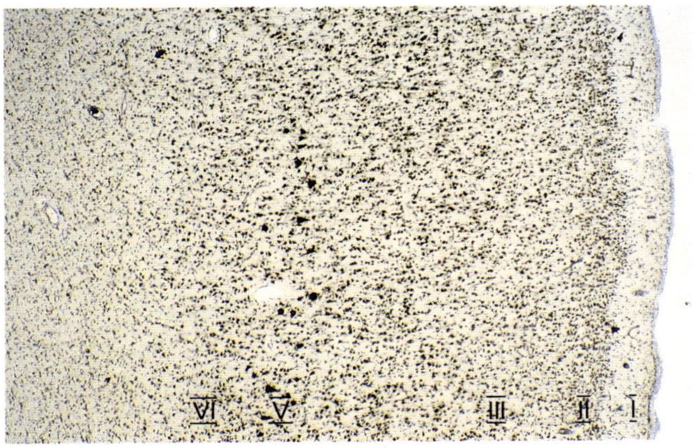

中心後回の体性感覚領
Somatosensory cortex of postcentral gyrus

519

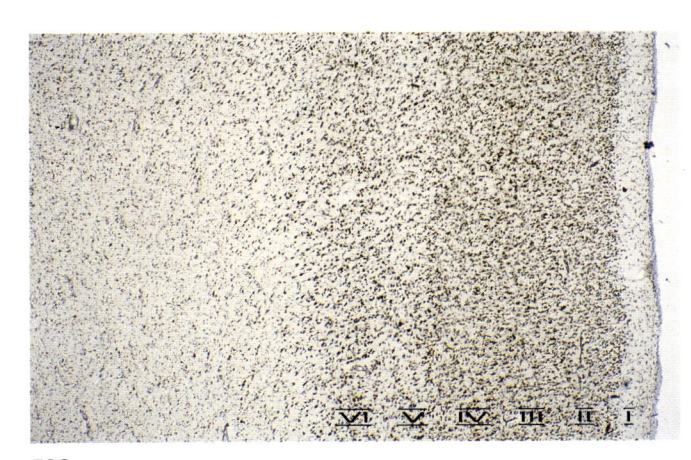

520

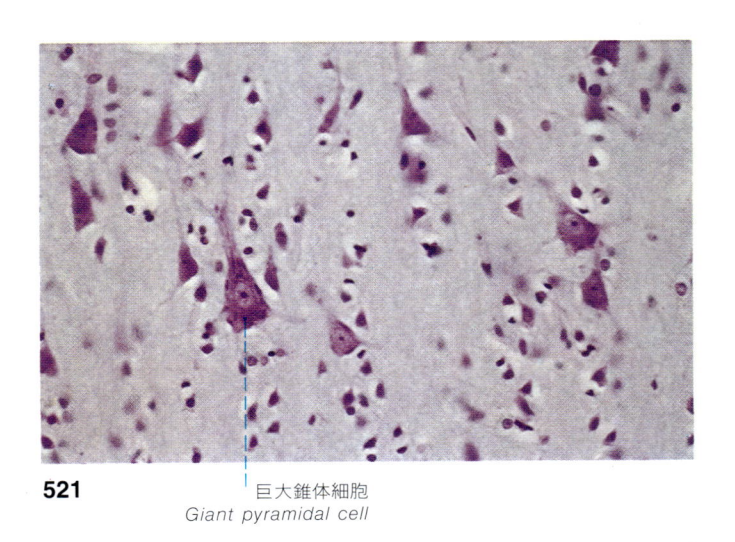

521

巨大錐体細胞
Giant pyramidal cell

図518　ヒトの大脳半球の中心溝，中心前回（precentral gyrus）および中心後回（postcentral gyrus）。皮質（ここでは新皮質 neopallium または等皮質 isocortex）は大体6層の細胞層からなる。この層の様子（たとえば厚さなど）が中心前回と中心後回とで違っていることに注意（図519，520を参照のこと）。Zilles らの Gallyas 染色変法。10倍。

図519　中心前回の皮質（第4野）（図518の左半を拡大したもの）。表面から順にほぼ次の6層が識別できる。分子層（molecular layer，第Ⅰ層）（Ⅰ），外果粒層（external granular layer，第Ⅱ層）（Ⅱ），外錐体細胞層（external pyramidal layer，第Ⅲ層）（Ⅲ），内果粒層（internal granular layer，第Ⅳ層），内錐体細胞層（internal pyramidal layer，第Ⅴ層）（Ⅴ），多形細胞層（multiform layer，第Ⅵ層）（Ⅵ）。ただし，内果粒層は中心前回ではほとんど発達していない。中心前回の内錐体細胞層にはベッツの巨大錐体細胞（giant pyramidal cells of Betz）があるのが特徴である。このような層構造のほかに，皮質の表面に対して縦方向に並ぶ細胞配列もある。Zilles らの Gallyas 染色変法。20倍。

図520　中心後回の体性感覚領（somatosensory area）（図518の右半を拡大したもの）。運動領に比べると皮質は薄いが，基本的な6層構造が明瞭である。概して感覚領では果粒層（Ⅱ，Ⅳ）の発達が良い。皮質と髄質の境が運動領の場合に比べると明瞭である。Zilles らの Gallyas 染色変法。20倍。

図521　ベッツ（Betz）の巨大錐体細胞。皮質運動領の第Ⅴ層より（ヒト）。クレシル紫染色。240倍。

中枢神経系 – 大脳皮質 – 有線領（area striata）と海馬（hippocampus）

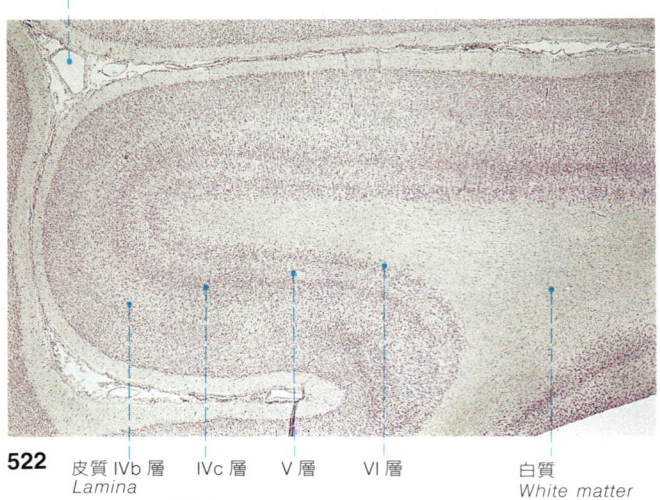

522 鳥距溝のクモ膜の静脈 Vein in arachnoid of calcarine sulcus／皮質IVb層 Lamina／IVc層／V層／VI層／白質 White matter

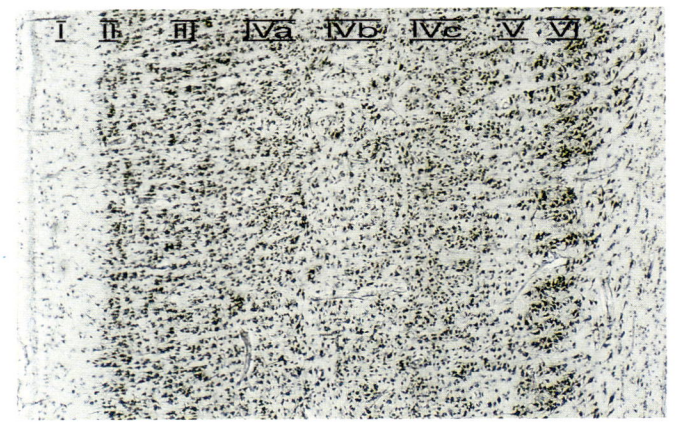

523

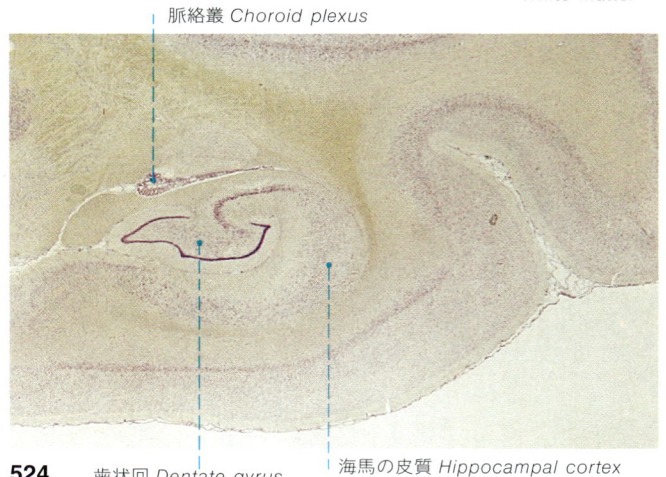

524 脈絡叢 Choroid plexus／歯状回 Dentate gyrus／海馬の皮質 Hippocampal cortex

525 脈絡叢 Choroid plexus／海馬の皮質の錐体細胞層 Pyramidal layer of hippocampal cortex／歯状回の果粒細胞層 Granular layer of dentate gyrus

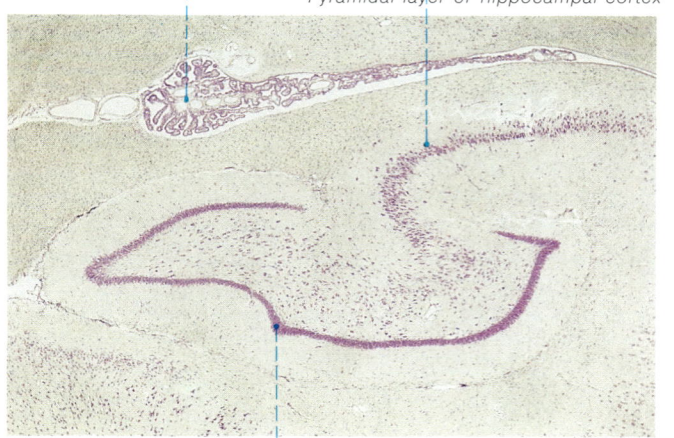

図522　鳥距溝（sulcus calcarinus）の第一次視覚領（有線領）。白質に接して比較的細胞成分に富む第VI層があり，次いで細胞成分に乏しい（明るい）第V層を隔てて，再び細胞成分に富む厚い第IVc層が見られる。さらにやや細胞成分に乏しい，明るい，幅広い第IVb層がある。第IVb層は有髄線維をもち，肉眼でも白く見え，ジェンナリ（Gennari）の線条と呼ぶ。その上にもう少し細胞成分に富む，薄い第IVa層がある。第III，第II層も細胞成分に比較的富むが，その境は不明瞭である。第I層は細胞成分に乏しく，著しく明るいので容易に識別できる。ニッスル染色。16倍。

図523　ヒトの有線領。細胞成分が乏しくて明るい第IVb層と第V層が明瞭である。第IVb層は有髄線維をもち，肉眼でも白く見える（ジェンナリの線条）。ZillesらのGallyas染色変法。40倍。

図524　海馬（hippocampus），歯状回，側脳室，脈絡叢，下角を通る前頭断。この図は，脳の正中側が左，基底側が下になっている。歯状回（dentate gyrus）は，よく染まる果粒細胞層により識別できる。ニッスル染色。6倍。

図525　前図の一部を拡大したもの。海馬の皮質の錐体細胞層（pyramidal layer）の細胞が分散し，歯状回の果粒細胞層（granular layer）に包まれている。ニッスル染色。20倍。

中枢神経系 – 脈絡叢（choroid plexus）と髄膜（meninges）

図526 ヒト側脳室の脈絡叢。脈絡叢は側脳室の腔内に伸びだしており，切片では側脳室内に浮かんでいるように見える。脈絡叢の上皮（脈絡上皮）は単層円柱上皮で，上皮下には毛細血管に富む結合組織が存在する。この結合組織は軟膜の続きである。脈絡上皮は血管周囲の組織液を素材として脳脊髄液を産生する。脈絡上皮細胞の間には密着帯があって物質の移動がせき止められており，いわゆる血液 – 髄液関門が形成されている。1：側脳室腔。2：脳室壁。➜：脳室上衣。ヘマトキシリン・エオジン染色。240倍。

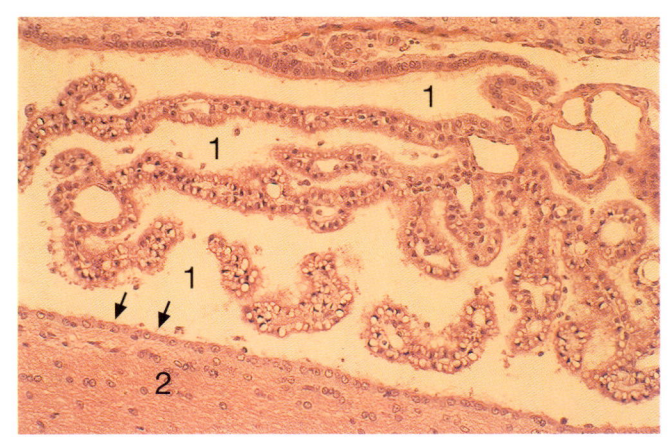

526

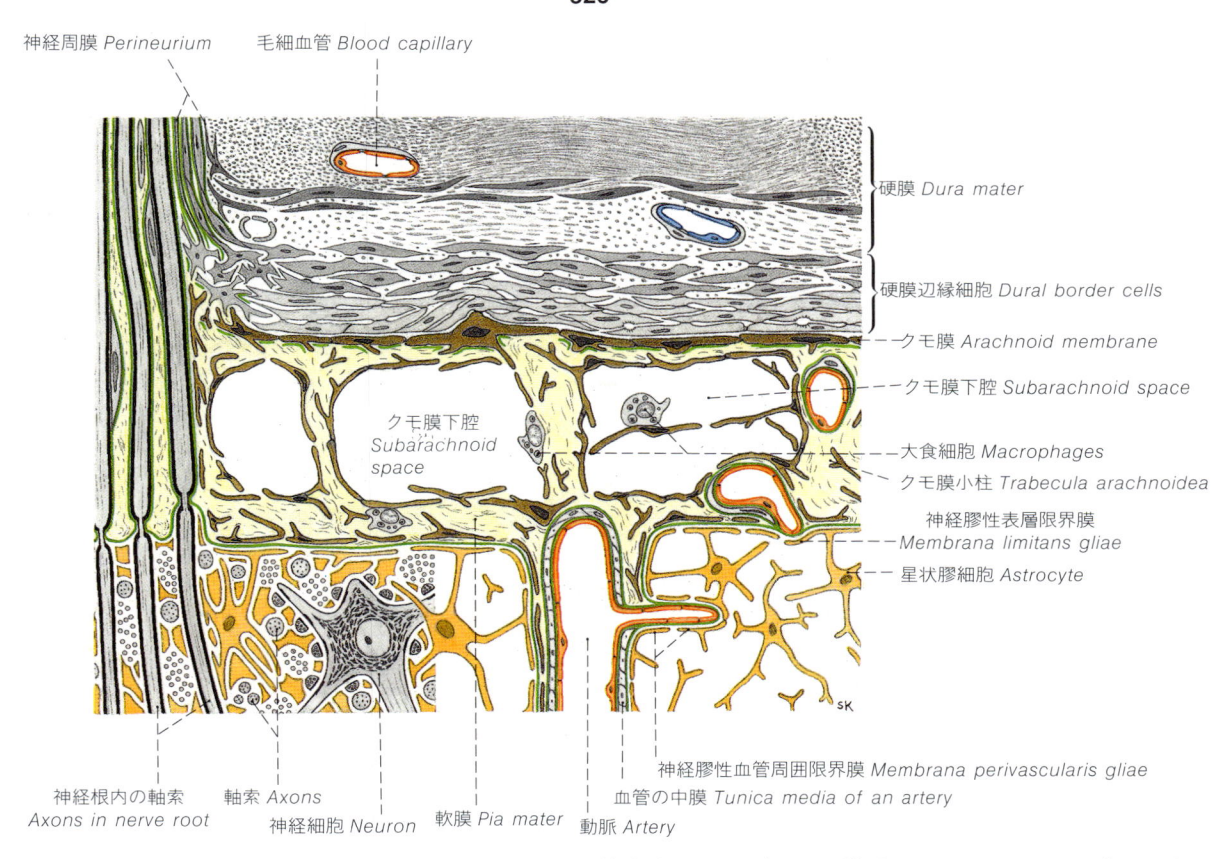

神経周膜 Perineurium
毛細血管 Blood capillary
硬膜 Dura mater
硬膜辺縁細胞 Dural border cells
クモ膜 Arachnoid membrane
クモ膜下腔 Subarachnoid space
大食細胞 Macrophages
クモ膜小柱 Trabecula arachnoidea
神経膠性表層限界膜 Membrana limitans gliae
星状膠細胞 Astrocyte
クモ膜下腔 Subarachnoid space
神経根内の軸索 Axons in nerve root
軸索 Axons
神経細胞 Neuron
軟膜 Pia mater
動脈 Artery
神経膠性血管周囲限界膜 Membrana perivascularis gliae
血管の中膜 Tunica media of an artery

図527 髄膜の構造を示す模式図。髄膜は外側から硬膜（dura mater），軟膜（pia mater），クモ膜（arachnoid membrane）からなる。硬膜はきわめて厚い，緻密な線維性結合組織である。電子顕微鏡的に，硬膜は線維成分が多く，細胞成分の少ない狭義の硬膜と，その内側の硬膜辺縁細胞（dural border cell）と呼ばれる，扁平な線維芽細胞様の細胞の層に分けられる。硬膜辺縁細胞は互いにデスモゾームで結合しているが，密着帯やギャップ結合はない。硬膜辺縁細胞と神経周膜の移行部に注意。軟膜とクモ膜をあわせて（広義の）軟膜（leptomeninx）と言う。クモ膜下腔（subarachnoid space）には脳脊髄液があり，この中に時に大食細胞が存在する。緑色の線は基底膜を示す。（Benninghoff より）

シナプスの型 | 模式図

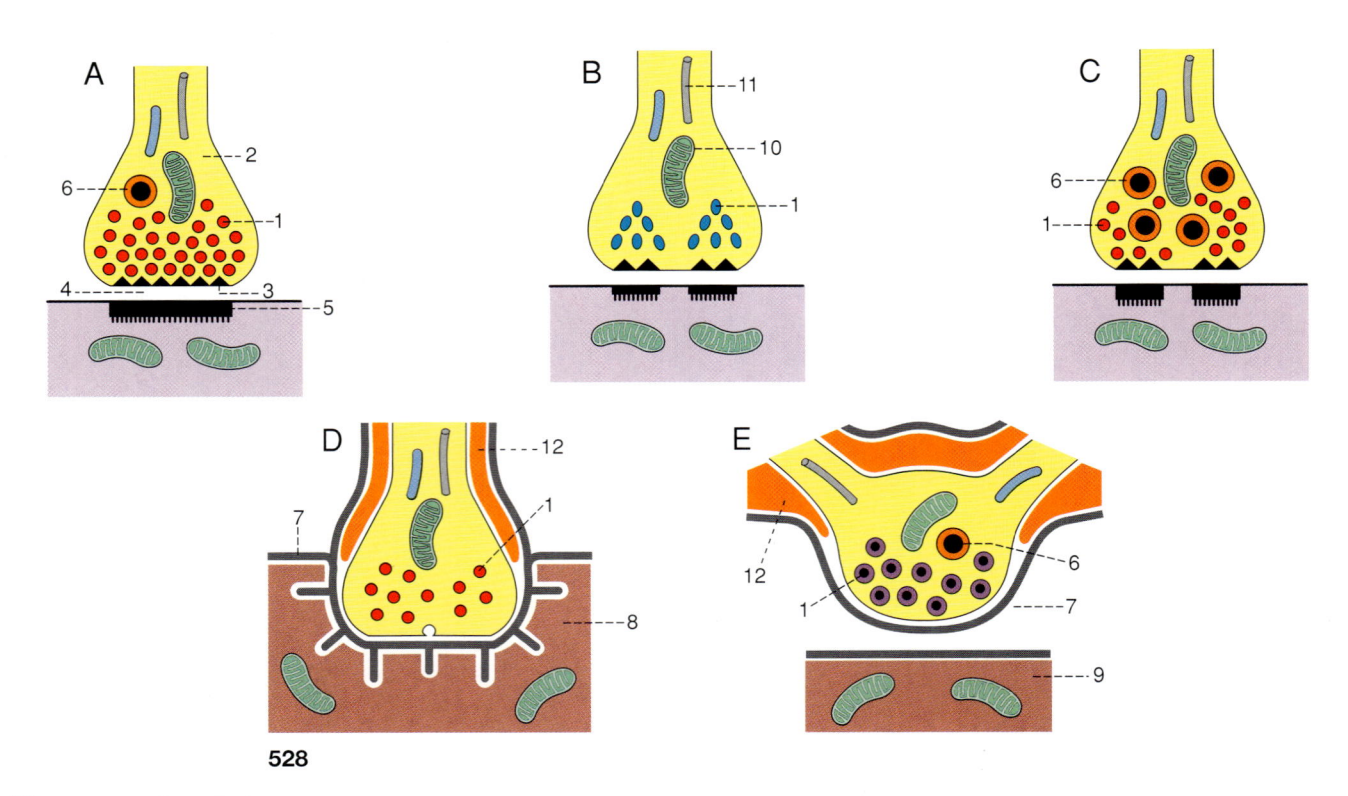

図528 シナプスの模式図（Leonhardt, 1990 による）。

A：Gray I 型。シナプス後膜の裏打ちが厚く，非対称型シナプスとも呼ぶ。この型のシナプスは興奮性であるという。

B：Gray II 型。シナプス後膜の裏打ちが薄く，対称型シナプスとも呼ばれる。この型のシナプスは抑制性であるという。

C：ペプチド作動性シナプス（peptidergic synapse）。

D：神経筋接合部（neuromuscular junction）。

E：平滑筋細胞の近くに終わる自律神経の終末。しばしば神経終末と平滑筋細胞の間に広い腔が介在する。また，神経線維の途中にシナプス小胞を容れたふくらみ（varicosity）があって，これが平滑筋細胞に近接していることもある。

1：シナプス小胞（synaptic vesicles）。この中に，いろいろな伝達物質が入っている。2：シナプス前部（presynaptic part）。3：シナプス前膜（presynaptic membrane）。薄い裏打ちをもっている。4：シナプス間隙（synaptic cleft）。5：シナプス後膜（postsynaptic membrane）の厚い裏打ち。6：ペプチド性の伝達物質を容れた，大きな芯ありシナプス小胞。7：基底膜。8：骨格筋細胞。9：平滑筋細胞。10：ミトコンドリア。11：微細管（神経細管 neurotubule）。末梢神経の終末部（D, E）では，神経線維はシナプスの直前でシュワン細胞の被覆を失う。12：シュワン細胞。

表

表

表1 染色性

染　色	核	細胞質	膠原線維	弾性線維
H.E.＝ヘマトキシリン・エオジン	青紫色	赤色；リボゾーム（粗面小胞体）の多い所は青紫色	赤色	染まらない
アザン＝アゾカルミン・アニリン青・オレンジG	赤色	淡赤ないし淡青色	青色	染まらない（弾性膜のように厚いときは赤ないし赤青色）
弾性線維の染色（レゾルシン・フクシンまたはオルセイン）。通常核ファスト赤で核染色する	赤色	淡紅色	灰色	黒紫色ないし黒褐色
ファン・ギーソン（van Gieson）（鉄ヘマトキシリン，ピクリン酸，酸性フクシン）	黒褐色	黄色ないし淡褐色	赤色	特別な色を呈しない（弾性膜のように厚い場合は黄色）
マッソン・ゴールドナー（Masson-Goldner）のトリクローム染色（鉄ヘマトキシリン，ポンソー・酸性フクシン，アゾフロキシン・リヒト緑）	黒褐色	赤れんが色	緑色	特別な色を呈しない（一部緑ないし淡赤色）
E.H.＝ハイデンハイン（Heidenhain）の鉄ヘマトキシリン（筋の横紋や細胞内小器官の染色）	青黒色	中心子，線毛，中間径フィラメントの束などが黒色に染まる	特別な色を呈しないもしくは灰黄色	黒灰色

組織化学染色	
PAS（periodic acid-Schiff）反応	グリコーゲンやグリコサミノグリカン（粘液多糖），糖蛋白が桃色に染まる
アルシアン・ブルー	陰性に荷電した種々の物質（硫酸基，グリコサミノグリカン，ヒアルロン酸など）が青色に染まる
脂肪染色（ズダンⅢ，ズダン黒，オイル赤）	トリグリセリドあるいは髄鞘の脂質などが染色剤によって橙赤色あるいは褐色に染まる

表 2 副形質 (paraplasm)

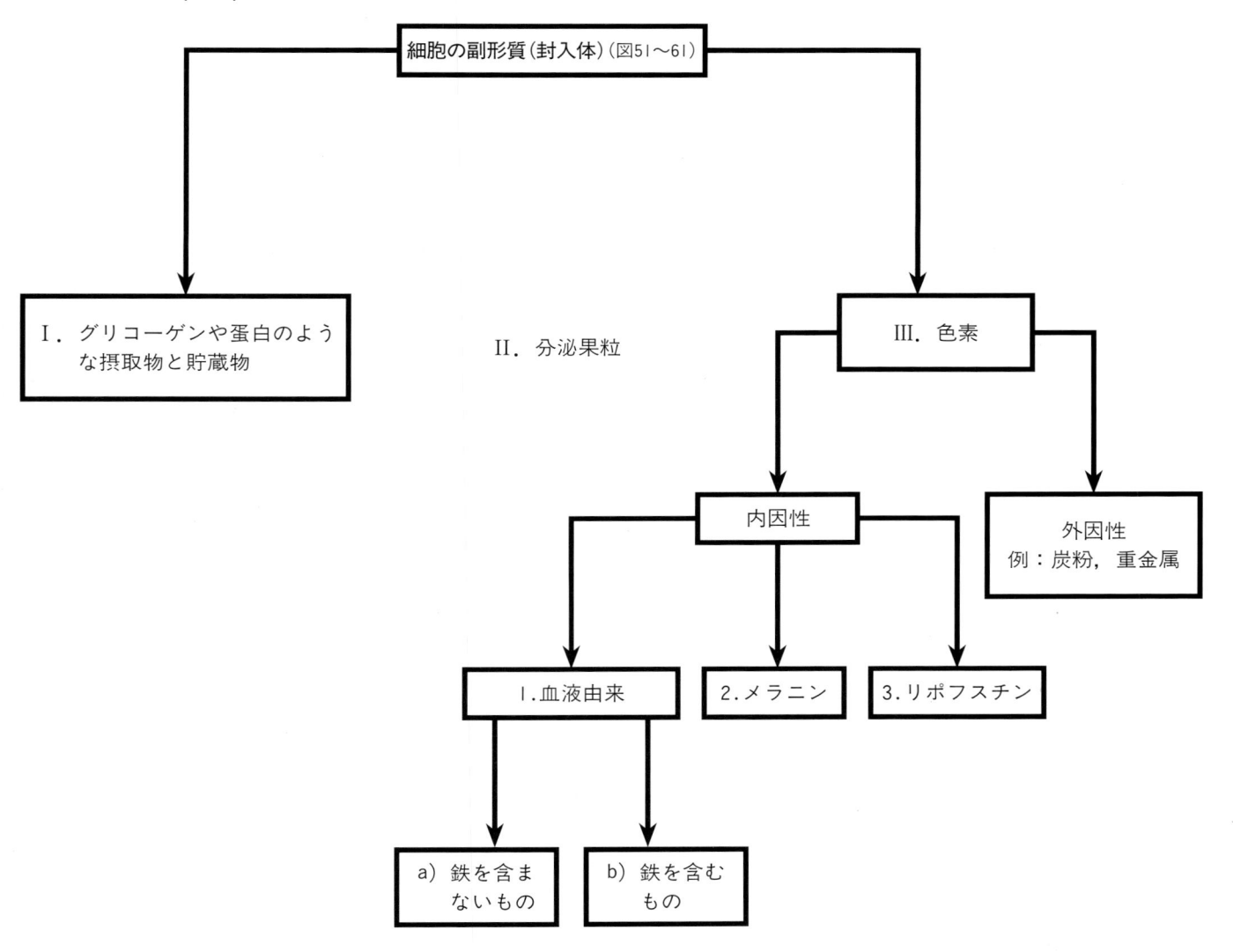

```
細胞の副形質（封入体）(図51〜61)
├── I. グリコーゲンや蛋白のような摂取物と貯蔵物
├── II. 分泌果粒
└── III. 色素
    ├── 内因性
    │   ├── 1. 血液由来
    │   │   ├── a) 鉄を含まないもの
    │   │   └── b) 鉄を含むもの
    │   ├── 2. メラニン
    │   └── 3. リポフスチン
    └── 外因性
        例：炭粉, 重金属
```

表 3　上皮の分類とその所在

Ⅰ．扁平	1．単層		中皮，内皮，角膜後面の内皮
	2．重層		a）角化性，例えば外皮
			b）非角化性，例えば口腔，腟，角膜，食道などの上皮
Ⅱ．立方	1．単層		腺の導管，腎臓の尿細管の一部，甲状腺の濾胞上皮，羊膜上皮
Ⅲ．円柱	1．単層		a）線毛をもつもの：卵管，子宮
			b）線毛をもたないもの：胃，腸，胆嚢
	2．重層		（まれ）：結膜円蓋，尿道の一部
	3．多列		a）線毛のないもの：腺の導管の一部（まれ）
			b）線毛をもつもの：気道の上皮
			c）不動毛をもつもの：精巣上体管，精管
Ⅳ．移行上皮			腎盤，尿管，膀胱の上皮。内容量によって上皮の丈が変化する
			一見重層上皮に見える。最表層の細胞は大きく，しばしば2核で被蓋細胞と呼ばれる

表 4　外分泌腺の分類

形態学的な項目	分　類	例
1．分泌細胞の数によるもの	単細胞腺 多細胞腺	杯細胞 唾液腺
2．分泌細胞と元の上皮との位置関係によるもの	上皮内腺 上皮外腺	杯細胞 すべての大きい外分泌腺
3．分泌物の放出機転によるもの	全分泌腺（＝ホロクリン腺） 漏出分泌腺（＝エックリン腺） 離出分泌腺（＝アポクリン腺）	皮脂腺 エックリン汗腺 アポクリン汗腺
4．分泌物の種類によるもの	漿液腺 粘液腺 混合腺（粘漿液腺）	耳下腺，膵臓，涙腺 杯細胞 顎下腺，舌下腺
5．終末部（腺体）の形態によるもの	管状腺 胞状腺 混合型：管状胞状腺	結腸の陰窩，子宮腺 耳下腺，アポクリン汗腺 顎下腺，授乳期の乳腺
6．導管の分枝の状態によるもの	不分枝単一腺 分枝腺 複合腺	汗腺 幽門腺 すべての大唾液腺

表 5 支持組織（狭義の支持組織と結合組織を含んだもの）のまとめ。1〜9は間葉（mesenchyme）に由来する。間葉は中胚葉（mesoderm）だけでなく，神経堤（neural crest）の一部からも形成される。

1. 膠様組織（＝線維をもった胎生結合組織）
2. 細網組織（細網線維が広い網目を形成：リンパ節，骨髄，腸管の粘膜固有層，肝臓のディッセ腔）
3. 疎性結合組織（線維に乏しく，基質に富む。種々の結合組織細胞が存在）
4. 強靱（密性）結合組織（膠原線維が多い。線維芽細胞がほとんどで，他の種類の結合組織細胞は少ない）
    a) 線維の走向が不規則なもの：強膜，いろいろな臓器の被膜
    b) 線維がほぼ平行に配列しているもの：腱，靱帯，角膜支質
5. 弾性組織（例：黄色靱帯，項靱帯。膠原線維に比して弾性線維が多い）
6. 脂肪組織（白色脂肪組織と褐色脂肪組織がある）
7. 軟骨組織　　a) ガラス（硝子）軟骨
　　　　　　　b) 弾性軟骨
　　　　　　　c) 線維軟骨
8. 骨組織　　　a) 叢状骨
　　　　　　　b) 層板骨
9. 脊索組織　　発生の初期に胚子の体軸を決める構造物。元は外胚葉上皮が外胚葉と内胚葉の間に管状に陥入したもので上皮様の配列をとる。グリコーゲンと大きな空胞をもった細胞からなる。

表 6 主なコラーゲンの型と存在部位

I 型	皮膚，腱，骨，被膜，疎性結合組織など。しばしばIII型コラーゲンと共存
II 型	ガラス（硝子）軟骨，弾性軟骨，硝子体など。硝子体ではXI型コラーゲンと共存
III 型	リンパ性器官，胃・腸の粘膜，血管壁，多くの器官の疎性結合組織内
IV 型	基底膜。線維構造をとらない
VII 型	基底膜の網状層。係留線維
VIII 型	デスメ膜

表 7 結合組織線維の分類とその性状

	膠原線維	弾性線維	細網(格子)線維
配列のしかた	交織して叢を形成。時に平行に走ることもある	網または有窓膜を形成（例：内弾性板）	微細な網を形成（常に間質結合組織と実質細胞の境に存在する）
新鮮標本の顕微鏡的性質	ゆるやかに波うって走る線維束。強く光を屈折する	均質無構造(小さい線維束)。強く光を屈折する	左のような特色はない
偏光顕微鏡的性質	強い複屈折性を示す	複屈折性を示さない（ただし，伸ばすと複屈折性を示す）	膠原線維と弾性線維の中間。弱い複屈折性を示す
電子顕微鏡像	直径 50〜200 nm の細線維。67 nm 周期の横縞がある	1) 均質無構造の物質（エラスチン） 2) 直径約 10 nm の微細なフィラメント	直径 10〜30 nm の細線維。67 nm 周期の横縞がある
構成分子	I 型コラーゲン	エラスチン，微細フィラメント	III 型コラーゲン
機械的性質	引張りに強く抵抗（約 5 ％しか伸びない）	約 150 ％伸びるが，力を除くと元に復する	やや伸びる
染色： 　アザン	青色	無色。ただし，弾性膜のように密な場合は紅色から赤色に染まる	淡青色*
ヘマトキシリン・エオジン	赤色	無色	——（赤色）*
ファン・ギーソン	赤色	無色。ただし，特に密なときは黄色を呈する	——（赤色）*
渡銀染色	褐色	—	黒色

*[訳者註：細網線維は膠原線維と本質的には同じものである。その機械的性質や上述の3つの染色性は膠原線維のそれと同じである。ただし，細網線維は銀に染まる点に特色がある。]

表 8 「線維」という言葉の概念

- 1. **結合組織線維(膠原，弾性，細網)**：結合組織，支持組織の細胞間の線維成分（細胞の突起でなく細胞からの産物）。
- 2. **シャーピー（Sharpey）線維**：骨膜から骨へ向かって出る結合組織線維。
- 3. **神経線維**：すべての神経細胞が有する。神経細胞から出る突起。神経細胞の部分である。
- 4. **水晶体線維**：水晶体細胞が長く伸び，最後に核を失ったもの。水晶体の構成要素。
- 5. **トームス（Tomes）の線維**：歯のゾウゲ質をつくるゾウゲ芽細胞の突起。ゾウゲ質線維とも言う。
- 6. **心筋線維**：心臓の心筋層をつくる心筋細胞。
- 7. **平滑筋線維**：平滑筋細胞。
- 8. **骨格筋線維**：骨格筋細胞。骨格筋細胞は癒合し，多核性の合胞体をつくっている。骨格筋の構成要素。
- 9. **神経膠線維**：神経膠細胞（グリア細胞）の突起。
- 10. **プルキンエ（Purkinje）線維**：心臓の刺激伝導系の特殊心筋細胞（連結している）。

表 9　3種類の筋組織の鑑別

組織の種類	横紋	核の数	核の位置	核の形	構成要素の大きさ	
					長さ	直径
骨格筋	あり	数百〜数千	辺縁	長く扁平	数 mm〜10 cm	20〜80 μm
心筋	あり	1〜2個	中心	円〜卵円形	50〜100 μm	10〜20 μm
平滑筋	なし	1個	中心	長杆状から細い楕円形	40〜200 μm（妊娠子宮では 800 μm）	5〜10 μm

個々の筋細胞の周辺	
骨格筋細胞	基底膜によって包まれる。T系は細胞膜の細管状の陥入でA帯とI帯の境界を走る。三つ組はT系と，これを挟むように配列するL系の終末槽からなる。L系はカルシウムイオンの貯蔵と放出を行う。
心筋細胞	基底膜によって包まれる。T系は骨格筋細胞のものにくらべて広く，Z帯の位置で陥入する。L系は広い終末槽をつくらず，T系とともに二つ組を形成する。介在板は心筋細胞の連結部で，デスモゾーム，接着斑（中間の結合），ギャップ結合がある。
平滑筋細胞	基底膜によって包まれる。細胞膜にはタコ壺（カベオラ caveolae）がある。タコ壺にはカルシウムポンプが存在する。タコ壺の下の細胞質には短い滑面小胞体があり，カルシウムの貯蔵と放出に関与するという。

［註］心筋細胞の横紋と介在板の両方が常に見えるとは限らない。これらは心筋細胞がきちんと縦断された時でないと見えない。

表 10 リンパ器官の鑑別

	胸腺	扁桃	パイエル板	リンパ節	脾臓
上皮	−	＋	＋（小腸の上皮）	−	−
結合組織性の被膜	＋	＋（上皮の反対側）	−	＋	＋
髄質・皮質の区別	＋	−	−	＋	−
辺縁洞	−	−	−	＋	−
ハッサル小体	＋	−	−	−	−
マルピギー小体（脾小節）	−	−	−	−	＋
静脈洞	−	−	−	−	＋
特徴	上皮性細網細胞が組織の骨組みをつくる	リンパ球が上を覆う上皮を通過する	円蓋上皮内にM細胞が存在	髄索，髄洞がある	Tリンパ球からなる動脈周囲リンパ球鞘がある

［訳者註：リンパ節には皮質小節（リンパ小節）がある。これはマルピギー小体（脾小節）と同質のものである。］

表 11 両面をもつ構造物の上皮の移行

	上皮の移行	組織を支えているもの
口唇	外皮から角化しない重層扁平上皮に移行	骨格筋（口輪筋）
口蓋垂	角化しない重層扁平上皮から呼吸上皮に移行	骨格筋（口蓋垂筋）
喉頭蓋	角化しない重層扁平上皮から呼吸上皮に移行	弾性軟骨
眼瞼	毛のない外皮から角化しない重層扁平上皮に移行	骨格筋（眼輪筋）と瞼板
鼻翼	独立脂腺をもった外皮から毛と腺をもった外皮に，そしてさらに呼吸上皮へと移行	ガラス軟骨
耳介	両面とも重層扁平上皮(外皮)（毛や汗腺や皮脂腺をもつ)	弾性軟骨
子宮腟部	角化しない重層扁平上皮から単層円柱上皮（頸管）に移行	平滑筋

表

表 12 種々の唾液腺，涙腺，膵臓，気道の腺の鑑別診断

腺	終末部の形態	導管系	備考
耳下腺	胞状（漿液性） 腺腔は狭い	発達良好 線条部の発達により膵外分泌腺と区別可能	脂肪細胞が多数含まれる 顔面神経の枝の断面を混ずることあり
顎下腺	管状胞状（粘漿混合性） （純漿液性の終末部もあり）	発達良好。ただし耳下腺ほどではない	粘液性の終末部を漿液性の半月が覆う
舌下腺	管状胞状（粘漿混合性） （純粘液性の終末部もあり）	介在部，線条部の発達悪い	粘液性の終末部を漿液性の半月が覆う
涙腺	管状分岐（漿液性） 腺腔は比較的広い	介在部，線条部なし	結合組織の中に自由細胞，特に形質細胞の集合が見られることあり
膵臓外分泌腺	胞状（漿液性） 腺腔は狭い	線条部なし	腺房中心細胞が存在する ランゲルハンス島がある 筋上皮細胞はない
気管腺，気管支腺	管状胞状（粘漿混合性）	導管の長さはいろいろで，しばしば広がっている 近位部の上皮には線毛細胞が多い 終末部側上皮細胞ではミトコンドリアを多く含む	漿液半月が存在することあり
舌のエブナー腺	管状胞状（純漿液性）	単層〜2層立方上皮	有郭乳頭の近く
前舌腺	管状胞状（粘漿混合性）	単層〜2層立方上皮	舌尖の下面
後舌腺	管状（粘液性）	単層〜2層立方上皮	しばしば舌扁桃の近く
口唇腺	管状胞状（粘漿混合性）	単層〜2層立方上皮	口唇の口腔側
口蓋腺（軟口蓋の口腔側）	管状（粘液性）	単層〜2層立方上皮	

表 13　消化管の鑑別診断

消化管の部位	ヒダ	絨毛	陰窩	杯細胞	備　考
胃底部	少ない	−	−	−	胃小窩浅く，腺体が長い 主細胞，壁細胞，副細胞のほか内分泌細胞も存在
胃幽門部	まれ	−	−	−	胃小窩深く，腺体が短い 腺細胞は粘液を分泌，内分泌細胞も存在
十二指腸	豊富	＋	＋	＋	粘膜下組織にブルンナー腺あり
空腸	豊富	＋	＋	＋	
回腸	低い 分岐している	＋	＋	＋	粘膜下組織に集合リンパ小節（パイエル板）あり
結腸	まれ	−	＋	＋	陰窩のみ，絨毛なし
虫垂	−	−	＋	＋	粘膜に大きいリンパ小節あり リンパ浸潤が強い
胆嚢	よく発達し吻合しあっている	−	−	−	筋層が2層に分かれていない 粘膜筋板がない

表 14　構造のよく似た腺や胎児の肺の鑑別診断

腺	小葉構造	導管	終末部	備考
前立腺	ほとんど認められない	ほとんどない（切片では見つけにくい）	広い胞状を呈する。腔に面する上皮の表面に凹凸が強い	間質結合組織内に平滑筋が多い
分泌期の乳腺	極めて明瞭	小葉間結合組織内に大きい導管がある	分泌細胞内に大小さまざまの脂肪滴がある	筋上皮細胞が存在。アポクリン分泌を行う。小葉内に多数の結合組織細胞がある
甲状腺	明瞭	なし	大小さまざまの濾胞腔をもつ	濾胞腔内に色素に染まるコロイドが充満する
胎児の肺	明瞭	明瞭	枝分かれした管の観を呈する	導管系（気管支の原基）の壁にガラス軟骨がある

表 15 種々の管状器官の鑑別診断

器官	上皮	筋層	備考
食道	重層扁平上皮	よく発達 内輪 外縦	粘膜筋板明瞭 粘膜下組織に小さい食道腺がある
尿管	移行上皮	内縦 外輪 外輪層がよく発達	
尿道	部位によって差あり 単層〜多列円柱上皮 重層円柱上皮 重層扁平上皮	まばらな感じ 内縦 外輪（層構造必ずしも明瞭でない）	固有層の中に静脈叢がある
精管	多列円柱上皮 （不動毛をもつ）	よく発達 内縦 中輪 外縦	精索の中に精管が含まれている
卵管	単層円柱上皮 線毛上皮	発達 ラセン状に走る（内輪 外縦の傾向）	細く，よく枝分かれした粘膜ヒダが特徴
胆管	単層円柱上皮	まばらな筋細胞	少数の小さな粘液腺がある

管状の器管の外壁には，このほかに血管（内膜，中膜，外膜からなる），小腸（典型的な層構造をもつ），下気道（内面は呼吸上皮からなり，気管支ではガラス軟骨があり，細気管支では星状の内腔を示す）などがある。

和文索引

あ

I帯 81,83,85,88,92
α果粒 34,117
アウエルバッハの神経叢 144,145,227
アクチンフィラメント（アクチン細糸） 28,30,85-87,91,92
アザン染色 4,9,98,238,243
アスベスト変性 74
アズール果粒 113,114,116
アゾカルミン染色 238
アゾカルミン・ナフトールグリーン染色 127
アドレナリン 203
アニリン青染色 238
アポクリン
　―汗腺 58,59,212
　―突起 213
　―分泌 61,212,213,250
アポトーシス 38,39
　―小体 39
アラールダイト 1
アルギニン 115
アルシアン・ブルー染色 9,238
アンドロジェン 203
圧受容器 214
暗調果粒 117
暗調小体 86,87

い

I型肺胞上皮細胞 166
in situ ハイブリダイゼーション 5
伊東細胞 152
胃 60,147
　―小窩 147,249
　―腺 147
　―底部 147,249
　―幽門部 249
移行上皮 51,53,176,177,251
異染色質 13,39,41,64,116
石綿様線維化 74
一次骨化点 77

一次骨髄 76
一次水解小体 15,22,26
一次髄腔 76
一次卵胞 187,188
一倍体 47
咽頭扁桃 120,121
陰窩 59,120,150,151,249
陰茎 186
　―海綿体 15,186
喉頭蓋 247

う

ヴィメンチン 30
ヴィルブランド因子 117
運動終板 94
運動領 233

え

A細胞 159
A帯 81,83,85,91,92
H2デフェンシン 10
H帯 85,92
L系 86,92
M細胞 150
M線 85,92
S期 46
エオジン好性細胞 198
エクソサイトーシス 61
エックリン汗腺 59,208,212
エナメル
　―芽細胞 135,136
　―器官 135
　―質 136
　―小柱 136
　―髄 135
エブナー
　―腺 139,248
　―の半月 142,143
エポン 1
エルガストプラズム 18
エンドサイトーシス 22
エンドゾーム 22,26
壊死 39
栄養体 112

栄養膜細胞 195
腋窩 60
　―汗腺 212
腋臭腺 59
円柱細胞 52
円柱上皮
　―，重層 51,178,251
　―，多列 178,182,183,251
　―，単層 50,55,149,151,192,235
延髄 229
遠位曲尿細管 171
遠位直尿細管 171,172
遠位尿細管 168,170,173,175
塩基好性
　―果粒白血球 115
　―細胞 198,199
　―白血球 112

お

オイル赤染色 238
オウエンの線条 137
オステオン 79
オスミウム酸 1
オルセイン染色 238
オルテガの細胞 109
黄色靱帯 72
黄体 189
　―ホルモン 189
黄体化ホルモン 197
黄斑 217
横紋筋 146
　―線維 146

か

γ果粒 34
カーボワックス 1
カゼイン 213
カベオラ 245
カルシウム 117
　―沈着巣 70
　―ポンプ 245
ガラス質部 117
ガラス軟骨 73,74,162,163,242,250,251
かみ合い
　―細胞 123,150
　―樹状細胞 123
下気道 251
下垂体 198,199
　―前葉 198
　―の中間部 199
　―の隆起部 198,199
　―の漏斗 199
　―門脈系 199
下大静脈 127
加水分解酵素 26,114,116
果粒 114,119
　―，ケラトヒアリン 206,207
　―，ミトコンドリア内 24
　―，メラニン 33,34,64,206-208
　―，リポフスチン 32
　―細胞 101
果粒層 189,205-208,232,234
　―，小脳皮質の 232
　―，表皮の 205-208
　―，卵胞上皮の 189
　―，黄体細胞 189
　―細胞 188
果粒白血球 119
果粒部，血小板の 117
過ヨウ素酸シッフ反応 8
蝸牛 225
　―管 225
　―軸 225
介在層板 79
介在板 81,86,245
　―，心筋細胞の 91
　―，乳頭筋の 91
介在部 142,158
回腸 148,150,249
灰白質 228
海馬 234
海綿層，子宮内膜の 192
海綿体 178
　―小柱 186
　―洞 186
開口分泌 13,22,61

和文索引

外エナメル上皮　135
外果粒層　217,218,232,233
　——,網膜の　217,218
　——,大脳皮質の　232,233
外境界細胞　224
外境界膜　217,218
外根鞘　210,211
外子宮口　191
外支持細胞　225
外指節細胞　224
外耳　223
　——　道　223
外縦筋　183
　——　層　176
外錐体細胞層　232,233
外弾性板　126,128
外柱細胞　224,225
外トンネル　224,225
外套細胞　103,226
外分泌腺　61
　——,膵臓の　248
　——,脾臓の　6
　——　の分類(表)　241
外分泌部,膵臓の　158
外膜
　——,動脈の　144
　——,血管の　126,128,130
外網状層,網膜の　217,218
外有毛細胞　224,225
外卵胞膜　189
外リンパ　225
外輪筋層　176
蓋膜　225
角化細胞　207
角質層　51,205-208
角膜　216,219
　——　固有質　219
　——　細胞　219
　——　小体　219
　——　上皮　219
　——　内皮　219
核　13,41,66
　——　の分裂　44
核小体　13,39,41,46,101,181,188
　——　糸　41
核ファスト赤染色　163,238
核膜　43,46
　——　腔　41,43
　——　孔　41-43
　——　槽　41
　——　付随染色質　43
隔膜　43,132

顎下腺　6,53,60,66,141,142,248
籠細胞　212
活性化蛋白　115
褐色脂肪細胞　65
褐色脂肪組織　65,70
滑液　78
滑膜　78
　——　絨毛　79
滑面小胞体　15,20,26,245
汗腺　209,212
肝　32,152-157
　——　細葉　152
　——　小葉　152-154
肝細胞　20,26,32,152,155,156
　——　索　155
肝門管　152,154
汗腺
　——,アポクリン　58,59,212
　——,エックリン　59,208,212
杆状体　218
　——　細胞　217,218
　——　・錐状体層　217,218
間細胞,ライディッヒの　32,179,181
間質結合組織　65,66,179,180,185,222,250
間接分裂　44
間葉　242
　——　細胞　62,75
感覚
　——　器　214-225
　——　細胞　206,215
　——　領　233
管状器官の鑑別診断(表)　251
管状骨　79
管状胞状腺　213,222
関節軟骨　78,79
関節包　78
眼球　216,219
　——　結膜　219
眼瞼　221,222,247
眼輪筋　221,222,247

き

キシロール　4
ギャップ結合　13,37,86,91,94,235,245
気管　52,162
　——　腺　162,248
　——　軟骨　162
　——　粘膜　132

気管支　162-164,251
　——　腺　163,248
　——　壁　162
希突起膠細胞　108
基底
　——　陥入　13,16,53
　——　細胞　52,57,162
　——　小体　54,57
　——　線条　53
　——　層　206-208
　——　側細胞膜　175
　——　板　16,49,207,224
　——　膜　13,16,49,159,166,174,188,235,236,245
偽足　68
偽単極神経細胞　226
弓状静脈　168
弓状動脈　168
吸収上皮細胞　16,38,149,150
求心性線維　214
球間区　136
球状帯　203,204
嗅細胞　215
嗅小毛　215
嗅上皮　215
嗅腺　215
巨核球　118,119
巨大錐体細胞,ベッツの　233
鋸状縁　216
胸髄　228
胸腺　125,246
　——　細胞　47,125
　——　髄質　125
胸大動脈　126
強靱結合組織　242
強膜　216
　——　篩板　220
　——　静脈洞　216
曲精細管　180,181
曲尿細管　171,172
　——,遠位　171
　——,近位　16,171,173
近位直尿細管　171-173
近位尿細管　168,170,175
筋
　——　形質　24
　——　原線維　82,83,85,86,91
　——　細線維　91,92
　——　細胞　85,86,94,95,251
　——　小胞体　85,86,91,92
　——　上皮細胞　212,213,250
　——　節　85,92
　——　線維芽細胞　180

　——　層　145,146,151,184,185
　——　フィラメント　85,86,92
　——　紡錘　214
筋型動脈　128
筋間神経叢　145,227
筋組織　80-84,245
　——　の鑑別(表)　245

く

クッペル細胞　152,155
クモ膜　235
　——　下腔　220,235
クラウディウス細胞　225
クラスリン　26
クララ細胞　57,165
クリスタ　24
クロマチッド　45
クロム親性
　——　細胞　203,204,227
　——　パラガングリオン　227
　——　傍節　227
クロム反応　203
グラーフ卵胞　189
グリア細胞　108,244
グリコーゲン　8,13,35,70,117,192,196,238,239
　——　果粒　32,34,114
グリコサミノグリカン　8,238
グリソン
　——　の三角　153
　——　の三つ組　153
グリュンハーゲンの腔　11,148
グルタールアルデヒド　1
空腸　22,148,149,249
空胞　130

け

ケラチノサイト　206-208
ケラチン　30
ケラトヒアリン果粒　206,207
ケルクリングのヒダ　148
毛　209,210,211
形質細胞　15,64,70,142,144,150,159,162,222
頚管腺　191
頚髄　228,229
頚動脈　127
結合小管　168
結合組織　49,62-65,68,72-79
　——,間質　65,66,179,180,

和文索引

185,222,250
―，膠様 196
―，小葉間 141,152-154,158
―，線維性 235
―，疎性 63,66,67,70,72,242
―，胎生 62
―― 細胞 68-71,142,187,250
―― 線維 204,243(表),244
―― 乳頭 138
結合組織性被膜 214
結合組織性毛包 209-211
結腸 59,64,150,227,249
血管 162,251
―，脈管の 126,127
―― 系 126-133,168,169
―― 周囲細胞 130
―― 条 225
―― 内皮細胞 15
血球 112,113
血小板 112,117
―― 由来成長因子 117
血液 12,112,113
―― -空気関門 166
―― -髄液関門 235
―― -精巣関門 179
―― -尿関門 174
―― -脳関門 97
腱 72
―― 細胞 72
瞼板腺 34,221,222
限界膜 207
原形質型星状膠細胞 108,109
原始骨髄 76
原始卵胞 187,189

こ

コーンハイム野 82
コネクソン 37
コネクチンフィラメント 85
コラーゲンの型と存在部位(表) 242
コルチ器 224,225
コロイド 200-202,250
コンドロイチン硫酸 73
ゴールマハティヒ細胞 173
ゴルジ
―― 空胞 22
―― 小胞 22
―― 装置 13,15,18,19,22,

23,55,66,70,101,103,116,132,201,213
―― 層板 22
吸吸細気管支 164
呼吸器系 159-164
呼吸上皮 162,251
固定 1
固有肝動脈 152,153
固有層 251
鼓室階 224,225
口蓋
―― 腺 248
―― 帆 140
―― 扁桃 120
口蓋垂 140,247
―― 筋 247
口腔 134-143
口唇 132,247
―― 腺 134,248
口輪筋 134,247
孔複合体 43
甲状腺 200,201,250
―― 刺激ホルモン 197
―― ホルモン 200,201
甲状軟骨 160
好塩基球 112,115
好酸球 113,115,118,144,150,159
―― アナフィラキシー走化因子 115
好中球 12,112-114,155
―― 走化因子 115
抗原提示細胞 123
抗利尿ホルモン 197
後眼房 219
後期エンドゾーム 22,26
後境界板 219
後索 229,230
後舌腺 248
虹彩 216,219
―― 角膜角 219
―― の上皮 219
格子 243
―― 線維 119
高内皮小静脈 123
混合性終末部 143
項靱帯 72
喉頭 160
―― 蓋 160
硬膜 235
―― 辺縁細胞 235
酵素阻害蛋白 116
膠原線維 9,63,66,70,72,73,

78,79,128,162,185,186,218,219,243,244
―― 束 63
膠様(結合)組織 62,196,242
合胞体性栄養膜細胞 195
骨
―― 芽細胞 75,76,79
―― 細管 79
―― 細胞 75,79
―― 小管 79
―― 組織 242
―― 単位 79
―― の発生 75,76-78
―― 迷路 225
―― ラセン板 225
骨格筋 84,92,93,245
―― 細胞(骨格筋線維) 24,80-83,85,92,214,236,244,245
骨端軟骨 78
骨髄 78,119
根鞘 209,210
―― 小皮 210

さ

Ⅲ型コラーゲン 154
サイトケラチン19 10
サイロカルシトニン 200,201
サイロキシン 200,201
サイログロブリン 200,201
サルコメア 85
坐骨神経 96,97
細気管支 163,164,251
―，呼吸 164
―，終末 164,165
細糸 29-31
細動脈 129,130
細胞 12
―― 核 38-41
―― 学 8-12
―― 間隙 13,18
―― 間質 73
―― 骨格 28
―― 索 204
―― (内)小器官 14,114
―― の微細構造 13
―― 分裂像 44
細胞間接着装置 156
細胞質 202,207
―― 橋 46,179
細胞性栄養膜細胞 195
細胞膜 15-17,207

―― 下暗調斑 86,87
細網
―― 細胞 62,123
―― 線維 9,63,119,122-124,154,243,244
細網組織 62,242
―，リンパ節の髄洞の 62
臍
―― 静脈 196
―― 帯 62,196
―― 動脈 196
杯細胞 38,52,57-59,61,149,150,159,162
酢酸ウラニル 5
刷子縁 16,50,54,149,170,171,175
莢動脈 122
酸好性
―― 顆粒白血球 115
―― 細胞 198,202
―― 白血球 113
残渣小体 26

し

CD68蛋白 10
G1期 46
G2期 46
シナプス 97,236
―― 下ヒダ 94
―― 間隙 94,236
―― 後膜 236
―― 小胞 94,236
―― 前部 236
―― 前膜 236
シャーピー線維 136,244
シャルコー・ライデン結晶 115
シュミット・ランターマンの切痕 96
シュレム管 216,219
シュワン
―― 細胞 96,98,99,104,106,130,236
―― 鞘 104
ジアヌッツィの半月 142
ジェンナリの線条 234
子宮 12,191,192
―― 頸部 191
―― 腺 191,192
―― 腟部 191,247
―― 内膜 191,192
支持組織 63-65,72-79,242

255

和文索引

糸球体　168,169,171,174
　──　外メサンギウム細胞　173
　──　傍細胞　173
　──　傍装置　173
　──　濾過膜　174
糸状乳頭　138,139
糸粒体　13,15,24,25
刺激伝導系　94
指掌　214
指状細胞間連結　22
指腹　208,214
脂腺　212
脂肪　166,207
　──　細胞　65,118
　──　摂取細胞　152
　──　染色　238
　──　組織　65,125,141,205,242
　──　滴　34,35,65,70,152,204,213
脂肪性肝硬変症　32
視細胞　218
視神経　216,220
　──　乳頭　220
視神経細胞　217
　──　層　217,218
歯牙原基　135,136
歯冠　137
歯間細胞　224
歯頸　137
歯根　137
歯根膜　137
歯周組織　137
歯状回　234
歯槽骨　136,137
歯堤　135
歯肉　136
　──　の自由部　136
　──　の付着部　136
歯乳頭　135
耳下腺　6,141,248
耳介　247
耳垢腺　223
耳道腺　223
自家融解体　26
自食小体　26
自食融解小体　26
自由細胞　150,159
自律神経　98,162
　──　系　227
　──　節　96,103,227
　──　の終末　236

茸状乳頭　139
色素　239
　──　果粒　218
　──　嫌性細胞　198
色素細胞　34,64
　──　,結合組織内の　64
色素上皮　12,217
　──　細胞　218
軸索　96,99,101,104,106,214
　──　形質　104,106
軸糸　57
舌　138,139,215
　──　のエブナー腺　248
車輪核　64
手掌　205
主細胞　147,202,249
樹状細胞　123,150
樹状突起　96,101
収縮環　46
周辺細管　57
終末細気管支　164,165
終末扇　13,16
終末部
　──　,漿液性　141-143
　──　,粘液性　141-143
終末毛細血管　122
集合管　168,170,172,175
　──　上皮細胞　15
集合リンパ小節　148,249
十二指腸　55,148-150,249
　──　上皮細胞　149
　──　腺　148
重クロム酸カリウム　1,203,204
重層円柱上皮　51,178,251
重層扁平上皮　51,120,136,196,205,219,251
　──　層　206
絨毛　38,149,150
　──　,小腸の　148
　──　,胎盤の　195
　──　間腔　193
　──　上皮　16
絨毛膜
　──　の上皮　193
　──　板　193,194
縦走筋層　145
初期エンドゾーム　22
女性生殖器　187-196
小陰唇　196
小果粒　114
小孔　132,152
小膠細胞　109

小腸　54,148,149,251
　──　上皮　61
小脳　101,231
　──　の髄質　231,232
　──　の皮質　96,231,232
小胞　26,130
小胞体　21
　──　,滑面　15,20,26,245
　──　,筋　86,91,92
　──　,粗面　13,15,18-20,22,59,61,64,66,70,87,101,103,116,130,147,158,201,213
小帽　225
小葉間
　──　結合組織　141,152-154,158
　──　静脈　152-154,168
　──　胆管　152-154
　──　導管　141
　──　動脈　152-154,168,171
小リンパ球　113,116,125
松果体　200
　──　細胞　200
消化管　145-151
　──　の鑑別診断(表)　249
　──　壁　144
消化器系　152-155,158
硝子体　218
睫毛腺　221
漿液　61
　──　細胞　6,60,61,142,143,158
　──　腺　139
　──　腺房　58,61,142
漿液性終末部　141-143
漿液性半月　142
漿膜　144,145
　──　下結合組織　144
　──　上皮　144
上眼瞼　221
上皮　49-56,58,209,212
　──　細胞　38,182
　──　内腺　58
　──　の分類(表)　240
上皮小体　202
　──　ホルモン　202
上皮性細網細胞　125,246
娘細胞　46
娘染色体　46
常赤芽球　118,119
常染色体　47
静脈　129
　──　叢　251

食道　145,146,251
　──　腺　146,251
　──　噴門腺　146
触覚小体,マイスネルの　214
心筋　83,88-91,245
　──　線維　244
　──　層　84
心筋細胞　80-82,86,88,91,130,245
　──　,特殊　94
心室
　──　腔　84
　──　中隔　84
心臓弁膜症細胞　33
心内膜　84
心房筋細胞　88
心房性ナトリウム利尿ペプチド　88
神経
　──　角質材　98
　──　原線維　228
　──　細管　104,106,236
　──　細糸　104,106
　──　細線維　228
　──　絨　101
　──　周膜　98,99,106,235
　──　上膜　99
　──　組織　96-99,108,109
　──　堤　242
　──　伝達物質　236
　──　突起　96,98
　──　内膜　98,99
神経筋接合部　236,94
神経膠細胞　97,108,109,200,244
　──　,末梢性　226
神経膠線維　244
神経膠フィラメント　30
神経細胞　96,97,100-103,228
　──　,偽単極　226
　──　,多極　96,101,103,227
　──　層,小脳皮質の　231,232
神経節細胞　226,227
神経線維　97-99,206,228,229,244
　──　,無髄　66,97,104,106,107,130,200,227
　──　,有髄　97,101,104,105,225,228
　──　層　217
　──　束　98,99,227
神経叢,アウエルバッハの　144,145,227

256

和文索引

真皮　205,207-209,212,214
深部感覚受容器　214
新皮質　233
人工産物　11
腎　15,50,168-170
　──　小体　168,170,173,174
　──　髄質　170,172
　──　単位　168,171
　──　乳頭　170,172
　──　皮質　168-170
腎杯　170
塵埃細胞　166

す

ステロイドホルモン　24
スリット膜　174
ズダン
　──　III染色　65,238
　──　黒染色　238
水解小体　13,22,26,27,68,
　101,114,116,117,154,156,
　175,179,201
　──，一次　15,22,26
　──，二次　22,26
水晶体
　──　上皮　219
　──　線維　219,244
　──　包　216,219
膵臓　18,59,61,158
　──　外分泌細胞　20,39,43
　──　外分泌腺　248
　──　の外分泌部　158
　──　の内分泌部　159
膵島　132
錐状体　218
　──　細胞　217,218
錐体骨　79
錐体細胞層　234
錐体路　229
随伴細胞　109
髄索　124,246
髄質　125,170
　──，小脳の　231
　──　細胞　203
髄鞘　98,104,228,230
　──　染色　229-231
　──　の脂質　238
髄洞　124,246
　──　の細網組織　62
髄放線　168,170,172
髄傍ネフロン　168
髄膜　235

せ

Z線　88,92
Z帯　81,83,85,88,92
セメント質　136,137
セラミド　207
セルトリ細胞　179-181
セロイジン　1
セロトニン　117
セントロメア　46
正赤芽球　118
正染色質　13,39,41,65,201
成熟卵胞　189
成長ホルモン　197
性染色質　44,45
性染色体　47
星状膠細胞　108,109,200
星状静脈　168
精管　183,251
　──　膨大部　184
精細管　32
　──　上皮　179
精細胞　179,180
精索　183,251
精子　180,181,183
　──　形成　181
　──　細胞　179,180
精娘細胞　180,181
精祖細胞　179-181
精巣　179-181
　──　挙筋　183
　──　縦隔　182
　──　上体　182
　──　上体管　52,54,182
　──　網　182
　──　輸出(小)管　182
精嚢　184,185
精母細胞　180,181
赤色骨髄　118,119
赤脾髄　122,123
脊索組織　242
脊髄　228,229
　──　神経　226
　──　前角　96
脊髄神経節　226
　──　細胞　12,18,32
切歯　137
赤筋線維　80
赤血球　12,112,114,166
　──，網状　62
　──　膜　15
接着
　──　円板　37
　──　装置　36,37,91,156
　──　帯　37,156
　──　斑　37,86,245
　──　複合体　37
舌　138,139,215
　──　粘膜　139
　──　扁桃　120,121
　──　濾胞　121
舌下腺　6,141-143,248
舌筋　138
先体　179
尖体　179
染色　4,8,11
　──，アザン　4,9,238,243
　──，アゾカルミン　238
　──，アゾカルミン・ナフトールグリーン　127
　──，アニリン青　238
　──，アルシアン・ブルー　9,238
　──，オイル赤　238
　──，オルセイン　238
　──，核ファスト赤　163,238
　──，髄鞘　229-231
　──，ズダンIII　65,238
　──，ズダン黒　238
　──，弾性線維　127,128,163,238
　──，鉄ヘマトキシリン　238
　──，渡銀　9,243
　──，トリクローム　8
　──，PAS　8
　──，ビールショウスキーの渡銀　9
　──，ファン・ギーソン　99,238,243
　──，ヘマトキシリン・エオジン　4,8,238,243
　──，マッソン・ゴールドナーのトリクローム　238
　──，レゾルシン・フクシン　9,238
染色体　45,47
染色分体　45
栓球　112
腺腔　185
腺細胞　61,213
腺上皮　58-60
　──　細胞　212
腺房　59-61,141-143,158
　──　細胞　18,59,158
　──　中心細胞　18,59,158

線維
　──　芽細胞　28,41,43,66,78,166
　──　細胞　66,104,106
　──　軟骨　73,74,242
　──　膜　78
　──　輪，椎間円板の　73
線維性結合組織　235
線条
　──，オウエンの　137
　──，ジェンナリの　234
　──　部　141,142
線毛　13,54,57
　──　細胞　52,162,165,190
線毛上皮　121,251
　──，多列　52,121,159,162,223
　──，単層円柱　50,54,190
全分泌　60,61
前眼房　216,219
前境界板　219
前索　229,230
前舌腺　248
前ゾウゲ質　136
前庭
　──　階　225
　──　神経　225
　──　壁　225
前立腺　185,250
　──　石　185

そ

ゾウゲ
　──　芽細胞　136
　──　質　136,137
組織化学　5
組織球　64
粗面小胞体　13,15,18-20,22,59,61,64,66,70,87,101,103,116,130,147,158,201,213
疎性結合組織　63,66,67,70,72,242
双極細胞　217
爪根　211
爪床　211
爪母基　211
層板　214
　──　果粒　206
　──　骨　79,242
層板小体　57,166
　──，ファーテル・パチニの　214

257

和文索引

叢状骨 242
増殖期 192
束状帯 33, 203, 204
足底筋 132
側索 229, 230
側脳室 234, 235

た

TUNEL反応 38
ターンブル青反応 33
タイチンフィラメント 85
タコ足細胞 171, 174
タコ壺 245
多極神経細胞 96, 101, 103, 227
多形細胞層 232, 233
多細胞腺 61
多胞小体 26
多胞性脂肪細胞 70
多胞体 13, 27
多列円柱上皮 178, 182, 183, 251
多列線毛上皮 52, 121, 159, 162, 223
──，鼻粘膜の 57
食べこみ
── 小体 26
── 融解小体 26
唾液腺 141, 142, 143
唾液腺，涙腺，膵臓，気道の腺の鑑別診断（表） 248
大食細胞 68, 116, 122, 123, 144, 150, 152, 155, 235
大腿骨骨幹部 79
大動脈 126, 127
大脳半球 233
大脳皮質 101, 108, 109, 232-234
大肺胞上皮細胞 57, 166
大網 63
大リンパ球 113
体細胞分裂 46
体性感覚領 233
対称型シナプス 236
胎児
── の頭蓋冠 75
── の肺の鑑別診断（表） 250
胎生結合組織 62
胎盤 193-195
── 胎児部 194
── 中隔 193
── の絨毛 195

── 母体部 194
第一次視覚領 234
脱落膜 195
── 細胞 195
単一管状腺 58, 212
単一屈曲管状腺 58
単球 15, 113, 116
単細胞腺 61
単星 44
単層円柱上皮 50, 55, 149, 151, 192, 235, 251
単層円柱線毛上皮 50, 54, 190
単層扁平上皮，腹膜の 50
単層立方上皮 50, 57, 165
単胞性脂肪細胞 65
胆管 251
胆汁色素 156
胆嚢 53, 151, 249
蛋白 239
淡明層 205, 206
男性生殖器 179-186
弾性型の動脈 126, 127
弾性靱帯 72
弾性線維 9, 49, 66, 72, 126, 127, 128, 162, 185, 186, 243, 244
── 染色 127, 128, 163, 238
── 網 164, 218
弾性組織 242
弾性軟骨 73, 74, 160, 242

ち

チュブリン 28
チロシナーゼ 34
置換骨 76, 78
緻密
── 結合組織 180, 205
── 質 79
── 層 13, 49, 192
── 斑 168, 171
── 板 174
腟 51, 196
── 円蓋 191
── 上皮 196
中央体 46
中間径フィラメント（中間径細糸） 28, 30, 86, 207
中間尿細管 168, 170
中間部（下垂体の） 199
中耳 223
中心窩 216, 217
中心後回 233

中心細管 57
中心子 13, 24, 28, 46
中心小体 28, 70
中心静脈 152-154
── 小葉 152, 153
中心前回 233
中心体 28
中心動脈 122
中枢神経系 228-235
中性好性
── 果粒白血球 114
── 白血球 112
中性プロテアーゼ 115
中胚葉 242
中皮 50
中鼻甲介 159
中膜，血管の 126, 128-130
中輪筋 183
── 層 176
虫垂 151, 249
── 間膜 151
虫様筋 214
鳥距溝 234
張原線維 28
張細糸 13, 37, 206
張細線維 28
張フィラメント 13, 206, 207
超ミクロトーム 1
腸陰窩 150, 151
── 上皮 44
腸間膜 63, 65, 151
腸腺 151
直細静脈 168
直細動脈 168
直尿細管 171, 172
──，遠位 171, 172
──，近位 171-173

つ

椎間円板 74
爪 211

て

T系 86, 91, 92
T細管 86
Tリンパ球 124
ディッセ腔 152, 154, 156
デーデルライン杆菌 196
デスミン 30
デスメの膜 219
デスモゾーム 13, 18, 37, 86, 91, 207, 235, 245
デフェンシン 114
鉄ヘマトキシリン染色 50, 238
伝達物質，神経の 236
電解質コルチコイド 203

と

トームス
── の果粒層 136
── の線維 136, 244
トノフィラメント 37
トリグリセリド 238
トリクローム染色 8
トリプレット微細管 28
トリヨードサイロニン 200, 201
トロンボスポンジン 117
ドラムスティック 113
渡銀染色 243
──，ビールショウスキーの 9
凍結レプリカ像 15
──，核膜の 43
──，ギャップ結合の 37
──，接着装置の 37
──，デスモゾームの 37
──，密着帯の 37
透明
── 層 49
── 帯 188, 189
── 板 174
等皮質 233
糖衣 13, 149, 165
糖質コルチコイド 203
糖蛋白 238
頭蓋冠，胎児の 75
頭皮 209
洞様毛細血管 118, 152, 153, 155, 156
── 内皮 156
── 壁 155
動原体 45, 46
動脈 129
──，筋型 128
──，弾性型 126, 127
動脈硬化症 127
動脈周囲リンパ（球）鞘 122, 246
導管 141, 209, 222, 250
瞳孔括約筋 216, 219
特殊果粒 114
特殊心筋細胞 94

和文索引

な

ナボット卵　191
内エナメル上皮　135
内果粒層　217,218,233
　——，網膜の　217,218
　——，大脳皮質の　233
内境界細胞　224
内境界膜　217
内頸動脈　127
内根鞘　210,211
内支持細胞　225
内指節細胞　224
内耳　224,225
内縦筋　183
　——層　176
内錐体細胞層　232,233
内弾性板　126,128,130
内柱細胞　224,225
内トンネル　224,225
内皮　50,130
　——細胞　30,88,130,132,156
内分泌
　——細胞　150,162,249
　——腺　197-204
　——部　158
内膜，血管の　126,128,130
内網状層　217
内有毛細胞　224
内卵胞膜　189
内リンパ　225
軟口蓋　140
軟骨　73,74,163
　——外骨化　77,76
　——基質　70,73,78
　——細胞　70,73,74,76
　——組織　242
　——単位　73
　——領域　73
軟膜　235

に

2倍体　47
II型肺胞上皮細胞　166
ニッスル物質　96
ニューロピル　101
ニューロフィラメント　30
二次小節　124
二次水解小体　22,26
二次卵胞　188,189

二次リンパ小節　120,121
乳脂肪　213
乳腺　37,38,213,250
　——細胞　213
乳蛋白　213
乳頭
　——，糸状　138,139
　——，茸状　139
　——，葉状　138,214
　——，管　172
　——，陥凹　216,220
　——，極　171,173
尿管　176,177,251
尿細管　168-170,173,175
　——，遠位　168,170,173,175
　——，近位　168,170,175
　——，系　172
尿道　51,178,251
　——海綿体　178,186,196
　——腺　178
尿路上皮　51

ぬ

ヌエル腔　224,225

ね

ネクサス　94
ネフロン　171
熱帯熱マラリア　112
　——原虫　112
粘液　61
　——果粒　60,61
　——細胞　6,8,60,61,142,143
　——腺　121,251
　——多糖　238
粘液性終末部　141-143
粘漿混合腺　159,162,141
粘膜　145,149,150
　——下組織　144,145,149-151,176,251
　——筋板　144-146,150,151,176,249,251
　——固有層　144-146,149-151,159,162,165,176,178,223
　——上皮　149
　——ヒダ　190,251

の

ノルアドレナリン　203
飲みこみ　26
　——陥凹　175,213
　——小胞　175,213
脳砂　200
脳室上皮　235
脳脊髄液　235

は

PAS染色　8,238
ハウシップ窩　75
ハヴァース
　——管　79
　——系　79
ハックスレー層　210,211
ハッサル小体　122,125,246
ハンター・シュレーゲルの条紋　136
パイエル板　148,150,246,249
パネート細胞　10,22,150
パラトルモン　202
パラフィン　1
破骨細胞　75
歯の発生　135,136
肺　164-167
　——サーファクタント　166
肺胞　164,166
　——管　164
　——大食細胞　166
　——中隔　166
　——壁　164,166
　——マクロファージ　10
肺胞上皮細胞
　——，I型　166
　——，II型　57,166
　——，大　57,166
　——，扁平　166
胚芽層　204-206,210
胚中心　120,121,124
倍数性　47
白筋線維　80
白質　228,231
白脾髄　122
白膜　180
白血球　114-116
　——，塩基好性　112
　——，酸好性　113
　——，中性好性　112,114
薄切　4,5,11

ひ

反応中心　120,121,124
半規管　225
半月　142,143
半数体　47
半接着斑　13,37
半デスモゾーム　16
伴行静脈　128

ひ

B細胞　159
ヒアルロン酸　238
ヒスタミナーゼ　115
ヒスタミン　68,115
ヒストン　47
ビールショウスキーの渡銀染色　9,63
ビタミン B_{12} 結合蛋白　114
ビルロートの索　122
皮下組織　63,208,209,212,214
皮脂腺　59,60,196,208,209,212,221
　——の導管　209
皮質
　——，胸腺の　125
　——，小脳の　96,231,232
　——，大脳の　101,108,109,232-234
　——運動領　233
　——小節　124,246
　——脊髄路　229
　——第一次運動領　232
皮膚　205-213
非角化重層扁平上皮　146
非対称型シナプス　236
非ヒストン蛋白　47
泌尿器系　168-173,176-178
肥満細胞　64,68,144,150,159,162
被蓋細胞　51,171,174
被覆陥凹　13
被覆小胞　15
脾　122,123,246
　——索　122
　——小節　122,246
　——洞　122,123
脾髄
　——静脈　122
　——動脈　122
脾柱静脈　122
微細管　13,28,29,45-57,104,236

和文索引

微絨毛　13, 16, 54, 55, 68, 70, 149, 150, 152, 165, 175
微小管　28
鼻腔　159
鼻腺　159
鼻粘膜　57, 159
　──の多列線毛上皮　57
鼻翼　208, 247
筆毛動脈　122
表層粘液細胞　60, 147
表皮　205-209

ふ

ファーテル・パチニの層板小体　214
ファン・ギーソン染色　99, 238, 243
フィブリリン　49
フィブロネクチン　117
フィラメント　29-31, 104, 106
フォン・ヴィルブランド因子　117
ブルーフの膜　218
ブルンナー腺　148, 149, 249
プルキンエ
　──細胞　96, 101, 231
　──細胞層　232
　──線維　84, 94, 244
プロテアーゼ　68
プロテオグリカン　70
不動毛　52, 54, 55, 183
不分枝単一管状腺　59
付着絨毛　195
封入体　239
副形質　32, 33, 239
副細胞　147, 249
副腎　203, 204
　──髄質　96, 203, 204, 227
副腎皮質　33, 203, 204
　──細胞　24
　──刺激ホルモン　197
　──ホルモン　203
腹膜上皮　144
複合腺　58
複合胞状腺　58
二つ組　245
噴門
　──腺　147
　──部　147
分子層　232, 233
　──, 小脳皮質の　231
　──, 大脳皮質の　233

分枝管状腺　58, 60
分枝胞状腺　58, 60
分泌顆粒　13, 18, 22, 59, 61, 64, 68, 142, 147, 158, 165, 201, 203, 213, 239
分泌期　192
分泌細胞　190, 192, 222
分葉核球　112
分裂
　──間期　46
　──期　46
　──後期　45
　──終期　44
　──前期　44, 47
　──中期　44, 45

へ

β顆粒　34
ヘテロクロマチン　116
ヘパリン　115
ヘマトキシリン・エオジン染色　4, 8, 238, 243
ヘミデスモゾーム　13, 37, 207
ヘモグロビン　114
ヘモジデリン　33
ヘリング管　152
ヘルパーT細胞　124
ヘンゼン細胞　225
ヘンレ
　──層　211, 210
　──のわな　168, 170, 172
ベッツの巨大錐体細胞　233
ペプチド作動性シナプス　236
ペルオキシゾーム　13, 20, 26, 27
平滑筋　12, 87, 127, 129, 144, 146, 162, 245, 250
　──細胞（平滑筋線維）　12, 80-84, 86, 87, 94, 126, 127, 146, 150, 151, 185, 186, 236, 244, 245
　──線維束　151
　──層　130
閉鎖堤　53, 54
壁細胞　147, 249
辺縁帯　122
辺縁洞　124
扁桃　120, 121, 246
扁平上皮
　──, 重層　51, 120, 136, 196, 205, 219, 251
　──, 単層　50

扁平肺胞上皮細胞　166

ほ

ホーフバウエルの細胞　195
ホルマリン液　1
ホルムアルデヒド　1
ホロクリン分泌　212
ボウマン
　──腺　215
　──嚢　174
　──の膜　219
包埋　1
　──された組織片　2
紡錘糸　45
紡錘内筋線維　214
傍節　204
傍皮質　124
膀胱　53, 176, 177
　──壁　177
膨大部稜　225

ま

マイスネル
　──の触覚小体　214
　──の神経叢　144
マイボーム腺　34, 221, 222
マクロファージ　68
　──, 肺胞　10
マッソン・ゴールドナーのトリクローム染色　238
マルピギー小体　122, 246
末梢神経　98, 99
　──系　226, 227
　──の終末　214
末梢性神経膠細胞　226
窓あき型の毛細血管　132

み

ミエリン鞘　96, 98, 104
ミエロペルオキシダーゼ　114
ミオシン　85
　──フィラメント　85, 91, 92
ミトコンドリア　13, 15, 22, 24-26, 55, 61, 65, 66, 70, 87, 91, 92, 101, 104, 106, 116, 117, 130, 150, 156, 175, 188, 202, 236
　──内顆粒　24
　──のクリスタ　24
ミュラーの支持細胞　217, 218

三つ組　92, 245
　──, 小葉間の　152, 154
味孔　138, 215
味細胞　215
味毛　215
味蕾　138, 139, 215
密着帯　13, 37, 156, 235
脈管の血管　126, 127
脈絡
　──上皮　235
　──叢　234, 235
　──膜　216, 218, 220
　──毛細管板　218

む

無髄神経　106
　──線維　66, 97, 104, 106, 107, 130, 200, 227

め

メサンギウム細胞　173, 174
メラトニン　200
メラニン
　──顆粒　33, 34, 64, 206-208
　──細胞刺激ホルモン　197
メラノサイト　206, 208
メラノゾーム　34
メルケル細胞　206
眼　216-222
免疫組織化学（染色）　5, 124

も

モル腺　221
毛幹　209
毛根　209, 211
毛細血管　61, 84, 88, 97, 130
　──, 窓あき型　132
　──後小静脈　123
　──後細静脈　132
　──内皮　130
　──内皮細胞　166
　──網　164, 169
毛細胆管　152, 154-156
毛様体　219
　──筋　219
　──小帯　216, 219
　──突起　216, 219
網状赤血球　62

和文索引

網状層 49
網状帯, 副腎の 203, 204
網膜 217, 218
── 色素上皮層 218
── 視部 216, 217, 218
── 中心静脈 220
── 中心動脈 220
── 盲部 216
門脈 152
── 小葉 152

ゆ

輸出細動脈 168
輸入細動脈 168, 173
有棘層 206
有糸分裂 44-47
有髄神経 104
── 線維 97, 101, 104, 105, 225, 228
有髄有鞘神経線維 104
有線領 234
有毛細胞 224, 225
幽門
── 腺 60, 147
── 部 147

よ

葉状乳頭 138, 214

腰髄 230
翼細胞 72

ら

ライスナーの膜 225
ライソゾーム 26, 27
ライディッヒの間細胞 32, 179-181
ラインケの結晶 179
ラクトフェリン 114
ラセン器 225
ラセン板縁 224
ランヴィエの絞輪 96, 104
ランゲルハンス細胞 195
ランゲルハンス細胞 123, 206, 208
ランゲルハンス島 132, 158, 159
卵管 190, 251
── 峡部 190
卵巣 187, 189
── 間膜 187
卵母細胞 188
卵胞 187
── 液 189
── 腔 189
── 刺激ホルモン 197
── 上皮細胞 187, 188
卵胞膜 169

── 黄体（ルテイン）細胞 189

り

リゾチーム 116
リボゾーム 87, 130, 188, 207
リポフスチン果粒 32
リンパ
── 管 129, 132
── 小節 147, 150, 246, 249
── 節 123, 124
── 洞 123
リンパ器官 120-125
── の鑑別（表） 246
リンパ球 12, 142, 144, 150, 159, 222
──, 小 113, 116, 125
──, 大 113
隆起部（下垂体の） 198, 199
── 細胞 199
硫酸基 238
輪状体 112
輪状ヒダ 148, 149
輪走筋層 145

る

ルテイン細胞 189
涙腺 222, 248

頬骨 75
類洞 155
── 内皮 156
── 壁 155

れ

レゾルシン・フクシン染色 9, 238
レチウスの線条 136

ろ

ロキタンスキー・アショフの洞 151
濾胞 200
── 腔 200, 250
── 樹状細胞 123
── 傍細胞 200, 201
濾胞上皮 200
── 細胞 201
漏斗（下垂体の） 199
肋軟骨 74

わ

ワルトンの膠様質 196

* * *

欧文索引

A

α granule 34
A-band 83,85,92
absorptive epithelial cell 150
acervulus 200
acidophilic cell 198
acinus 60,141,158
acrosome 179
actin filament 28,30,85-87
adipose cell 65
― tissue 65
ADP 117
adrenal cortex 33
― gland 203
adventitia 126,128,130
afferent arteriole 173
alcian blue staining 9
alveolar bone 136,137
― epithelial cell 166
― wall 164
alveolus 164
ameloblast 136
amianthoid degeneration 74
ampulla of deferent duct 184
anaphase 45
anchoring villus(villi) 193, 195
androgen 203
ANP 88
anterior chamber 216
― corneal epithelium 219
― funiculus 230
― lens epithelium 219
― pituitary 198
antigen presenting cell 123
aorta 127
― thoracica 126
APC 123
apocrine secretion 61,212
― sweat gland 59,212
apoptosis 38,39
apoptotic body 39
appendix 151
arachnoid membrane 235

araldite 4
area striata 234
arteriole 129,130
artery 129
― of elastic type 126
― of muscular type 128
astrocyte 108
atrial natriuretic peptide 88
Auerbach plexus 144,145, 227
autolysosome 26
autonomic ganglion 96,227
― nervous system 227
autophagosome 26
axillary gland 59
axon 101,214
axoneme 57
axoplasm 104
azan staining 9
azocarmine-naphthol green staining 127
azurophilic granule 113,114

B

β granule 34
bacillary layer 217
basal body 54,57
― cell 162
― infolding 13,16,53
― lamina 16,49
― membrane 16
basement membrane 13,49
basilar membrane 224
basophilic cell 198
― leucocyte 112,115
Betz, giant pyramidal cell of 233
Bielschowsky silver impregnation staining 9
bile canaliculi 155
― capillary 152,156
blood 112
― -air barrier 166
― capillary 97
― platelet 112,117

― -testis barrier 179
― vessel 162
bone marrow 78,119
― ―, primary 76
― ―, red 118
Bowman capsule 174
― membrane 219
branch of portal vein 153
― of hepatic artery 153
bronchial gland 163
bronchiole 163
bronchus 163
brown adipose tissue 65,70
Bruch membrane 218
Brunner gland 148,149
brush border 16,50,54,149, 170,175
bulbar conjunctiva 219
bundle of nerve fiber 227

C

calcarine sulcus 234
canal of Schlemm 216,219
canalis portalis 152
carbowax 1
cardia 147
cardiac gland 147
― muscle cell 80
cartilage 73,163
―, elastic 73,74,160
―, fibrous 74
―, hyaline 73,162,163
― matrix 73,78
cartwheel nucleus 64
casein 213
caveolae 245
cavernous space 186
cell nucleus 38
celloidin 1
cementum 136,137
central artery 122,220
― nervous system 228
― vein 152-154,220
centriole 13,24,28
centroacinar cell 18,59,158

centromere 46
centrosome 28
cerebellar cortex 231,232
cerebellum 231
cerebral cortex 232
ceruminous gland 223
Charcot-Leyden crystal 115
chief cell 147,202
chondrocyte 70,76
chondron 73
chorioidea 220
chorionic epithelium 193
― plate 193
choroid 216
― plexus 235
chromaffin cell 203,227
chromatid 45
chromophobe cell 198
chromosome 45,47
ciliary muscle 219
ciliary process 216,219
ciliated cell 162
― epithelium 121
cilium(cilia) 13,54,57
circular muscle layer 145
CK 19 10
Clara cell 57,165
clathrin 26
Claudius cell 225
coated pit 13
― vesicle 15
cochlea 225
cochlear duct 225
Cohnheim field 82
collagen fiber 63,66,162
collateral vein 128
collecting duct 172,175
colloid 200
colon 64,150
cone 218
connectin filament 85
connective tissue 62
― ―, loose 66,67
― ― capsule 214
connexon 37
contour line of Owen 137

262

欧文索引

convoluted seminiferous tubule　180
cord of Billroth　122
corium　205
cornea　216,219
corneal endothelium　219
— epithelium　219
cornified layer　51
corpus cavernosum penis　186
— luteum　189
— spongiosum penis　186
— spongiosum urethrae　196
cortex　125
Corti organ　224,225
cortical nodule　124
cremaster muscle　183
crista ampullaris　225
cristae　24
— mitochondriales　24
crypt　120,121
cupula　225
cuticle of inner root sheath　210
cutting　4
cytoskeleton　28
cytotrophoblast　195

D

decidual cell　195
— membrane　195
demilune　142,143
—, Ebner　137
dendrite　96,101
dendritic cell　123,150
dense body　86
dental lamina　135
— papilla　135
dentate gyrus　234
dentin　136,137
dermal sheath　209-211
dermis　205,209
Descemet membrane　219
desmin　30
desmosomal plaque　37
desmosome　13,18,37,86
diaphragm　43,132
diploid　47
Disse space　152,156
distal convoluted tubule　171
— tubule　168,171
DNA　46,47

Döderlein 杆菌　196
drumstick　113
duct of sebaceous gland　209
ductuli efferentes　182
ductus deferens　183
— epididymidis　52,54,182
— papillaris　172
duodenum　148,150
dura mater　235
dural border cell　235

E

early endosome　22
Ebner demilune　137
— gland　139
eccrine sweat gland　212
efferent arteriole　173
elastic cartilage　73,74,160
— fiber　127,162
— ligament　72
— type, artey of　126
elastica externa　128
— interna　126,128
embedding　1
enamel　136
— organ　135
— prism　136
— pulp　135
endocardium　84
endocrine gland　197
endocytosis　22,26
endolymph　225
endometrium　191
endoneurium　98,99
endosome　26
endothelium　50
eosinophilic leucocyte　113,115,144
epidermis　205,209
epididymis　182
epiglottis　160
epineurium　99
epiphyseal cartilage　78
epithelium　50
—, follicle　200,201
—, glandular　58
—, olfactory　215
—, pigment　12,217,218
—, posterior iris　219
—, transitional　53,176
epon　1
ergastoplasm　18

erythrocyte　114
esophageal cardiac gland　146
esophageal gland　146
esophagus　145,146
euchromatin　13,39,41
excavatio papillae　216,220
excretory duct　222
exocrine gland　61
— pancreas　158
exocytosis　13,22,61
external ear　223
— granular layer　232,233
— longitudinal muscle　183
— pyramidal layer　232,233
— uterine os　191
eye　216
eyeball　216
eyelid　221,222

F

fascia adherens　86
fascicle of nerve fiber　99
fat cell　118
— droplet　35
— -storing cell　152
fatty liver cirrhosis　32
FDC　123
female reproductive system　187
fenestrated capillary　132
fetal portion of placenta　194
fiber, collagen　63,66,162
—, elastic　127,162
—, lens　219
—, myelinated nerve　97,104,225
—, non-myelinated nerve　106
—, Purkinje　84,94,244
—, reticular　63,123
—, Sharpey　136,244
—, Tomes　244
fibrillin　49
fibroblast　28,41,66
fibrocyte　66,104,106
fibrous cartilage　74
— membrane　78
filament　29
—, actin　28,30,85-87
filliform papilla　139
fixation　1

follicle　187,200
—, Graafian　189
—, primary　187,188
— epithelial cell　187,188
— epithelium　200,201
— lumen　201
follicular dendritic cell　123
formaldehyde　1
fornix　191
fovea centralis　216,217
fundus ventriculi　147
fungiform papilla　139
funiculus anterior　229
— lateralis　229
— posterior　229
— spermaticus　183

G

γ granule　34
gall bladder　53,151
ganglion cell　217,226,227
— — layer　217
gap junction　13,37,86,94
gastric gland　147
— pit　147
gelatinous tissue　62
Gennari stria　234
germinal center　120,121,124
giant pyramidal cell of Betz　233
Gianuzzi demilune　142
gingiva　136
gland of Moll　221
— of von Ebner　139
glandula parotis　141
— sublingualis　141
— submandibularis　141
glandular epithelium　58
gliofilament　30
Glisson, trias of　153
glomerulus　171
glucocorticoid　203
glutaraldehyde　1
glycocalyx　13,149,165
glycogen　13,35
goblet cell　52,58,61,162
Golgi apparatus　13,18,22,213
Goormaghtigh cell　173
Graafian follicle　189
granular lumen　191
granular layer　232,234

欧文索引

granulomere 117
granulosa cell 188
— lutein cell 189
Gray I型 236
— II型 236
great alveolar cell 166
Grünhagen の腔 11, 148
gustatory cell 215
gyrus, dentate 234
—, postcentral 233
—, precentral 233

H

H 2-defensin 10
H-band 85, 92
hair 209
— cell 225
— root 209
— shaft 209
half desmosome 16, 37
haploid 47
Hassall corpuscle 122, 125
Haversian canal 79
Haversian system 79
heart muscle 88
— — cell 82
hematoxylin-eosin staining 4
hemidesmosome 13, 37
hemoglobin 114
hemosiderin 33
Henle layer 210, 211
— loop 168, 172
Hensen cell 225
hepatic acinus 152
— lobule 152, 153
— sinusoid 152-156
hepatocyte 155, 156
Hering duct 152
heterochromatin 13, 39, 41, 64, 116
high endothelial venule 123
hippocampus 234
histaminase 115
histamine 68
histiocyte 64
histochemistry 5
Hofbauer cell 195
holocrine secretion 60, 61, 212
Hortega cell 109
— neuroglia staining 109
Howship lacuna 75

Hunter-Schreger band 136
Huxley layer 210, 211
hyaline cartilage 73, 162, 163
hypophysis 198

I

I-band 83, 85, 92
ileum 148, 150
immunohistochemistry 5
in situ hybridiaztion 5
infundibulum 199
inner border cell 224
— enamel epithelium 135
— hair cell 224
— layer of longitudinal muscle 176
— limiting membrane 217
— nuclear layer 217
— phalangeal cell 224
— pillar cell 224, 225
— plexiform layer 217
— root sheath 211
— tunnel 224, 225
intercalated disk 81
— duct 142
intercelluar bridge 179
— space 13
interdental cell 224
interdigitating cell 123, 150
— dendritic cell 123
interdigitation 22
interglobular dentin 136
interlobular artery 152, 154
— bile duct 152, 153, 154
— connective tissue 153
— vein 152, 154
intermediate circular muscle 183
— filament 28, 30, 86
— tubule 168
internal ear 225
— granular layer 233
— longitudinal muscle 183
— pyramidal layer 232, 233
interstitial cell, Leydig 32, 180
intervillous space 193
intestinal crypt 150, 151
intima 126, 128, 130
intraepithelial gland 58
intrafusal muscle fiber 214
intramitochondrial granule

24
iridocorneal angle 219
iris 216, 219
ischiadic nerve 96
islet of Langerhans 159
isocortex 233
isthmus 190

J

jejunum 148
junctional complex 36, 37
juxtaglomerular apparatus 173
— cell 173

K

keratin 30
keratohyaline granule 207
Kerckring folds 148
kidney 50, 168
kinetochore 45
Kupffer cell 152, 155

L

L-system 86
labial gland 134
labium minus 196
lacrimal gland 222
lactoferrin 114
lamellar body 57, 166
— bone 79
lamina cribrona 220
— densa 13, 49, 174
— fibroreticularis 49
— muscularis mucosae 144, 145
— propria 144-146, 176
— rara 49, 174
Langerhans cell 208
— islet 159
Langhans cell 195
large lymphocyte 113
larynx 161
late endosome 22, 26
lateral funiculus 230
layer of nerve fiber 217
— of rods and cones 217
lens capsule 216, 219
— fiber 219
leptomeninx 235

leucocyte (leukocyte) 114
—, basophilic 112, 115
—, eosinophilic 113, 115
—, neutrophilic 112, 114
Leydig interstitial cell 32, 179-181
limbus spiralis 224
lipid droplet 213
liquor folliculi 189
liver 152, 153
— acinus 152
longitudinal muscle layer 145
loose connective tissue 66, 67
lslet of Langerhans 158
lung 164
lymph node 123, 124
— nodule 147
lymphatic organ 120
— sinus 123
— vessel 129
lymphocyte 112, 144
—, large 113
—, small 113, 116
lysosome 13, 26-68, 179

M

M-cell 150
M-line 85, 92
macrophage 68, 123, 144, 235
macula adherens 37
— densa 168, 171
— lutea 217
major basic protein 115
male reproductive system 179
Malpighian corpuscle 122
mammary gland 213
marginal sinus 124
— zone 122
Masson-Goldner staining 238
mast cell 64, 68, 144, 162
maternal portion of placenta 194
MBP 115
meatus acusticus externus 223
media 126, 128, 130
mediastinum testis 182
medulla 125
— oblongata 229
medullary cell 203

欧文索引

— cord 124
— sinus 124
megakaryocyte 118,119
Meibomian gland 34,221, 222
Meissner plexus 144
—, tactile corpuscle of 214
melanin granule 33,64,207
melanocyte 34
melanosome 34
melatonin 200
meninges (meninx) 235
mesangial cell 173,174
mesappendix 151
mesenchymal cell 75
mesenchyme 242
mesoderm 242
mesothelium 50
mesovarium 187
metaphase 44
microglia 109
microperoxisome 20
microtubule 13,28,29,45
microvilli 13,16,54,55,57, 149,156,175
midbody 46
middle ear 223
— layer of circular muscle 176
mineralocorticoid 203
mitochondria 13,24
mitosis 44
mixed gland 162
molecular layer 232,233
Moll gland 221
monoaster 44
monocyte 15,113,116
motor area 233
— endplate 94
mucosa 149
mucosal fold 190
mucous cell 143
— membrane 145
Müller cell 217
multicellular gland 61
multiform layer 232,233
multivesicular body 13,26, 27
muscle layer 145,151
— spindle 214
muscular layer 184
— tissue 80
— type, artery of 128

muscularis mucosae 146,150
myelin sheath 228
myelinated nerve fiber 97, 104,225
myocardium 84
myoepithelial cell 212,213
myofibril 82,85,86
myosin filament 85

N

Nabothian cyst 191
nail 211
— bed 211
— matrix 211
— root 211
nasal cavity 159
necrosis 39
neopallium 233
nephron 168
nerve cell 96
— fiber 97
— —, bundle of 227
— —, layer of 217
nervous tissue 96
nervus opticus 220
neural crest 242
neurite 98
neuroepithelial cell 215
neurofibril 228
neurofilament 30,104
neuroglia 108
neurokeratin 98
neuromuscular junction 94, 236
neuropil 101
neurotubule 104,236
neutrophilic leucocyte 112, 114
nexus 94
node of Ranvier 96,104
nodule, cortical 124
—, splenic 122
non-myelinated nerve fiber 106
normoblast 118,119
nuclear pore 41,42
nucleolonema 41
nucleolus 13,39,41
nucleus 13,41
Nuel space 224,225

O

odontoblast 136
olfactory cell 215
— epithelium 215
— gland 215
oligodendrocyte 108
oligodendroglia 108
omentum majus 63
oocyte 188
optic nerve 216,220
ora serrata 216
oral cavity 134
orbicularis oculi muscle 221
— oris muscle 134
os petrosum 79
osmic acid 1
osteoblast 75
osteoclast 75
osteocyte 75
osteoid 75
osteon 79
outer border cell 224
— enamel epithelium 135
— hair cell 224,225
— layer of circular muscle 176
— layer of longitudinal muscle 176
— limiting membrane 217
— nuclear layer 217
— phalangeal cell 224,225
— pillar cell 224,225
— plexiform layer 217
— root sheath 210,211
— tunnel 224,225
ovarium 187
ovary 187
Owen, contour line of 137
oxyphil cell 202

P

PALS 122
pancreas 158
Paneth cell 22,150
papilla filiformis 138
— fungiformis 139
— nervi optici 220
paracortex 124
paradentium 137
paraffin 1

parafollicular cell 200,201
paraganglion 204
paraplasm 32,239
parathormone 202
parathyroid gland 202
parietal cell 147
pars fixa gingivae 136
— intermedia 199
— libera gingivae 136
— optica retinae 217
— pylorica 147
— spongiosa 178
— tuberalis 199
PDGF 117
penis 186
peptidergic synapse 236
periarterial lymphatic sheath 122
perichondrial ossification 76,77
perineurium 98,99,235
perinuclear space 41
periodic acid-Schiff reaction 8,238
periodontium 137
peripheral nerve 98,99
— nervous system 226
peritoneal epithelium 144
peroxisome 13,26,27
Peyer patch 148,150
phagolysosome 26
pia mater 235
pigment cell 64
— epithelium 12,217,218
— granuler 218
pillar cell, inner 224,225
— —, outer 224,225
pineal gland 200
pinealocyte 200
pinocytosis 26
pinocytotic pit 175,213
— vesicle 175
placenta 193-195
placental septum 193
— villus 195
plasma cell 15,64,70,144, 162
Plasmodium falciparum 112
plexus myentericus 227
podocyte 171
polymorph 112
polyploidy 47
pore 132,152

265

欧文索引

pore complex 43
portal canal 152,154
 — lobule 152
portio vaginalis cervicis 191
postcapillary venule 123,132
postcentral gyrus 233
posterior funiculus 230
 — iris epithelium 219
postsynaptic membrane 236
precentral gyrus 233
presynaptic membrane 236
 — part 236
primary bone marrow 76
 — follicle 187,188
 — lysosome 22,26
 — marrow cavity 76
 — spermatocyte 181
primitive bone marrow 76
primordial follicle 187,189
principal cell 202
progesterone 189
proliferative phase 192
prophase 44,47
prostate 185
prostatic concretion 185
protease 68
protoplasmic astrocyte 109
proximal convoluted tubule 171,173
proximal tubule 168,171
pseudopodia 68
pseudounipolar nerve cell 226
pulmonary surfactant 166
pulp vein 122
Purkinje cell 96,101,231
 — — layer 232
 — fiber 84,94,244
pyloric gland 60,147
pyramidal layer 234
 — —, external 232,233
 — —, internal 232,233

R

red bone marrow 118
red muscle fiber 80
red pulp 122,123
Reinke crystal 179
renal corpuscle 170,173
 — cortex 169,170
 — medulla 170
residual body 26

resorcin-fuchsin staining 9
respiratory system 159
rete testis 182
reticular cell 62,123
 — fiber 63,123
 — tissue 62
reticulocyte 62
retina 217,218
rod 218
Rokitansky-Aschoff sinus 151
rough endoplasmic reticulum 13,19,20,22

S

salivary gland 141
sarcomere 85
sarcoplasm 24
sarcoplasmic reticulum 86
satellite cell 103,109,226
scala tympani 224,225
 — vestibuli 225
Schlemm canal 216,219
Schmidt-Lanterman cleft 96
Schwann cell 96,98,104
sclera 216
sebaceous gland 60,208,209, 212
secondary follicle 188,189
 — lymphoid nodule 120
 — lysosome 22,26
 — nodule 124
 — spermatocyte 181
secretory granule 13,22,213
 — phase 192
seminal vesicle 184,185
sensory area 233
 — organ 214
serous acinus 142
 — cell 143
 — demilune 142
 — membrane 145
Sertoli cell 179-181
sex chromatin 44
Sharpey fiber 136,244
sheathed artery 122
sinus lienalis 122
sinusoid capillary 152,153, 155,156
skeletal muscle 24,92
 — — cell 82
 — — fiber 82,214

skin 205
slit membrane 174
small intestine 54,148
 — lymphocyte 113,116
 — vesicle 130
smooth endoplasmic reticulum 20
smooth muscle 87,127
 — — cell 80,82-84,127
 — — fiber 146
soft palate 140
somatosensory area 233
specific granule 114
sperm 181
spermatic cord 183
spermatid 179
spermatocyte, primary 181
 —, secondary 181
spermatogenesis 181
spermatogonium 179,181
sphincter pupillae 219
 — — muscle 216
spinal cord 228
 — ganglion 226
 — — cell 12
 — nerve 226
spindle 45
spleen 122
splenic cord 122
 — nodule 122
 — sinus 122,123
squamous alveolar cell 166
staining 4
 —, alcian blue 9
 —, azan 9
 —, azocarmine-naphthol green 127
 —, Bielschowsky silver impregnation 9
 —, hematoxylin-eosin 4
 —, Masson-Goldner 238
 —, resorcin-fuchsin 9
 —, Sudan III 65
 —, van Gieson 99,238
stereocilia 52,54,55
stomach 147
stratum basale 206
 — corneum 205,206
 — ganglisoum 231
 — germinativum 205,206
 — granulosum 189,205,206
 — lucidum 205,206
 — moleculare 231

 — spinosum 206
stria vascularis 225
striated muscle fiber 146
 — portion 142
stripes of Retzius 136
subarachnoid space 220,235
subcutaneous tissue 209
sublemmal dense plaque 86, 87
submandibular gland 53,60
submucosa 149,151,176
substantia compacta 79
 — propria 219
subsynaptic fold 94
Sudan III staining 65
sulcus calcarinus 234
surface cell 51
 — mucous cell 147
sweat gland 209,212
synaptic cleft 94,236
 — vesicle 94,236
syncytiotrophoblast 195
synovial fluid 78
 — membrane 78

T

T-system 86
tactile corpuscle of Meissner 214
taste bud 138,139,215
 — hairs 215
 — pore 138,215
tectorial membrane 225
tela submucosa 145
telophase 44
tendon 72
terminal bar 53
 — bronchiole 164,165
 — web 13,16
testis, mediastinum 182
 —, rete 182
theca externa 189
 — folliculi 189
 — interna 189
 — lutein cell 189
thrombocyte 112
thymocyte 47,125
thymus 125
thyrocalcitonin 200,201
thyroglobulin 200
thyroid cartilage 160
 — gland 200

欧文索引

titin filament 85
Tomes fiber 244
tongue 138
tonofibril 28
tonofilament 13, 207
tonsil 120
tonsilla lingualis 121
— palatina 120
— pharyngea 121
trabeculae 186
trabecular vein 122
trachea 52, 162
transitional epithelium 53, 176
triad(trias) 92
— of Glisson 153
trophozoite 112
tropical malaria 112
tuberalis cell 199
tubulin 28
tunica adventitia 144
— albuginea 180
— serosa 144
— subserosa 144

tunnel, inner 224, 225
—, outer 224, 225
turnbull blue reaction 33
type I alveolar epithelial cell 166
— II alveolar epithelial cell 166
tyrosinase 34

U

ultramicrotome 1
umbilical cord 196
unicellular gland 61
upper eyelid 221
uranyl acetate 5
ureter 176
urethra 51, 178
urethral gland 178
urinary bladder 53, 176
— pole 173
— system 168
— tubule 173
urothelium 51

uterine gland 192
— tube 190
uterus 191
uvula 140

V

vagina 51, 196
van Gieson staining 99, 238
vas deferens 183
vasa vasorum 126, 127
vascular organization 169
— system 126
Vater-Pacini corpuscle 214
vein 129
vena cava inferior 127
vesicle, coated 15
—, pinocytotic 175
—, synaptic 94, 236
vestibular membrane 225
vestpal 1
villus(villi) 149
vimentin 30
von Ebner demilune 142

von Willebrand 因子 117

W

Wharton jelly 196
white matter 231, 232
— muscle fiber 80
— pulp 122
Willebrand 因子 117

X

xylol 4

Z

Z-band 83, 85, 86, 92
zona fasciculata 33, 203, 204
— glomerulosa 203, 204
— pellucida 188, 189
— reticularis 203, 204
zonula adherens 37, 156
— ciliaris 219
— occludens 37, 156

* * *

267